1st EDITION

임상면역검사학

Clinical Immunology

대표저자

정경태 교수(동의대학교)

면역혈청학교수회

김선희 교수(인제대학교)
김성현 교수(부산가톨릭대학교)
김시현 교수(인제대학교)
양병선 교수(진주보건대학교)
양은주 교수(대구한의대학교)
윤　현 교수(원광보건대학교)
윤경아 교수(대전보건대학교)
이재왕 교수(을지대학교 성남)
최해담 교수(송호대학교)
표상신 교수(신한대학교)
홍승복 교수(충북보건과학대학교)

(가나다 순)

머리말

우리의 생명을 지켜주는 면역체계에 대한 관심은 그 어느 때 보다도 높은 시기라고 생각된다. 2019년 12월부터 전 세계적으로 이슈화 되었고 2022년 현재에도 Covid−19 질환으로 전 인류가 고통을 받고 있다. 이와 같은 판데믹 감염병에 대응하는 방법은 백신을 통한 예방과 치료제를 포함한 의료행위를 통해 대응하는 것이 우리를 지키는 최상의 방법이다. 에드워드 제너(Edward Jenner)의 백신 이후 다양한 백신이 개발되어 인류의 생명을 지켜 오고 있으며, 백신 개발은 면역반응의 과학적 원리에 기반을 두고 있다.

의료현장의 임상면역검사는 면역학에 기초를 두고, 환자의 건강상태를 검사하여 생명과 직결되는 의료행위를 진행할 수 있는 의료정보를 제공해 준다. 따라서, 임상면역검사는 전문지식이 요구되고, 다양한 검사방법에 따라 최적의 매뉴얼에 따라 수행해야 하는 매우 까다로운 과정이면서 오류를 용납하지 않는다. 그러나, 이론과 실무를 포함한 체계적인 임상면역검사를 위한 전문자료가 부족하여, 저자들은 몇 년 전부터 기획하여 준비한 "임상면역검사학"을 올해 2022년에 발간하게 되었다.

"임상면역검사학"은 5개의 영역, 5부로 구성되어 있는데, 첫 번째 영역, 제1부는 중요한 면역검사방법의 개발과 면역학의 일부 내용을 함축하였다. 두 번째 영역, 제2부는 임상면역검사 실무에 필요한 기본이론 및 기초실기가 포함되어 있다. 또한, 최근 거의 모든 검사에 적용되는 분자진단 방법이 적용되는 분자면역학적 반응을 포함시켰다. 제3부와 제4부는 질환에 따른 면역검사법을 분류하여, 면역체계의 이상으로 발생하는 면역질환과, 감염병 질환에 대한 검사법을 구분하여 각각 나누었다. 현대인의 중요한 질병인 자가면역면역질환, 알레르기 질환 검사와 이식면역에 필수적인 HLA검사 검사법이 포함되어 있으며, 주요 세균, 바이러스, 기생충, 진균에 의해 유발되는 질병의 검사법을 포함하고 있다. 그리고, Covid−19의 원인 바이러스인 Sars-Cov−2의 검사도 포함시켜 현장실무에도 도움이 될 수 있게 하였다. 마지막 제5부에는 제3, 4부에 포함되지 않는 질환의 검사법으로 구성하였다.

임상면역검사학의 영역이 지속적으로 첨단화되고, 확장되고 있기 때문에 여기서 모든 정보를 담지는 못하였지만, 계속해서 첨가할 예정이며, 미쳐 고치지 못한 부분이 있다면 빠른 시일 내에 수정하여 재편집을 할 예정이다. 함께 작업한 모든 분들께 감사드리며, 이 저서가 임상면역검사학 영역에 조금이라도 도움이 되기를 희망한다.

2022. 9

저자 일동

CONTENTS

제 1부 임상면역검사 이론

제 2부 임상면역검사 실기

제3부 면역체계 이상 면역질환 검사법

제4부 감염 질환의 면역검사

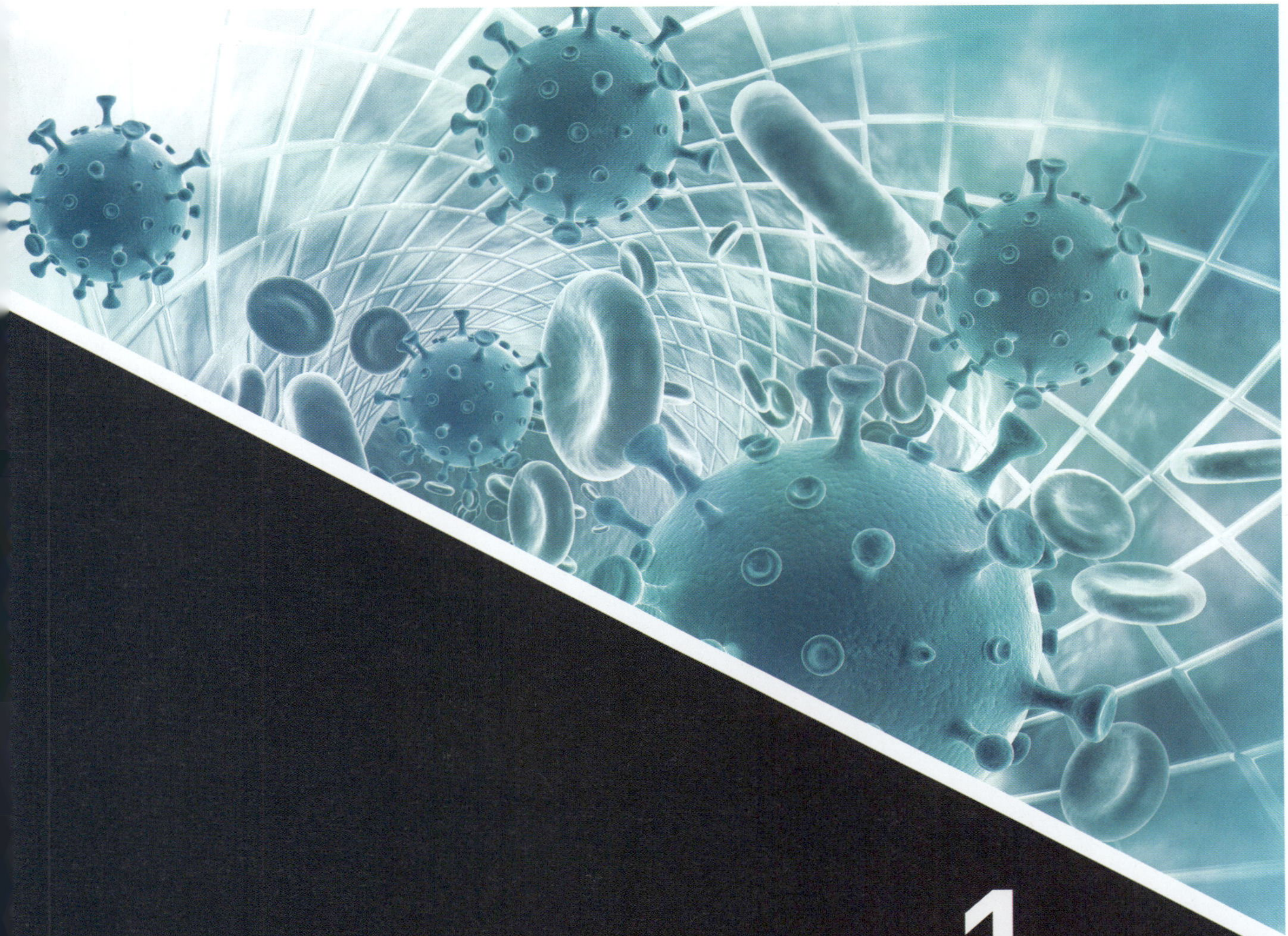

제 1 부

임상면역검사 이론

Chapter 01

임상면역검사학의 역사적 발달

학습목표

1. 면역의 용어 의미를 설명할 수 있다.
2. 면역학 시작의 중요한 발견인 우두법에 대해 설명할 수 있다.
3. 대식세포의 발견을 설명할 수 있다.
4. 항체의 발견을 설명할 수 있다.
5. 면역확산법과 면역전기영동의 발달에 대해 설명할 수 있다.

1 면역학의 시작

임상면역검사학(Clinical Laboratory Immunology)은 진단검사학의 한 분야로, 주로 면역질환에 대한 검사 영역을 다루지만, 분자진단, 감염병, 이식면역, 암 진단과 같은 다양한 임상검사 분야로도 확장된 학문이다. 기초이론 면역학 뿐만 아니라 임상면역학은 과거 수십 년 동안 지속적인 발전을 하였으며, 그 결과 임상적 검사 방법에도 광범위하게 적용되고 있다. 따라서, 임상면역검사를 위해 전문성을 갖춘 검사자가 필요하다.

다른 영역의 임상검사 분야와 마찬가지로 현재의 임상면역검사학은 임상화학, 혈액학, 감염병학 등과 부분적으로 연계되어 있으며, 특히 분자진단학과는 분리가 어려울 정도로 밀접한 관계를 갖고 있다. 과거에는 면역학적 검사를 위해 혈액에서 분리한 혈청을 사용하여 "혈청학" 또는 "면역혈청학"으로 불렸으나 현대에는 "임상면역검사학"으로 명칭이 변경되었다. 영어로는 "Clinical Laboratory Immunology"로 사용되고 있다. 역사적으로 큰 전환점을 이루었던 미생물 연구, 면역학의 성과와 면역반응 분석 방법 개발에 대해 알아보는 것은 임상면역검사학을 이해하는 데 도움이 될 것으로 생각된다.

사람 사망의 주된 원인은 20세기 초까지도 미생물에 의한 전염성 질환이었다. '면역(免疫)'이라는 뜻은 疫病(역병, 돌림병, 전염병)으로부터 면제된다는 의미이다. 즉, 전염병에 걸리지 않고 건강하게 살아남는다는 뜻이다. 의료기술이 발달되지 않은 과거에는 한 마을에 돌림병이 발생하면 상당수의 사람이 사망하였다. 서양의 경우 BC 430년에 그리스 아테네에서 흑사병이 돌았을 때 흑사병 환자를 돌볼 수 있은 사람은 흑사병에서 회복된 사람뿐이었다는 기록이 있다. 보다 적극적으로 돌림병으로부터 생존하기 위한 방법은 동양에서 먼저 발달하였는데 높은 사망률과 생존 후에도 얼굴에 깊은 상처를 남기는 천연두에 대항하는 방법이 17세기 인도와 중국에 있었다고 알려져 있다. 천연두에 걸린 사람의 딱지를 긁어 아직 병에 걸리지 않은 사람의 문지르는 방법이 있었다. 이는 천연두 예방을 위한 옛 접종 방식인 인두법으로, 얼마 지나지 않아 가벼운 물집이 생기고 결국 면역이 형성되어 천연두로부터 보호받을 수 있었다. 이러한 방식은 명나라 시대에는 보편적으로 시행되었으며, 터키에도 전파되었다. 이 방법이 유럽으로 건너가게 된 것은 터키 이스탄불 주재 영국 대사의 부인이자 편지작가인 '몽테규 부인(Lady Montague)'이 영국에 도입하였으며, 결과적으로 유럽 전역과 미국에까지 전파되었다.

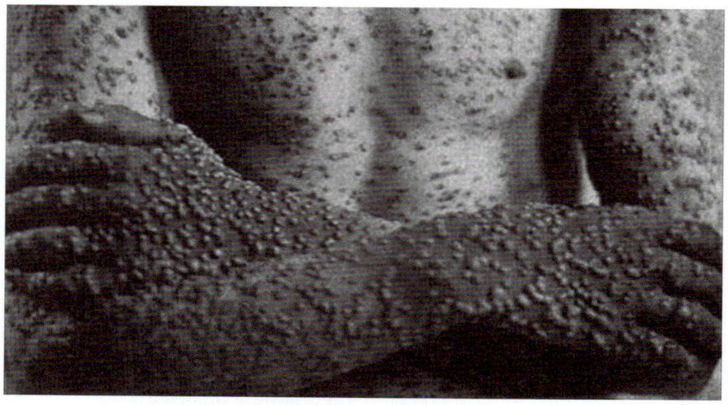

그림 1-1. 천연두 환자 사진

보다 안전하고 효과적으로 천연두를 예방하는 방법은 18세기 영국의 의사 에드워드 제너(Edward Jenner)에 의해 개발되었다. 제너는 소의 질병인 우두(cowpox)에 감염된 소의 젖을 짜는 사람들이 우두에 걸리면 천연두와 비슷한 수포와 흉터가 생기지만 사망하지 않고, 천연두에도 잘 걸리지 않는다는 사실을 확인하였다. 이에 제너는 우두에 감염된 사라 넬미스(Sarah Nelmes)라는 여성의 수포 고름(vaccine, 백신)을 채취해 제임스 핍스(James Phipps)라는 소년의 팔에 주사하였다(vaccination, 백신 접종; 우두법). 두 달 후 제임스에게 천연두를 접종했으나, 병이 발생하지 않아 천연두에 대한 면역이 생겼음을 확인할 수 있었다. 제너가 개발한 천연두 예방법은 현대까지 사용되었으며, 세계보건기구(WHO)는 1979년 천연두의 종식을 공식 발표하였다.

우리나라 조선 시대에도 천연두 예방을 위해 인두법이 시행되었고, 정약용은 우두법에 대해 기록을 남겼다. 근대에 들어서는 구한말 일본을 통해 서양 문물이 전해지던 부산의 서양식 병원 '제생의원'에서 우두법이 시행되고 있었다. 한의사 지석영은 부산 제생의원을 방문해 일본인 의사에게서 우두법을 배운 후, 1879년 충청북도 충주시 덕산면에서 처음으로 40여 명에게 우두 접종을 시행하였다. 이후 서울에 종두장을 설치하고 전국에 우두법을 보급하며 천연두 예방에 앞장섰다.

1879년 프랑스에서는 가축 콜레라가 시골 전역에서 유행하였다. 당시 미생물학자로 명성을 떨치던 파스퇴르(Louis Pasteur)는 가축 콜레라 백신 개발에 착수하였다. 그러나 긴 여름휴가를 다녀온 후, 신선한 배양액이 아닌 방치되어 있던 배양액을 닭에 주사하였더니 닭은 아무런 증상을 보이지 않았다. 이후 이 닭에 새로 배양한 균을 주사했지만 여전히 병에 걸리지 않았고, 새 배양액만을 주사한 닭은 콜레라에 감염되어 죽었다. 이를 통해 파스퇴르는 독성이 약화된 균주(attenuated strain, 약독화 균주)가 감염을 예방할 수 있다는 사실을 1880년에 발표하였다. 하지만 파스퇴르가 사망한 후 공개된 자료에 따르면 '약독화' 개념과 그 제작 과정은 그의 조수인 에밀 룩스(Emile Roux)가 주도한 것으로 밝혀졌다. 파스퇴르와 룩스의 지속적인 약독화 균주 연구는 탄저병 예방은 물론, 이후 엘리 메치니코프(Elie Metchnikoff)의 연구에도 큰 영향을 미쳤다.

2 면역세포, 대식세포의 발견

러시아 장교의 아들이었던 엘리 메치니코프(Elie Metchnikoff)는 어린 시절부터 과학에 깊은 관심을 보였으며, 뛰어난 재능으로 17세에 논문을 발표하였다. 이후 대학원에서 동물학과 해부학을 전공하였다. 휴일 동안 이탈리아에 있는 무척추동물학자 친구를 방문했을 때, 장미 가시가 투명한 불가사리 유충을 찌르자 아메바와 같은 세포들이 몰려드는 현상을 발견하였다. 메치니코프는 이러한 세포들이 외부 침입자에 대한 방어 역할을 할 것이라고 생각하였다. 이후 물벼룩의 몸속에서 곰팡이 병원균을 포식하는 아메바와 유사한 세포를 발견하면서, 숙주와 병원성 균 사이의 저항성을 설명하는 모델을 제시하였다.

메치니코프가 발견한 이러한 세포는 오늘날 대식세포(macrophage) 또는 포식세포(phagocyte)로 불린다. 메치니코프가 활동하던 시기에는 백혈구가 질병을 전파하고 악화시키는 것으로 여겨졌으나, 그는 이를 정면으로 반박하며 식세포 이론(phagocytosis theory)을 제시하였다. 1887년 러시아를 떠나야 했던 그는 이탈리아로 건너가 탄저병 연구를 진행했으나, 의사가 아니라는 이유로 연구 성과를 인정받지 못했다. 이후 다른 연구기관으로 옮겼지만 마찬가지로 환영받지 못했고, 코흐 위생연구소에서도 직장을 구하는 데 실패하였다. 그러나 뜻밖에도 파스퇴르 연구소에 자리를 얻게 되어 흑사병과 콜레라 백신 개발에 참여하였다. 이 시기에 그는 식세포 이론을 발전시키며 세포성 면역의 새로운 지평을 열었다.

3 면역물질, 항체의 발견

코흐 위생연구소에서 일하던 에밀 폰 베링(Emil von Behring)과 기타사토 시바사부로(Shibasaburo Kitasato)는 1890년 디프테리아 독소에 면역된 동물의 혈청이 면역되지 않은 동물에서 치사량의 독소를 중화시킬 수 있다는 사실을 발표하였다. 이에 따라 1891년에는 디프테리아에 걸린 어린 소년에게 처음으로 디프테리아 항독소를 주사하였다.

이 방법은 오늘날 사용하는 수동 면역 치료법의 시초가 되었지만, 당시에는 항독소 혈청 주입으로 발생할 수 있는 혈청병(serum sickness)에 대해서는 아직 알려지지 않았다. 베링과 기타사토는 디프테리아 항혈청의 효과가 파상풍 독소 항혈청에도 동일하게 적용되어 파상풍 치료에 사용할 수 있음을 밝혀냈다. 그러나 파상풍 독소 항혈청은 디프테리아 독소에는 효과가 없다는 사실도 확인하였다.

이후 파울 에를리히(Paul Ehrlich)는 항혈청에 포함된 항독소 성분에 대한 보다 발전된 가설을 제시하였다. 디프테리아 항독소의 대량 생산 과정에서 에를리히는 측쇄 이론(side chain theory)을 발표하였다. 이 이론은 독소가 세포에 영향을 미치면, 세포 표면의 단백질인 측쇄 단백질이 분비되며, 충분한 양의 단백질이 생성되면 면역성이 형성된다는 내용이다. 또한, 화학적 지식이 뛰어났던 에를리히는 세포 표면의 측쇄가 여러 종류가 있어 독소마다 특이적으로 반응한다고 설명하였다. 이 이론은 오늘날 B 세포 수용체(B cell receptor) 또는 T 세포 수용체(T cell receptor), 그리고 분비 항체의 개념과 연결된다.

1934년 존 마락(John Marrack)은 항체와 항원이 결합할 때 비공유성 상호작용이 중요한 역할을 하며, 항원이나 항체의 농도가 너무 높을 경우 격자 구조가 형성되지 않는다고 설명하였다. 그는 이러한 격자설(lattice theory)을 통해 침전반응(precipitation)과 면역확산(immunodiffusion) 반응의 원리를 설명하는 근거를 제시하였다. 같은 시기, 단백질에 대한 연구가 심화되면서 공동 연구도 활발해졌다. 스웨덴의 아르네 티셀리우스(Arne Tiselius)는 전기영동(electrophoresis) 기술을 개발하여 단백질을 분석하였고, 미국의 생화학자 엘빈 카바트(Elvin Kabat)와 함께 1939년 혈청 단백질을 전기영동으로 크게 네 분획으로 나누어 알부민(albumin), α, β, γ라고 명명하였다. 이 중 항체의 특성이 γ(감마) 분획에 있다는 사실을 밝혀내어 이를 감마글로불린(γ-globulin)이라고 불렀다. 그리스 문자 γ가 영어의 G에 해당함에 따라 항체는 IgG(Immunoglobulin Gamma)로 명명되었다.

하지만 항체의 특성을 가지면서도 감마글로불린보다 전기영동에서 더 빠르게 이동해 β 분획에서 나타나는 단백질이 발견되었고, 이는 처음에 β2-macroglobulin 또는 γM (gamma macro)으로 불리다가, 오늘날에는 IgM (Immunoglobulin Macro)으로 명명되었다.

4 임상면역검사학의 기술의 발달

임상면역검사학적 기술은 매우 다양하게 발전해왔지만, 그중에서도 우리에게 친숙하며 초기 발전 단계에서 중요한 전환점이 된 두 가지 기술 개발에 대해 서술하고자 한다.

1) 독소 생산 균의 감별을 위한 면역확산법

항체와 항원이 젤라틴 매질 내에서 반응하여 침전이 발생한다는 사실은 1905년에 처음 밝혀졌으며, 이후 미생물학자들은 세균 독소 연구에 이 원리를 널리 활용하였다. 1948년 스웨덴의 미생물학자 아우흐터로니(Ouchterlony)는 디프테리아 독성 검사를 동물 실험 대신 시험관 내(in vitro)에서 수행할 수 있는 방법을 고안하였다. 그는 페트리 접시 위에 0.5~1% 한천 배지를 사용하고, 그 위에 작은 원통형 실린더 두 개를 배치한 뒤 각각에 디프테리아 독소와 항독소(항혈청)를 넣었다. 이틀 후, 두 물질 사이에서 침전띠(precipitin line)가 형성되는 것을 확인하였다. 오우흐테로니는 이러한 실험을 기반으로 이중 면역확산법(double immunodiffusion)을 개발하여 항원과 항체 간의 특이적 결합을 관찰하고 항원 간의 연관성을 구분할 수 있는 실험 방법을 고안하였다. 한편, 0.5~1% 한천에 항혈청을 혼합한 후 농도가 다른 디프테리아 독소를 주입했을 때, 독소의 농도에 따라 원형 침전대(precipitation ring)가 형성되는 현상은 1968년 만치니(Mancini), 카르보나라(Carbonara), 헤레만스(Heremans)가 개발한 단일 방사형 면역확산법(single radial immunodiffusion, SRID)에 기반한 것이다. SRID는 항체가 고르게 분포된 한천 배지에 항원을 주입하여 방사형으로 확산시키고, 항원 농도에 비례한 침전대를 통해 항원을 정량적으로 분석할 수 있는 방법이다.

이러한 연구들은 면역학적 진단 기술의 중요한 발전을 이끌었으며, 감염병 진단과 세균 독소 감별에 큰 기여를 하였다.

2) 항원 분석을 위한 면역전기영동

앞서 언급한 전기영동 방법은 염색 과정을 거쳐야 하고, 분리된 분획의 성분을 따로 분석해야 한다는 단점이 있었다. 반면, 면역확산법은 성분을 직접 확인할 수 있다는 장점이 있지만, 분리의 해상도가 떨어진다는 한계가 있었다. 그러나 이러한 두 방법은 각각 높은 해상도와 즉각적인 분석이라는 장점을 지니고 있었다.

1952년 데이브 폴릭(Dave Poulik)은 이 두 방법을 통합하려는 시도를 했으나 만족스러운 결과를 얻지는 못했다. 이후 피에르 그래바(Pierre Graba)와 커티스 윌리엄스(Curtis Williams)는 J. 코르콘(J. Courcon)의 도움을 받아 한천 겔(agar gel)을 이용해 면역전기영동(immunoelectrophoresis)을 고안하였다. 이들은 한천 겔에서 단백질(항원)을 전기영동으로 분리한 후, 겔 중앙에 홈을 파고 항혈청(항체)을 넣어 항원과 항체가 겔 내에서 양방향으로 확산하며 결합하여 침전띠 형성하게 하였다. 이를 통해 각 항원 성분을 특이적으로 분석할 수 있도록 하였다.

3) 현재

그동안 수많은 분석 방법이 개발되고 검증을 거쳐 발전해 온 결과, 현재는 자동화 검사가 널리 사용되고 있다. 그러나 자동화 검사의 근본적인 원리는 항체가 항원과 결합해 형성된 항원-항체 복합체를 다양한 방법으로 정량화하는 것이다. 이러한 방법에는 탁도법(turbidometry), 산란법(nephelometry), 방사면역측정법(radioimmunoassay, RIA), 효소면역측정법(enzyme immunoassay, EIA), 형광면역측정법(fluorescent immunoassay, FIA) 등이 포함된다. 최근에는 화학발광면역측정법(chemiluminescent immunoassay, CLIA)을 적용한 장비가 많이 도입되고 있다. 또한, "Lab-on-a-Chip" 기술과 같이 면역 검사가 현미경 슬라이드 크기의 칩 위에서 이루어지는 첨단 기술도 개발 및 도입되고 있다.

더불어 분자진단기술의 발전으로 바이러스 감염 질환은 대부분 중합효소연쇄반응(polymerase chain reaction, PCR)이나 실시간 중합효소연쇄반응(real-time PCR)으로 검사하고 있다. 면역질환은 선천적인 유전자 변이에 의해 발생하는 경우가 많은데, 과거에는 원인 유전자를 찾기 어려웠으나 인간 게놈 지도의 완성 이후 원인 유전자 분석이 훨씬 빠르고 정확해졌다. 최근에는 유전자 분석을 빠르게 수행할 수 있는 첨단 기술인 차세대 염기서열 분석(next generation sequencing, NGS)이 이미 미국에서는 널리 사용되고 있으며, 국내에서도 대학병원을 중심으로 도입되어 제한적이지만 임상검사에 활용되고 있다. 가까운 미래에는 이러한 기술이 더욱 보편화될 것으로 예상된다.

이 책에서도 소개하고 있는 비드 기반 어레이(bead-based array)가 점점 더 보편화되고 있다. 이 검사법은 전통적인 효소결합면역흡착측정법(enzyme linked immunosorbent assay, ELISA)의 원리를 사용하지만, 항체가 결합된 여러 세트의 비드(bead)를 활용하여 여러 표적을 동시에 분석할 수 있는 장점이 있다. 이를 통해 검사 영역이 확장될 것으로 기대된다.

또한, 최근 질량세포측정법(cytometry by time of flight, CyTOF)을 이용한 면역검사법이 개발되어 임상 단계에서 표준화 과정이 진행 중이다. 이 방법은 폴리머 입자에 중금속이 킬레이팅된 상태로, 여기에 각 표적에 대한 항체가 결합되어 있다. 결합된 항체가 혈액 세포와 반응하면, 이온화 과정을 통해 정량적으로 분석이 이루어진다. 현재, 이 방법의 표준화를 위한 바이오마커 개발과 관련 논문이 발표되고 있어, 머지않아 병원 검사실에서도 활용될 것으로 보인다.

새로운 정밀 분석 기법이 지속적으로 개발됨에 따라, 복잡하게 얽혀 있는 면역반응에 대한 검사가 더욱 세밀해지고, 결과적으로 환자의 효율적인 치료에 필요한 임상 데이터를 제공할 수 있을 것으로 기대된다.

참고문헌

1. A. E. Tebo, B. Detrick, R. G. Hamilton, A. Khanolkar, M. R. G. O' Gorman, J. L. Schmitz, R. S. Abraham, Clinical Laboratory Immunology: An Indispensable Player in Laboratory Medicine. Am. J. Clin. Pathol. 2014, Vol. 142, 437-444.
2. C. A. Janeway, Jr. P. Travers, M. Walport, M.j. Shlomchik. Immunobiology : the immune system in health and disease 5th ed. 2001, Garland Publishing.
3. D. J. Bibel, Milestones in Immunology: A Historical Exploration, 1988, Science Tech Publishers, USA
4. Darragh Duffy. Standardized Immunomonitoring: Separating the Signals From the Noise. 2018. Trends Biotechnol, 36, 1107-1115.
5. Felix J. Hartmann, et al,. Comprehensive Immune Monitoring of Clinical Trials to Advance Human Immunotherapy. 2019, Cell Reports 28, 819-831.
6. Holden T. Maecker and Alexandre Harari. Immune monitoring technology primer: flow and mass cytometry. 2015. J Immunother Cancer. 3, 44.
7. J. Owen, J. Punt, S. Stranford, Kuby Immunology, 7th ed., 2013, W. H. Freeman, USA.
8. M. T. Madigan, J. M. Martinko, J., Parker, Brock Biology of Microorganism, 9 ed., 2000, Prentice-Hall Inc. USA.

Chapter 02

항원

Antigen, Ag

학습목표

1. 항원 결정기에 대해 설명할 수 있다.
2. 항원성에 대해 설명할 수 있다.
3. 항원의 종류에 대해 설명할 수 있다.
4. T-의존성 항원과 T-비의존성 항원에 대해 설명할 수 있다.
5. 항원의 종류에 대해 설명할 수 있다.

항원(antigen)은 동물이나 인간의 체내에 들어왔을 때 면역학적으로 “비자기(nonself)”로 인식되는 거대분자를 의미한다. 바이러스와 같은 입자 역시 항원으로 작용할 수 있다. 항원은 항체(antibody), B세포 수용체(B cell receptor, BCR), 또는 T세포 수용체(T cell receptor, TCR)와 결합할 수 있는 물질을 말한다. 항원 분자 내에서 항체나 B세포 수용체, 또는 T세포 수용체와 직접 결합하는 부위를 항원 결정기(epitope 또는 antigenic determinant)라고 한다(그림 2-1).

항원의 3차원적 구조에 따라 항원 결정기의 구성은 형태적으로 다를 수 있다. 항원 결정기들이 서로 인접해 연속적으로 배열된 경우를 연속적 항원 결정기(continuous epitope)라고 하며, 반대로 항원 결정기들이 떨어져 있는 경우를 비연속적 항원 결정기(discontinuous epitope)라고 한다.

항원은 그 내부에 서로 다른 부위가 항원 결정기로 작용하는 다가 항원(multivalent antigen)을 포함할 수 있다. 또한 동일한 부위가 여러 군데 존재하는 다가 항원도 존재한다. 이러한 다가 항원이 항체와 결합하면 응집 반응(agglutination) 또는 침전 반응(precipitation)이 발생한다.

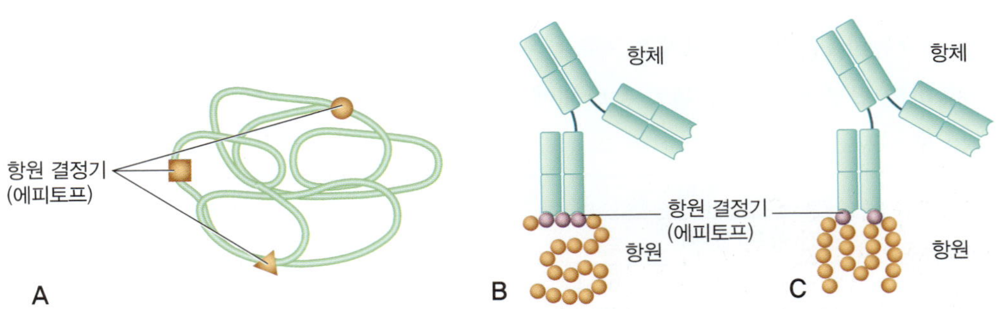

그림 2-1. 항원과 항원 결정기(에피토프)

A. 단백질과 같은 항원의 3차 구조와 항원 결정기. B. 연속적 항원 결정기와 비연속성 항원 결정기(C)

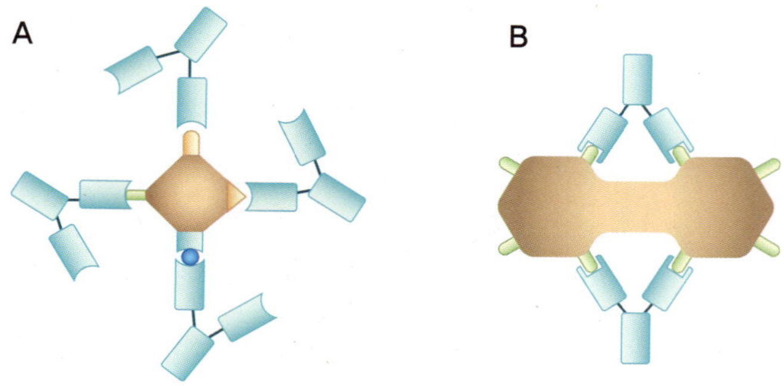

그림 2-2. 다가항원의 종류
A. 서로 다른 항원 결정기 다가항원. B. 여러 개 동일 항원 결정기 다가항원

항원성(antigenicity)이란 항원이 면역계의 항체(antibody), B세포 수용체(BCR), 또는 T세포 수용체(TCR)에 의해 인식되고 결합할 수 있는 능력을 의미한다. 항원성은 항원의 중요한 특성 중 하나이지만, 반드시 면역 반응을 유발하는 것은 아니다.

면역원성(immunogenicity)은 항원성과 더불어 면역 반응을 유발할 수 있는 능력을 포함하는 개념이다. 면역원성을 가진 물질은 생체 내에 단독으로 접종되었을 때, 항체 생산, 세포성 면역, 또는 이 두 가지를 유도할 수 있다. 면역원성을 갖는 항원을 완전 항원(complete antigen)이라 한다. 일반적으로 항원(antigen)은 항원성과 면역원성을 동시에 가진 물질을 의미한다. 따라서 면역원성을 가진 물질은 항상 항원성을 가진다.

그러나 일부 항원은 분자가 작거나 구조가 단순하여 항체 생성을 유도하지 못한다. 이러한 항원은 분자가 큰 다른 항원과 화학적으로 결합하여 주입하면 항체 생성을 유도할 수 있다. 이렇게 분자가 작거나 구조가 단순하여 스스로 항체 생성을 유발하지 못하는 항원을 불완전 항원(incomplete antigen) 또는 합텐(hapten)이라고 하며, 합텐과 결합하여 항체 생성을 돕는 분자를 운반체(carrier)라고 한다. 합텐은 스스로 면역 반응을 유발하여 항체를 생성하지 못하기 때문에 면역원성을 가지지 않는다. 그러나 항체, B세포 수용체(BCR), 또는 T세포 수용체(TCR)와 결합할 수 있으므로 항원성을 가진다고 정의된다. 따라서 항원성을 가진 물질이 반드시 면역원성을 가진다고 볼 수는 없다.

넓은 의미에서 면역 반응을 유발할 수 있는 물질을 면역원(immunogen)이라고 하며, 항원은 이 범주에 포함된다. 운반체는 자체적으로 항원으로 작용할 수 있으므로, 합텐을 운반체와 결합하여 면역화하면 합텐에 대한 항체와 운반체에 대한 항체가 동시에 생성될 수 있다.

항원	항원성	면역원성
불완전 항원(합텐)	+	−
불완전 항원(합텐) + 운반체	+	+
완전 항원(항원, 면역원)	+	+

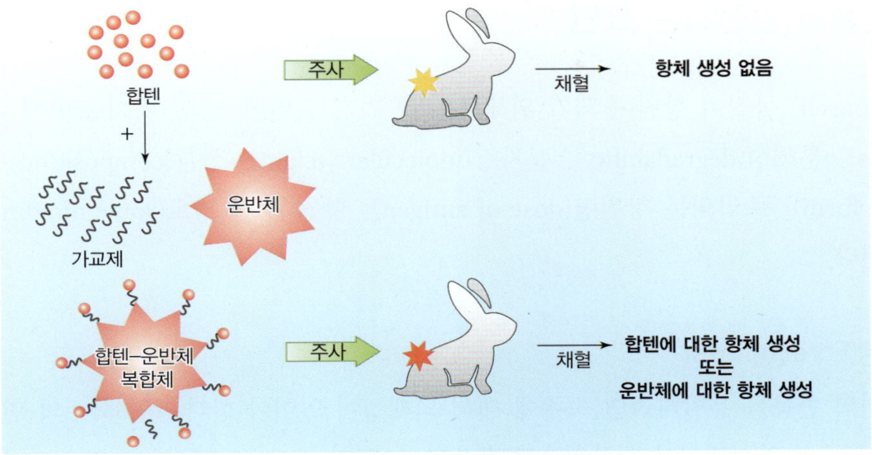

그림 2-3. 합텐의 면역반응

1 항원으로 작용하는 물질

항원 또는 면역원은 단백질, 다당류, 지질, 핵산 등 다양한 생화학적 구성 성분을 포함한다. 이 중 단백질은 아미노산의 다양한 배열로 인해 구조적으로 매우 다양하며, 전하를 띠고 분자량이 크기 때문에 최적의 항원으로 작용한다. 따라서 종이 다른 동물에서 유래한 대부분의 단백질은 항원으로 작용할 수 있다. 세균의 단백질, 세균 독소, 바이러스 캡시드, 피막 단백질 역시 항원으로 작용하며, 특히 세균 독소와 바이러스 단백질은 진단을 위한 바이오마커 항원으로 매우 중요하게 활용된다.

다당류는 분자량이 크고, 단당의 결합 방식에 따라 다양한 구조를 형성하므로 항원으로 작용할 수 있지만, 단백질만큼 높은 항원성을 가지지는 않는다. 일반적으로 다당류는 T 림프구 비의존성 항원(T cell independent antigen)으로 알려져 있으며, 항원성이 낮고 면역 기억(immunological memory)을 잘 유도하지 않는다. 예를 들어, 폐렴균의 협막은 다당류 항원의 대표적인 사례로, 항원성이 낮아 협막만으로 백신을 개발하기 어렵다. 이를 극복하기 위해 협막 다당체를 운반체 단백질과 결합하여 백신으로 개발한다. 또한, 혈액형을 결정하는 적혈구 표면 항원도 다당류 항원에 속한다.

지질은 반복적인 탄화수소 화합물로 구성되어 있어 분자량은 크지만 구조가 단순하고 전하를 거의 띠지 않기 때문에 항원성이 낮다. 그러나 최근 연구에 따르면, 지질도 항원으로 작용할 수 있으며, 이에 대응하는 T 림프구가 활성화된다는 사실이 밝혀졌다.

핵산은 분자량이 크지만 구조가 단순하고 분해되기 쉬워 항원성이 높지 않다. 그러나 핵산은 때때로 자가항원(autoantigen)으로 작용하며, 자가면역질환 검사에서 특이적으로 사용된다. 이 경우 개별 핵산보다는 핵산 복합체(nucleic acid complex)를 항원으로 사용하며, 이에 대응하는 항체인 항핵 항체(anti-nuclear antibody, ANA)를 활용해 검사를 진행한다.

2 항원성을 결정하는 요인

비자기(nonself) 물질이 항원이 되기 위해서는 몇 가지 요인이 있다. 자기(self)에 대한 이질성(foreignness), 분해성(degradability), 분자량(molecular weight), 성분(composition), 물리적 형태(physical form), 주입되는 항원량(dose of antigen), 항원 주입 경로(route of administration) 등이 포함된다.

1) 이질성(Foreignness)

항원이 면역 반응을 유발하려면 숙주에 대해 외래성이 있어야 한다. 즉, 숙주의 면역체계에서 비자기(nonself)로 인식되어야만 항원으로 작용할 수 있다.

2) 분해성(Degradability)

항체 생성을 위해서는 항원이 항원제시세포(antigen-presenting cells, APC)에 의해 분해되어 제시될 수 있어야 한다. 항원제시세포(APC)가 항원을 포식하거나 세포 내부로 유입하여 쉽게 분해할 수 있는 경우, 해당 항원은 더 강력한 면역 반응을 유발할 수 있다.

3) 분자량(Molecular weight)

분자량이 클수록 항원 결정기의 수와 종류가 많아져 항원성이 증가한다. 단백질의 경우, 분자량이 10,000 달톤 이상인 물질이 항원으로 적합한 것으로 알려져 있으며, 분자량이 낮은 경우에는 합텐처럼 운반체에 결합해야 효과적인 항원으로 작용할 수 있다.

4) 성분(Composition)

항원의 구성 성분이 복잡할수록 항원성이 높다. 예를 들어, 단백질은 20개의 아미노산으로 구성되어 있어 다른 생화학적 물질보다 복잡성이 높아 항원성이 뛰어나다.

5) 물리적 형태(Physical form)

입자성 항원이 용해성 항원보다 더 높은 항원성을 가진다. 이는 입자성 항원이 숙주 내에서 더 오래 잔존하며 포식작용(phagocytosis)을 유도하기 때문이다. 용해성 항원의 경우 변성되었을 때 항원성이 더 높아지는 것으로 알려져 있다.

6) 주입되는 항원량(Dose of antigen)

면역 반응을 유발하려면 적정량의 항원이 필요하다. 항원이 너무 적거나 너무 많을 경우 면역 반응이 미약할 수 있다.

7) 항원 주입 경로(Route of administration)

일반적으로 피하주사가 정맥주사보다 더 강력한 면역 반응을 유발하는 것으로 알려져 있다. 피하주사로 주입된 항원은 주사 부위 인근의 림프절로 이동하며, 면역 반응을 유도한다. 반면, 정맥주사의 경우 항원이 비장으로 이동한다.

3 항원의 분류

1) 이종항원(Heteroantigen 또는 Xenogeneic antigen)

한 생물 종(species)에서 유래하여 다른 생물 종에서 면역 반응을 유도할 수 있는 항원을 이종항원(heteroantigen)이라고 한다. 예를 들어, 사람의 몸에 토끼 단백질이 들어오면 토끼 단백질은 사람의 면역체계에 의해 이종항원으로 인식된다. 반대로, 토끼의 몸에 사람 단백질이 들어가면 사람 단백질이 토끼에게 이종항원이 된다. 또한, 병원성 미생물에서 유래한 단백질이나 다당류 역시 사람을 포함한 동물의 면역체계에 의해 이종항원으로 간주될 수 있다.

2) 동종항원(Alloantigen)

같은 종 내에서 개체 간을 구별하는 항원을 동종항원(alloantigen)이라고 하며, 이는 각 개체의 항원 유전자의 차이에 의해 결정된다. 대표적인 예로 적혈구 항원(ABO 혈액형, Rh 항원), 사람 백혈구항원(human leukocyte antigen, HLA), 보체(complement) 등이 있다.

예를 들어, 사람의 A형 적혈구 표면 항원과 B형 적혈구 표면 항원은 서로 다르며, 개체가 어떤 표면 항원을 가지고 있는지에 따라 혈액형이 결정된다.

3) 자가항원(Self-antigen 또는 Autoantigen)

자기 조직의 항원을 자가항원(self-antigen 또는 autoantigen)이라고 하며, 일반적으로 면역계에서 항원으로 인식되지 않는다. 그러나 자기 조직이나 세포 구성 성분이 손상을 받으면, 조직 또는 세포의 구성 성분이 방출되어 성숙한 면역세포에 의해 비자기로 인식될 수 있다. 이로 인해 자기 성분에 대한 항체가 생성되며, 이를 자가항체(autoantibody)라고 한다. 이러한 자가항체는 손상되거나 이상이 발생한 조직뿐만 아니라 정상 조직에도 면역 반응을 유발하여 자가면역질환(autoimmune disease)을 일으킨다.

예를 들어, 세포 손상으로 인해 DNA가 방출되면 DNA가 자가항원으로 작용하고, 이에 대한 자가항체가 생성된다. 이 자가항체는 다시 세포의 DNA와 반응하여 세포 손상을 유발한다. DNA는 모든 세포에 존재하므로, 이 과정은 전신적인 손상을 초래하며 자가면역질환으로 발전할 수 있다. 이러한 질환의 대표적인 예가 전신홍반루푸스(systemic lupus erythematosus, SLE)이다.

4) 이호성 항원(Heterophile antigen)

이호성 항원(heterophile antigen)은 서로 다른 생물 종에서 유사한 구조를 가진 항원으로, 하나의 항체가 여러 종의 항원에 반응할 수 있는 특징이 있다. 이러한 교차 반응(cross-reactivity)으로 인해 때때로 의학적 검사에서 예상치 못한 결과가 나타날 수 있다. 서로 다른 생물 종에서 유래한 항원으로 동일한 항체에 대해 비특이적으로 반응하는 항원을 이호성 항원(heterophile antigen)이라고 한다. 예를 들어, 기니피그(guinea pig)의 신장조직 추출물을 항원으로 하여 이를 토끼(rabbit)에 주사해 항체를 생성한 실험에서, 이 항체가 기니피그의 신장 추출물뿐만 아니라 면양(sheep)의 적혈구와도 반응하는 것이 관찰되었다. 이는 기니피그의 신장조직에 면양 적혈구에 존재하는 항원과 면역학적으로 동일한 성질을 가진 성분이 있음을 보여준다. 이러한 항원을 포스만 항원(Forssman antigen)이라 하며, 이에 대한 항체를 포스만 항체(Forssman antibody)라고 한다. 포스만 항원은 기니피그, 말, 개, 고양이, 닭의 장기, 면양 적혈구, 폐렴구균, A형 인간 적혈구, 이질균 등 여러 생물에서 공통적으로 존재하는 다당체 항원으로 알려져 있다. 또 다른 이호성 항원의 예로는 엡스타인-바 바이러스(Epstein-Barr virus, EBV)와 면양 적혈구가 있다. EBV에 감염되어 유발되는 전염성 단핵구증(infectious mononucleosis) 환자의 혈액에서 생성된 EBV 항체는 EBV와 특이적으로 반응할 뿐만 아니라, 비특이적으로 면양 적혈구와도 반응한다. 이 특성을 이용해 면양 적혈구와 환자 혈청을 반응시켜 EBV 감염 여부를 간접적으로 진단할 수 있다. 이 경우의 항체를 폴-번넬 항체(Paul-Bunnell antibody)라고 하며, 이 항체는 기니피그 신장과는 반응하지 않는다. 이러한 항체 역시 이호성 항원에 대한 이호성 항체(heterophile antibody)로 분류된다.

5) 암항원(Tumor antigen)

암세포가 특이적으로 가지고 있는 항원을 암항원(tumor antigen)이라고 한다. 암항원은 암세포에서만 발현되며 정상 세포에서는 발견되지 않는 종양 특이 항원(tumor-specific antigen)과 정상 세포에서도 발현될 수 있으나 암세포에서 과발현되거나 비정상적으로 발현되는 종양 연관 항원(tumor-associated antigen)으로 분류된다.

예를 들어, 성장주기의 특정 시기에만 발현되는 단백질이 다른 시기에도 발현되는 경우도 암항원으로 작용할 수 있다. 알파태아단백질(alpha-fetoprotein, AFP)은 태아 시기에 높은 농도로 생산되지만, 출생 후에는 생산이 감소해 극소량만 존재한다. 그러나 간암이 발생하면 AFP가 다시 높은 농도로 생산되어 간암의 지표(marker)로 간주된다.

4 T-의존성 항원(T-dependent antigen)과 T-비의존성 항원(T-independent antigen)

T 림프구(T lymphocyte 또는 T 세포, T cell)는 면역 반응에서 중요한 역할을 하는 림프구로,

크게 세 가지 종류로 나뉜다. 첫 번째는 도움 T 세포(helper T cell, Th 세포, CD4+ T 세포)로, 면역 체계를 조율하는 중심적인 역할을 한다.

이 세포는 다른 면역세포를 활성화하여 세포 매개 면역과 체액성 면역 반응을 돕는다. 두 번째는 세포독성 T 세포(cytotoxic T cell, Tc 세포, CD8+ T 세포)로, 감염된 세포나 암세포를 직접 공격하고 제거한다. 마지막으로, 조절 T 세포(regulatory T cell, Treg 세포, CD4+ CD25+ T 세포)는 과도한 면역 반응을 억제하여 체내 항상성을 유지하고 자가면역 반응을 예방하는 데 기여한다.

항원 자극에 의해 면역 반응이 유발되면 B 림프구(B lymphocyte 또는 B 세포, B cell)는 형질세포(plasma cell)가 되어 항체를 생성하며, 이 과정에서 Th 세포의 협력이 필요한 항원을 T-의존성 항원(T-dependent antigen, TD 항원, 예: 단백질)이라 하고, Th 세포의 협력이 필요하지 않은 항원을 T-비의존성 항원(T-independent antigen, TI 항원; 예: 다당체, 지질다당류)이라 한다.

TD 항원은 항원제시세포(antigen presenting cell, APC)에 의해 주조직적합복합체(major histocompatibility complex, MHC) 분자를 통해 항원이 제시되고, Th 세포의 도움을 통해 B세포가 활성화되면서 다양한 면역반응이 일어나지만, TI 항원은 반복적인 구조를 가진 항원으로 직접 B세포를 자극해 항체를 생성한다. 클래스 스위칭(class switching 또는 isotype switching)은 항체가 IgM에서 IgG, IgA, IgE로 전환되는 과정으로, TD 항원은 T세포의 도움을 받아 클래스 스위칭이 가능하지만, TI 항원은 주로 IgM만 생성된다. 항체 친화력 성숙(affinity maturation)은 항원의 결합 친화도를 높이는 과정으로, TD 항원에서 발생하지만 TI 항원에서는 일어나지 않는다. TD 항원은 면역 기억(immune memory)을 형성해 재노출 시 빠르고 강한 면역 반응을 유도하지만, TI 항원은 면역 기억을 형성하지 못한다.

TI 항원 중 세균 세포벽의 구성 성분(예: 지질다당류, LPS)은 농도 의존적으로 B 세포를 활성화할 수 있다. 고농도에서는 항원 특이성과 관계없이 다클론성 B 세포를 활성화하는 클론성 B 세포 활성화제(polyclonal B cell activator)로 작용하며, 저농도에서는 특정 항원 특이적 B 세포를 활성화하여 주로 IgM 항체 생성을 유도한다.

5 항원-항체 특이성과 교차반응(Antigen-antibody specificity and Cross-reactivity)

항원의 특이성은 항원을 구성하는 화학적 성분의 배열과 입체적 구조를 기반으로 하며, 항원과 항체의 반응은 마치 열쇠(항원)와 자물쇠(항체)가 맞물리는 관계에 비유할 수 있다. 항원의 특이성은 물질의 분자량 크기보다는 입체적 구조가 더욱 중요한 요소로 작용한다.

일반적으로 항원과 항체의 결합은 항원 결정기(epitope) 입체 구조와 이에 상보적인 항체의 항원 결합 부위(paratope) 구조 간의 상호작용으로 이루어진다. 그러나 이 상보성은 절대적인 것이 아니며, 항원과 항체의 결합이 엄격히 1:1 대응으로만 이루어지는 것은 아니다. 특정 항원 결정기에 결합하는 항체는 때로는 해당 항원 결정기와 유사한 입체 구조를 가진 다른 항원 결정기와도 결합할 수 있다. 이 경우, 결합력은 상대적으로 약하지만 상보적인 결합이 성립할 수 있으며, 이러한 반응을 교차 반응(cross-reaction)이라고 한다(그림 2-4).

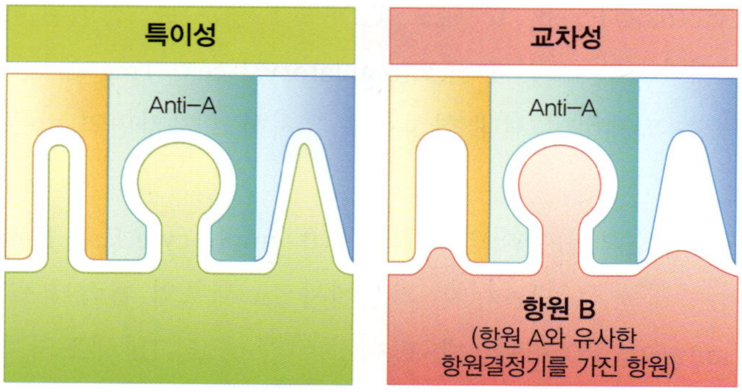

그림 2-4. 항원-항체 특이성과 교차반응

단백질 항원은 구성 아미노산의 배열(sequence)에 따라 3차원 구조(three-dimensional structure)를 형성한다. 단백질 항원의 한 분자 표면에는 이러한 구조에 의해 보통 2~5개의 아미노산 잔기가 결합하여 하나의 항원결정기(epitope)를 형성할 수 있다. 따라서 하나의 단백질 항원 분자는 특이성이 서로 다른 여러 개의 항원결정기를 가질 수 있다. 예를 들어, 마이오글로불린(myoglobin) 한 분자에는 4개의 상이한 항원결정기가 존재한다. 이로 인해 마이오글로불린을 동물에 주사하면, 각각의 항원결정기에 대응하는 특이성이 서로 다른 4종의 항체가 유도될 수 있다(그림 2-5).

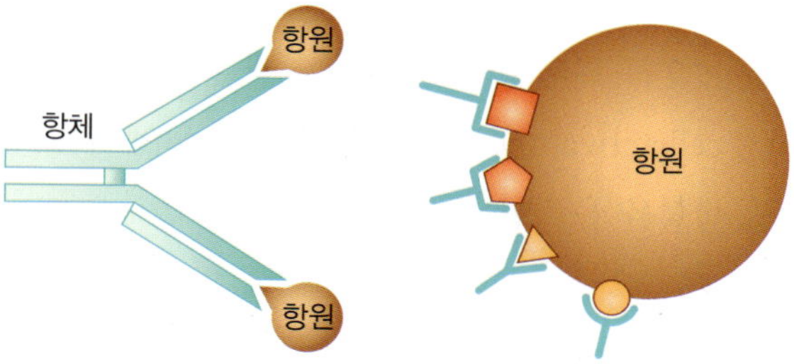

그림 2-5. 여러 항원 결정기를 가진 단일 항원에 의한 다양한 항체 형성

6 면역보강제(Immunoadjuvant)

보강제(adjuvant)는 라틴어로 '도와준다'는 뜻을 가지며, 항원과 함께 사용했을 때 면역 반응을 증진시키는 물질을 의미한다. 보강제의 작용 기전은 항원의 표면적을 확장하고, 항원의 체내 체류 시간을 연장함으로써 림프조직이 항원을 인식하는 시간을 늘려 T 림프구와 B 림프구의 활성화를 촉진한다.

프로인드의 불완전 보강제(Freund's incomplete adjuvant)는 항원의 수용액에 미네랄 오일(mineral oil)과 비이온 계면활성제(nonionic surfactant; Arlacel-A)를 혼합하여 안정적인 에멀션 상태를 만든 것이다. 여기에 결핵사균(*Mycobacterium tuberculosis*)을 첨가하면 프로인드의 완전 보강제(Freund's complete adjuvant)가 된다. 결핵사균이 첨가된 경우, 세포성 면역과 항체 생성을 모두 증가시킨다. 반면, 미네랄 오일과 비이온 계면활성제만 사용한 경우에는 주로 항체 생성만 증가시킨다.

프로인드 보강제는 강력한 작용을 통해 T 림프구와 대식세포(macrophage)를 활성화시키며, 때로는 자가항원에 대한 항체까지 유도할 수 있다. 보강제 효과를 나타내는 물질로는 알루미늄염(aluminum salt, alum), 결핵균 성분의 wax-D (peptidoglycolipid), 수산화알루미늄[$Al(OH)_3$], 벤토나이트(bentonite) 등이 사용된다.

표 2-1. Adjuvants 종류와 작용기전

Adjuvant	작용기전		
	항원잔류지연	육아종 형성	림프구 비특이적 자극
Freund 불완전 보강제	+	+	−
Freund 완전 보강제	+	++	−
불용성 알루미늄염 (Insoluble aluminum salts, alum)	+	+	−

7 초항원(Superantigen)

초항원(superantigen, SAg)은 동시에 많은 수의 서로 다른 림프구를 다클론성으로 활성화시킬 수 있는 능력을 가진 세균 또는 바이러스 단백질을 의미한다. 일반적인 단백질 항원(protein antigen)이나 펩타이드 항원(peptide antigen)은 약 10^5~10^6개의 T 림프구 중 단 1개의 림프구(0.001~0.0001%)를 활성화시키는 데 반해, 초항원은 나노그램 또는 피코그램 단위의 극히 적은 양으로도 전체 T 림프구의 2~20%를 동시에 활성화시킬 수 있다.

초항원이 이러한 강력한 효과를 가지는 이유는, 항원제시세포(APC)의 MHC 분자와 안정적으로 결합하는 동시에 T 세포 수용체(TCR)의 가변부위 β사슬(Vβ)에 결합하여 T 림프구를 광범위하게 활성화시키기 때문이다(그림 2-6). 이 과정에서 다량의 염증성 사이토카인(pro-inflammatory cytokines)이 유리되며, 다양한 임상 증상을 유발할 수 있다.

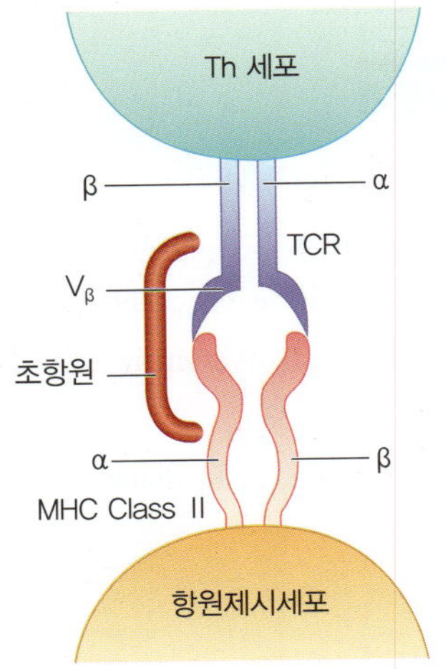

그림 2-6. 초항원에 의한 T 림프구 활성화

초항원에 의해 발생하는 대표적인 질환으로는 황색포

도알균에 의한 독성 쇽 증후군(toxic shock syndrome)과 사슬알균 독성 쇽 증후군(Streptococcal toxic shock syndrome, STSS)이 잘 알려져 있다. 이 외에도 초항원은 자가면역질환, 염증성 피부질환, 알레르기 질환 등과도 관련이 있는 것으로 보고되고 있다(표 2-2).

표 2-2. 초항원 관련 질환

질환	특성
식중독	황색포도알균에 의한 식중독(Staphylococcal food poisoning)은 전체 식중독의 약 1/3을 차지한다. 황색포도알균 장독소 B (Staphylococcal enterotoxin B, SEB)가 황색포도알균 식중독의 원인이며 1 μg의 독소만으로도 구토를 유발할 수 있다.
독성 쇽 증후군	독성 쇽 증후군(Toxic shock syndrome, TSS)은 고열, 저혈압, 산재성 홍피증(diffuse erythroderma), 점막충혈, 인두염, 설사 등의 전신증상을 특징으로 하는 중증의 치명적인 증후군이다. 이것은 심한 전해질 이상, 신부전, 쇽 등 다기관 기능장애로 급속히 진행할 수 있다. 1980년대에 여성의 탐폰 생리대 사용과 관련되어 1,000명 이상의 많은 환자들이 발생하면서 심각한 사회문제가 되었다. 그 원인으로 독성 쇽 증후군 독소-1(toxic shock syndrome toxin, TSST-1)이 가장 흔하며 SEB가 그다음을 차지한다.
사슬알균 독성 쇽 증후군	사슬알균 독성 쇽 증후군(Streptococcal toxic shock syndrome, STSS)은 사슬알균의 streptococcal SAg에 의해 발생한다. 임상증상은 TSS와 유사하나 균혈증, 근육 및 괴사성 근막염 등과 흔히 동반되어 발생한다. 사망률은 30%에 이른다.
급성 류마티스열	급성 류마티스열(acute rheumatic fever, ARF)은 *S. pyogens* 감염 후에 발생하는 후유증으로 숙주의 심장조직에 대한 교차면역반응이다. T 림프구가 초항원에 의해 활성화되는 것으로 추측되고 있다.
가와사키 질환	가와사키 질환(Kawasaki disease, KD)에서는 T 림프구, 단핵구, 포식세포 등이 현저히 활성화되어 있으며, KD와 TSS, STSS, 성홍열 등과 임상증상이 유사하며 또한 면역글로불린 치료가 효과적인 점 및 Vβ2TCR을 가지는 T 림프구가 선택적으로 증가되는 점 등을 고려할 때 초항원이 원인으로 추측되고 있다.
자가면역 질환	초항원이 자가항원에 특이적인 T 림프구를 활성화시켜서 자가면역질환을 유발할 수 있다는 연구가 보고되었다.
기타	성홍열, 아토피 피부염, 건선질환

참고문헌

1. De Libero G, Mori L. 2012. Novel insights into lipid antigen presentation. Trends Immunol. 33, 103-111.
2. J. A. Owen, S. A. Stranford, J. Punt. 2011. Kuby Immunology, 7th ed., WH Freeman.
3. J. B. Zabriskie. ed. 2009. Essential Clinical Immunology, Cambridge University Press.
4. Lesinski GB, Westerink MA. 2001. Vaccines against polysaccharide antigens. Curr. Drug Targets Infect. Disord. 1, 325-334.
5. T. Kurosaki, K. Kometani, W. Ise. 2015. Memory B cells. Nature Reviews Immunology. 15, 149-159.

Chapter

03

항체

Antibody, Ab

학습목표

1. 항체의 기본 구조에 대해 설명할 수 있다.
2. 항원 결정기에 대해 설명할 수 있다.
3. 항체 개별형 특징에 대해 설명할 수 있다.
4. 신생아 항체 농도 변화에 대해 설명할 수 있다.
5. 면역반응과 항체 생성에 대해 설명할 수 있다.
6. 림프기관과 면역세포에 대해 설명할 수 있다.
7. 면역반응의 종류에 대해 설명할 수 있다.

병원체뿐만 아니라 비자기 물질이 사람 또는 동물의 몸으로 들어오게 되면 항원(antigen)으로 작용하여 면역반응(immune response)을 유도한다. 면역반응의 대표적인 결과는 항체(antibody)의 생성이다. 항체는 획득면역(acquired immunity 또는 적응면역, adaptive immunity)의 중요한 특징 중 하나이다. 항체는 면역글로불린(immunoglobulin, Ig)이라고도 불린다.

항체는 B 림프구(B lymphocyte 또는 B 세포, B cell)의 표면에 존재하면서 항원을 인식하는 B 세포 수용체(B cell receptor, BCR)로 작용할 수도 있으며, B 림프구가 항원에 의해 자극을 받은 후 분화하여 형질세포(plasma cell)가 되면 이 형질세포가 항체를 분비한다. 일반적으로 "항체"라고 할 때는 이 분비된 항체를 의미하며, 임상적으로 중요한 면역반응 지표 검사는 주로 이 분비된 항체를 대상으로 한다. 분비된 항체는 혈액 내에 주로 존재하지만, 체액(body fluid), 점액(mucus), 그리고 조직(tissue)에도 분포한다.

생성된 항체는 항원에 대해 매우 특이적(specific)이다. 즉, 다양한 항원에 각각 대응하는 항체가 합성되며, 이는 항체 레퍼토리(antibody repertoire)라고 한다. 이러한 다양성은 B 림프구의 유전자 재조합(gene recombination)에 의해 만들어진다. 항체의 다양성은 면역학적으로 중요한 주제이지만, 여기에서는 자세히 다루지 않는다. 대신, 본 장 후반부에서 다클론 항체(polyclonal antibody)와 단클론 항체(monoclonal antibody)에 대해 간단히 설명할 예정이다.

1 항체의 기본구조

항체는 다섯 종류(class)인 IgA, IgD, IgE, IgG, IgM으로 나뉜다. 이들 모두는 중쇄(heavy chain, H) 두 개와 경쇄(light chain, L) 두 개로 구성된 유사한 기본 구조를 가진다. 다섯 종류의 항체 중에서 가장 구조가 간단한 IgG를 기본 골격으로 하여 설명한다. 기본 골격은 두 개의 중쇄와 두 개의 경쇄가 결합하여 총 네 개의 폴리펩타이드로 이루어진 단백질 분자(H2L2)이다.

두 중쇄는 서로 두 개의 이황화 결합(disulfide bond, −S-S−)으로 연결되어 있으며, 각각의 경쇄는 하나의 이황화 결합을 통해 각 중쇄와 결합하여 Y자 모양의 구조를 형성한다. 중쇄 두 개가 이황화 결합으로 연결된 부위는 경첩 부위(hinge region)라고 한다.

경쇄는 약 25 kDa의 크기로 두 개의 도메인(domain)으로 나뉘며, N−말단(N-terminus) 쪽은 항원과 결합하는 부위이다. 이 부위는 항체마다 구성 아미노산 배열이 다르기 때문에 경쇄의 가변영역(variable region of light chain, VL)이라고 한다. 반면, C−말단(C-terminus) 쪽은 아미노산 배열이 일정하여 경쇄의 불변영역(constant region of light chain, CL)이라고 한다.

중쇄는 네 개의 도메인으로 구성된다. N−말단 쪽은 항원과 결합하는 부위로, 중쇄의 가변영역(variable region of heavy chain, VH)이라고 한다. 나머지 영역은 중쇄의 불변영역(constant region of heavy chain, CH)으로 구분되며, 각각 중쇄의 불변영역 1 (CH1), 불변영역 2 (CH2), 불변영역 3 (CH3)로 이루어진다(그림 3-1).

기본 골격(H_2L_2)을 가진 항체를 분해효소인 파파인(papain)으로 처리하면 2개의 Fab와 1개의 Fc로 분리된다. Fab는 항원에 결합하는 항체 부위(fragment antigen-binding, Fab)를 의미하며, Fc는 결정화될 수 있는 부위(fragment crystallizable, Fc)를 의미한다. 이때 파파인은 경첩 부위를 절단하여 이러한 분리를 유도한다. 반면, 또 다른 분해효소인 펩신(pepsin)은 경첩 부위 아래를 절단하여, Fab 두 개가 연결된 $F(ab')_2$ 조각과 분해된 Fc 조각으로 분리된다(그림 3-2).

경쇄는 두 종류가 있으며, 각각 카파(kappa, κ)와 람다(lambda, λ)로 불린다. 이 두 경쇄는 서로 다른 유전자에서 만들어지지만, 하나의 면역글로불린 분자에는 두 개의 κ 사슬로만 구성되거

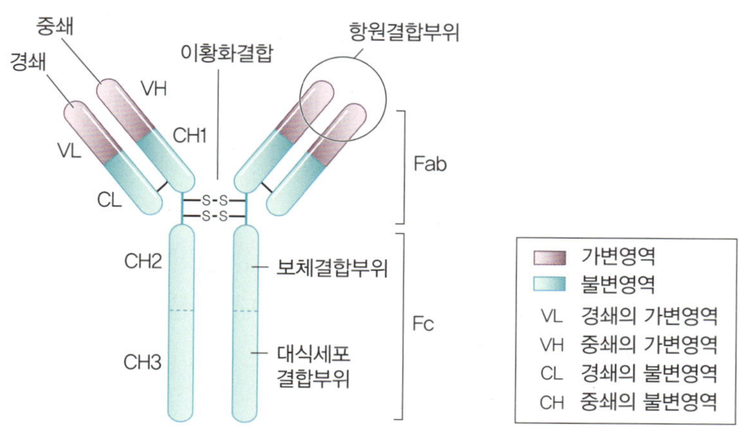

그림 3-1. 면역글로불린 기본 구조

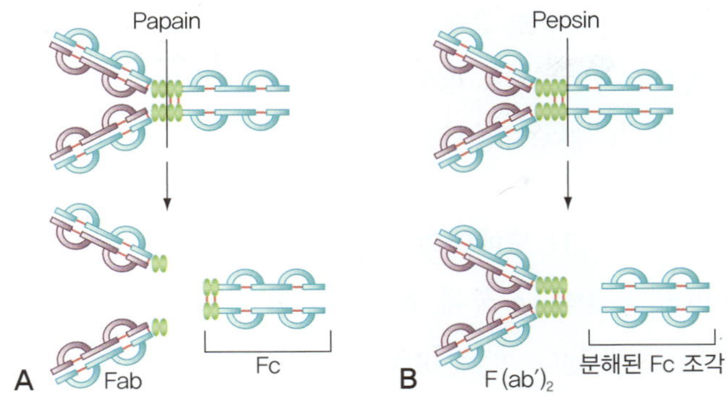

그림 3-2. 면역글로불린 분해. A. 파파인에 의한 분해. B. 펩신에 의한 분해

나, 두 개의 λ 사슬로만 구성된다. 한 개의 κ와 한 개의 λ가 동시에 존재하는 혼합형 면역글로불린은 존재하지 않는다. 정상인의 면역글로불린 중 약 65%는 κ 사슬을 가지며, 나머지 35%는 λ 사슬을 가진다.

중쇄는 사람에서 γ, α, μ, δ, 그리고 ε의 다섯 종류가 존재하며, 이들 모두 하나의 유전자에서 만들어진다. 한 유전자에서 재조합이 다르게 일어남으로써 결과적으로 각 중쇄의 불변영역(CH)의 도메인이 다르게 형성되어 다섯 종류의 중쇄가 만들어진다. 각 중쇄 한 개의 분자량은 50~70 kDa이다.

항체의 다섯 종류의 특성이 표 3-1에 정리되어 있다.

표 3-1. 면역글로불린의 특성

명칭	IgG	IgA	IgM	IgD	IgE
분자량	150,000	160,000~600,000	900,000	180,000	190,000
침강계수	7S	7S(단량체) 11S(이량체)	19S(오량체)	7S	8S
전기영동 이동도	감마(γ) 영역	베타(β)에 가까운 쪽	베타(β)와 감마(γ) 사이	감마(γ)에 가까운 쪽	감마(γ)에 가까운 쪽
H chain class	γ	α	μ	δ	ε
L chain class	κ, λ	κ, λ	κ, λ	κ, λ	κ, λ
혈청농도(mg/dL)	1,000	200	120	3	0.05
태반통과성	+	−	−	−	−
보체결합능	++	−/(+)	+++	−	−
분포	혈청, 조직	혈청(단량체) 점막, 눈물, 모유(이량체)	혈청	혈청	혈청, 피부
분자당 4 chain unit 수	1	1~3	5	?	?
중화 작용	+++	+++	+	−	−
생체내반감기(일)	23	6	5	3	2.5

면역글로불린의 동형(isotype 또는 클래스, class)은 중쇄의 종류(γ, α, μ, δ, ε) 5가지에 따라 결정된다. 예를 들어, IgG는 γ 중쇄를, IgA는 α 중쇄를 가지며, IgM은 μ 중쇄, IgD는 δ 중쇄, IgE는 ε 중쇄를 가진다. 또한, IgG와 IgA는 중쇄의 불변영역(CH) 도메인의 구조적 차이에 따라 각각의 동형으로 분류된다.

중쇄의 구조적 차이는 주로 CH 도메인의 수에서 나타나는데, μ 중쇄와 ε 중쇄는 각각 4개의 CH 도메인을 가지는 반면, γ 중쇄, α 중쇄, δ 중쇄는 각각 3개의 CH 도메인을 가진다.

더불어, 같은 종류의 항체(IgG 또는 IgA)라도 중쇄의 미세한 구조적 차이에 따라 아형(subclass 또는 하위 클래스)으로 구분된다(표 3-2).

표 3-2. 면역글로불린의 개별형

동형(isotype 또는 class)	중쇄	경쇄	아형(subclass)	분자식
IgG	γ	κ 또는 λ	IgG1, IgG2, IgG3, IgG4	γ2κ2, γ2λ2
IgA	α	κ 또는 λ	IgA1, IgA2	(α2κ2)n, (α2λ2)n n = 1 또는 2
IgM	μ	κ 또는 λ	없음	(μ2κ2)n, (μ2λ2)n n= 1 또는 5
IgD	δ	κ 또는 λ	없음	δ2κ2, δ2λ2
IgE	ε	κ 또는 λ	없음	ε2κ2, ε2λ2

면역글로불린의 중쇄와 경쇄의 가변 부위에는 아미노산 서열의 다양성이 가장 높은 부분이 존재하며, 이를 초가변 부위(hypervariable region) 또는 극가변 부위라고 한다. 중쇄와 경쇄 각각에 초가변 부위가 세 곳씩 존재하며, 이 부위가 다양한 항원과 결합함으로써 항원에 대한 특이성과 다양성을 나타낸다.

초가변 부위는 항원 결정기(epitope)에 상보적으로 결합하는 가변 영역의 표면을 형성하며, 이를 상보성 결정 부위(complementarity determining region, CDR)라고 한다(그림 3-3).

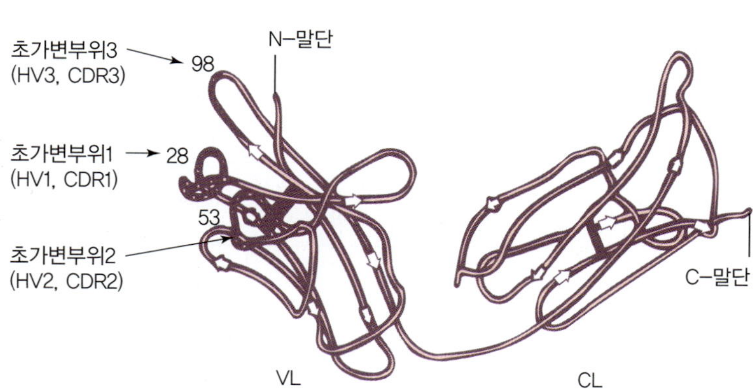

그림 3-3. 경쇄의 초가변부위

당쇄(glycan)는 단백질이나 지질 등에 연결된 탄수화물로, 다양한 단당류가 사슬 구조를 이루는 것을 말한다. 항체의 Fc 부위에 결합된 당쇄는 단백질의 구조적 안정성을 유지하는 데 중요한 역할을 하며, Fc 수용체(Fc receptor, FCR)나 보체(complement)와의 상호작용을 조절하는 데 필수적이다. 특히, Fc 부위에서 당쇄가 결합하는 주요 영역은 CH2 도메인이다.

또한, Fc 부위는 대식세포와 혈관내피세포 등에 존재하는 Fc 수용체(FCR)와 결합하여 옵소닌(opsonization) 작용, 세포 내외 이동 등 다양한 생물학적 활성에 관여한다(그림 3-4).

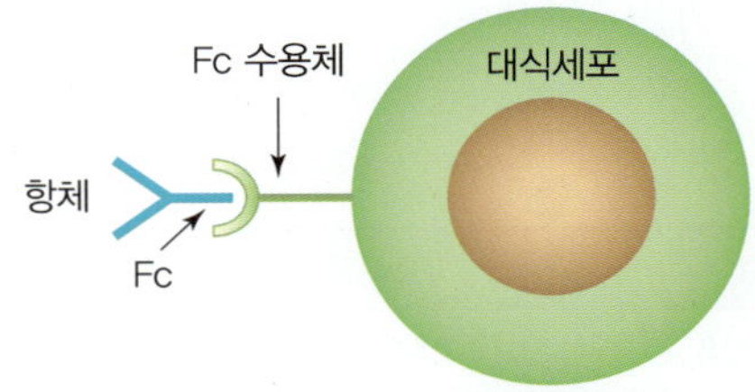

그림 3-4. 항체의 Fc 부위는 대식세포에 존재하는 Fc 수용체(FcR)와 결합하여 다양한 생물학적 활성을 유도할 수 있다.

2 각 항체의 특성

1) 면역글로불린 G (IgG)

정상인의 혈청에서 총 면역글로불린의 약 70~80%를 차지하는 가장 중요한 면역글로불린이다. 1일 합성량은 약 35 mg/kg이며, 반감기는 약 23일이다. 생후 2년이 되면 정상 성인의 혈청 농도인 1,000~1,500 mg/dL에 도달하며, 40대부터는 점차 감소한다. 이는 태반을 통과할 수 있는 유일한 면역글로불린이며, 조직 확산 능력이 높다(표 3-3).

이 면역글로불린은 이황화결합(disulfide bond)에 의해 연결된 2개의 중쇄와, 각각의 중쇄에 이황화결합으로 연결된 2개의 경쇄로 이루어진 총 4개의 폴리펩타이드(polypeptide)로 구성되어 있다. 침강계수(sedimentation coefficient)는 단백질이나 분자와 같은 입자가 원심분리 과정에서 얼마나 빠르게 침전되는지를 나타내는 값으로, 물질의 크기, 모양, 밀도, 그리고 용매의 점도 등에 의해 결정된다. Svedberg unit (S)는 침강계수를 측정하는 단위이다. IgG 분자량은 약 150,000 Da이며, 침강계수는 7S이다. 또한 총 분자량의 약 4%에 해당하는 탄수화물 성분(carbohydrate moiety)이 포함되어 있다.

면역반응에서 가장 먼저 IgM이 생성되며, 이후 체성 과변이(somatic hypermutation)와 동형전환(isotype switching 또는 class switching)이 일어나 IgG가 합성된다. 이러한 이유로 1차 면역반응 동안 혈액 내에서 IgM 농도가 먼저 상승하고, 그 뒤에 IgG 농도가 상승하게 된다. 정상적으로 IgG는 혈액 내에서 가장 많이 존재하는 항체이다. 또한, IgG는 혈관 내피세포를 통과하여 세포외 공간, 즉 조직 사이로 확산될 수 있는 항체로, 거의 모든 신체 부위에 존재할 수 있다.

IgG는 IgG1, IgG2, IgG3, IgG4의 4가지 아형(subclass)으로 나뉘며, 각 아형은 약간씩 다른 특성을 가진다. IgG1은 가장 높은 농도로 존재하며, T-의존성 항원에 의해 생성되는 대부분의 항체가 IgG1이다. 또한, IgG1은 태반을 통과하는 능력이 가장 뛰어나다. 두 번째로 많은 아형인 IgG2는 태반 투과 능력이 가장 낮다.

IgG3는 보체를 활성화하는 능력이 가장 뛰어난 아형으로, 이는 다른 아형보다 경첩 부위가 길어 Fc 부위가 Fab 부위로부터 멀리 떨어져 있어 보체와 효과적으로 결합할 수 있기 때문이다. 그러나 IgG3는 반감기가 가장 짧다는 단점이 있다.

IgG4는 가장 적은 양으로 존재하며, 보체를 활성화하는 기능이 없다(표 3-3).

표 3-3. IgG 아형

	IgG1	IgG2	IgG3	IgG4
혈청농도(mg/dl)	382~928	241~700	21~176	4~86
IgG 비율	60.3~71.5	19.4~31.0	5.0~8.4	0.7~4.2
반감기(일)	23	23	7	23
보체결합	++	+	++++	–
태반통과	++++	+	+++	+++
FcγR 결합	+++	+/–	+++	+

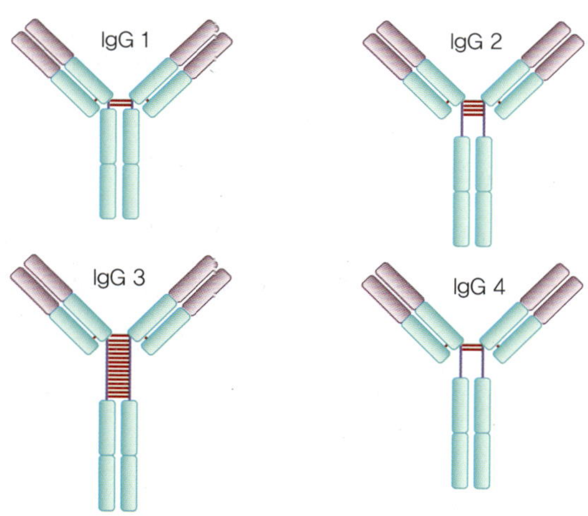

그림 3-5. IgG의 4 아형

2) 면역글로불린 A (IgA)

IgA는 혈청 내 총 면역글로불린의 약 15% (100~400mg/dL)를 차지하며, 1일 합성량은 약 35mg/kg이고 반감기는 6일이다. 기본 구조는 IgG (H2L2)와 동일하지만, IgG가 단량체(monomer)인 것과 달리 IgA는 분자량 160,000 Da의 7S 단량체와 11S 이량체(dimer) 두 종류로 존재한다. 이량체는 분비형 IgA라고 하며, sIgA (secretory IgA)로 표기된다.

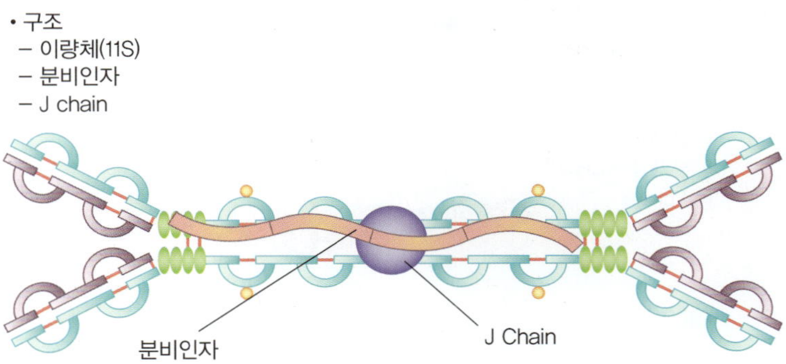

그림 3-6. IgA 구조

혈액 내에는 주로 단량체 형태의 IgA가 존재하지만, 기도 점액, 장관, 요도와 생식기의 점액, 눈물, 침, 모유와 같은 체외 환경에서는 주로 분비형 IgA가 발견된다. 이량체 IgA는 J 사슬(joining chain)을 통해 연결되어 있으며, 이 J 사슬에 분비인자(secretory component)가 결합한다. 분비인자는 이량체 IgA가 상피세포를 통과하여 체외로 분비될 때 상피세포 내에서 결합하여 함께 분비된다.

IgA는 점막 또는 분비기관의 피하조직으로 이동한 B 림프구가 분화한 형질세포에서 합성된다. 분비형 IgA는 점막 표면이나 장관 내부로 분비되어 감염 방어에 중요한 역할을 한다. 특히, 모유에 포함된 분비형 IgA는 신생아를 감염으로부터 보호하는 데 중요한 역할을 한다.

분비형 IgA의 생산은 전신 감염이나 항원의 전신 투여보다 국소 감염 또는 국소 투여를 통해 더욱 효과적으로 촉진된다. IgA는 바이러스를 중화시키고 세균이 상피세포에 부착하는 것을 억제하는 역할을 한다.

면역전기영동(immunoelectrophoresis)에서 IgA는 주로 베타(β) 영역에 위치하며, 경우에 따라 fast beta-globulin 영역이라 불리는 위치에 나타날 수 있다. 혈청 단백 전기영동에서 fast beta-globulin은 β(베타) 영역과 γ(감마) 영역 사이에 나타나는 단백질들의 이동 영역을 가리킨다. 호흡기 감염 등으로 인해 IgA가 증가하면 베타(β)와 감마(γ) 영역이 합쳐지는 현상이 관찰될 수 있다. 또한, pH 7.3의 인산완충식염수(phosphate-buffered saline)에서 약간의 응집 현상을 보이는 경향이 있다.

3) 면역글로불린 M (IgM)

IgM은 혈청 중의 총 면역글로불린의 약 10% (60~200 mg/dL)에 해당되며, 1일 합성량은 8 mg/kg이며, 반감기는 약 5일이다. 분자량은 약 900,000Da이며, 침강계수는 19S인 거대분자이다. IgG와 비슷한 구조인 기본단위 구조(basic unit) 5개가 서로 Fc 부위에 이황화결합으로 연결되어 있고, 분자량이 20,000Da인 J-chain을 1개 함유하고 있다. 따라서 오량체로 존재한다.

IgM은 면역반응에 의해 만들어지는 첫 번째 항체이다. 오량체를 형성하고 있어 항원결합 부위가 10개로서 다른 개별형 항체보다 더 많은 항원과 동시에 결합할 수 있다. 따라서 효과적인 응

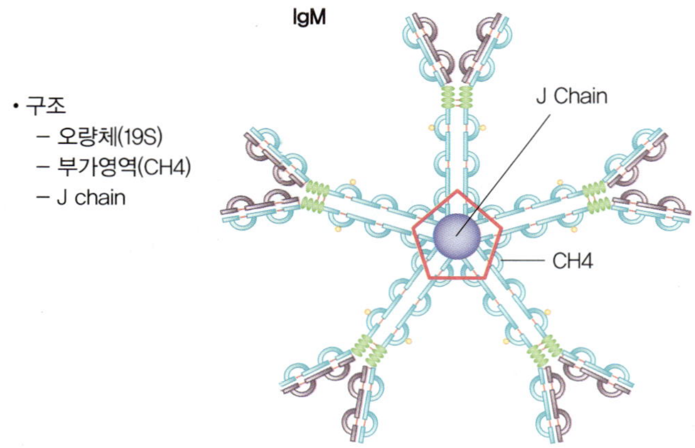

그림 3-7. IgM의 구조

집반응을 할 수 있다. 또한, 고전경로를 통한 보체를 활성화하는 기능이 다른 개별형 항체보다 월등하다. 고전경로가 활성화될 때 최소한 두 개 이상의 Fc가 요구되는데 오량체인 IgM은 이 조건을 충족시키기 때문이다.

4) 면역글로불린 D (IgD)

혈청 중 총 면역글로불린의 약 1% 이하(3~5 mg/dL)로 존재하며, 반감기는 약 3일이다. 분자량은 150,000 Da이며, 침강계수는 7S이다.

이 면역글로불린(IgD)은 처음 골수종(myeloma) 단백질의 한 종류로 발견되었다. 이후 정상인의 혈청에서 3~5 mg/dL의 농도로 존재한다는 사실이 밝혀졌으나, 그 기능은 명확히 알려져 있지 않다. IgD를 합성하지 않는 동물 실험에서, T-의존적 항원(T-dependent antigen, TD antigen)과 T-비의존적 항원(T-independent antigen, TI antigen)에 대한 면역반응이 정상적으로 나타났다는 보고를 바탕으로, IgD는 면역반응에서 주요한 역할을 하지 않는 것으로 여겨진다. 그러나 B 림프구의 발달에는 영향을 미칠 가능성이 있다고 간주된다.

특히, 미성숙 B 림프구가 표면에 IgM을 가진 상태로 골수를 떠나 2차 림프조직에 도달하여 성숙 B 림프구가 되면, IgM과 함께 IgD가 표면 항체로 발현된다.

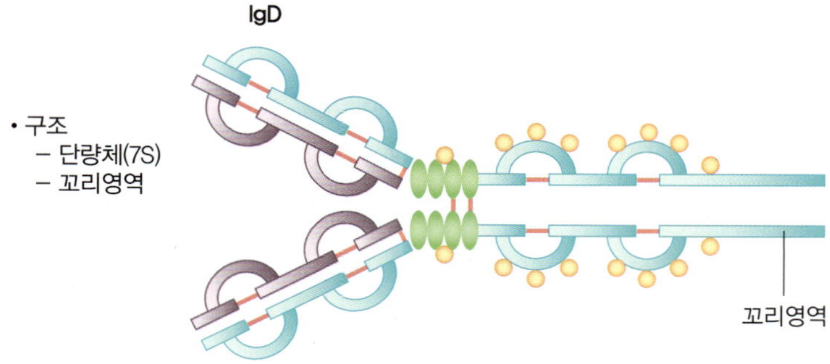

그림 3-8. IgD의 구조

5) 면역글로불린 E (IgE)

IgE는 혈청 중 극미량(0.03 mg/dL)으로 존재하며, 혈청 농도가 가장 낮은 항체이다. 반감기는 약 3일이며, IgE 분자는 IgG의 중쇄보다 CH4 도메인을 하나 더 포함하고 있어 분자량이 더 큰 190,000 Da이다. 침강계수는 8S이다.

CH4 도메인은 IgE가 Fcε 수용체(FcεR)에 특이적으로 결합하는 데 중요한 역할을 하며, IgE의 알레르기 반응 매개 기능에 기여한다. 특히, FcεRI에 대한 친화력이 높아 비만세포(mast cell)와 호염구(basophil) 표면에 강하게 결합하며, 수주~수개월 동안 존재할 수 있다.

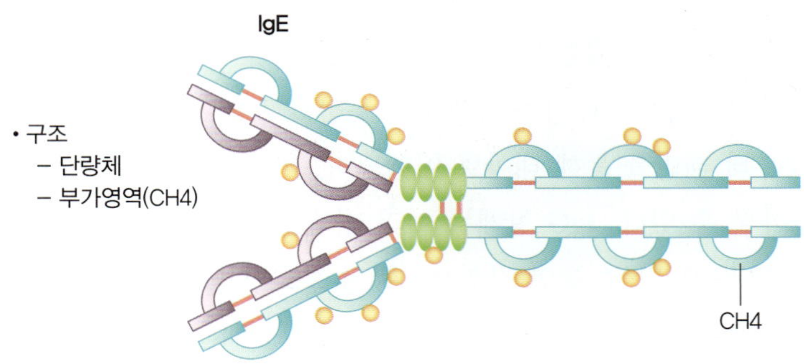

그림 3-9. IgE의 구조

표 3-4. 면역글로불린의 임상적 의의

항체	참고치	임상적 의의
IgG	600~1,600 mg/dL (약 80%)	증가: 간경변, 만성 염증성 질환, 교원병, 만성전염성 육아종(결핵, 나병), IgG형 골수종, 류마티스성 관절염
		감소: 무~저 γ-globulin 혈증, IgG형 이외 골수종, 네프로제증후군, 단백누출성 위장증, 유아기(2~6개월)
IgA	70~400 mg/dL (약 15%)	증가: 간경변, 만성 염증성 질환, 교원병, Wiskott-aldrich 증후군, IgA형 골수종
		감소: 무~저 γ-globulin 혈증, IgA형 이외 골수종, 급성 림프구성 백혈병
IgM	40~230 mg/dL (약 5%)	증가: 간경변, 만성 염증성 질환, 교원병, 원발성 Macroglobulin 혈증, 전신성 홍반성 루푸스, 전염성 단핵구증
		감소: 무~저 γ-globulin 혈증, IgM형 이외 골수종, 신생아기(0~1개월)
IgD	0.2~4 mg/dL 이하 (약 0.2%)	증가: IgD형 골수종
IgE	0.01~0.04 mg/dL 이하 (극미량)	증가: 아토피성 질환, 간질환, 전신성 홍반성 루푸스, 기생충감염, IgE형 골수종, 알레르기성 Aspergillus 증 등
		감소: 무~저 γ-globulin 혈증, IgE형 이외 골수종, 원발성 및 속발성 면역결핍증

IgE의 주요 기능은 피부 및 기타 조직에서 알레르기 반응(allergic reaction)을 매개하는 것이다. 제1형 과민반응(type I hypersensitivity)의 핵심 요소로 작용하며, 알레르기 항원(allergen)에 대한 면역 반응을 통해 즉시형 과민반응(immediate hypersensitivity)을 유발한다.

또한, 기생충 감염 시 Th2 면역반응을 통해 호산구(eosinophil)를 활성화하며, 항체 의존적 세포 독성(antibody-dependent cell cytotoxicity, ADCC)을 유도하여 기생충 제거에 기여한다. 비만세포의 활성화는 강한 근육 수축과 염증 반응을 유도하여 기생충을 체외로 배출하려는 방어 메커니즘으로 작용한다. IgE는 본래 기생충 방어에 중요한 역할을 하였으나, 현대 사회에서는 알레르기 반응의 주요 매개체로 작용한다.

6) 신생아의 면역글로불린 생성

모체의 IgM, IgA, IgD, IgE는 태반을 통과하지 못하므로 태아로 전달되지 않는다. 그러나 IgG는 임신 3~4개월경부터 태반을 통해 태아로 이행되며, 태아 혈청의 IgG 농도는 출생 시 모체 혈청 농도보다 더 높아질 수 있다. IgG 항체는 여러 미생물에 대한 방어 기능을 수행하므로, 태아와 신생아가 태생기와 생후 몇 주 동안 감염으로부터 보호받는 데 중요한 역할을 한다. 모체로부터 전달된 IgG는 신생아 체내에서 천천히 대사되며, 생후 6개월경에는 대부분 소실된다.

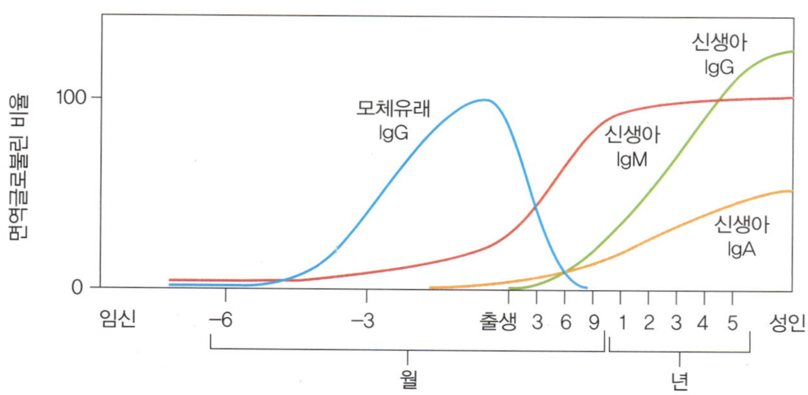

그림 3-10. 신생아 혈액 내 항체 농도의 변화

3 항체의 생성 원인에 의한 분류

1) 이종항체(異種, Heteroantibody)

종(species)이 다른 생물에서 유래한 항원 자극으로 생성된 항체를 말한다. 예를 들어, 세균이나 바이러스 같은 전염성 병원체가 사람에게 감염되었을 때 이에 대응하여 생성된 항체를 말한다.

2) 동종항체(同種, Alloantibody)

동일(같은) 종 내에서 유래한 항원의 자극으로 생성된 항체이다. 사람과 사람 간에서는 수혈(blood transfusion)이나 조직 이식(tissue transplantation)에서 중요한 요인이 된다. 예를 들어, Rh 음성인 사람이 Rh 양성 혈구를 수혈받았을 경우 생성되는 Rh 항체가 이에 해당한다.

3) 자가항체(Autoantibody)

자기 자신의 체내 성분에 반응하는 항체를 말한다. 예를 들어, 후천성 용혈성 빈혈(acquired hemolytic anemia)은 자기 적혈구와 결합하는 항체가 혈액 내에 존재하여 항원(자기 적혈구)–항체(자가항체) 반응을 일으킨다. 이 항원–항체 복합체는 보체와 결합하여 용혈(hemolysis)을 유발한다.

4) 이호성 항체(Heterophil antibody)

서로 다른 생물 종에서 유래한 유사한 항원에 대해 비특이적으로 반응하는 항체를 말한다. 동일 항체가 서로 다른 종의 유사한 항원과 교차 반응(cross reaction)을 일으킬 수 있으며, 이는 항원 결정기(epitope)가 유사한 이호성 항원들 간에서 발생한다. 대표적인 예로 폴–번넬 항체(Paul-Bunnell antibody)가 있다.

5) 불완전항체(Incomplete antibody)와 완전항체(Complete antibody)

입자 항원에 반응하는 항체는 일반적으로 입자 항원과 결합하여 응집(agglutination)을 유발한다. 그러나 항체가 항원에 결합하더라도 응집을 유발하지 못하는 경우가 있으며, 이를 불완전항체(incomplete antibody)라고 한다.

IgG는 대표적인 불완전항체로 작용할 수 있다. IgG는 두 개의 항원결합부위를 가지고 있지만, 분자 크기가 작아 입자 항원 간의 물리적 간격을 연결하기 어려운 경우가 많다. 반면, 완전항체(complete antibody)로 작용하는 IgM은 5량체 구조로 되어 있어 10개의 항원결합부위를 가진다. 이 구조적 특성 덕분에 IgM은 입자 항원 간의 연결을 효과적으로 유도하여 강력한 응집 반응을 일으킬 수 있다. IgM은 크기가 크고 항원과의 교차 결합이 용이하기 때문에 응집 능력이 IgG보다 훨씬 뛰어나다. IgG 불완전항체는 수혈학에서 중요한 역할을 하며, 특히 간접 항글로불린 검사(indirect Coombs test)를 통해 검출된다. 한편, IgM 완전항체는 ABO 혈액형 부적합 반응에서 강력한 응집 반응을 나타내어 임상적으로 중요한 의미를 갖는다.

4 친화력(Affinity)과 결합력(Avidity)

항체와 항원의 결합은 정전기적 상호작용, 수소결합, 소수성 상호작용, 반데르발스 힘과 같은 비공유 상호작용에 의해 이루어진다. 항원의 종류와 화학적 구성 성분의 차이에 따라 이러한 비공유결합의 강도는 달라지며, 이때의 결합력을 항체의 친화력(affinity)이라고 한다.

항원에는 여러 개의 항원결정기(epitope)가 존재할 수 있고, 항체 역시 여러 개의 항원결합부위(paratope)를 가질 수 있다. 이러한 경우, 항원과 항체 간의 전체적인 결합 강도는 증가하게 되며, 이를 항체의 결합력(avidity)이라고 한다. 예를 들어, 항원결합부위가 10개인 IgM은 항원결합부위가 2개인 IgG보다 결합력이 더 크다. 그러나 개별 항원결합부위의 친화력은 친화력 성숙(affinity maturation) 과정을 거친 IgG가 더 강할 수 있다.

표 3-5. 친화력과 결합력

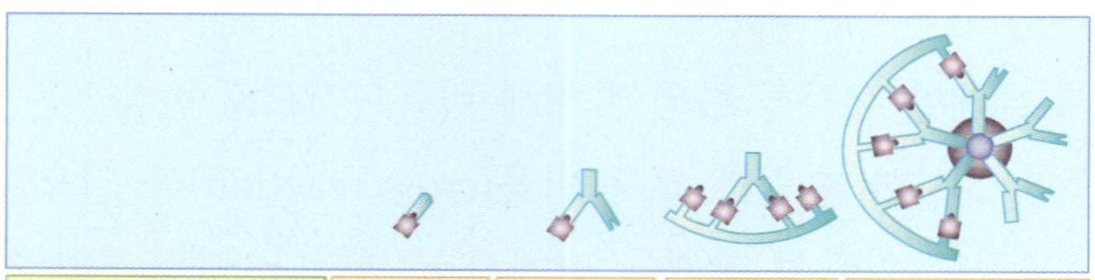

항체	Fab	IgG	IgG	IgM
유효 항체값	1	1	2	10이상
항원값	1	1	n	n
평형상수(L/M)	10^4	10^4	10^7	10^{11}
다가의 유리한 점	–	–	10^3배	10^3배
결합 양식	친화력	친화력	결합력	결합력
	고유의 친화력		기능적 친화력	

5 다클론 항체와 단클론 항체

1) 다클론 항체와 단클론 항체

항원 자극을 받은 B 림프구는 형질세포(plasma cell)로 분화하여 항체를 생산한다. 이 과정에서 대립유전자 배제(allelic exclusion)가 일어나, 형질세포는 단 하나의 중쇄 대립유전자와 경쇄 대립유전자만 발현하며, 다른 대립유전자는 비활성화된다. 따라서 하나의 형질세포는 하나의 항원 결정기(epitope)와 특이적으로 결합하는 한 종류의 항체만 생산한다.

한편, 여러 개의 항원 결정기를 가진 항원을 토끼와 같은 동물에 주사하여 얻은 항혈청(antiserum)에는 각 항원 결정기에 특이적으로 결합하는 다양한 항체들이 섞여 존재하게 된다. 이러한 항체들은 각각 다른 형질세포에서 만들어지며, 이를 다클론 항체(polyclonal antibody)라고 한다. 반면, 하나의 항원 결정기에 결합하는 단일 형질세포에서 만들어진 항체만을 분리한 것을 단클론 항체(monoclonal antibody)라고 한다. 그러나 형질세포는 수명이 짧아 항체를 장기간 생산할 수 없기 때문에, 형질세포와 골수종세포(myeloma cell)를 융합하여 생성한 하이브리도마(hybridoma)를 이용해 단클론 항체를 생산한다. 또한, 박테리오파지(bacteriophage) 표면에 항체 단편(antibody fragment) 또는 펩타이드(peptide)를 발현시키는 파지 디스플레이(phage display) 기술을 활용하여, 특정 항원에 결합하는 단클론 항체를 선별할 수 있다. 이후, 선별된 항체의 유전자를 재조합 기술로 클로닝하여 대량으로 생산할 수 있다.

표 3-6. 다클론 항체와 단클론 항체의 비교

다클론 항체	단클론 항체
여러 종류의 항체	**한 종류의 항체**
항원을 동물에 주사해 면역 반응을 유도해 정제한다.	성명력이 긴 골수종 세포와 항체를 생산하는 형질세포를 융합해서 하이브리도마를 제작한다.
생산 비용이 싸지만 동일 품질의 항체를 얻을 수 없다.	생산 비용이 비싸고, 제작기간이 길다.
항원의 여러 항원 결정기에 붙을 수 있다.	항원의 한 항원 결정기에만 붙을 수 있다.
단클론 항체에 비해 특이성이 낮다.	다클론 항체에 비해 특이성이 높다
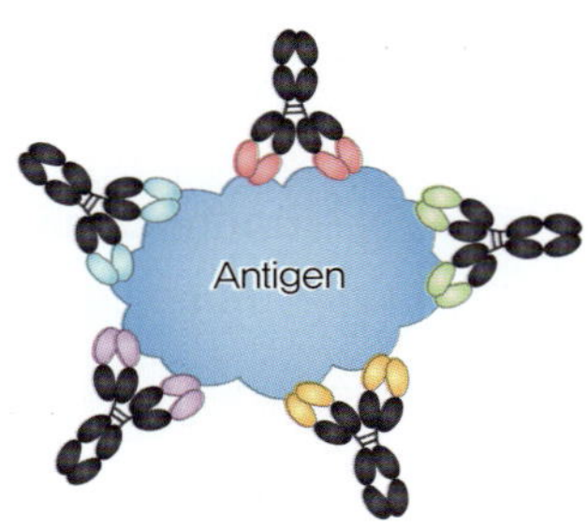	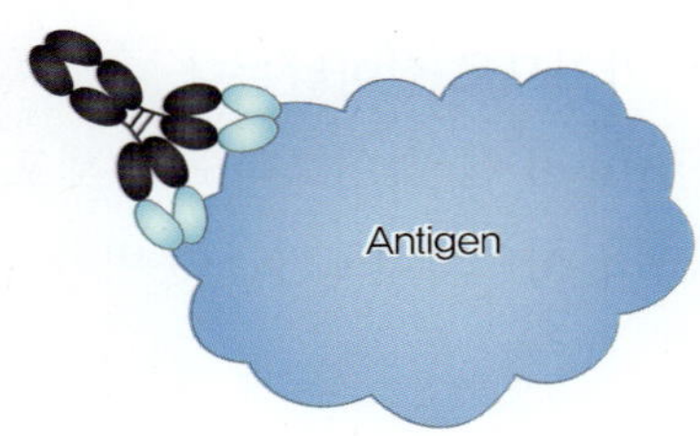

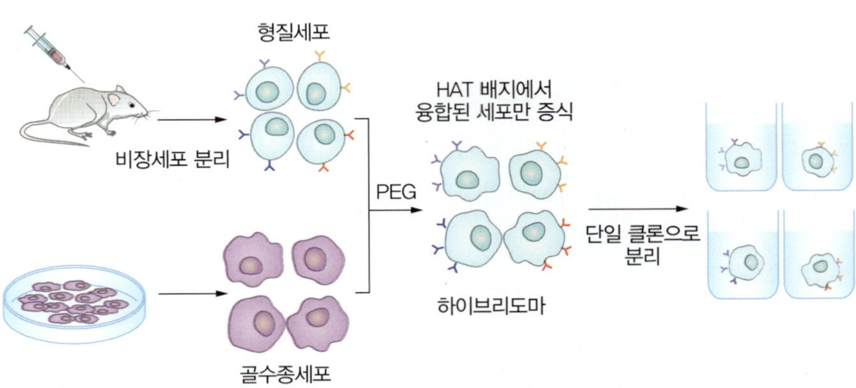

그림 3-11. 단클론 항체 생산 과정

2) 하이브리도마를 이용한 단클론 항체 생산 과정

① 특정 항원에 특이적으로 결합하는 항체를 만들기 위해 생쥐에 특정 항원을 한 번 접종한 뒤, 1~2주 후 면역 증강(boosting effect)을 위해 동일한 항원을 다시 한 번 접종한다.

② 이후 생쥐의 비장세포를 분리하면, 그 안에는 수명이 짧지만 히포크산틴-구아닌 포스포리보실 전달효소(hypoxanthine-guanine phosphoribosyl transferase, HGPRT)를 발현하는 형질세포가 존재한다. HGPRT는 포스포리보실 피로인산염(phosphoribosyl pyrophosphate, PRPP)을 이용하여 히포크산틴과 구아닌을 퓨린 뉴클레오타이드로 전환하는 구제 경로(salvage pathway)에 관여한다.

③ HGPRT를 발현하지 않는 골수종세포(myeloma cell)를 준비한다.

④ 시험관내(*in vitro*)에서 형질세포와 골수종세포를 폴리에틸렌글리콜(polyethylene glycol, PEG)과 혼합하여 융합(fusion)을 유도한다. 융합을 유도한 세포부유액에는 융합이 안된 골수종세포와 형질세포 그리고 융합된 하이브리도마가 존재한다. 이 세포부유액을 HAT 배지(hypoxanthine-aminopterin-thymidine medium)에서 배양한다.

- 골수종세포: HGPRT가 없으므로 퓨린 합성이 차단되어 죽는다.
- 형질세포: 수명이 짧아 배양 도중 죽는다.
- 융합된 하이브리도마: 형질세포의 HGPRT 유전자와 골수종세포의 무한 증식 능력을 모두 가지므로 살아남는다.

⑤ 각 웰(well)에 하이브리도마 세포 1개씩을 배양하여 단클론 항체(monoclonal antibody)를 얻는다. 하이브리도마가 분비한 상층액을 수집하면, 여기서 단클론 항체를 얻을 수 있다.

6 면역반응과 항체의 생성

항원이 체내에 침입하면 면역반응이 시작되며, 이에 대한 항체가 생성되는 반응이 나타난다. 이 과정에서 항원에 처음 노출되었을 때의 면역반응과 동일한 항원이 반복적으로 노출되었을 때의 면역반응은 각각의 특징을 가진다. 이를 각각 1차 면역반응(primary immune response)과 2차 면역반응(secondary immune response)이라고 한다.

1) 1차 면역반응

면역적격 동물에 항원을 주사하면 일정한 유도기를 거친 후 특이 항체가 생성된다(그림 3-12). 유도기 동안 항원은 수지상세포(dendritic cells)나 대식세포(macrophages)에 의해 이물질로 인식되며, 이 항원에 대한 정보는 T 림프구와 B 림프구로 전달된다. 이를 바탕으로 항체 생성 세포가 증식하고 분화된다.

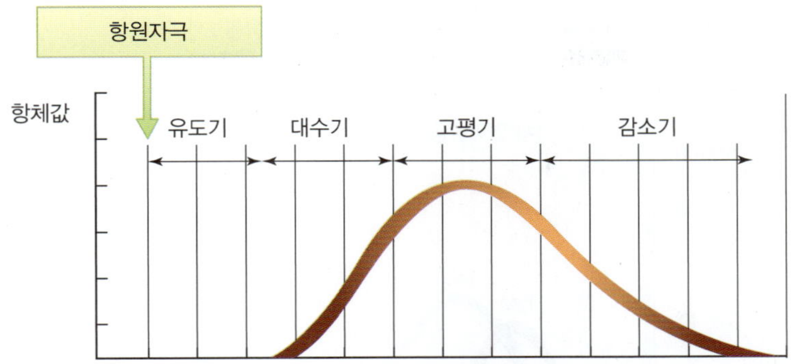

그림 3-12. 1차 면역반응의 혈액 내 항체 농도 4단계 변화. 항원의 자극 후 항체 형성 반응은 다음 네 가지 단계로 발전한다. 1. 유도기는 항체가 검출되지 않는 시기이다. 2. 대수기는 항체의 역가가 지수적으로 증가하는 시기이다. 3. 고평기는 항체의 역가가 변화하지 않는 시기이다. 4. 감소기는 항체가 제거되거나 분해되어 감소하는 시기이다. 실질적인 시간의 경과나 항체 역가는 항원의 특성과 이에 반응하는 동물의 특성에 따라 달라진다.

면역반응 초기에는 IgM 항체가 먼저 생성되며, 시간이 지나면서 B 림프구 내에서 동형 전환(isotype switching 또는 class switching)이 일어나 IgG 항체가 생성되기 시작한다. 초기 단계에서 만들어진 항체는 항원과의 친화력(affinity)이 낮지만, 항원결합부위에서 친화력 성숙(affinity maturation)을 거치며 시간이 지남에 따라 항체의 친화력이 크게 증가한다. 친화력이 높아지면서 항체의 결합력(avidity) 또한 강화된다. 후기에 생성된 항체가 항원과 결합하여 형성된 항원-항체 복합체는 더 견고하게 결합되어 쉽게 해리되지 않는다.

면역반응이 진행되면서 체내로 들어온 항원은 새롭게 합성된 특이 항체에 의해 제거되고, 항원의 농도가 점차 낮아지면서 면역반응도 감소한다. 그러나 항체 합성은 일정 기간 동안 지속적으로 이루어지며, 혈액이나 점막에서 고농도로 유지된다. 이 과정은 형질세포에 의해 수개월간 지속되며, 시간이 지나면서 점차 감소하게 된다.

2) 2차 면역반응

1차 면역반응이 종료된 후 일정 시간이 경과한 뒤, 동일한 항원을 다시 주사하면 면역적격 세포와 항체가 빠르게 나타난다(그림 3-13). 이를 2차 면역반응이라고 한다. 2차 면역반응은 1차 면역반응에 비해 유도기가 짧고, 항체가 빠르게 생성되며, 장기간 유지되고 높은 항체 역가를 형성하는 특징이 있다. 이러한 특성은 2차 항원 접종 시 1차 항원 접종으로 인해 형성된 기억세포(memory cell)의 수가 크게 증가했기 때문이다.

기억세포의 대규모 증식으로 인해 많은 양의 항체가 합성되며, 이 항체는 1차 면역반응에서 생성된 항체보다 친화력(affinity)이 더 높다. 이는 기억세포가 친화력 성숙 과정을 거쳤기 때문이다.

1차와 2차 면역반응에서 나타나는 항체 농도의 곡선은 항원의 종류, 항원의 항원성, 투입 방법, 그리고 숙주의 항체 생성 능력에 따라 다르게 나타난다.

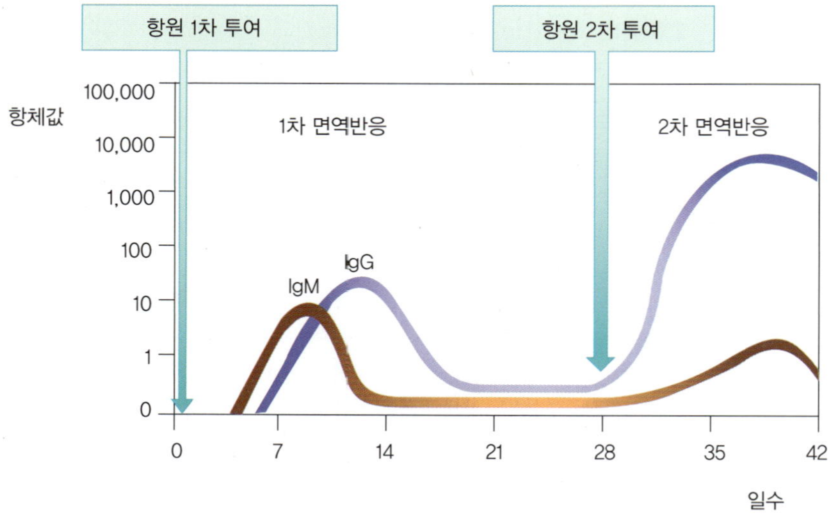

그림 3-13. 1차 면역반응과 2차 면역반응의 항체 농도 변화

7 림프기관과 면역세포

림프기관(lymphoid organ)은 면역체계의 주요 구성 요소로, 림프구가 생성되거나 성숙하며 면역 반응이 이루어지는 장소를 말한다. 1차 림프기관(primary lymphoid organ)은 림프구가 생성되고 성숙하는 기관으로, 면역세포가 기능을 갖추게 되는 곳이다. 1차 림프기관에는 골수(bone marrow)와 가슴샘(thymus)이 포함된다. 림프구는 골수에서 발달과 성숙을 완료한 뒤 순환계로 방출되지만, T 림프구는 골수에서 기원한 후 미성숙 상태로 골수를 떠나 가슴샘에서 발달 단계를 거쳐 성숙하게 된다. 이 미성숙 T 림프구 전구체를 가슴샘세포(thymocyte)라고도 한다.

2차 림프기관(secondary lymphoid organ)은 림프구가 항원을 만나 활성화되고 면역 반응이 시작되는 장소이다. 2차 림프기관은 성숙한 림프구가 병원체와 반응하며 자극을 받는 곳으로, 비장(spleen), 아데노이드(adenoids), 편도(tonsils), 림프절(lymph nodes), 맹장(caecum), 그리고 소장에 있는 페이어스 패치(Peyer's patch) 등이 포함된다.

면역에 관여하는 세포에는 혈액에 존재하는 백혈구가 포함된다. 백혈구 중 가장 많이 존재하는 호중구(neutrophil)는 미생물을 섭취하여 제거하는 식세포로서 작용한다. 호중구는 감염 부위나 손상된 조직으로 빠르게 이동하여 식균작용을 수행하며, 수명이 짧아 해당 부위에서 죽게 된다. 이러한 이유로 호중구는 고름(pus)을 형성하는 주요 원인이라고 할 수 있다.

혈액에 존재하는 단핵구(monocyte)는 조직으로 이동하여 대식세포(macrophage)로 성숙한다. 대식세포는 식세포로 작용할 뿐만 아니라, 항원제시세포(antigen presenting cell, APC)로서 B 림프구와 T 림프구에 항원을 제시하는 역할을 한다. 또한, 대식세포는 다양한 사이토카인을 분비하여 호중구를 포함한 다른 백혈구를 감염 부위로 끌어오는 역할을 한다.

대식세포와 유사하게 조직에 존재하며 식균작용을 수행하는 수지상세포(dendritic cell)도 항원

제시세포(APC)로서 가장 전문화된 기능을 가진다. 수지상세포는 감염 조직을 떠나 림프기관으로 이동하여 B 림프구와 T 림프구에 항원을 제시하며, 면역 반응을 시작하는 데 중요한 역할을 한다.

자연살해세포(natural killer cell, NK cell)는 바이러스 감염에 대한 방어를 제공하는 세포로, 바이러스에 감염된 세포를 살해하거나 항바이러스 사이토카인을 방출하는 역할을 한다. 특히, NK 세포는 인터페론 감마(IFN-γ)를 분비하여 대식세포를 활성화시키며, 활성화된 대식세포는 다시 T 림프구를 활성화시키는 연쇄적인 면역 반응을 유발한다. 최근 연구에 따르면, NK 세포는 암세포를 공격하는 주요 기능도 수행하는 것으로 알려져 있다. 이러한 식균과 세포 살해 기능을 가진 NK 세포는 선천면역(natural immunity 또는 내재면역, innate immunity)을 담당하는 핵심적인 세포이다.

림프계 세포는 획득면역(acquired immunity 또는 적응면역, adaptive immunity)에서 핵심적인 역할을 하며, 다양한 항원에 반응하고 면역기억(immune memory)을 형성하는 능력을 가진다. 림프계 세포에는 B 림프구(B cell), T 림프구(T cell), 그리고 자연살해세포(NK cell)가 포함되며, 이들 모두 골수세포에서 유래한다.

B 림프구의 이름은 조류에서 발견된 파브리키우스 윤활주머니(bursa of Fabricius)에서 성숙된다는 사실에서 유래했으며, 이 기관의 첫 글자인 'B'를 따서 명명되었다. 사람을 포함한 포유류에서는 이 기관이 존재하지 않지만, B 림프구는 동일하게 골수에서 성숙 과정을 거치므로 같은 이름이 사용된다. B 림프구는 1차 림프기관인 골수의 림프계 전구세포로부터 분화하여 성숙 과정을 거친다. 이후 골수를 떠나 비장, 림프절과 같은 2차 림프기관으로 이동하며, 성숙 B 림프구(mature B cell)로 발달한다.

성숙한 B 림프구는 세포 표면에 B 세포 수용체(BCR)라 불리는 IgM과 IgD 형태의 면역글로불린을 가진다. 아직 항원을 만나지 않은 B 림프구는 나이브 B 림프구(naïve B cell, 미경험 B 세포)라고 하며, 항원을 만나면 세포분열과 분화를 통해 형질세포(plasma cell)로 변환된다. 이 형질세포는 항원에 특이적인 분비형 항체(secreted antibody)를 생산한다. 일부 형질세포는 골수에서 장기간 생존하며 면역기억을 유지하지만, 대부분은 약 2주 이내에 사멸한다.

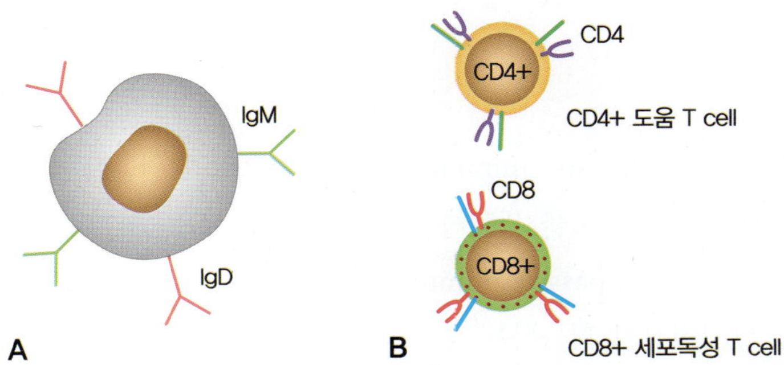

그림 3-14. B 림프구(A)와 T 림프구(B)

8 면역반응의 분류

항원이 침입하게 되면 면역반응이 유도된다. 면역반응은 항원의 인식과 획득 방식에 따라서 여러 가지 이름으로 표현된다. 우리가 가지고 있는 면역계가 항원을 인식하고 대응하는 방식에 따라 선천 면역(natural immunity 또는 내재 면역, innate immunity)과 획득 면역(acquired immunity 또는 적응 면역, adaptive immunity)의 두 가지로 구분된다.

1) 선천 면역(natural immunity 또는 내재 면역, innate immunity)

사람뿐만 아니라 동물도 자신과 다른 외부 물질이 몸에 들어왔을 때 이를 방어하기 위한 다양한 세포와 분자를 가지고 있다. 대표적인 예로 대식세포(macrophage)와 보체(complement)를 들 수 있다. 대식세포는 외부 물질의 종류를 구분하지 않고 이를 포식하며, 보체 역시 병원체의 종류와 관계없이 반응한다. 이는 모두 비특이적인 반응에 해당한다. 이러한 특성은 부모로부터 유전을 통해 태어날 때 선천적으로 물려받은 것이다. 따라서 각 개체 간에 차이가 있을 뿐만 아니라 종(species) 간에도 차이가 존재한다.

선천 면역의 주요 특징으로는 비특이적으로 반응하며 즉각적으로 작용이 시작되고, 반응이 진행되는 동안 별다른 변화 없이 일정한 양상을 유지한다는 점을 들 수 있다.

2) 획득 면역(acquired immunity 또는 적응 면역, adaptive immunity)

외부 물질이 침입했을 때 이를 방어하기 위해 여러 세포와 분자가 동원된다는 점에서 선천 면역과 유사하지만, 관여하는 세포와 분자는 다르다. 대표적으로 B 림프구와 T 림프구가 관여하며, 이들은 외부 물질에 대해 매우 특이적으로 반응한다. 특히, B 림프구는 활성화되어 형질세포로 분화하면서 항체를 생성하며, 이 항체 역시 외부 물질에 대해 높은 특이성을 가진다.

또한, 획득 면역의 또 다른 중요한 특징은 한 번 인식된 외부 물질에 대해 면역기억(immune memory)을 형성한다는 점이다. 획득 면역은 외부 물질이 침입한 직후 즉각적으로 반응하지 않고, 반응이 나타나기까지 수일에서 수주가 소요되는 경우가 많다.

획득 면역이 형성되는 과정은 다음과 같다.

(1) 자연적 면역

① 자연 능동 면역(natural active immunity): 자연적으로 병원균에 감염되거나 항원에 직접 노출되어 개체 스스로 항체를 생산하는 경우

② 자연 수동 면역(natural passive immunity): 엄마가 만든 항체을 자연스럽게 받은 후에 면역 능력을 간접적으로 획득하는 경우

- 태반성: 엄마가 만든 항체를 태아가 태반을 통해 받는 경우
- 초유성: 엄마가 만든 항체를 신생아가 모유를 통해 받는 경우

(2) 인공적 면역

① 인공 능동 면역(artificial active immunity): 항체 생산을 인위적으로 유도하는 경우

- 백신 접종: 사균 백신, 약독화 백신, 변성 독소 등의 백신을 접종하여 개체 스스로 항체를 형성하게 하는 경우

② 인공 수동 면역(artificial passive immunity): 항체를 인위적으로 주입하는 경우

- 항체 주사: 치료 목적으로 환자에게 다른 동물에서 생산된 항체나 회복기 환자의 혈청을 주사하거나, 생명공학 기술로 생산된 치료용 단클론 항체를 주사하는 경우

참고문헌

1. 이원종합검사안내서. 이원의료재단, 2015.
2. K. Murphy, C. Weaver. 2017. Janeway's Immunobiology. 9th ed. Garland Science.
3. Nitschke L, Kosco MH, Köhler G, Lamers MC (1993). "Immunoglobulin D-deficient mice can mount normal immune responses to thymus-independent and -dependent antigens". Proc. Natl. Acad. Sci. U.S.A. 90, 1887-1891.
4. R.G. Hamilton. 1987. Human IgG subclass measurements in the clinical laboratory. Clinical Chemistry. 33, 1707-1725.
5. Saxena A and Wu D (2016), Advances in Therapeutic Fc Engineering – Modulation of IgG-Associated Effector Functions and Serum Half-life. Front. Immunol. 7:580. doi: 10.3389/fimmu.2016.00580
6. Sinclair D. (2002). IgD myeloma: clinical, biological and laboratory features. Clin Lab. 48(11-12):617-22.
7. S. L. Nutt, P. D. Hodgkin, D. M. Tarlinton, L. M. Corcoran (2015). The generation of antibody-secreting plasma cells. Nature Reviews Immunology, 15, 160-170.
8. W. E. Paul. ed. 2013. Fundamental Immunology. 7th ed. Lippincott Williams & Wilkins.
9. Wootla B, Denic A, Rodriguez M. Polyclonal and monoclonal antibodies in clinic. In: Steinitz M, editor. Human monoclonal antibodies: Methods and protocols. Totowa, NJ: Humana Press; 2014. p. 79-110.
10. Zhang C. Hybridoma technology for the generation of monoclonal antibodies. Methods Mol Biol. 2012;901:117-35. https://doi.org/10.1007/978-1-61779-931-0_7

Chapter 04

보체계
Complement system

학습목표

1. 보체의 기능에 대해 설명할 수 있다.
2. 보체 활성화 과정: 고전 경로, 대체 경로, 렉틴 경로에 대해 설명할 수 있다.
3. 각 경로의 주요 전환효소에 대해 설명할 수 있다.
4. 보체 연관 질병에 대해 설명할 수 있다.

1 보체의 성분과 기능

보체(complement)는 내재 면역(innate immunity)뿐만 아니라 적응 면역(adaptive immunity)에서도 중요한 역할을 한다. 보체에 대한 초기 연구는 신선한 혈청에 존재하는 성분 중 세균을 죽일 수 있지만, 열을 가하면 활성을 잃는 성분의 발견으로 시작되었다. 독일 면역학자 에를리히(Ehrlich)는 이 성분을 "보체"라고 명명하며, 항체의 작용을 보완하는 "혈청 내 활성"으로 정의하였다. 당시에는 보체의 구성 성분이 밝혀지지 않아 단순히 "혈청 내 활성"으로 불렸으며, 이는 항체를 보조하는 성분으로 이해할 수 있다. 현재는 보체가 여러 구성 성분으로 이루어져 있다는 사실이 밝혀지면서 이를 보체계(complement system)라고 부른다.

보체의 구성 성분은 간세포(hepatocytes), 대식세포(macrophages), 상피세포(epithelial cells)에서 생산되며, 주로 간(liver)에서 합성된다. 또한, 급성기 단백질(acute phase proteins)에 포함되어 있어 급성 감염 시 혈액 내 농도가 증가한다. 보체계는 C1, C2, C3, C4, C5, C6, C7, C8, C9으로 이루어진 보체와 활성 촉진 인자인 프로퍼딘(properdin, P factor), 그리고 C1 억제인자, H 인자, I 인자, DAF (CD55), MIRL (CD59) 등으로 구성된다.

보체는 56℃에서 30분간 가열(비활성화)하면 항원 세포를 용해하는 능력을 잃지만, 비활성화된 보체는 3~4시간 후 다시 활성을 회복할 수 있다.

임상적으로는 용혈성 보체 검사(complement hemolytic 50, CH50 또는 total hemolytic complement, THC)가 주로 사용된다. CH50은 IgM에 감작된 적혈구를 용해하는 보체의 능력을 평가하는 검사이다. 적혈구를 용해하기 위해 고전 경로(classical pathway)의 9가지 구성 요소(C1부터 C9까지)가 모두 필요하기 때문에, CH50은 고전 경로에 관여하는 보체의 기능을 평가하는 스크리닝 검사로 활용된다. 검사 방법은 IgM으로 감작된 면양 적혈구를 사용하여, 적혈구의 50%가 용해되는 데 필요한 혈청의 희석 배수를 측정하는 방식이다. 이 값은 고전 경로에 관여하는 보체의 총량을 나타낸다.

보체의 활성도는 다양한 질환에 의해 증가하거나 감소할 수 있다. 감염증, 류마티스열, 악성 종양, 베체트병 등에서는 CH50 값이 증가하는 반면, 전신홍반루푸스(systemic lupus erythematosus, SLE)와 같은 자가면역 질환에서는 고전 경로의 과활성으로 인해 보체가 소비되어 CH50 값이 감소한다. 또한, 유전적으로 보체 성분의 결손이 있는 경우에도 낮은 CH50 값이 나타난다.

보체의 기능은 크게 네 가지로 나눌 수 있다. 첫째, 병원체에 결합하여 식균작용(phagocytosis)을 촉진하는 옵소닌(opsonin) 역할을 한다. 둘째, 항원-항체 면역복합체(antigen-antibody immune complex)에 결합하여 항원을 제거한다. 셋째, 세균이나 세포를 용해(lysis)하는 기능을 수행한다. 보체의 활성화 경로(고전 경로, 대체 경로, 렉틴 경로)를 통해 형성된 막공격복합체(membrane attack complex, MAC)는 삼투압 차이에 의해 세포를 제거한다. 넷째, 활성화 과정에서 분해되어 생성된 단편 조각(C3a, C4a, C5a)이 염증 반응(inflammatory response)을 유발한다(그림 4-1).

표 4-1. 보체계의 단백질

고전 경로	대체경로	렉틴 경로	용해 경로 (최종 보체 경로)
Clqrs, C2, C3, C4	C3, Factor B, Factor D, Properdin	Mannose binding lectin (MBP), Mannan associated serine protease (MASP), C4	C5, C6, C7, C8, C9
촉진인자 properdin 억제인자 C1 inhibitor, C4 binding protein, factor H, factor I, MCP (CD46), DAF (CD55), MIRL (CD59, protectin), CR1 (CD35)			억제인자 protectin (CD59), vitronectin, S protein

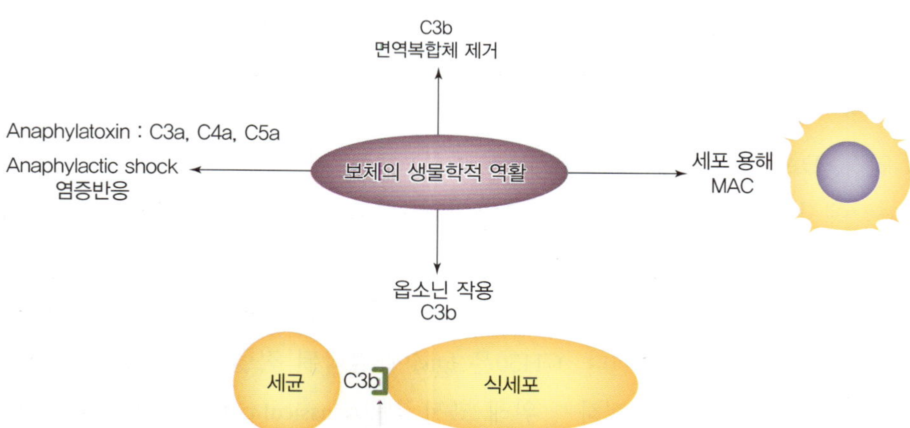

그림 4-1. 보체의 기능

2 보체 활성 경로

보체계는 비활성화된 효소의 전구체인 지모겐(zymogen) 형태로 존재하며, 활성화는 특정 자극에 따라 세 가지 경로 중 하나를 통해 유도된다. 첫째, 항원-항체 복합체는 C1부터 시작되는 고전 경로(classical pathway)의 활성화를 유도한다. 둘째, 항원-항체 반응 없이 세균 세포막, 종양세포 등 다양한 물질과 접촉하면 C3부터 시작되는 대체 경로(alternative pathway)가 활성화된다. 셋째, 세균 세포벽에 존재하는 만노스(mannose)를 인식하는 혈청 단백질인 만노스 결합 렉틴(mannose-binding lectin, MBL)이 세균벽에 결합하면 C1과 항체의 관여 없이 C4부터 시작되는 렉틴 경로(lectin pathway)가 활성화된다.

이 경로들 중 어느 것이 활성화되든, 결과적으로 막공격복합체(MAC)가 형성되어 세포막을 손상시키고 용해를 유발한다. 또한, 활성화 과정에서 생성된 단편 조각은 다양한 생체 반응을 일으킨다(그림 4-2).

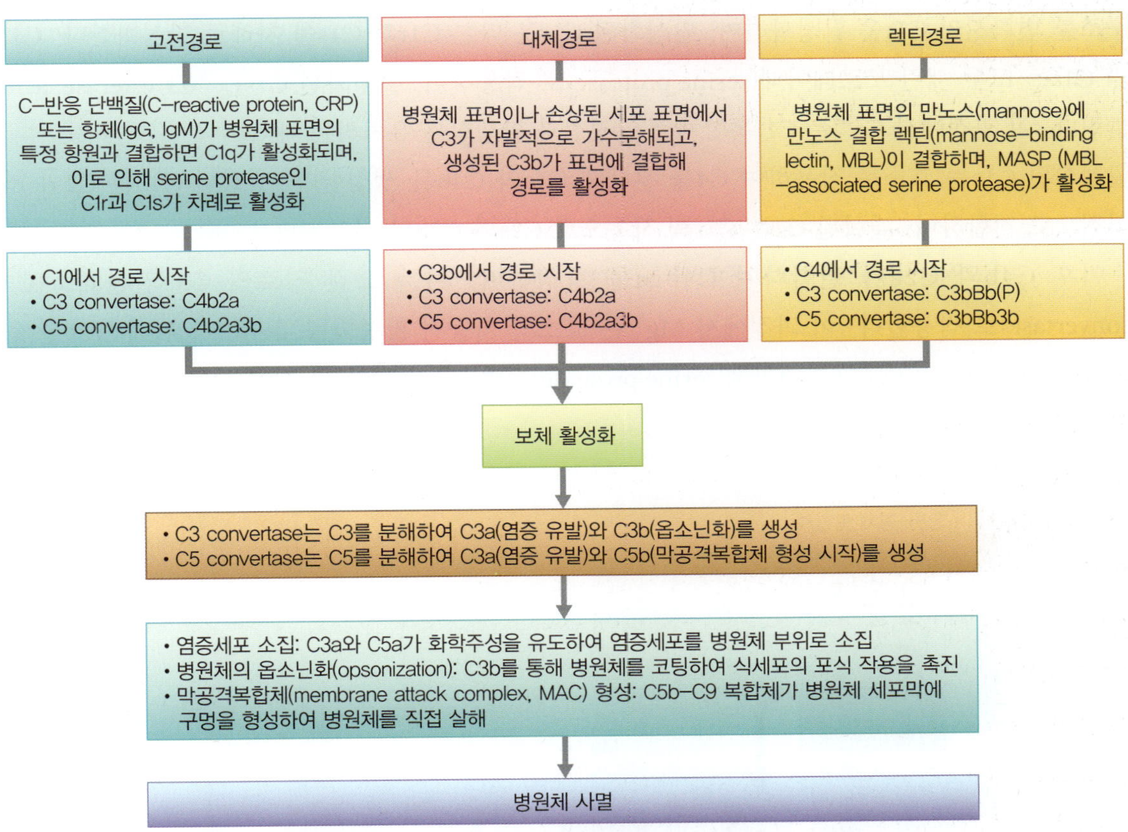

그림 4-2. 세 가지 보체 경로 비교

1) 고전경로(Classical pathway)

적혈구에 항체가 결합한 후 보체가 활성화되어 용혈반응을 일으키는 현상은 고전 경로를 통해 발생할 수 있는 반응의 하나이다. 고전 경로를 통한 보체의 활성화는 항원-항체 복합체 또는 항원-CRP (C-reactive protein) 복합체가 형성되었을 때, C1 복합체(C1q 1개, C1r 2개, C1s 2개로 구성된 $C1qr_2s_2$, 그림 4-3)가 항체의 Fc 부위나 CRP에 결합하면서 시작된다. 세포막 표면 항원에 결합한 한 분자의 IgM만으로도 보체 활성화가 유발될 수 있지만, IgG의 경우 인접한 두 개의 IgG 분자가 필요하다. C1이 활성화된 이후에는 연속적으로 C4, C2, 그리고 C3가 차례로 활성화되며, 최종적으로 막공격복합체(MAC)를 구성하는 C5, C6, C7, C8, C9가 활성화되어 작용한다(그림 4-5).

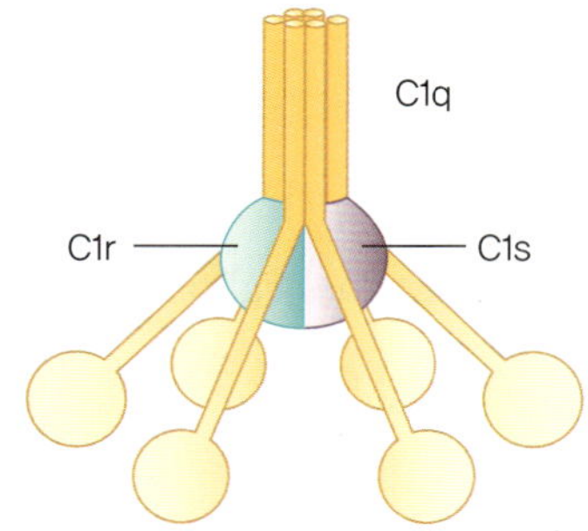

그림 4-3. 보체 C1 구조

초기 C1의 활성화는 C1q가 항체의 Fc 부위에 결합하면서 시작된다. 이 결합은 C1 복합체의 구조를 변화시켜 C1r을 활성화하며, 활성화된 C1r은 다른 C1r과 C1s를 차례로 활성화한다. C1r과 C1s는 모두 세린 프로테아제(serine protease)로 작용하며, 활성화된 C1s는 "C1 esterase"로도 불린다. 이 과정에서 Ca^{2+}은 C1 복합체의 안정성과 활성화를 유지하는 데 필수적인 역할을 한다. 활성화된 C1s는 효소로 작용하여 C4를 분해해 C4a와 C4b를 생성한다. 생성된 C4b는 C2와 가역적으로 결합하며, 결합된 C2는 C1s의 작용으로 C2a와 C2b로 분해된다.

이후 C4b와 C2a가 결합하여 C4b2a를 형성하며, 이는 고전 경로의 C3 전환효소(C3 convertase)로 작용한다. 이 과정에서 Mg^{2+}은 효소의 기능적 활성화를 유지하기 위해 중요한 역할을 한다. C2a는 세린 프로테아제(serine protease)이며, 고전 경로 및 렉틴 경로에서 C3를 분해하는 주요 효소로 기능한다.

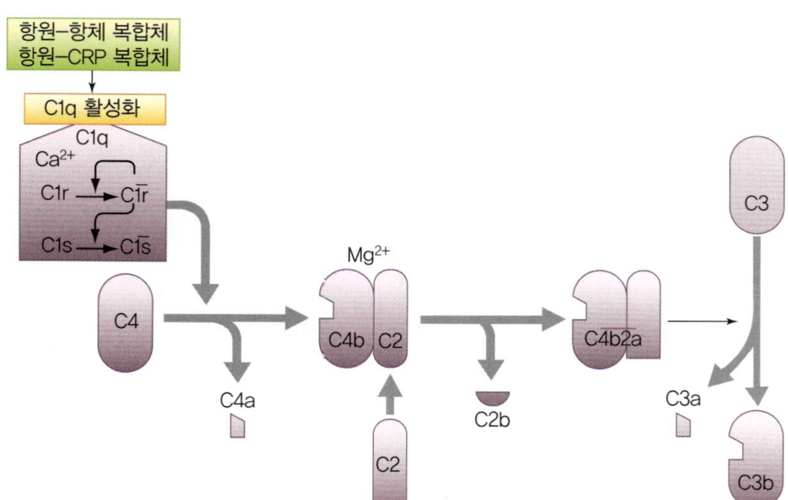

그림 4-4. 고전 경로 활성화 과정

C3 전환효소는 C3를 분해해 C3a와 C3b를 생성하며, 이 과정에서 C4b-C2a-C3b 복합체(C4b2a3b)가 형성된다. 생성된 C3a는 방출되고, C4b2a3b는 C5 전환효소(C5 convertase)로 기능한다. C5 전환효소는 C5를 분해하여 C5b와 C5a를 생성하며, 생성된 C5b는 C6와 결합해 막공격복합체(MAC) 형성을 시작한다. 이어서 C7이 결합하면 세포막에 부착되고, 이후 C8이 결합해 C5b678 복합체를 형성한다. 이 복합체는 C9의 중합을 유도하며, 결과적으로 C5b6789 복합체가 완성된다. MAC은 세포막에 약 100Å 크기의 구멍을 형성하여 세포가 삼투압 조절 능력을 잃게 만든다. 결국, 주변 용액이 세포 내부로 침투하면서 삼투 용해(osmotic lysis)가 일어나 세포가 파괴된다.

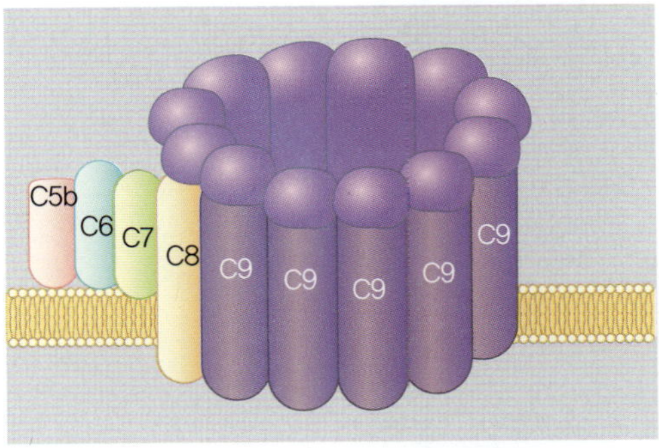

그림 4-5. 보체의 막공격복합체

2) 대체경로(Alternative pathway)

C1으로 시작되는 고전 경로와는 달리, 항체가 없는 조건에서도 C3부터 보체가 활성화될 수 있으며, 이를 대체경로라고 한다. C3는 자발적으로 가수분해되면서 C3a와 C3b로 나뉘며, 이 과정에서 C3b의 불안정한 티오에스테르(thioester)가 노출되어 병원균의 표면에 결합한다. C3b는 세균이나 바이러스뿐만 아니라 혈관 세포막과 적혈구막에도 결합할 수 있지만, 세포막에 풍부하게 존재하는 시알산(sialic acid)에 의해 불활성화된다.

혈액 내에 존재하는 B 인자(Factor B)는 C3b와 결합하여 복합체를 형성하고, 이후 D 인자(Factor D)의 작용으로 활성화된다. Factor D는 항상 활성 상태로 존재하는 세린 프로테아제(serine protease)로, Factor B를 부분적으로 분해하여 Bb와 Ba로 나누며, 이 중 Bb는 serine protease로 작용하여 C3를 분해하는 역할을 한다. C3b와 Bb가 결합하여 형성된 C3bBb는 대체경로의 C3 전환효소(C3 convertase)로 작용하며, 프로페르딘(properdin, P 인자)에 의해 안정화된다.

C3 전환효소는 C3를 분해하여 추가적인 C3b를 생성하고, 생성된 C3b가 기존의 C3 전환효소에 결합하면서 C3bBbC3b 복합체를 형성한다. 이 복합체는 대체경로의 C5 전환효소(C5 convertase)로 작용한다. 대체경로의 C5 전환효소는 고전 경로의 C5 전환효소(C4b2a3b)와 마찬가지로 C5를 가수분해하여 C5b와 C5a로 나누며, 생성된 C5b는 C6와 결합하여 막공격복합체(MAC) 형성을 시작한다.

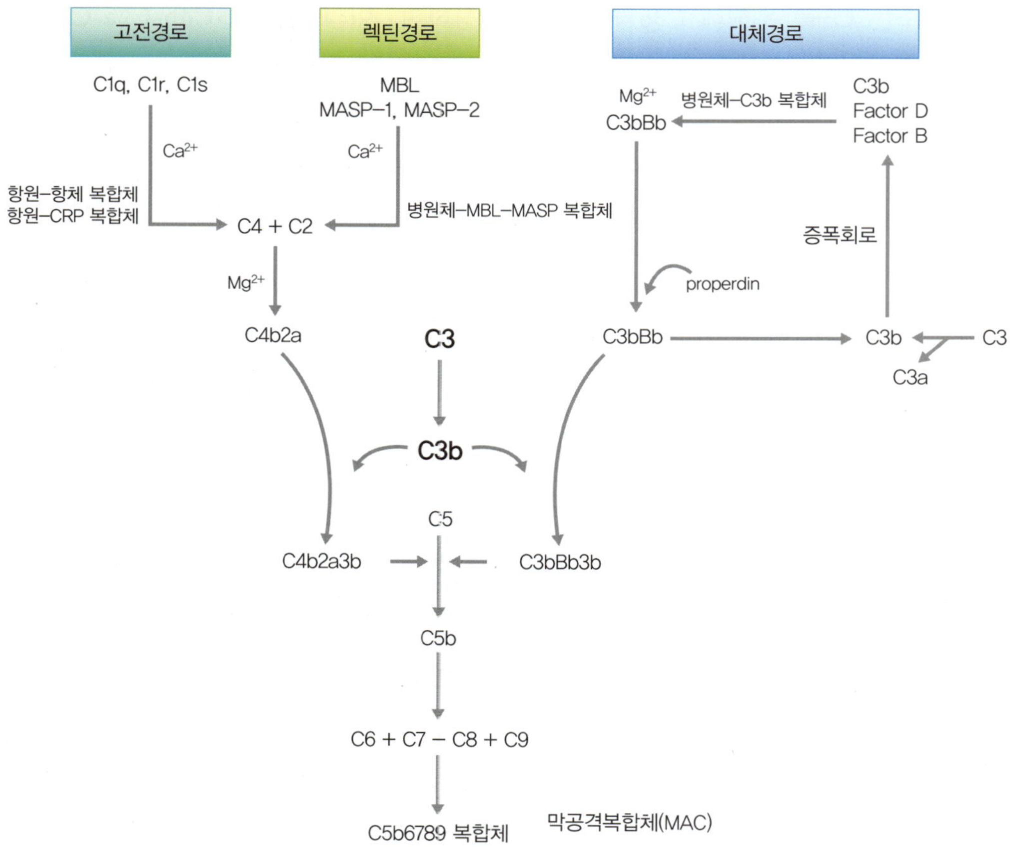

그림 4-6. 각 보체 경로 활성화 과정

3) 렉틴경로(Lectin pathway)

렉틴(lectin)은 탄수화물을 인식하여 결합하는 단백질을 총칭하는 용어이다. 이 중 만노스(mannose)를 인식하여 결합하는 렉틴을 만노스 결합 렉틴(mannose-binding lectin, MBL)이라고 하며, 건강한 사람의 혈청에서 소량 존재한다. MBL은 세린 프로테아제(serine protease)인 MASP (mannan-binding lectin-associated serine protease)-1과 MASP-2와 함께 복합체를 형성하며, 보체 C1과 유사한 구조를 가지고 있다.

MBL은 포유류 세포막에서는 나타나지 않는 특정 구조에 특이적으로 결합하며, 세균 표면에 존재하는 만노스와 결합할 수 있다. 세균이 침입하면 급성기 단백질이 합성되는데, MBL도 급성기 단백질의 하나로 간에서 생산된다. MBL이 병원체의 만노스에 결합하면 MASP-1과 MASP-2가 활성화되어, 고전 경로와 유사하게 C4를 분해해 C4a와 C4b를 생성하고, 이어서 C2를 분해해 C2a와 C2b를 생성한다. 생성된 C4b와 C2a는 결합하여 C4b2a를 형성하며, 이는 렉틴 경로의 C3 전환효소(C3 convertase)로 작용한다.

C3 전환효소는 C3를 분해하여 추가적인 C3b를 생성하고, C4b2a와 C3b가 결합하여 C5 전환효소(C5 convertase)를 형성한다. C5 전환효소는 고전 경로와 동일하게 막공격복합체(MAC)를 형성하여 병원체를 파괴한다.

3 보체의 임상적 의의

보체는 내재 면역에서 중요한 역할을 하며, 감염성 병원체에 대한 방어에 핵심적인 기능을 수행한다. 그러나 보체 경로가 정상적으로 작동하지 않을 경우, 감염성 질환에 지속적으로 노출될 위험이 커진다. 이러한 보체 성분의 결핍은 주로 선천적인 원인에 의해 발생하며, 이는 유전적 변이(genetic variation)로 인해 나타나는 경우가 많다. 또한, 후천적으로는 자가면역 질환, 만성 감염, 신장 질환과 같은 요인들이 보체 단백질의 소모를 증가시키거나 생성 과정을 방해하여 결핍을 초래할 수 있다. 고전 경로와 관련된 보체(C1, C2, C4)의 결핍은 전신 홍반성 루푸스(systemic lupus erythematosus, SLE)와 같은 자가면역 질환과 밀접한 관련이 있다. 이러한 결핍은 면역복합체(antigen-antibody complex)를 효과적으로 제거하지 못해 염증성 자가면역 질환을 유발할 수 있다.

C3는 보체계 활성화의 핵심 단백질로, 결핍 시 폐렴구균(*Streptococcus pneumoniae*)과 인플루엔자균(*Haemophilus influenzae*) 같은 피막(capsule)이 있는 세균에 의한 재발성 감염이 발생할 수 있다. 이는 병원체 제거와 염증 반응 조절 기능이 크게 저하되기 때문이다.

막공격복합체(MAC)와 관련된 보체(C5, C6, C7, C8, C9)의 결핍은 수막구균(*Neisseria meningitidis*)과 같은 특정 그람음성균(특히 MAC을 통해 제거되는 세균)에 대한 면역 방어를 약화시킨다. 결과적으로 재발성 수막구균 감염이나 심각한 패혈증을 경험할 가능성이 높아진다.

보체 구성 성분뿐만 아니라 조절인자와 억제인자의 결핍도 질병을 유발할 수 있다.

C1 억제제(C1 inhibitor)가 결핍된 사람은 C1의 활성을 적절히 조절하지 못해 C4와 C2의 활성화가 지속적으로 일어난다. 이로 인해 조직 내 혈관 투과성과 체액 축적이 증가하게 되며, 이러한 상태는 유전성 혈관부종(hereditary angioedema)으로 나타난다.

대표적인 예로 발작성 야간 혈색소뇨증(paroxysmal nocturnal hemoglobinuria, PNH)이 있다. 앞서 대체 경로에서 C3 인자가 자발적으로 활성화되며 적혈구 표면에 부착될 수 있음을 설명한 바 있다. 적혈구 표면에는 CD55 (decay accelerating factor, DAF)와 CD59 (membrane inhibitor of reactive lysis, MIRL)이 존재하며, 이들은 각각 C3 전환효소를 억제하고 막공격복합체(MAC)의 형성을 방지하는 역할을 한다. 그러나 CD55와 CD59 단백질의 유전자가 결손되면, 보체에 의해 적혈구가 용혈되는 감수성이 증가하여 용혈이 발생한다. 이 질환에서는 주로 야간에 용혈이 발생하며, 수면 후 첫 소변에서 혈색소가 포함된 용혈의 흔적을 확인할 수 있다. 발작성 야간 혈색소뇨증의 진단은 적혈구 세포막의 단백질 성분인 CD55와 CD59의 결핍 여부를 확인함으로써 이루어진다.

참고문헌

1. 대한미생물학회. Kuby 면역학 6판. 2008. 이퍼블릭.
2. 이원종합검사안내서. 2015. 이원의료재단.
3. K. Murphy, C. Weaver. 2017. Janeway' s Immunobiology. 9th ed. Garland Science.
4. P. Parham. The Immune System. 3rd ed. 2009. Garland.
5. SCL 실용임상검사해설집. 2004. 서울의과학연구소.

Chapter

05

과민반응

Hypersensitivity reaction

학습목표

1. 과민반응의 4가지 유형을 설명할 수 있다.
2. 대표적인 과민반응인 알레르기 반응의 유발 메커니즘을 설명할 수 있다.
3. 각 과민반응과 연관된 질병을 구분하여 설명할 수 있다.

최근 들어 알레르기(allergy, 영어 발음은 '앨러지') 질병이 점차 증가하고 있다. 특히 경제 발전을 이룬 북미와 서유럽에서 증가하여 '선진국형 질병'이라고도 한다. 우리나라도 경제 성장 이후 알레르기 질환 중 하나인 아토피 피부염을 비롯한 알레르기 질병이 증가하고 있다. 알레르기 질병은 단순한 생활 불편을 유발하는 경우부터 생명을 위협하는 경우까지 다양하다.

알레르기는 면역반응이 과도하게 활성화되어 나타나는 질환 중 하나로, 면역반응으로 인해 신체가 스스로 손상을 입는 것을 과민증(hypersensitivity)이라 하며, 과민증을 유발하는 면역반응을 과민반응(hypersensitivity reaction)이라 한다.

과민반응을 유발할 수 있는 항원은 신체에 들어오는 경로에 따라 흡입 항원, 섭취 항원, 주입 항원, 접촉 항원으로 구분할 수 있다.

(1) 흡입 항원은 공기를 통해 호흡기로 들어오는 항원을 의미하며, 대표적으로 꽃가루, 집먼지 진드기, 곰팡이 포자, 애완동물의 털이나 비듬, 공기 중 오염물질 및 연기 등이 있다. 이러한 항원들은 알레르기 비염이나 기관지 천식과 같은 호흡기 알레르기 반응을 유발할 수 있다.

(2) 섭취 항원은 음식물을 통해 소화관으로 들어오는 항원으로, 대표적인 예로 땅콩, 우유, 달걀, 해산물(새우, 게, 조개 등), 밀가루(글루텐 포함), 콩 등이 있다.

(3) 주입 항원은 주사나 곤충 독과 같이 혈류나 조직으로 직접 들어가는 항원을 의미한다. 대표적으로 벌독이나 곤충 독, 뱀독, 페니실린과 같은 항생제, 조영제, 백신 성분 등이 이에 해당한다.

(4) 접촉 항원은 피부와 직접 접촉하여 면역 반응을 유발하는 항원으로, 대표적으로 라텍스, 니켈이나 크롬과 같은 금속, 옻나무나 담쟁이덩굴과 같은 독성 식물, 특정 방부제나 계면활성제가 포함된 화장품 성분 및 세제 등이 있다.

이와 같이 과민반응을 일으키는 항원들은 신체에 유입되는 경로에 따라 다양한 형태로 구분되며, 각각의 항원은 특정한 면역 반응을 유발할 가능성이 있다.

Philip George Houthem Gell과 Robert Royston Amos Coombs는 1963년 면역학 분야에서 중요한 연구를 수행하였으며, 과민반응을 네 가지 유형(Type I - IV)으로 분류하는 체계를 제안한 것으로 잘 알려져 있다. 이들의 연구는 면역반응이 과도하게 활성화되는 기전을 이해하는 데 중요한 기여를 하였으며, 현재까지도 면역학 및 알레르기 연구에서 기본적인 개념으로 활용되고 있다. 특히 Coombs는 쿰즈 시험(Coombs test)을 개발하여 면역혈액학 분야에서도 큰 업적을 남겼으며, 이 검사는 적혈구에 대한 항체 유무를 확인하는 중요한 진단 방법으로 널리 사용되고 있다.

4가지 과민반응의 유형을 표 5-1에 요약하여 나타내고 있다.

제1형 과민반응(type I hypersensitivity)은 알레르기 반응(allergic reaction)이라고도 하며, 제1형 과민반응을 유발하는 특정 항원을 알레르기 항원(allergen, 알레르겐)이라고 한다. 알레르겐에 1차 노출되면 IgM이 먼저 생성된 후 동형전환(isotype switching)을 통해 IgE가 생성된다. 즉, 항원제시세포(antigen presenting cell, APC)가 항원을 처리한 후 MHC II를 통해 Th2(도움 T 세포)에 제시하면, Th2 세포가 IL-4 및 IL-13 등의 사이토카인을 분비하여 B 림프구가 IgE를 생산하도록 유도한다.

표 5-1. 과민반응의 4가지 유형

	제1형	제2형	제3형	제4형
반응 매개	IgE	IgG 또는 IgM	면역복합체	T cell
항원	알레르기성 항원	세포에 결합한 항원 세포 표면 항원	수용성 항원	조직
반응소요 시간	15~30분	수 분~수 시간	3~8시간	48~72시간
발생 메커니즘	감작된 비만세포의 탈과립으로 염증 유발물질 방출	세포표면 항원에 항체 결합으로 면역복합체 형성	면역복합체의 조직 침착으로 보체 활성과 포식세포 활성화	T 림프구 항원인식에 의한 염증반응
증상	혈압 저하, 기관지 수축(호흡곤란), 피부 발진, 부종, 가려움, 아나필락시스	세포 용해, 조직 괴사	혈관염(자반), 신장 손상(혈뇨, 단백뇨), 관절염(관절통, 부종), 폐 손상(호흡곤란), 전신 염증(발열, 근육통)	육아종 형성, 기관지 폐쇄, 국소 염증(홍반, 부종, 발진)
질병 예	전신성 아나필락시스, 국소적 알레르기 반응 또는 아토피, 두드러기, 알레르기 비염, 천식, 단자 검사(Prick test)	수혈부작용, 자가면역성 용혈성 빈혈, 신생아 용혈성 질환, 굿파스쳐 증후군, 중증근무력증, 급성 류마티스열	전신홍반루푸스, 류마티스 관절염, 급성사구체신염, 과민성폐렴, 아르투스(Arthus) 반응, 혈청병	이식거부반응, 결핵 육아종, 접촉성 피부염, 튜버큘린(Tuberculin) 스킨 검사 또는 Mantoux (맨투) 검사

생성된 IgE는 혈액을 통해 조직으로 이동하여 비만세포(mast cells)와 호염구(basophils) 표면의 FcεRI 수용체에 결합하며, 이 과정에서 비만세포와 호염구는 감작(sensitization) 상태가 되어 수주~수개월 동안 지속될 수 있다.

이후 동일한 항원에 2차 노출되면, 감작된 비만세포와 호염구에서 탈과립(degranulation)이 유도되며, 히스타민(histamine), 류코트리엔(leukotriene), 프로스타글란딘(prostaglandin) 등의 염증 매개체가 방출된다. 이로 인해 혈관 확장, 혈관 투과성 증가, 기관지 평활근 수축이 발생하며, 두드러기, 비염, 천식과 같은 국소적인 알레르기 반응이 나타날 수 있다. 이 반응은 항원에 노출된 즉시에 발생하기 때문에 즉시형 과민반응(immediate hypersensitivity reaction)이라 한다.

심한 경우 전신성 아나필락시스가 발생할 수 있으며, 이때 혈압 저하, 기도 협착, 호흡 곤란 등의 증상이 동반될 수 있다. 아나필락시스는 응급 상황으로, 즉시 에피네프린(epinephrine, 아드레날린 adrenaline) 투여를 통해 혈압을 유지하고 기관지를 확장시켜야 한다.

또한, 6~8시간 후에는 후기반응(late-phase reaction)이 발생하며, 화학매개체의 추가 합성과 방출이 이루어지고 호산구(eosinophil), 중성구(neutrophil) 등의 염증세포가 유입되어 지연형 과민반응(delayed hypersensitivity)이 나타날 수 있다. 이러한 후기 염증 반응은 스테로이드(steroid) 등의 항염증 치료를 통해 억제해야 한다.

전신성 아나필락시스의 가장 흔한 원인에는 곤충 독(말벌독, 벌독), 약물(페니실린, 항생제, NSAID, 조영제 등), 음식(땅콩, 견과류, 해산물, 우유, 달걀, 해산물, 밀가루, 콩 등)이며, 이 외에도 라텍스가 원인이 될 수 있다. 비스테로이드성 소염제(non-steroidal anti-inflammatory drug, NSAID, 엔세이드)는 항염증, 해열, 진통 작용을 가지는 약물군으로, 스테로이드가 아닌 방식으로 염증 반응을 조절하는 약물을 의미한다.

제2형 과민반응(type II hypersensitivity)은 자기 또는 이종 세포의 표면 항원이 면역계에 의해 항원으로 인식되고, 이에 대한 항체가 결합하면서 발생한다. 이 과정에서 보체가 활성화되면, 항체가 결합된 세포의 세포막이 손상되어 결국 세포가 사멸하게 된다. 또한, 세포 표면에 부착된 항체는 옵소닌(opsonin)으로 작용하여 NK 세포나 대식세포가 이를 인식하고 공격하도록 유도하며, 이는 항체의존세포매개 세포독성(antibody-dependent cell-mediated cytotoxicity, ADCC)을 유발한다.

대표적인 예로, ABO 혈액형 부적합 수혈 시 공여자의 적혈구 표면 탄수화물(ABO 혈액 항원)을 수혜자의 항체가 항원으로 인식하여 용혈반응을 유발할 수 있다. 이 과정에서 신장에 혈색소가 축적되면서 신부전이 발생할 수 있으며, 심한 경우 사망에 이를 수도 있다. 또한, 페니실린과 같은 항생제가 적혈구 막에 결합하면 항체 생성을 유도할 수 있으며, 항체가 적혈구에 결합하면 보체 경로가 활성화되어 용혈이 발생하게 된다. 페니실린은 제1형 과민반응(즉, IgE 매개 알레르기 반응)과 제4형 과민반응(즉, T세포 매개 지연형 과민반응)에도 관여할 수 있다.

제3형 과민반응(type III hypersensitivity)은 항원과 항체가 결합하여 형성된 면역복합체(antigen-antibody immune complex)에 의해 유발된다. 면역복합체가 혈관벽, 폐포, 신장의 사구체 기저막 등에 침착되면 보체를 활성화시킨다. 보체 활성화에 따라 C3a와 C5a와 같은 아나필락시스 독소(anaphylatoxin)가 생성되어 비만세포를 자극하고, 호중구의 유입을 유도한다. 비만세포는 탈과립을 통해 혈관벽의 확장을 초래하고, 호중구는 용해효소를 방출하여 면역복합체가 침착된 조직에서 염증반응을 일으킨다. 이러한 국소적인 염증반응을 니콜라스 모리스 아르투스(Nicholas-Maurice Arthus)가 발견하여 아르투스 반응(Arthus reaction)이라고 한다.

제3형 과민반응은 전신적으로 발생할 수도 있다. 많은 양의 수용성 항원이 정맥을 통해 혈액에 들어가면 면역복합체가 형성되어 전신으로 퍼져 침착된다. 과거에는 디프테리아, 파상풍 독소에 대한 항독소를 말에서 생산하여, 항독소 항체를 함유한 말의 혈청을 이들 세균에 감염된 환자에게 주사하였다. 이때 말 혈청은 환자의 몸에서 이종 항원(heteroantigen)으로 인식되어 항체가 생성된다. 말 혈청 투여 후 일주일이 지나면서 전신적인 염증반응이 발생하고, 이를 혈청병(serum sickness)이라고 한다.

현대에는 치료용으로 단클론 항체(monoclonal antibody)가 많이 사용되며, 과거에는 생쥐 유래 림프구에서 단클론 항체를 생산하여 사람에게 투여할 경우 전신적 제3형 과민반응을 유발할 수 있다. 이를 예방하기 위해 현대의 치료용 단클론 항체는 사람화된 단클론 항체(humanized monoclonal antibody)로 유전공학적으로 생산되고 있다.

제4형 과민반응(type IV hypersensitivity)은 지연형 과민반응(delayed-type hypersensitivity reaction)이라고도 불리며, 제1형, 제2형, 제3형 과민반응과 달리 반응이 나타나는 데 48~72시간이 걸린다. 또 다른 특징은 항체가 아닌 기억 T 림프구(memory T cell)가 면역 반응을 주도한다는 점이다. 즉, 세포 매개 면역(cell-mediated immunity)이 주요한 역할을 한다. 이러한 과민반응은 두 단계로 진행된다. 처음 항원이 체내에 들어오면 항원제시세포(APC)가 이를 처리한 후, 나이브 T 림프구(naïve T cell, 미경험 T 세포)에 제시한다. 이에 반응하여 CD4+ T 세포(경우에 따라 Th1 세포, Th2 세포, Th17 세포 등) 및 CD8+ T 세포(Tc 세포)가 활성화되며, 기억 T 세포(memory T cell)로 분화하게 된다. 이후 동일한 항원이 다시 체내에 들어오면 항원제시세포(APC)가 이를 처리하여 MHC class II를 통해 기억 Th 세포에 제시하게 된다. 그러면 기억 Th 세포가 빠르게 반응하여 염증성 사이토카인(IFN-γ, TNF-α, IL−17 등)을 과도하게 분비하며, 이 과정에서 조직 손상이 초래될 수 있다. 또한, 항원이 MHC class I을 통해 제시되면 기억 Tc 세포가 활성화되면서 직접적인 세포 살해 반응을 유도하기도 한다. 이러한 면역반응이 발생하는 데 시간이 걸리기 때문에, 제4형 과민반응을 지연형 과민반응이라고 부른다.

제4형 과민반응 중 가장 잘 연구된 사례는 결핵 감작 여부를 평가하는 튜버큘린 피부 검사(tuberculin skin test, TST)이다. 이 검사의 표준화된 방법으로 맨투(Mantoux) 검사가 있으며, 정제 단백 유도체(purified protein derivative, PPD)를 피내 주사한 후 48~72시간 뒤 피부에 형

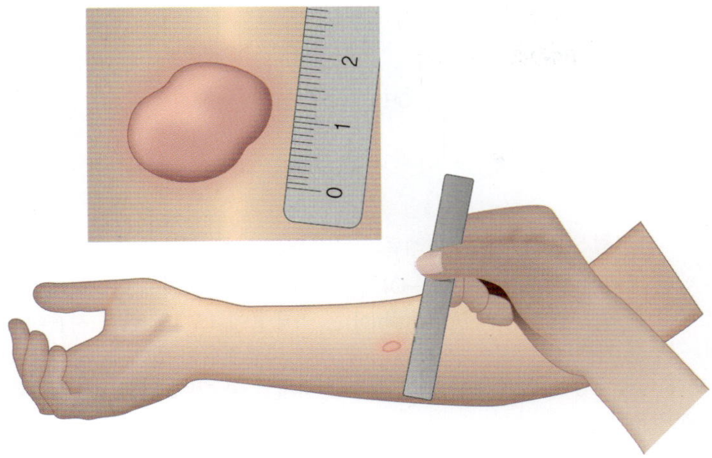

그림 5-1. 투베르쿨린 피부반응 검사

성된 경결(induration)의 크기를 측정하여 결핵 감작 여부를 평가한다. 특히, 발적이 아닌 경결의 크기를 측정하는 것이 중요하다.

결핵균(*Mycobacterium tuberculosis*)의 세포벽 항원에서 정제된 단백 유도체(PPD)를 피내 주사하면, BCG 예방접종을 받았거나 과거 결핵균에 감작된 경우 또는 현재 활동성 결핵에 감염된 경우, 주사 부위에 단단한 경결이 48~72시간 내에 형성될 수 있다. 그러나 BCG 접종을 받은 사람은 실제 결핵균에 감염되지 않았더라도 검사 결과가 양성으로 나타날 수 있어, BCG 접종이 의무적인 국가에서는 튜버큘린 피부 검사(TST)의 신뢰도가 낮아질 수 있다. 그러므로 튜버큘린 반응 검사가 양성이라고 해서 반드시 활동성 결핵을 의미하는 것은 아니다.

튜버큘린 검사에서 양성이 나올 경우, 이는 결핵균에 감작되었지만 질병이 활성화되지 않은 잠복결핵감염(latent tuberculosis infection, LTBI)일 가능성이 있다. 따라서 활동성 결핵 여부를 확인하기 위해 추가 검사가 필요하며, 대표적으로 IGRA (interferon-gamma release assay, 인터페론 감마 분비 검사)가 활용된다. 또 다른 예로는 옻나무나 니켈과 같은 접촉성 과민반응이 있으며, 이 역시 기억 T 세포에 의해 매개된다. 옻나무의 일종인 서양 덩굴옻나무(poison ivy)의 주요 성분은 펜타데카카테콜(pentadecacatechol)이다. 이 성분이 피부를 통해 침투하여 세포 표면 단백질과 결합하게 되면, 피부 대식세포와 피부 수지상세포(랑게르한스 세포, Langerhans cell)가 이를 항원으로 인식하고 항원 처리를 시작한다.

랑게르한스세포는 피부와 점막에 주로 존재하는 수지상세포의 일종이다. 그 후, 기억 T 세포가 과도하게 활성화되어 과민 반응이 일어난다. 또한, 밀가루에 함유된 글루텐도 과민반응을 일으킬 수 있으며, 이는 만성적인 소화장애증을 유발하는 것으로 잘 알려져 있다.

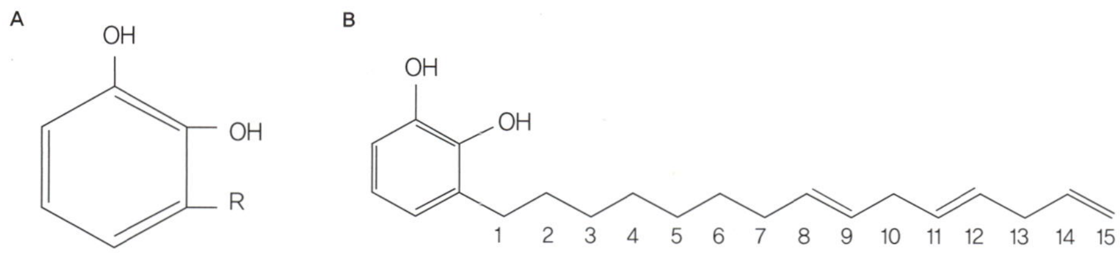

그림 5-2. 옻나무의 알레르기 유발 성분 우루시올(urushiol)

(A) 카테콜(catechol)은 벤젠 고리에 두 개의 수산기(−OH)를 가진 구조로, 여기에 다양한 R 그룹이 결합할 수 있다.

(B) 서양 덩굴옻나무의 주요 알레르겐인 우루시올(urushiol)은 카테콜에 15개의 탄소 사슬이 결합된 펜타데카카테콜(pentadecacatechol) 구조를 가진다. 이 탄소 사슬에는 세 개의 이중결합이 있는데, 8번과 11번 탄소에는 항상 이중결합이 있으며, 세 번째 이중결합은 13번 또는 14번 탄소에 위치할 수 있다. 그림 B는 8, 11, 14번 탄소에 이중결합을 가진 이성질체를 보여준다.

참고문헌

1. 손병관, 임대현. 알레르기 피부시험. Korean Journal of Pediatrics Vol. 50, 409-415. 2007.
2. A. K. Abbas, A. H. Lichtman, S. Pillai. Basic Immunology: Functions and Disorders of the Immune System. 5th. 2016. Elsevier.
3. B. Detrick, J. Schmitz, R. Hamilton. Manual of Molecular and Clinical Laboratory Immunology, 8th, 2016, ASM press, Washington DC, USA.
4. P.G.H. Gell, R.R.A. Coombs. Clinical Aspects of Immunology. 1st ed. 1963. Blackwell.
5. P. Parham. The Immune System. 3ed. 2009. Garland.

Chapter

06

주조직적합복합체

Major Histocompatibility Complex, MHC

학습목표

1. MHC와 HLA 의미에 대해 설명할 수 있다.
2. 주조직적합복합체 유전자와 단백질의 특징에 대해 설명할 수 있다.
3. MHC class I과 class II 분자의 구성과 항원제시 기능에 대해 설명할 수 있다.
4. MHC class 유전자 다형성에 대해 설명할 수 있다.
5. HLA와 질병에 대해 설명할 수 있다.
6. HLA typing test (HLA 형별 검사) 종류에 대해 설명할 수 있다.
7. 이식장기에 대한 면역반응을 설명한다.
8. 이식의 종류에 대해 설명한다.
9. 이식거부반응의 종류를 설명한다.
10. 이식편대숙주질환에 대해 설명한다,
11. 숙주대이식편반응에 대해 설명한다.

외부에서 침입한 항원에 대해 적극적으로 대응하기 위해서는 항원을 비자기로서 인식하는 것이 매우 중요하다. 항원을 인식하는 기구로는 내재면역반응에 관여하는 분자와 적응면역반응에 관여하는 분자로 나눌 수 있다. 내재면역반응에서 항원을 인식하는 분자는 특이성이 없어나 병원체가 공통으로 가지고 있는 패턴을 인식한다. 예를 들면, 세균 세포벽 성분인 펩티도글리칸(peptidoglycan), 지질다당질(lipopolysaccharide, LPS), 세포벽 당 성분은 포유동물에서는 존재하지 않고 원핵생물에서만 존재하는 병원체 관련 분자 패턴(pathogen-associated molecular pattern, PAMP)이다. 이러한 공통 패턴을 인식하는 분자로서는 앞장에서 설명한 보체, 만노스 결합 렉틴(mannose binding lectin, MBL)과 LPS 결합 단백질(LPS binding protein, LBP), Toll-like receptor (TLR) 등이 있다. 반면에 적응면역반응에서 항원을 인식하는 분자는 특이성이 매우 높아 각 병원체 또는 항원 물질에 대해 개별적 인식이 가능하다. 이러한 역할을 하는 분자로는 앞서 설명한 항체, B 세포 수용체, T 세포 수용체와 함께 또 다른 분자인 주조직적합복합체(major histocompatibility complex, MHC)가 있다. 주조직적합복합체 단질은 두 종류인 class I과 class II가 있다. 주조직적합복합체의 존재는 사람과 사람 간에 장기이식 과정에서 발견되었기 때문에, 거부 반응 없이 조직(장기) 이식을 가능하게 하는 분자라는 뜻에서 조직적합성 항원

(histocompatibility antigen)이라고도 하며, 다른 동물과 구분하여 사람의 MHC 경우를 사람백혈구항원(human leukocyte antigen, HLA)이라고 한다. 즉, 똑같은 분자를 다르게 부른다.

주조직적합복합체는 6번 염색체에 위치한 두 개의 서로 다른 유전자군, class I, class II로부터 따로따로 만들어진다. Class I 유전자군에는 HLA-A, HLA-B, HLA-C로 구성되어 있고, class II 유전자군에는 HLA-DR, HLA-DQ, HLA-DP로 구성되어 있다. class I 과 class II 유전자군 사이 위치에 class III 유전자군이 존재하는데, 이 유전자군에는 보체 구성인자 C2, C4, BF와 염증 관련 분자인 종양괴사 인자(tumor necrosis factor, TNF)가 포함된다(그림 6-1). Class III 유전자군에는 MHC class I과 class II 단백질을 만드는 유전자가 없다.

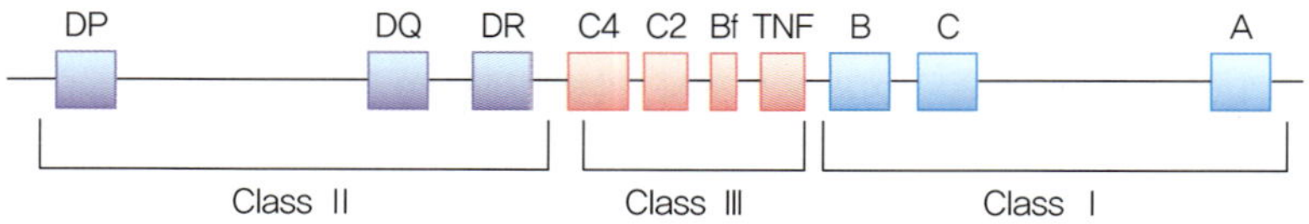

그림 6-1. HLA 유전자군

1 MHC 분자의 구조

1) MHC Class I 분자

MHC Class I 분자는 두 개의 단백질 복합체로서 분자량이 작은 β_2-마이크로글로불린(microglobulin)과 분자량이 큰 α-사슬(chain)로 이루어진다. α-사슬은 약 45 kDa 크기의 당단백질로 약 300개의 아미노산으로 구성되어 중쇄(heavy chain)이라고도 하고 세포막을 관통하는 막관통단백질이다. 세포막 바깥쪽은 세 개의 도메인(domain)으로 이루어져 있고, N-말단 쪽의 두 도메인 (α_1, α_2 domain)은 말안장을 뒤집어 놓은 입체 모양을 하면서 고랑을 형성한다. 이 두 도메인이 만드는 고랑에 항원 펩타이드(peptide)가 결합한다. α_3 도메인은 T 림프구 공동수용체인 CD8과 결합하여 Tc 세포와 상호작용을 할 수 있게 해주는 중요한 역할을 한다.

β_2-마이크로글로불린은 약 12 kDa 크기로 막관통단백질은 아니며, α_3 도메인 옆에 존재하며 α 사슬과 비공유적으로 결합하고 있다(그림 6-2). β_2-마이크로글로불린은 항원과 결합하지 않으며, 유전자도 MHC 유전자군에 위치하지 않고 15번 염색체에 존재한다.

MHC class I 분자는 신체 모든 세포에 존재한다.

2) MHC class II 분자

MHC class II 분자는 class I 분자와는 달리 특정세포, 즉 수지상세포, 대식세포, B 림프구와 같은 항원제시 세포에 존재한다. 사람 T 림프구의 경우 활성화되지 않은 T 림프구는 발현하지 않고, 활성화되어야만 발현하는 것으로 알려져 있다. MHC class II 분자 역시 두 개의 단백질로 구성되어 있으며, 크기가 비슷한 α 사슬과 β 사슬이 비공유적으로 결합하고 있으며 막관통단백질이다.

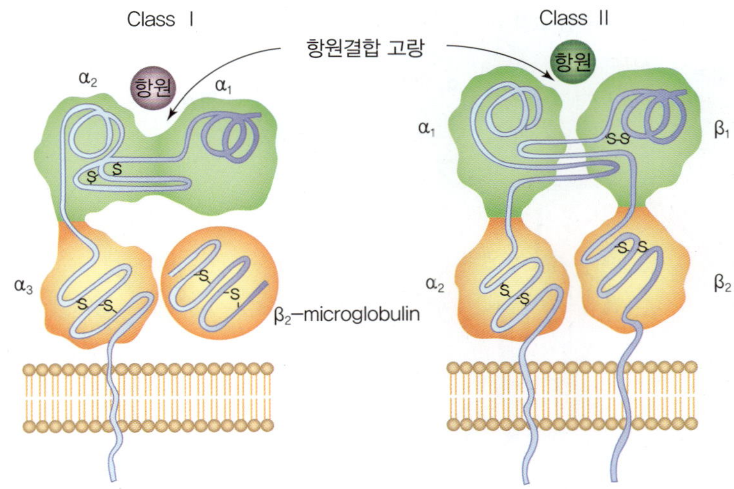

그림 6-2. MHC class I과 class II 분자 모식도

MHC class II 분자의 α 사슬과 β 사슬은 각각 α_1과 α_2 도메인, β_1과 β_2 도메인으로 구분되고, α_1과 β_1 도메인이 항원 펩타이드와 결합하는 고랑을 형성하고, α_2과 β_2 도메인이 지지하는 입체구조를 한다. 전체적인 입체구조는 class I 분자구조와 유사하다(그림 6-3). CD8 분자는 MHC I의 α3 도메인과, CD4 분자는 MHC II의 β2 도메인과 결합하여 항원 인식과 신호 전달을 돕는다.

MHC class II α 사슬과 β 사슬을 만드는 유전자들은 모두 HLA 유전자 영역에 위치하고 있다.

2 MHC 분자의 항원제시 기능

MHC 분자의 기능은 T 림프구와의 협동역할이다. 독립적으로 항원과 결합하는 항체와 달리 T 림프구는 MHC 분자에 결합되어 있는 항원을 인식한다. 즉, MHC 분자가 먼저 항원을 부착하여 T 림프구에게 항원의 존재를 제시함으로서 T 림프구가 활성화되어 제 역할을 할 수 있도록 유발시키는 것이 주된 기능이다. 그러나 외부에서 들어온 항원이 MHC class I과 class II의 고랑에 결합하기에는 입체적으로 맞지 않기 때문에 항원을 여기에 맞추기 위해 분해하여야 한다. 이 분해과정을 항원처리(antigen processing)라고 하며, 분해된 항원이 MHC 분자에 결합하여 세포표면에 놓이는 것을 항원제시(antigen presentation)라고 한다.

그러면 항원은 어떻게 분해될까?

이에 대한 해답을 구하기 위해서는 우선 어떤 항원이 어떤 분해과정을 거치는지 알아보아야 한다. MHC 분자를 기준으로 한다면 항원은 세포 내에서 유래되는 것(내인성 항원)과 세포 외에서 유래되는 것(외인성 항원)으로 대별된다. 세포 내에서 유래되는 항원의 대표적인 예로 바이러스는 숙주세포에 침입해서 세포 내부에서 자신을 증폭하기 위해 숙주세포의 핵산과 단백질 합성기구를 사용해 바이러스 부품을 생산한다. 이때 바이러스 부품의 일부가 세포 내 단백질 분해기

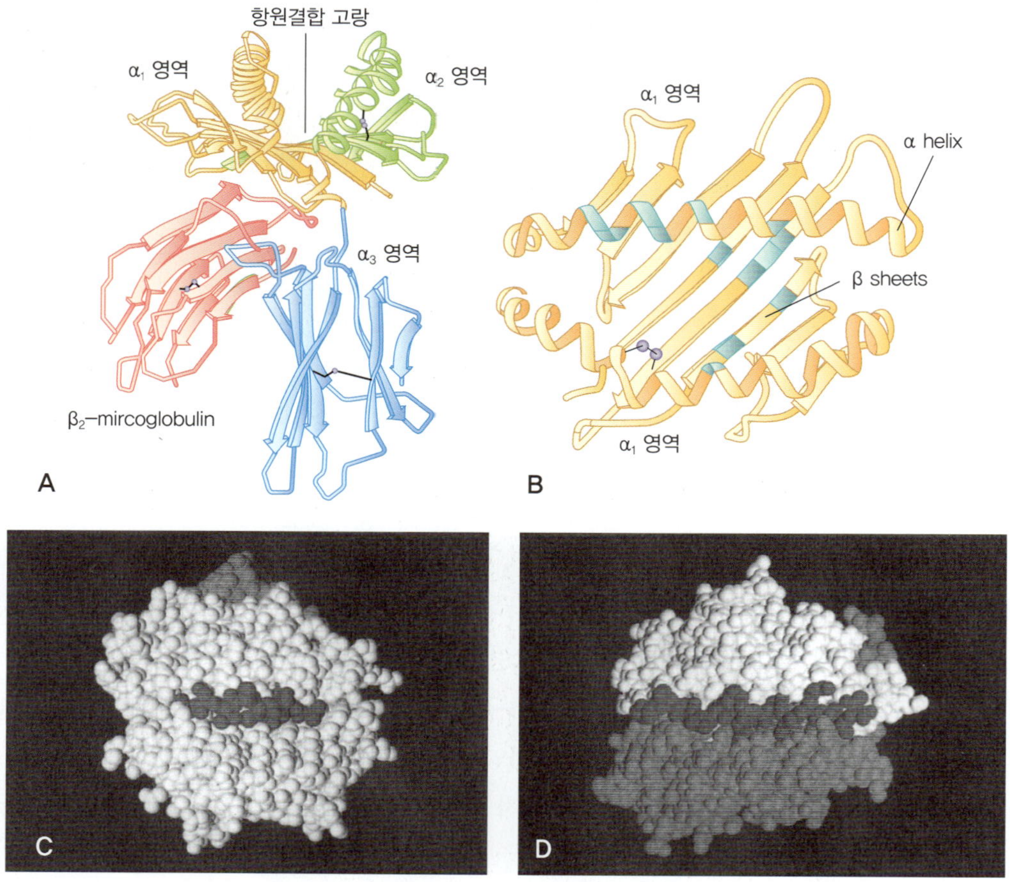

그림 6-3. MHC class I의 분자모델(A)과 class II의 항원결합부위(B). 항원과 결합한 MHC class I(C)과 class II모델(D).

구인 프로테아좀에 의해 분해되고 분해된 바이러스 단백질의 작은 조각 펩타이드는 세포질에서 역방향으로 소포체로 수송된다.

소포체에서는 class I 분자가 합성되는데 합성되는 class I 분자의 고랑에 수송되어 들어온 바이러스 펩타이드(peptide)가 결합하게 된다. 소포체 내에서 class I 분자–항원 펩타이드 복합체는 단백질 분비 경로를 통해서 세포막으로 이동하게 되고 결과적으로 바이러스에 감염된 세포는 바이러스 항원 펩타이드를 MHC class I 분자에 전시하면서 자신이 바이러스에 감염되어 있다는 신호를 T 림프구에 전달하고자 한다(그림 6-4 A).

세균, 바이러스 입자, 수용성 단백질 항원 등은 세포 외에서 유래하는 항원의 예가 된다. 대식세포가 식세포 작용이나 음세포 작용으로 세균을 포식하게 되면 세포 내부에 세균이 들어 있는 포식소체가 형성된다. 세포 내부로 잡아들인 세균을 죽이기 위해서 분해효소가 가득한 리소좀을 포식소체와 융합시켜 세균을 분해하면서 작은 펩타이드 조각을 만들어 낸다. 이러한 과정은 대식세포뿐만 아니라 세포표면 항체를 이용하여 항원과 결합한 B 림프구도 항원을 세포 내부로 끌어들여 리소좀과 융합시켜 항원을 분해하고 작은 펩타이드 조각을 만들어 낸다.

포식리소좀 소포 내의 분해된 항원 펩타이드 조각은 소포체에서 만들어져 수송되고 있는

MHC class II 분자 소포와의 융합으로 MHC class II 고랑에 부착되게 된다. class II 분자–항원 펩타이드 복합체 역시 단백질 분비 경로를 통해서 세포막으로 이동하게 되고 결과적으로 세균 항원 펩타이드를 MHC class II 분자를 전시하게 된다(그림 6-4 B). 이 같은 MHC class II 분자를 이용한 항원제시는 전문 항원제시 세포인 수지상 세포, 대식세포, B 림프구에서 일어난다.

MHC class I과 class II 분자에 제시된 항원은 이제 T 림프구와 협동할 준비가 끝난 상태이다. 앞장에서 T 림프구와 MHC와의 관계를 간단히 설명하였듯이 MHC class I과 class II가 협동할 파트너 T 림프구는 각각 세포독성 T 림프구와 도움(또는 보조) T 림프구이다. 세포독성 T 림프구는 CD8을 가지고 있으며, CD8이 class I의 α_3 도메인을 인식하고 결합하여 T 림프구 수용체가 안정적으로 class I에 제시된 항원을 인식하게 된다. 도움 T 림프구는 CD4를 가지고 있으며, CD4가 class II의 β_2 도메인을 인식하고 결합하여 T 림프구 수용체가 안정적으로 class II에 제시된 항원을 인식하게 된다. T 림프구 수용체가 CD4 또는 CD8과 함께 파트너 MHC class II와 class I 분자에 동시에 결합하였을 때 각 T 림프구는 활성화된다.

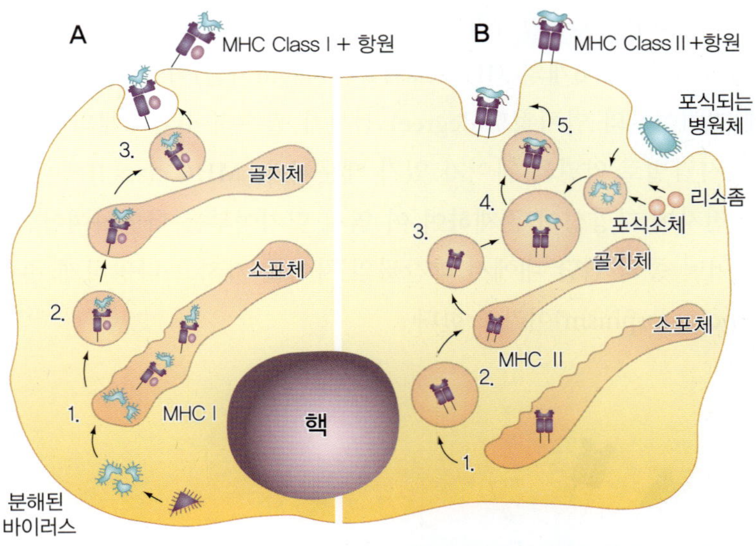

그림 6-4. MHC class I (A)과 class II (B)의 분자에 의한 항원 처리 과정

3 MHC class 유전자의 다형성(polymorphism)

MHC 유전자군는 6번 염색체에 위치한다고 앞서 설명을 하였다. 사람은 부모로부터 6번 염색체를 하나씩 받아서 두 개의 6번 염색체를 가지고 있다. 이 두 개의 6번 염색체를 상동염색체라고 하고, 상동 염색체 6번에 위치하는 두 개의 MHC 유전자군을 MHC 대립 유전자라고 한다. 그래서 하나의 수정란이 분리되어 발생한 일란성 쌍둥이는 동일한 대립 유전자를 가진다. 즉, MHC 유전자가 동일하며 MHC class I과 class II 단백질 분자가 같다는 뜻이다. 이런 이유로 일

란성 쌍둥이의 경우 조직이 교환된다고 해도 비자기(non-self)로 인식되지 않고 자기(self)로 인식되어 거부반응이 없다. 일란성 쌍둥이를 제외하고는 친형제 간에는 25% 확률로 MHC 유전자가 동일할 수 있다. 아버지의 6번 염색체 두 개와 어머니의 6번 염색체 두 개의 조합을 유전받기 때문이다.

한 개인이 아닌 사람의 집단에서 MHC 유전자의 경우는 훨씬 복잡하다. 사람 개개인이 가지고 있는 MHC 유전자의 DNA 서열이 조금씩 다르며, 또한 class I의 α사슬을 만드는 유전자가 1개가 아니고 6개, HLA-A, HLA-B, HLA-C, HLA-E, HLA-F, HLA-G가 존재를 한다. 이는 일반적으로 1개가 존재하는 다른 유전자와는 전혀 다른 경우이다. 한 개인이 6개의 서로 다른 HLA 유전자를 사용하여 6개의 서로 다른 MHC class I 단백질을 만든다. micro-β_2 사슬의 유전자는 한 개라서 6개의 서로 다른 MHC Class I 분자에 전부 동일한 micro-β_2 단백질이 결합한다. MHC class II의 경우는 α와 β사슬로 구성되기 때문에 α사슬을 만드는 유전자와 β사슬을 만드는 유전자가 쌍으로 작용하여야 하고, 이 유전자 쌍이 5개가 존재한다(그림 6-5).

여러 개의 class I과 class II 단백질이 존재하는 장점으로는 다양한 외부 항원을 인식하고 제시할 수 있다는 점이다. 그러나 조직이식의 경우는 MHC class I과 class II 분자가 동종항원으로 작용하기 때문에 class I에서만도 6개의 MHC class I 단백질(α사슬)이 공여자와 수혜자 간에 일치하여야 하기 때문에 일치여부와 일치정도(degree) 검사가 필수적이다. 6개의 서로 다른 HLA class I 유전자가 사람과 사람별로 약간씩 차이가 있기 때문이다. MHC class II의 경우는 α와 β사슬을 구성하는 5쌍의 유전자에 다양성이 존재하여 이 역시 일치여부를 확인하여야만 한다. 같은 기능을 하는 유전자가 어떤 종의 집단 내에서 약간씩의 차이를 가지고 다양하게 존재하는 것을 유전적 용어로 다형성(polymorphism)이라고 한다.

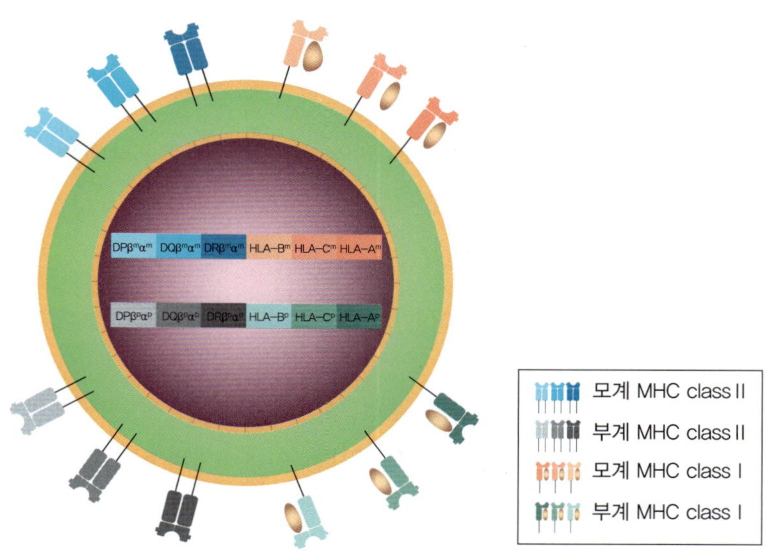

그림 6-5. 유전적 다양성이 높은 3개의 각 MHC class I과 class II의 HLA 유전자에 의한 MHC class I과 class II 단백질 분자의 세포표면 발현

HLA 유전자의 경우 class I 뿐만 아니라 class II 모두 다형성의 정도가 아주 높다.

분자생물학의 발달로 HLA 유전자의 다형성의 종류가 점점 더 많이 발견되고 있으며, 검사의 범위도 넓어져 가고 있다. 약 24,546 종류의 class I 다형성과 9,719 종류의 class II 다형성이 2022년 6월 현재까지 발견된 것으로 알려져 있고(그림 6-6), 26,214종류가 보고된 2019년 이래 최근 3년 동안에 8,051 건의 다형성이 새로이 발견되었다. 각 HLA 유전자별 다형성의 수를 표 6-1에 나타내었다.

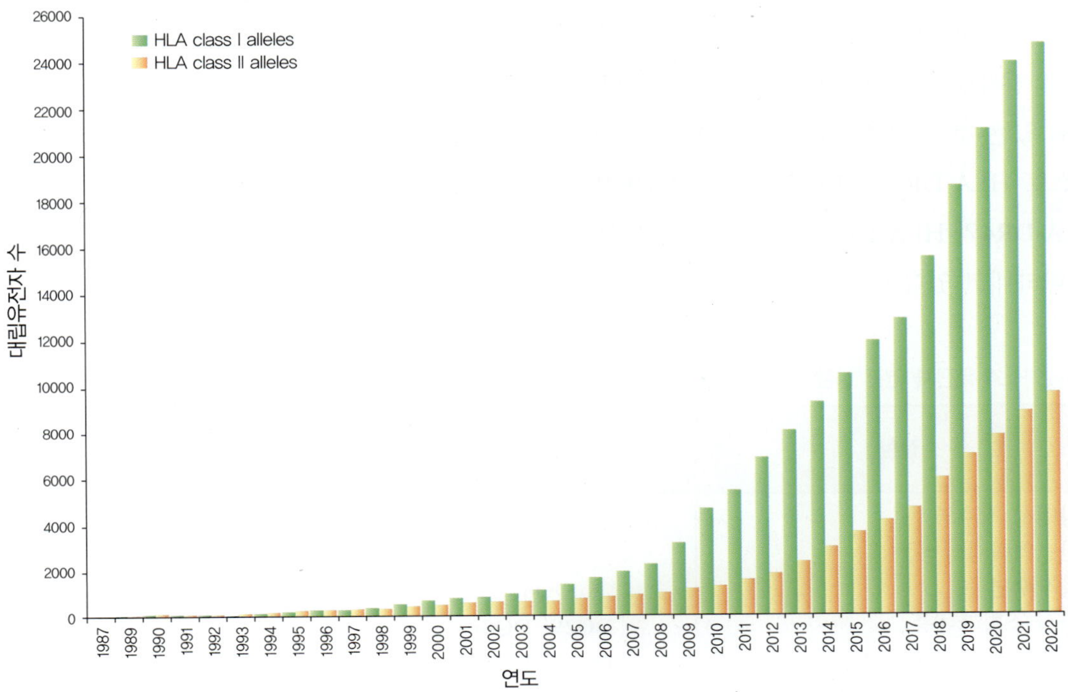

그림 6-6. 2022년까지 발견된 HLA 대립유전자 수 변화
(http://hla.alleles.org/nomenclature/index.html)

표 6-1. HLA class I과 class II 유전자 다형성 수(2022년 6월 기준 HLA Nomenclature Committee 자료)

HLA Class I						
Gene	*A*	*B*	*C*	*E*	*F*	*G*
Alleles	7,562	9,000	7,513	311	56	104

HLA Class II													
Gene	*DRA*	*DRB*	*DQA1*	*DQA2*	*DQB1*	*DPA1*	*DPA2*	*DPB1*	*DPB2*	*DMA*	*DMB*	*DOA*	*DOB*
Alleles	32	4,149	483	40	2,278	455	5	2,067	6	58	71	15	60

(http://hla.alleles.org/nomenclature/stats.html)

4 HLA와 질병

어떤 HLA 유전자는 특정 질병과 연관되어 있다고 보고되고 있다. HLA 유전자는 광범위한 다형성을 나타내며, 돌연변이도 잘 일어나며, HLA 유전자형에 따라서 면역반응도 다르게 나타날 수 있다. 말라리아(malaria) 감염이나 HIV 감염도 HLA 유전자와 관련이 있으며, 다양한 자가면역 질환이 HLA 유전자와 연관이 있다.

MHC 분자가 외부로부터 들어온 항원 펩타이드와 결합할 뿐만 아니라 자가항원과도 결합하는데 자가항원에 대한 면역관용이 작용하지 않아 T 림프구가 자가항원에 반응한다는 것이다. 그러나, 유전자형과 질병의 발병률이 질병에 따라 일정하지 않기 때문에 아직 밝혀지지 않은 다른 원인도 있는 것으로 보고 있다. 제1형 당뇨병(type 1 diabetes mellitus)은 연구가 많이 이루어진 케이스로 HLA-DR3, HLA-DR4, HLA-DQB1와 연관성이 높다고 알려져 있다. 한국인의 경우는 HLA-DR4와 HLA-DR9이 연관성이 높다고 보고된다. 표 6-2는 몇몇 HLA와 연관성이 있는 질병을 나타내고 있다.

표 6-2. HLA 유전자 연관 질환

질환	HLA 동종형	빈도
		환자군
강직성 척추염	B27	> 95
산탄맥락망막병증	A29	> 95
발작수면증	DQ6	> 95
만성 소화장애증	DQ2와 DQ8	95
인슐린 의존성 당뇨병	DQ8과 DQ2	81
이급성 갑상샘염	B35	70
다발성 경화증	DQ6	86
류마티스 관절염	DR4	81
소아기 류마티스 관절염	DR8	38
보통 건선	Cw6	87
애디슨(Addison)병	DR3	69
그레이브스병	DR3	65
중증근무력증	DR3	50
제1형 당뇨병	DQ6	< 0.1

5 명명법

HLA 유전자는 다형성이 매우 높아 체계적인 명명법이 필요하였고, 세계보건기구(WHO) 산하 HLA 명명위원회에서 명명에 대한 관리를 하기로 하였다. 이 위원회는 1968년에 처음으로 회의를 하였으며, 연속적인 회의를 통해 지속적으로 보고서를 발간하고 있다.

1989년에 광범위한 HLA 대립유전자에 대한 첫 번째 유전자 서열이 분석되고 명명되었다. 그러나 계속적으로 발견되는 많은 HLA 유전자의 다양성을 효과적으로 나타내기 위해 2008년에 개최된 15차 회의에서 명명의 불확실성을 줄이기 위한 제안이 이루어졌으며 2010년부터 적용되었다. 새로운 명명방법은 기존의 유전자 이름의 데이터 영역 사이에 콜론(:)을 삽입하여 HLA 단백질의 암호화와 비암호화를 명확히 구분하는 것이다. 예를 들어 A*01010101은 A*01:01:01:01로 표기하게 되었다(그림 6-7).

그림 6-7과 표 6-3이 HLA 유전자 표기에 대한 의미를 나타내고 있다.

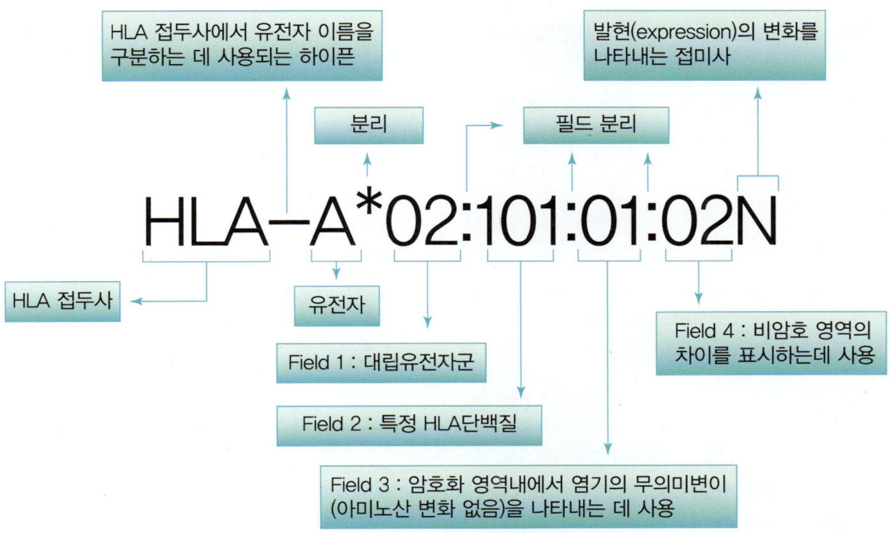

그림 6-7. HLA 명명법

표 6-3. HLA 명명 표기의 의미

명명	의미
HLA	HLA 유전자를 뜻하기 위해 맨 앞에 위치
HLA-DRB1	HLA 유전자 중의 특정 유전자, 예, ClassII의 DRB1
HLA-DRB1*13	DRB1 유전자 중의 특정 대립유전자군 이름
HLA-DRB1*13:01	DRB1의 13 대립유전자군 중의 한 유전자
HLA-DRB1*13:01:02	DRB1의 13 대립유전자군 중의 한 유전자의 무의미변이(염기의 변이가 있으나 아미노산은 동일)가 있는 대립유전자
HLA-DRB1*13:01:01:02	HLA-DRB1*13:01:01:01에서 유래한 비암호와 지역에 돌연변이를 가진 대립 유전자
HLA-DRB1*13:01:01:02N	발현의 변이를 나타내는 접미 알파벳

표 6-4는 HLA class I 대립유전자 종류의 전체 리스트 중 일부를 발췌하여 나타내고 있으며, 표 6-5는 HLA class II 대립유전자 종류의 전체 리스트 중 일부를 발췌하여 나타내고 있다.

표 6-4. Class I 대립유전자(allele) 리스트(2022년 6월 현재)

HLA-A	*HLA-B*	*HLA-C*	*HLA-E*	*HLA-F*	*HLA-G*
A*01:01:01:01	B*07:02:01:01	C*01:02:01:01	E*01:01:01:01	F*01:01:01:01	G*01:01:01:01
A*01:01:01:02N	B*07:02:01:02	C*01:02:01:02	E*01:01:01:02	F*01:01:01:02	G*01:01:01:02
A*01:01:01:03	B*07:02:01:03	C*01:02:01:03	E*01:01:01:03	F*01:01:01:03	G*01:01:01:03
A*01:01:01:04	B*07:02:01:04	C*01:02:01:04	E*01:01:01:04	F*01:01:01:04	G*01:01:01:04
A*01:01:01:05	B*07:02:01:05	C*01:02:01:05	E*01:01:01:05	F*01:01:01:05	G*01:01:01:05
≀	≀	≀	≀	≀	≀
A*01:417N	B*07:434	C*02:106			
A*01:418N	B*07:435N	C*02:107			
A*01:419N	B*07:436	C*02:108			
A*02:01:01:01	B*07:437	C*02:109			
≀	≀	≀			
A*74:03:03	B*51:125	C*18:14			
A*74:04	B*51:126	C*18:15			
A*74:05	B*51:127	C*18:16			
A*74:06	B*51:128				
A*74:07	B*51:129				
A*74:08	B*51:130				

참조: http://hla.alleles.org/proteins/class1.html

표 6-5. Class II 대립유전자(allele) 리스트(2022년 6월 현재)

HLA-DRA	*HLA-DRB1*	*HLA-DRB2-9*	*HLA-DQA1*	*HLA-DQB1*	*HLA-DPA1*	*HLA-DPB1*
DRA*01:01:01:01	DRB1*01:01:01:01	DRB2*01:01	DQA1*01:01:01:01	DQB1*05:01:01:01	DPA1*01:03:01:01	DPB1*01:01:01:01
DRA*01:01:01:02	DRB1*01:01:01:02	DRB2*01:01:02:01	DQA1*01:01:01:02	DQB1*05:01:01:02	DPA1*01:03:01:02	DPB1*01:01:01:02
DRA*01:01:01:03	DRB1*01:01:01:03	DRB2*01:01:02:02	DQA1*01:01:01:03	DQB1*05:01:01:03	DPA1*01:03:01:03	DPB1*01:01:01:03
DRA*01:01:01:04	DRB1*01:01:01:04	DRB2*01:01:02:03	DQA1*01:01:01:05	DQB1*05:01:01:04	DPA1*01:03:01:04	DPB1*01:01:01:04
≀	≀	≀	≀	≀	≀	≀
DRA*01:03	DRB1*01:01:17	DRB3*01:11	DQA1*01:02:01:09	DQB1*05:01:05	DPA1*01:03:01:30	DPB1*01:01:06
DRA*01:04	DRB1*01:01:18	DRB3*01:12	DQA1*01:02:01:10	DQB1*05:01:06	DPA1*01:03:01:31	DPB1*01:01:07
DRA*01:05	DRB1*01:01:19	DRB3*01:13	DQA1*01:02:01:11	DQB1*05:01:07	DPA1*01:03:01:32	DPB1*01:01:08
	DRB1*01:01:20	DRB3*01:14	DQA1*01:02:01:12	DQB1*05:01:08	DPA1*01:03:01:33	DPB1*01:01:09
	DRB1*01:01:21	DRB3*01:15	DQA1*01:02:01:13	DQB1*05:01:09	DPA1*01:03:01:34	DPB1*02:01:02:01
	≀	≀	≀	≀		≀
	DRB1*03:186	DRB4*01:03:15	DQA1*06:03	DQB1*06:01:25		DPB1*06:01:01:01
	DRB1*03:187	DRB4*01:03:16	DQA1*06:04	DQB1*06:01:26		DPB1*06:01:01:02
	DRB1*03:188	DRB4*01:03:17		DQB1*06:01:27		DPB1*06:01:01:03
	DRB1*03:189N	DRB4*01:03:18		DQB1*06:01:28		DPB1*06:01:01:04

참조: http://hla.alleles.org/alleles/class2.html

6 HLA 형별 검사(HLA Typing)-HLA 대립유전자 산물(HLA 항원)의 검사 방법

조직적합성 검사 혹은 HLA 형별(typing)은 전문화되고 복잡한 과정과 시약을 사용하므로 면역혈청 분야에서도 특수 검사실에서만 이루어지고 있다. 또한 결과를 해석하기 위해서도 상당한 전문지식이 요구된다. 조직적합성 검사실은 장기이식 프로그램이 이루어지는 병원이나 대규모 혈액은행과 수혈기관 내에 존재한다. 검사 방법은 면역학적인 방법과 DNA 분석 방법(molecular typing)을 사용하고 있다. 이 장에서는 몇몇 검사 방법에 대한 간략한 원리를 설명하고, 뒤쪽 각론에서 더 자세히 설명하기로 한다.

1) 면역학적인 검사 방법

HLA 유전자형의 면역학적인 검사 방법은 다양한 HLA 유전자가 만들어 내는 HLA 단백질 분자(MHC class I, II)의 항원 결정기(epitope)를 분석하는 방법이다. 공여자와 수혜자의 림프구와 혈청을 반응시키는 교차반응법이다. 즉, 공여자 림프구 세포막에 존재하는 HLA 분자를 항원으로 인식하는 수혜자 혈청 내에 항체가 존재하는지 검사한다.

(1) microcytotoxicity test (미세독성 검사)

림프구 미세독성 검사라고 하며 1960년대에 Terasaki와 McClelland에 의해 수정 개발되어 주조직적합성 검사의 표준으로 사용되어 왔다. 이 방법은 보체를 사용하기 때문에 보체 의존적 세포독성(complement dependent cytotoxicity, CDC) 검사라고도 한다. 공여자(donor)의 혈액세포에 존재하는 MHC class I 분자에 대한 항체가 수혜자(recipient)의 혈청에 존재하는 것을 검사하는 방법이다. 공여자의 림프구를 분리하여 수혜자의 혈청을 섞어 주었을 때 공여자와 수혜자의 HLA 분자가 일치하지 않으면 수혜자의 혈청에 존재하는 항체가 공여자 림프구에 결합하게 된다. 여기에 항-사람 면역글로불린과 보체를 첨가하게 되면 보체 경로가 활성화되어 공여자의 림프구가 사멸하게 된다. 공여자 림프구의 사멸 정도를 분석하여 조직적합성을 검토한다. 혈액 내 T 림프구는 MHC class I 분자를 가지고 있고, B 림프구는 class I과 II를 모두 가지고 있다. 따라서 T 림프구를 사용할 경우는 MHC class I typing을 하게 되며, B 림프구를 사용할 경우는 MHC class II typing을 하게 된다.

(2) Antibody Screening

미세독성 검사는 살아 있는 림프구를 어려운 과정을 통해 분리하여야 하고 보체반응도 발생시켜야 하는 복잡한 여러 단계를 거쳐야 하는 방법이다. 기술의 발달로 인하여 다양한 HLA의 다형성 유전자가 발견됨으로 해서 각 유전자에 대응되는 MHC class 단백질 분자를 항원으로 만들어 내게 되었다. 즉, 여러 종류의 MHC class 단백질을 ELISA plate에 부착시켜 놓고 환자의 혈청을 첨가하여 혈청 내에 존재하는 항체 유무를 확인하여 HLA 형별 검사(HLA typing)을 한다. 이러한 방법은 다양한 항원을 패널별로 준비하여 반응시킬 수 있기 때문에 Panel Reactive Antibodies (PRA) 검사 방법이라고 한다. MHC class 단백질 분자를 ELISA plate가 아닌 폴리스티렌 비드(polystyrene bead)에 부착하여 유사한 방법으로 항체를 검사할 수도 있다. 이 방식의 대표적인 것이 Luminex-PRA 검사법으로 luminex 비드를 이용하여 Luminex 장비로 검출한다. Luminex 장비의 간단한 검사원리로 제7장 사이토카인에 설명되어 있다.

(3) Flow cytometry법

유세포분석기의 원리를 이용하여 높은 민감도로 수혜자의 혈청 내에 존재하는 항-림프구 항체를 검사하는 방법이다. 혈청과 표지 T 림프구 또는 B 림프구를 섞어 반응시킨 후에 항-면역글로불린(anti-immunoglubulin) 시약을 첨가하여 유세포분석기로 분석한다.

2) DNA 분석 검사 방법

HLA 유전자형의 DNA 분석 검사 방법은 다양한 HLA 유전자 각각의 DNA 서열 특이성을 이용한 방법이다.

(1) Sequence-specific Oligonucleotide Probe (SSOP)

이 방법은 SSO라고도 명명한다. 약 20~30개 올리고뉴클레오티드를 사용하여 HLA 유전자의 특정 위치에 교잡(hybridization)시킨다. 다양한 각각의 HLA 유전자와 결합할 수 있는 특이적인 올리고뉴클레오티드 세트를 준비하여 공여자와 수혜자의 HLA 유전자와 교잡시킨다. 이 방법을 보다 편리하게 개선시킨 방법을 reverse SSO (RSSO) 방법이라고 하며 현재 가장 보편적으로 많이 사용하고 있다. HLA 대립 유전자 특이 올리고뉴클레오티드를 멤브레인에 먼저 고정시켜 놓고, 증폭시킨 공여자와 수혜자의 HLA 유전자를 교잡시킨다. 공여자와 수혜자의 HLA 유전자를 증폭시킬 때 바이오틴(biotin)이 부착된 프라이머(primer)를 사용하여 증폭시킬 때 특이 프라이머가 특정 HLA 유전자와 일치하면 증폭물이 형성된다. 그리고 교잡 후에 아비딘-효소 복합체를 첨가하고 발색 반응을 하여 어떤 올리고뉴클레오티드에 증폭된 공여자와 수혜자의 HLA 유전자가 교잡되었는지를 확인하여 HLA 적합성을 분석한다.

(2) Sequence-specific Priming (SSP)

특정 HLA 다형성 유전자에 특이적인 프라이머를 사용하여 PCR을 통해 HLA 유전자를 증폭하여 분석하는 방법이다. 1995년 Bunce와 공동연구자들이 HLA-A, B, C, DRB1, DRB3, DRB4, DRB5 & DQB1 유전자에 특이적인 144개 프라이머를 고안하여, class I 유전자의 엑손 2와 3을, class II 유전자의 엑손 1과 2를 증폭하여 생산되는 증폭산물을 분석하여 HLA 형별 검사를 하는 방법을 개발하였다.

(3) Real-time PCR

2009년 미국 Linkage Bioscience 회사가 개발한 새로운 검사 방법이다. SSP 방법과 유사하게 특이 프라이머를 사용하여 HLA 유전자를 증폭하나 증폭산물의 DNA melting temperature (Tm)를 측정하여 다형성 유전자 간에 차이를 분석하는 방법이다. 실시간 중합효소연쇄반응(real-time PCR) 장비에는 증폭되는 DNA가 이중가닥에서 단일가닥으로 분리되는 온도인 DNA Tm 측정이 가능하기 때문에 추가적인 다른 장비나 DNA 서열분석(DNA sequencing)을 하지 않아도 목적하는 DNA를 분석할 수 있다.

(4) Sequence-based typing (SBT)

HLA 유전자 DNA 서열을 직접적으로 분석하여 비교하는 방법으로 두 단계로 이루어져 있다. 첫 번째는 HLA 유전자를 PCR을 통해 증폭하는 단계이고, 두 번째는 증폭된 앰플리콘(PCR에서 얻어진 HLA 유전자 산물)의 DNA 서열 분석하는 단계이다. HLA 대립유전자는 이형접합일 경우가 높아 DNA 서열분석을 하였을 경우 DNA 서열 분석할 때 혼동스러운 결과가 발생한다. Abbott Molecular, Life Technolgy, GenDx 같은 회사에서 대립유전자 특이 프라이머를 사용하는 새로운 검사시약을 시판하고 있으나 여전히 다른 방법에 비해 다소 복잡하고 시간이 소모되는 방법이다.

(5) 가까운 미래에 사용될 방법

이미 DNA 서열분석에 대한 기술이 엄청나게 진보하여 한 개인의 유전자 전체를 빠른 시간 내에 저렴하게 분석할 수 있는 차세대염기서열분석(next-Generation Sequencing, NGS)이 임상에 사용되기 시작하였다. 아직 국내에서는 보편화되지 않았지만 이미 대형 병원을 중심으로 차세대염기서열분석 장비를 도입하고 있어 가까운 장래에 NGS를 통한 HLA 유전자를 분석하여 HLA 형별 검사를 할 시점이 곧 다가올 것으로 예상된다.

7 이식면역

1) 이식의 개요

이식이란 기존의 치료법에 의해 회복되기 힘든 각종 말기 환자의 장기를 건강한 장기로 대체하는 수술로 정의된다. 장기이식의 성공은 의학 역사상 획기적 사건으로 기록된다. 1902년 헝가리 외과의사인 Ullman은 동물 및 사람에서 신장 자가이식 및 동종이식을 처음으로 시행했고, 1908년 프랑스 외과의사인 Carrel은 신장이식에 광범위하게 사용하는 혈관문합술을 발전시켜 노벨상을 수상하였다. 1943년 Medawar는 피부이식보존법을 확립하였고 후천면역내성현상에 대해 밝혀 노벨상을 수상하였다. 1954년 미국 하버드의대 성형외과의였던 Joseph Murray 교수와 그의 동료들은 일란성 쌍둥이를 대상으로 세계 최초의 성공적인 신장이식수술을 시행하였고 1990년 노벨상을 수상하였다. 신장이식이 최초로 성공을 거둔 이래 현재는 이식 기술 및 세포 배양 등의 기술이 발달하여 25가지 이상의 다른 장기이식이 이루어지고 있다. 우리나라의 장기이식은 1969년 생체 기증자 신장이식을 시작으로 1979년 뇌사자 신장이식이 성공된 이후 눈부신 발전을 거듭해 현재 장기부전 환자들에게 최고의 치료 방법이 되었다. 특히 1976년 T 림프구의 활성화를 선택적으로 억제하는 것으로 알려진 사이클로스포린이 발견된 이래 장기이식 거부반응을 억제하는 약물 치료법에서 괄목할 만한 발전이 이루어졌다.

장기이식의 성공을 결정하는 요소는 장기공여자와 수혜자의 조직접합성의 일치, 장기 수혜자에 대한 면역억제요법, 공여자의 동종항원에 대한 면역관용 유도 등이다. 특히 이식을 받을 환자와 장기 공여자간에 조직적합성의 적합도가 성공적인 이식을 결정하는 가장 중요한 인자이다.

(1) 주조직적합성복합체 항원(MHC, HLA)

주조직적합성복합체(major histocompatibility complex, MHC)는 면역반응의 항원인식과정에서 주요한 역할을 담당하는 분자를 생성하는 유전자들과 그 산물을 총칭하는 용어이다. 사람백혈구항원(human leukocyte antigen, HLA)은 사람의 MHC 유전자로부터 생성되는 당단백 분자로서 자기(self)와 비자기(non-self)의 면역학적 차이를 인지하고 면역반응을 조절하는 가장 중요한 항원이다. HLA는 사람의 유전자 중 가장 심한 다형성을 나타내며 이러한 다형성이 HLA 분자 구조 중 항원결합부위와 T 림프구 수용체결합부위에서 자기항원과 비자기항원을 구별하여 면역반응을 일으키는데 필수적인 특성이 된다.

HLA class I 에는 HLA-A, B, C 항원이, HLA class II에는 HLA-DR, DQ, DP 항원이 있다. 이중 Class I 항원 중에는 HLA-B가 항원이 가장 심한 다형성을 보이며, HLA-A나 HLA-C는 이에 비해 다형성이 적다. HLA-C 항원은 HLA-A나 HLA-B 항원에 비해 항원성이 약하여 장기이식에서 주로 고려의 대상이 되는 것은 HLA-A, B 항원이다. Class II 항원 중에는 HLA-DR 항원이 가장 다형성이 심하고 HLA-DQ, DP는 HLA-DR과 강한 연쇄 불균형을 보이므로 장기이식에서 주로 고려의 대상이 되는 것은 HLA-DR 항원이다. 장기이식에서 HLA 적합성은 매우 중요하지만 이식 장기의 종류, 질환의 상태, 환자의 연령 등에 따라 요구되는 적합성의 수준에 차이가 있다. HLA 유전자가 대립유전자 수준에서 적합한 경우 조혈모세포 이식은 물론이고 고형장기이식에서도 이식 성공률이 높아진다.

(2) ABO 항원

골수를 제외한 대부분의 고형장기이식에서 수혜자와 장기 공여자는 ABO 혈액형이 적합하여야 하며 ABO 적합성 여부는 수혈 시와 같은 원칙으로 판정하면 된다.

ABO 항원은 적혈구 뿐만 아니라 공여되는 장기의 조직세포나 혈관내피세포에도 존재하므로 ABO 혈액형이 부적합한 이식을 하는 경우에는 초급성 거부반응을 유발하게 된다. 환자의 항A 또는 항 B 항체가 공여 장기의 혈관내피세포에 결합하여 급속히 혈전을 만들고 여기에 혈소판이 부착되고 과립구가 활성화되게 된다. 골수이식의 경우에는 ABO 부적합시 골수이식전에 환자의 혈장내 동종항체를 혈장교환과 B cell 제거요법(Rituximab 이용)으로 전처치하여 수혜자 혈액 내 ABO 항체를 제거하고 단클론 항체유도요법(induction therapy with monoclonal antibody)을 사용하여 ABO 부적합 시에도 이식이 가능하다.

2) 장기이식

(1) 이식의 형태

이식되는 조직은 줄기세포 이식, 피부 조직에서부터 일부의 간 이식 또는 폐 이식과 같은 장기의 일부이거나 심장 이식 또는 신장 이식에서처럼 전체 장기이거나 하나 이상의 조직(복합 이식이라 부름)의 형태에 이르기까지 다양한 형태의 이식이 이루어지고 있다(그림 6-8). 만일 이식편이 해부학적으로 정상적인 위치에 이식된다면 동소이식(orthotropic transplantation), 다른 해부학적 위치에 이식된다면 이소이식(heterotropic transplantation)이라 한다.

이식편의 종류에 따라서 이식의 형태를 분류하면 자신의 신체 일부를 자기 신체의 다른 부위로 이식하는 것을 자가이식(autograft), 유전적으로 동일하거나 거의 동일한 일란성 쌍둥이간의 이식을 동계이식(syngenic graft), 유전자가 정확하게 일치하지 않는 다른 사람의 심장이나 신장 등과 같이 사람과 사람 간에 이루어지는 이식을 동종이식(allograft), 서로 다른 종의 동물로부터 적출하여 인간에게 장기 이식하는 것을 이종이식(xenograft)라고 한다(그림 6-9)

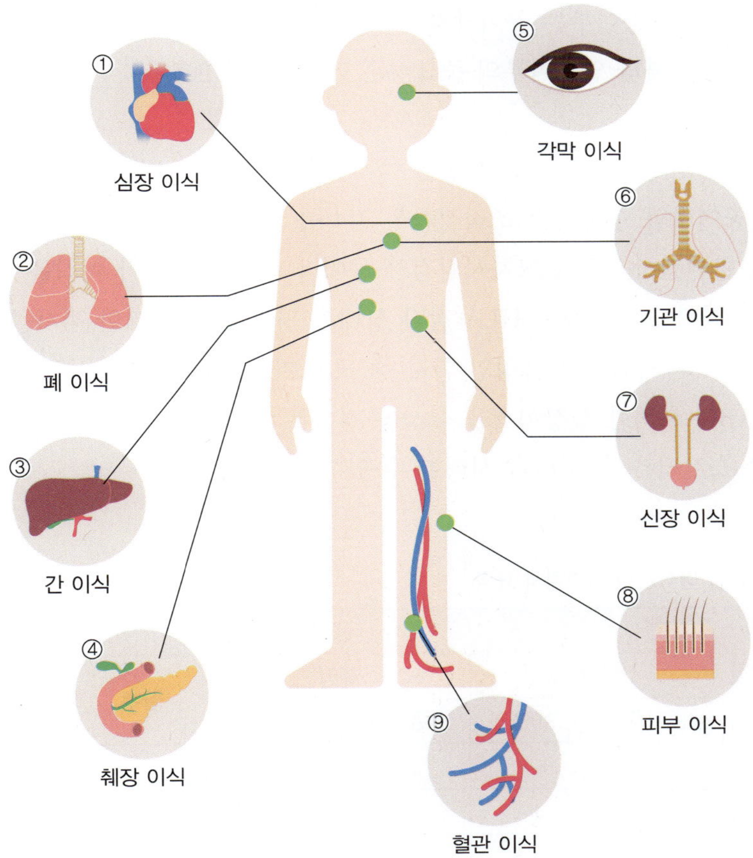

그림 6-8. 이식의 종류

심장, 폐, 간, 췌장, 각막, 기관지, 신장, 피부, 혈관 등 인체 장기 25가지 이상 장기이식이 이루어지고 있다.

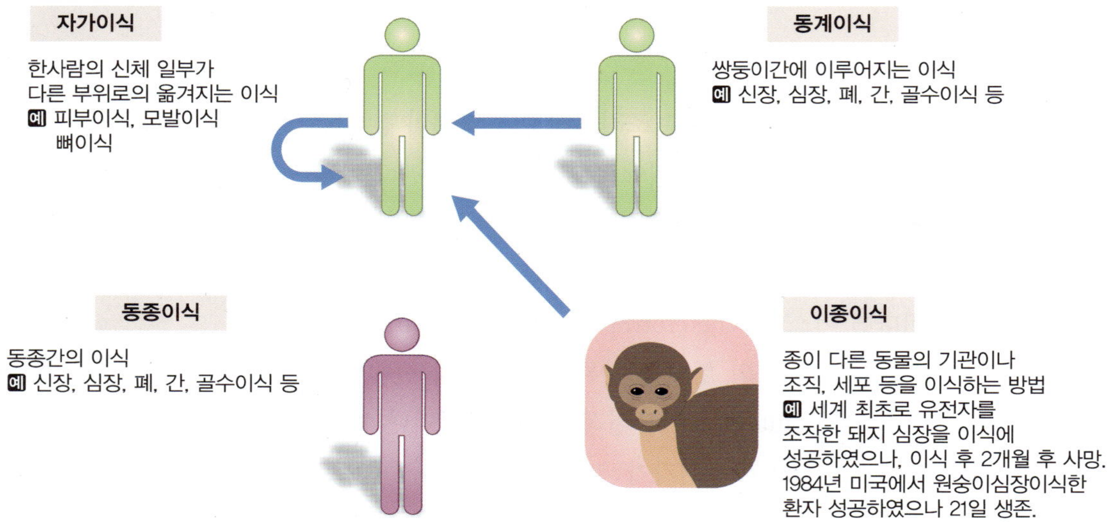

그림 6-9. 이식편의 종류에 따른 이식의 형태 – 자가이식, 동계이식, 동종이식, 이종이식

(2) 장기이식의 종류에 따른 조직적합성검사

주요 장기의 이식의 성공여부는 공여자와 수혜자의 조직적합성의 일치가 가장 중요한 요소이나, 이식장기의 종류에 따라 일치여부의 중요성은 달라진다(표 6-5).

① 신장이식

신장이식에서 공여자와 수혜자의 조직적합성 검사를 위해 기본적으로 실시하는 검사는 ABO 항원 검사, HLA 항원검사, HLA 교차시험검사 등이다. 뇌사자로부터 이식을 대기하고 있는 환자의 경우는 PRA 검사도 실시하여 HLA 감작 상태를 평가한다. 이러한 검사를 통해 ABO 혈액형 적합, T 림프구 교차시험검사 음성인 환자 중 HLA가 가능한 잘 맞는 공여자를 선정하여 이식을 시행한다. ABO 부적합 신장이식을 실시할 경우는 혈장 교환술을 이용하여 동종응집소 역가를 적절한 수준으로 낮춘 후 이식을 시행할 수 있다.

표 6-5. 이식장기 종류 별 이식관련 면역검사 요약

	공여장기의 종류						
	신장		췌장		골수	심장	간
	생존가족	사체	생존가족	사체			
ABO 혈액형	++	++	++	++	±	++	++
HLA-A,B	+	±	+	비적용	++	비적용	비적용
HLA-DR	+	+	+	비적용	++	비적용	비적용
HLA crossmatch	++	++	++	++	±	++	++
MLC	±	비적용	±	비적용	+	비적용	비적용

++: 검사 중요도 매우높음, +: 검사 중요도 높음

출처: 대한이식학회

신장 이식시 HLA가 완전히 일치하는 형제자매의 경우 5년 생존율은 약 84%이고, HLA 1개 일배체형 일치 가족의 경우는 73%, 뇌사공여자의 경우 66% 순이다. 신장 이식의 경우 장기 이식 생존율은 HLA-동일 신장 이식에서 성적이 가장 좋으며 신장 이식에서 HLA 일치의 중요성은 DR > B > A 순이다.

이식자기의 생존에 가장 중요한 항원은 DR 항원으로서 DR 부적합이 있는 경우에 비하여 DR 항원 부적합이 없는 경우에는 사체이식신의 5년 생존률이 10% 증가하며 A, B, DR 중 부적합 항원이 없는 경우에는 다시 10%가 증가한다. 그러나 최근 면역억제제의 발달로 HLA 항원의 부적합. 장기 생존률이 전체적으로 호전된다.

② 기타 고형장기이식

각각의 장기는 고유의 해부학적 구조, 기능, 혈관구조, 이식으로 유발되는 항원자극의 강도 등의 영향이 다르다. 1905년 최초의 각막이식이 성공적으로 수행된 이래 가장 높은 빈도로 이식되는 장기이다. 눈의 독특한 면역학적 환경 때문에 90%의 각막들이 HLA 일치나 면역억제제를 사용하지 않고도 성공적으로 이식되고 있다.

간이식 수술은 국내에서는 1988년 처음으로 시행되었고, 1997년부터는 생체 성인 부분간이식도 활발히 시행되고 있다. 성인의 경우에는 간경화나 간암과 같은 말기 간부전환자와 급성전격성간염 등이 간이식의 주대상이 되며, 소아에서는 선천성 간경화나 담도폐쇄증, 대사성 간부전 환자와 전격성 간염 등이 주대상이 된다. 간은 전체 또는 부분적으로 이식이 가능한 장기로 뇌사자로부터 전체 또는 부분 이식을 받거나 가족 또는 친척으로 부터 부분이식을 받을 수 있다. 간세포들은 매우 낮은 농도의 HLA class I 단백과 Class II 는 전혀 가지고 있지 않다. 따라서 간은 HLA class I, II의 결정적 차이를 넘어서 성공적으로 이식된다. 간 이식전에 HLA 항원검사 교차적합성 검사를 평가하지 않는다. ABO 혈액형이 공여자를 선택하는데 영향을 미치는 유일한 유전적 요소이다. 싸이클로스포린과 타크로리무스를 사용해서 간이식의 성공률이 현저하게 향상되어 왔다.

③ 조혈모세포이식

조혈모세포는 조혈계질환 뿐만이 아니고 악성종양이나 자가면역질환과 선천성대사이상증까지 그 적응증이 확대되고 있는 보편적 치료 방법이 되었다. 동종이식은 주조직적합항원의 일치가 필요하고 따라서 가장 좋은 공여자는 HLA 일치 형제이다. 형제간에 HLA가 일치할 확률은 30% 내외이기 때문에 비혈연 이식을 위해 골수은행이나 제대혈은행이 활성화 되고 있다. 조혈모세포이식의 종류는 공여자가 누구냐에 따라 크게 동종과 자가로 나눌 수 있다. 동종이식의 경우 공여자가 일란성 쌍둥이면 동계(syngeneic), 가족이면 혈연(familial), 남이면 비혈연으로 구분한다. 이식원에 따라서는 골수, 말초혈, 제대혈로 나누고 만일 남으로부터 말초 조혈모세포를 채취하여 이식하였다면 비혈연 말초혈 조혈모세포이식이라 부를 수 있다.

조혈모세포이식에서도 다른 장기이식과 마찬가지로 HLA-A,B,DR 항원을 검사하게 되는데 조혈모세포이식에서는 더 정확하고 정밀한 검사가 필요하다. 이는 조혈모세포 이식에서는 일부 면역세포를 포함한 고형장기이식과는 달리 전체 면역시스템이 환자에게 이식되기 때문이다. HLA 형별검사는 많은 검사에서 DNA 검사를 실시하며 비혈연조혈모세포 이식에서 HLA-A, B, DRB1 대립유전자 수준까지 적합할 때 이식성적이 더 좋은 것으로 알려져 있다. 그러나, 동종의 경우 HLA가 일치하는 이식원을 사용하나 최근에는 공여자를 구할 수 없어 2개의 좌(locus)가 불일치하여도 이식을 하는 경우가 드물지 않으며 제대혈의 경우 2개의 좌가 불일치해도 예후가 좋으므로 우리나라에서는 보험을 인정하고 있다. 자가의 경우도 골수와 말초혈 이식이 있다. 골수이식은 공여자와 수여자의 HLA가 일치하는 것이 가장 예후가 좋지만, 최근에는 면역억제 치료법이 발달하여 부모-자식 간 HLA 반일치 이식도 시행되고 있다.

3) 이식거부반응

이식거부반응(transplant rejection)은 공여자의 이식편이 수혜자의 면역계에 의해 거부되는 현상이다. 거부반응은 그 기전, 조직학적 소견, 임상 증세, 나타나는 시기에 따라 초급성거부반응, 급성거부반응 및 만성거부반응으로 구분한다 (그림 6-10).

(1) 초급성거부반응(Hyperacute rejection)

초급성 거부반응은 흔히 수혜자가 장기를 이식 받기 전에 수혈 등의 방법에 의하여 공여자의 조직항원에 노출되었거나, 동일한 공여자의 장기를 2번째 이식받는 경우 이식수술 중 또는 이식 후 수 분에서 수 시간 내에 일어나게 된다, 이것은 이식 전부터 수혜자의 혈청에 공여자의 ABO 항원에 대한 IgM 급 동종항체가 있었을 경우와 외래 HLA 분자와 같은 단백질 동종항원 또는 혈관내피세포가 발현하는 잘 규명되지 않는 동종항원 등에 대한 IgG급 항체에 의해 매개된다. 이와 같은 HLA 또는 ABO 항체가 이식장기의 혈관내피세포에 결합하여 보체를 활성화시키고 항체와 보체는 이식편 혈관내피세포에서 많은 변화를 유도하여 혈관내 혈전과 혈관폐색이 일어나며 이식된 장기는 비가역적인 허혈성 손상을 입게 된다(그림 16-11).

치료는 항응고제인 헤파린투여로 미세혈관의 혈전을 녹여주고 혈장반출로 혈중의 세포독성 항체들을 제거하는 방법을 쓰기도 하나 그 성공률이 매우 낮아 결국 이식된 장기를 적출해야 한다. 따라서 초급성 거부반응을 피하는 것이 최상인데 이식전 ABO 형 결정과 세포독성 항체 검사를 통해 철저히 예방하는 것이 바람직하다,

(2) 급성거부반응(Acute rejection)

급성거부반응은 공여자의 조직항원에 전혀 노출된 적이 없는 수혜자에게 공여자의 이식편이 이식될 때 공여자와 수혜자 사이의 HLA 차이에 의해 반응하는 효과 T 림프구에 의해 일어나는 4형 과민반응이다. 즉, 이식된 장기의 염증 상태가 이식된 장기에 포함되어 있는 공여자 항원제

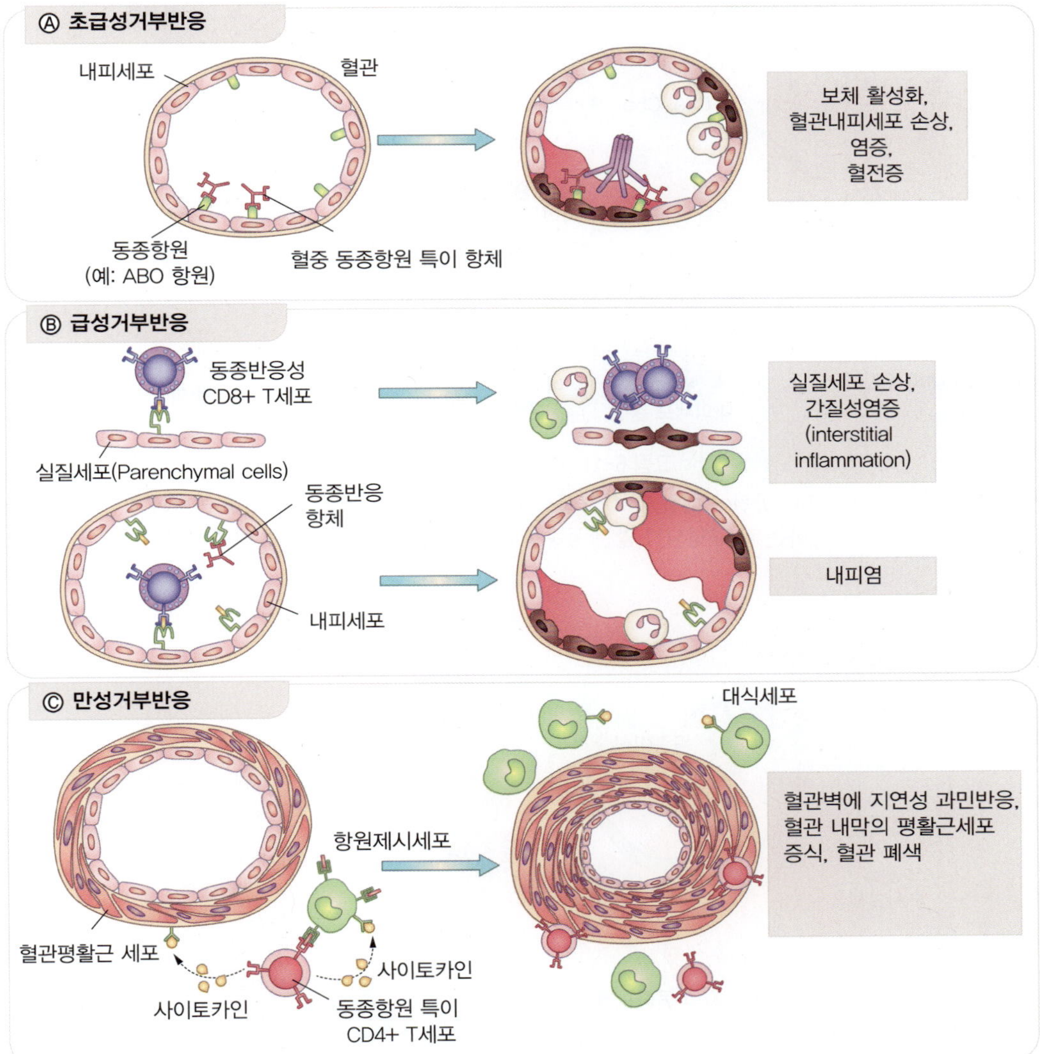

그림 6-10. 이식거부반응
A. 초급성거부반응, B. 급성거부반응, C. 만성거부반응

시세포(antigen presenting cell, APC)들을 활성화시켜 공여자로부터 유래된 이러한 APC들이 혈류를 타고 비장과 같은 2차림프조직으로 이동하여 그곳의 수혜자의 동종반응성 T 림프구에게 직접 항원제시(direct presentation) 하고 자극한다. 활성화된 T 림프구는 CD4와 CD8 효과세포들을 만들어지고 이식된 조직속으로 이동한 Tc 세포가 이식조직의 혈관내피세포나 실질조직세포에 직접 세포독성을 나타내고 Th 세포는 염증세포를 유입하고 사이토카인을 분비하여 이식편을 손상시킨다 (그림 6-12).

초급성거부반응과는 달리 급성거부반응이 수일에서 수주 후에 일어나며 특별한 조치를 하면 반응이 경감되거나 예방이 가능하다. 급성거부반응을 예방하기 위해서는 이식전부터 면역억제제를 처치해야 하며 이식후에도 면역억제제를 계속해서 유지해야 한다.

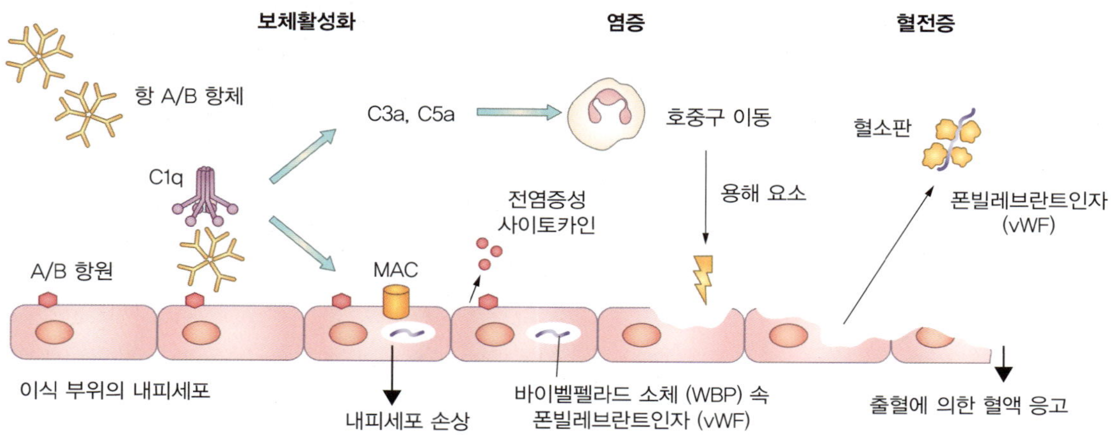

그림 6-11. 초급성거부반응 기전

수혜자의 혈청에 공여자의 ABO 항원에 대한 IgM 급 동종항체가 있었을 경우와 외래 HLA 분자와 같은 단백질 동종항원 또는 혈관내피세포가 발현하는 잘 규명되지 않는 동종항원 등에 대한 IgG급 항체에 의해 매개된다.

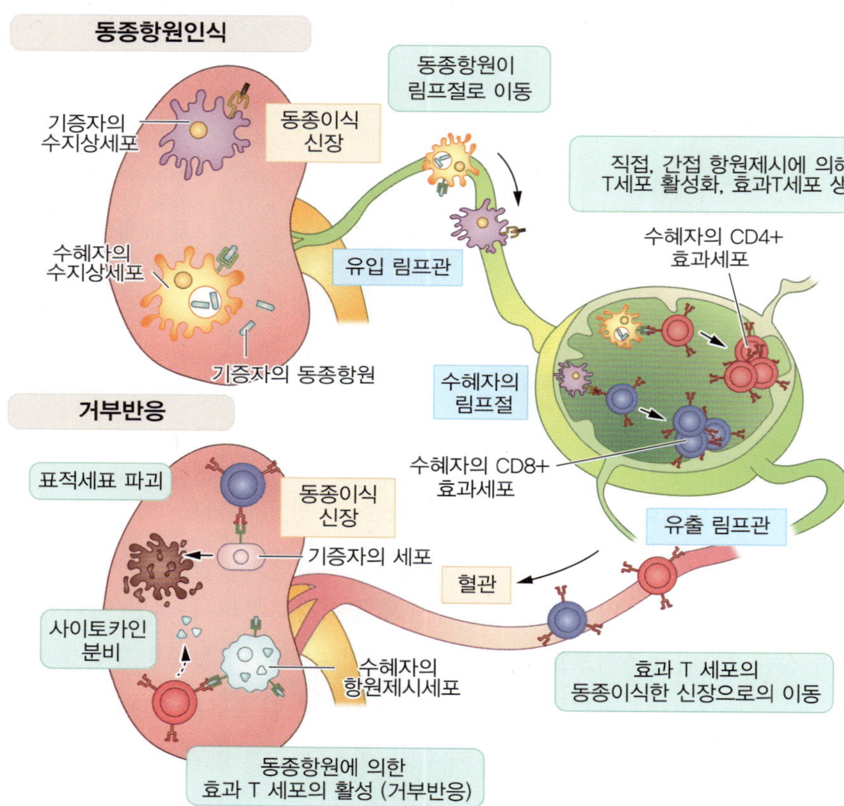

그림 6-12. 급성거부기전

공여자의 조직항원에 전혀 노출된 적이 없는 수혜자에게 공여자의 이식편이 이식될 때 공여자로부터 유래된 APC들이 혈류를 타고 비장과 같은 2차림프조직으로 이동하여 그곳의 수혜자의 T 림프구에 항원을 제시하여 효과 T 림프구들이 이식편을 손상시킨다.

(3) 만성거부반응(Delayed rejection)

이식된 장기는 초급성 및 급성거부반응 뿐만 아니라 이식 후 수개월 혹은 수년 뒤 나타나는 만성거부반응이 발생되기 쉽다. 만성거부반응은 이식편의 동종이형 HLA class I 분자에 대해 만들어진 IgG급 항체들이 원인이 되는 제 3형 과민반응의 유형이다.

만성거부반응의 기전은 이식항원의 간접제시반응으로서 동종이식항원의 일부 펩타이드(peptide)가 수혜자의 항원제시세포 내에서 처리된 후 자가 MHC 분자와 함께 APC의 세포표면에 제공되고 수혜자 도움 T 림프구가 이를 인지하고 도움 T 림프구의 분화증식이 시작되면서 일련의 세포독성 T 림프구와 B 림프구 클론 분화, 증식이 일어나게 된다. 이때 다양한 사이토카인들이 분비되면서 다른 면역세포를 활성화시킨다. 이중 INF 등은 이식조직의 혈관 내피세포나 MHC 표현이 적은 실질세포의 표면에 MHC 분자 표현을 증가 시킴으로서 면역반응을 증폭시키게 한다. 이식항원 및 IL-2에 의해 활성화된 세포독성 T 림프구는 이식조직의 혈관내피세포나 실질세포에 직접 세포독성을 나타내고 탐식세포는 INF-γ와 TNF에 의해 활성화되면 지연성 과민반응기전에 의해 이식조직에 손상을 준다. 도움 T 림프구가 생산하는 사이토카인 중 IL-4, IL-5, IL-6은 B 림프구의 활성화와 형질세포(plasma cell)로의 분화를 촉진시켜 이식항원에 대한 항체 생산을 유도하고 생산된 항체가 이식항원에 결합하면 보체계가 활성화되어 항체매개세포독성기전에 의해 이식조직의 혈관내피세포를 파괴하여 출혈 및 혈전에 의해 조직손상을 초래하며 보체 활성화 과정 중에 생산되는 아나필라독소(C3a 및 C5a)에 의해 염증반응이 더욱 심화됨으로서 장기적인 이식장기의 파괴가 일어나게 된다 (그림 6-13).

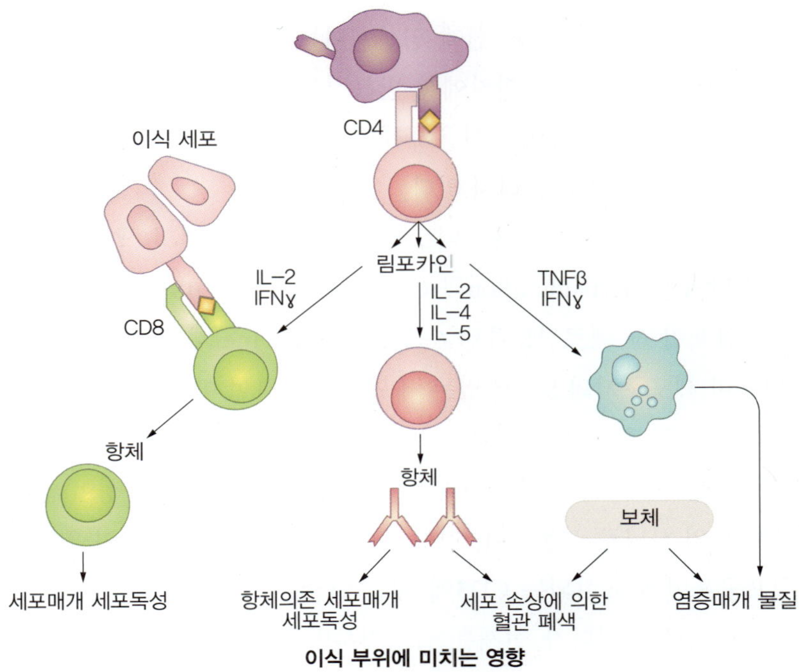

그림 6-13. 만성거부반응기전

동종이식항원의 일부 펩타이드(peptide)가 수혜자 APC의 세포표면에 제공되고 수혜자 도움 T 림프구가 이를 인지함으로 효과 T 림프구의 작용에 의해 매개된다.

4) 면역억제제

수혜자가 정상적인 면역체계를 갖으면 동종이식편 이식거부반응은 대부분의 어떤 형태로든 나타난다. 비혈연 공여자에게 이식을 받은 환자들 대부분은 HLA 유전자들의 하나 혹은 그 이상이 일치하지 않는다. 이러한 이식에서는 급성거부반응의 원인이 되는 동종반응성 T 림프구를 자극할 수 있다. 일반적 면역억제법과 특이 동종성 반응의 강도를 최소화하는 방법으로서 다양한 면역억제제들이 사용되고 있다. 면역억제제는 다양한 화학물질들로 다양한 방식으로 T 림프구의 활성화와 분화를 억제한다. 면역억제제로 사용되고 있는 대표적 약물로는 코르티코스테로이드(corticosteroid), 사이클로스포린 A (cyclosporin,CSA), 프로그랍(FK506, tacrolimus), 아자티오프린(azathioprine, 또는 이뮤란, Imuran), 단클론 항체 및 다클론 항체 등이 있다.

코르티코스테로이드는 프레드니손, 프레드니솔론, 메틸프레드니솔론 등과 같은 약제가 임상에서 사용되고 있으며 선택적 비선택적 면역억제 효과를 갖는다. 선택적으로 대식세포와 단핵구내 전사를 차단함으로서 이들 세포에서 IL-1, IL-6의 생성과 분리를 억제하며, APC 기능 및 MHC의 표현을 저해하는 작용을 하여 염증반응을 억제시킨다.

CSA는 가장 널리 사용되는 면역억제제로서 도움 T 림프구에 선택적으로 작용하여 IL-2 생성을 억제함으로서 동종이식세포에 의해 감작된 도움 T 림프구의 활성화를 방지하여 이후 계속될 세포독성 T 림프구와 B 림프구의 활성화가 일어나지 않으므로 강력한 면역억제효과를 나타낸다. 골수억제효과가 없어 감염에 의한 합병증이 적다는 장점이 있으나 신독성,간독성, 고혈압, 잇몸비후 및 다모증 등의 부작용이 나타날 수 있다.

FK506은 칼시뉴린(clacineurin)의 효소작용을 방해하여 IL-2, 인터페론 감마의 생산을 억제하며 CSA의 10~100배의 약효를 갖는다. 현재 임상에서는 장기이식 후 주면역억제제로 사용하거나 CSA를 주면역억제제로 사용했던 환자에서 반복적인 거부반응으로 일반적인 항거부 반응치료제가 반응하지 않을 때 구조요법으로 사용하여 좋은 예후를 보인다. 부작용은 CSA와 비슷하거나 신경독성은 더욱 심한 것으로 알려져 있다.

아자티오프린(이뮤란)은 코르티코스테로이드와 혼용하면 이식편의 생존을 급격히 증가시킴을 발견하면서 약제 개발자인 Gertrude Elion과 George Hitching은 1987년 노벨상을 수상하였는데 아자티오프린은 항암제인 6-메르캅토퓨린(6-mercaptopurine)계의 약물로 이식환자에게 30년 동안 사용되어 왔으며 세포주기의 S기에 있는 세포에 작용하여 아데닌산과 구아닌산이라는 퓨린의 전구물질인 이노신산의 합성을 억제함으로서 핵산합성을 방해하여 유전자증식을 억제한다. 결과적으로 T 림프구와 B 림프구의 증식이 일어나지 않도록 한다. 신독성이 없어 현재까지 병용억제요법시 치료제 중의 하나로 사용되나, 가장 큰 단점은 골수억제작용이 있다.

OKT3는 T 림프구표면에 표현되는 CD3에 대한 단클론 항체로 스테로이드에 반응하지 않는 급성거부반응의 치료제로 쓰이다가 현재는 급성거부반응의 일차적인 치료제로 또는 장기이식 초기에 유도면역억제요법의 일부로 다양하게 쓰이고 있다.

5) 이식편대숙주질환(graft-versus host disease, GVHD)

이식편대숙주질환은 동종 조혈모세포 이식이나 수혈 후 발생하는 주요 합병증 가운데 하나로 공여자의 림프구가 면역기능이 저하된 숙주를 공격하여 발열, 발진, 간 기능 이상, 설사, 범혈구 감소증(백혈구, 적혈구, 혈소판이 모두 감소된 상태)등의 증상을 일으키는 질환이다.

(1) 급성 이식편대숙주질환

급성 이식편대숙주질환은 대개 시술 후 100일 이전에 발생하며 동종 조혈모세포이식후에 주로 발생된다. 급성 이식편대 숙주질환은 크게 3단계로 구분되는데 첫 단계에서는 조혈모세포 이식전 처치로 전신 방사선조사와 항암화학요법에 의해 피부, 간, 위장관 등의 숙주 조직이 손상된 후 숙주세포가 다시 활성화되면 2번째 단계에서 숙주세포에서 TNF, IL-1 과 같은 염증매개 사이토카인이 분비되어 숙주의 항원제시세포가 활성화되고, 공여자 T 림프구의 증식과 Th1에서의 IL-2, IFN-γ 의 분비를 촉진시켜 T 림프구의 팽창과 Tc 세포와 NK 세포의 유도시킨다.

세번째 단계에서는 IFN에 의해 단핵 식세포가 세포변성을 일으키는 IL-1과 TNF을 분비하여 국소 조직을 손상시키고, 일산화 질소(nitric oxide, NO)와 같은 염증 유발물질이 생성되며, 세포독성 T 림프구와 NK 세포에 의해 표적 조직의 파괴가 일어난다.

주요 표적 장기는 면역체계를 포함하여 피부, 간, 위장관 등이다. 초기에 피부, 특히 손, 발, 귀 등에 소양성의 반구진 형태로 흔히 나타나며, 진행하면 전신에 홍피증, 수포형성, 심한 경우 표피탈락의 형태로 나타날 수 있다. 위장관 임상 증상은 오심, 식욕부진, 설사(종종 혈성), 복통 등으로 나타나며, 간에 나타나는 임상 증상은 과빌리루빈혈증, 간효소의 상승 등의 간기능장애로 나타난다.

면역 억제를 많이 하면 할수록 동종 조혈모세포 이식이나 수혈로 인해 이식편대숙주질환이 발생할 가능성이 커지며. 이 질환의 발생률은 아주 낮지만, 일단 발생하면 치명적이다, 사망률이 90% 이상으로 보고되고 있다.

(2) 만성 이식편대숙주질환

만성 이식편대숙주질환은 이식 100일 이후 발생하며 조혈모세포 이식 후 살아남는 환자의 60~80%에서 발생한다. 주요표적 장기는 피부, 구강. 눈, 간, 폐, 전신으로 나타나며 장기 생존 환자의 가장 중요한 사망 원인이다.

최근 조혈모세포 이식은 나이 많은 사람과 혈연관계가 없는 사람 간의 이식이 증가하면서 만성 이식편대숙주질환을 가지는 환자의 수는 급증하고 있다. 만성 이식편대숙주질환의 발병에 관여하는 인자로는 HLA형이 맞지 않거나, 이식 후 100일이 넘어도 스테로이드의 사용하고, T 림프구 제거 유무, 여성 공여자의 남성 환자, 나이 많은 환자 그리고 기증자의 일치성 등이 중요한 것으로 알려지고 있다.

6) 숙주대이식편반응(host versus graft, HVG)

숙주대이식편거절반응 또는 숙주대이식편반응으로 약기한다. 면역기능이 정상적인 숙주라면 비자가 장기 또는 조직을 이식하면 수혜자는 자기방어를 위해 외부항원을 인식하고 면역반응을 일으켜 거부작용을 통해 이식편을 제거한다. 이 반응을 숙주대이식편거절반응이라 한다.

HVG은 일반적으로 T 림프구가 반응을 주체로 한 세포성면역응답과 B 림프구에 의한 항체생산을 주체로 한 체액성면역응답, 양자에 의해 유발된다. 또한 Fc수용체 양성 림프구와 항체에 의한 K세포 활성 또는 NK 세포 활성도 거절반응역할을 분담하고 있는 것으로 생각되고 있다. HVG의 이식편 생존기간은 이종이식 < 동종이식 < 동계이식 < 자가이식의 순서이다. 거부시기는 공여자와 수혜자의 항원 이질성에 의존한다. 다른 면역반응에서와 마찬가지로 이식편 거부반응도 면역학적 기억과 2차 반응에 의해 한번 이식편이 수혜자에 의해 거부되면, 동일한 공여자나 같은 조직적합성 항원을 가진 공여자로부터 획득된 2차 이식편이 훨씬 빨리 거부된다.

참고문헌

1. 국립장기조직혈액관리원 통계연보_2014.
2. 동종 조혈모세포이식 후 급성이식편대숙주반응시 T 림프구의 OX 40의 표현_대한조혈모세포이식학회지 5(2), 2000
3. 신장이식의 면역학적 특성과 관리_대한내과학학회지. 95(1), 2020
4. 이식면역학의 역사적 고찰. Immune Networj. 4(1), 2004.
5. 장기이식과 적합성검사_Medical Postgraduates_4(23), 1996.
6. B. etrick, J. Schmitz, R. Hamilton. Manual of Molecular and Clinical Laboratory Immunology, 8th, 2016, ASM press, Washington DC, USA.
7. C. E. Larsen and C. A. Alper, The genetics of HLA-associated disease, Current Opinion in Immunology 2004, 16:660-667.
8. HLA-A, -B and -DRB1 polymorphism in Koreans defined by sequence-based typing of 4128 cord blood units. Int J Immunogenet.40, 2013
9. HLA-A, HLA-B and HLA-DRB1 allele and haplotype frequencies of 10918 Koreans from bone marrow donor registry in Korea. Int J Immunogenet. 43, 2016;.
10. HLA Nomenclature Committee 홈페이지(http://hla.alleles.org/).
11. HLA와 이식면역. 대한진단검사의학회지23, 2003
12. J. Trowsdale and J. C. Knight, Major Histocompatibility Complex Genomics and Human Disease, Annual Review of Genomics and Human Genetics, 2014, 14:301-323.
13. M. M. A. Fernando et al., Defining the Role of the MHC in Autoimmunity: A Review and Pooled Analysis, PLoS Genetics, 2008, 4(4): e1000024.
14. MSD 매뉴얼. https://www.msdmanuals.com/
15. Robinson J, Barker DJ, Georgiou X, Cooper MA, Flicek P, Marsh SGE IPD-IMGT/HLA Database, Nucleic Acids Research (2020) 48 (D1): D948-D955
16. Robinson J, Halliwell JA, Hayhurst JH, Flicek P, Parham P, Marsh SGE.
The IPD and IMGT/HLA database: allele variant databases. Nucleic Acids Research(2015) 43:D423-431.
17. The HLA dictionary 2008: a summary of HLA-A, -B, -C, -DRB1/3/4/5, and -DQB1 alleles and their association with serologically defined HLA-A, -B, -C, -DR, and -DQ antigens. Tissue Antigens. 73, 2009.
18. Transplantation_MSD manual Professional Version_2022_
19. Y. Xi, HLA and Associated Important Diseases, 2014, InTech Publisher, ISBN 978-953-51-1230-1233.

Chapter

07

사이토카인

Cytokine

학 습 목 표

1. 사이토카인과 관련된 용어를 설명할 수 있다.
2. 내재면역과 적응면역에 관여하는 대표적인 사이토카인을 설명할 수 있다.
3. 자가면역과 관련된 대표적인 사이토카인을 설명할 수 있다.
4. 사이토카인의 검사 방법을 설명할 수 있다.

1 개요

면역세포는 다른 세포들과는 달리 특정 조직에 결합되어 있지 않고 혈관이나 림프관을 통해 이동하는 특성을 가지고 있다. 따라서, 면역세포가 신체의 한 곳에서 발생한 병원체의 침입에 대응하기 위해 상호협동적인 작용이 필요하며, 이 협동적인 작용을 위해서는 면역세포 간에 신호가 절대적으로 필요하며, 이 신호는 사이토카인(cytokine)이라는 세포 외로 분비되는 당단백질군에 의해 이루어진다. Cyto－는 '세포'라는 뜻을 가지고 있고, kine은 동력학(kinetics)에서 나타나듯이 '움직인다'라는 뜻을 가지고 있다. 즉, 세포를 움직이게 하는 물질이라는 뜻이다.

사이토카인는 세포 간에 신호를 전달하는 물질의 넓은 의미를 가지고 있으며 림프구(lymphocyte)에서 분비되는 사이토카인을 림포카인(lymphokine), 단핵구(monocyte)나 대식세포가 분비하는 사이토카인을 모노카인(monokine)이라고 하나 현재에는 이들 용어는 잘 사용되지 않는다. 또한, 백혈구(leukocyte)에서 분비되어 백혈구 간의 신호전달에 관여하는 사이토카인을 인터루킨(interleukin)이라고 한다. 즉, '내부' 또는 '사이'를 뜻하는 'inter'와 백혈구를 뜻하는 leukocyte의 합성어가 인터루킨이며, 아주 다양한 인터루킨을 약어로서 'IL－'로 나타내고 번호를 붙여 이름지었다. 집합적으로 인터루킨은 사이토카인과 거의 같은 의미로 사용되나 동일하지는 않다. 백혈구에서 생산되는 다른 종류의 사이토카인에는 인터페론(interferon, IFN)이나 종양괴사인자(tumor necrosis factor, TNF) 등은 바이러스의 억제와 종양세포의 억제와 같은 기능적인 특징이 두드러져서 인터루킨보다는 원래 붙여진 이름을 그대로 사용한다. 또한 인터루킨 중 백혈구의 화학주성에 관여하는 인터루킨을 케모카인(chemokine)이라고 하며 이들 역시 포괄적으로 인터루킨에 포함되나, 그 특성에 의해 케모카인의 이름을 그대로 사용하고 있다.

2 사이토카인의 기능

사이토카인의 성분은 당단백질로서 분자량은 5~20 kDa이다. 사이토카인은 백혈구뿐만 아니라 다른 세포에서도 만들어져 세포 외로 분비되어서 표적세포에 작용하는 물질이다. 호르몬 역시 한 세포에서 만들어져 다른 세포에 가서 작용을 하기 때문에 사이토카인이 호르몬과 유사한 작용을 한다고 할 수 있으나, 호르몬은 특정한 호르몬 분비세포에서만 만들어지나 사이토카인은 백혈구와 백혈구 이외의 세포에서도 생산되기 때문에 호르몬과는 다른 점이 있다.

사이토카인이 다른 표적세포(예, 백혈구)에 작용을 하기 위해서는 표적세포에는 사이토카인의 신호를 받을 수 있는 수용체가 필요하다. 표적세포는 사이토카인 수용체를 세포 외부면에 위치시켜 전달되는 사이토카인과 결합한다. 사이토카인 수용체는 각각 다른 사이토카인에 대한 특이적으로 결합하며, 사이토카인과 결합한 수용체는 사이토카인의 종류에 따라 세포 내부로 신호를 전달하게 된다. 이 신호에 따라 표적세포는 다양한 유전자를 발현시켜 효과 기능을 수행하게 된다(그림 7-1).

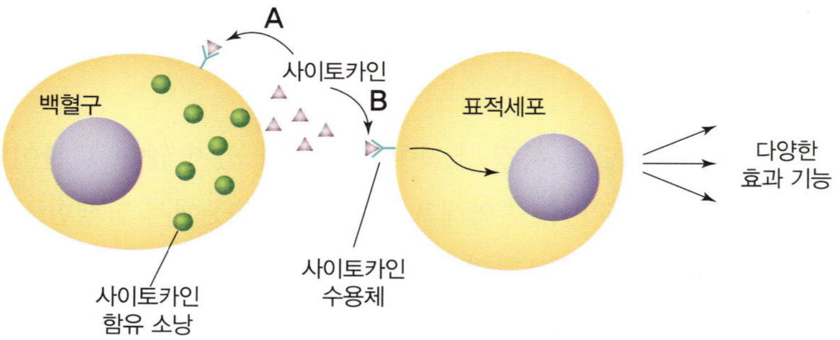

그림 7-1. 사이토카인의 작용 원리. A. 자가분비 방식. B. 주변분비 방식

예를 들어 항원제시세포와 결합하여 활성화된 T 림프구는 사이토카인 IL-2를 분비하게 되는데, 분비된 IL-2는 인접한 다른 T 림프구를 자극할 뿐만 아니라 분비한 자기 세포도 자극한다. 사이토카인을 분비한 세포가 다른 세포를 자극하는 것을 주변분비(paracrine) 방식이라고 하고, 사이토카인을 분비한 세포가 자신의 세포를 자극하는 것을 자가분비(autocrine) 방식이라고 한다.

사이토카인은 지금까지 200여 종이 알려져 있으며, 각 사이토카인이 특징적인 역할을 하기도 하지만 몇몇의 사이토카인은 중복되는 기능을 한다. 즉, 한 종류의 사이토카인이 여러 가지 기능을 하면서 다른 사이토카인과 함께 표적세포의 작용을 향상시킨다. 예를 들면 IL-4는 B 림프구의 성장을 유도하면서 또한, 항체의 개별형 전환을 유도한다. IL-2와 함께 B 림프구의 성장을 촉진하면서 IL-5와는 항체 개별형 전환을 함께 유도한다. 면역과 관련하여 기능적으로 내재면역에 관여하는 IL-1, IL-6, IL-12, TNF-α, IFN-α, IFN-β와 같은 사이토카인 군이 있으며, 적응면역에 관여하는 IL-2, IL-4, IL-5, IFN-γ와 같은 사이토카인 군으로 분류할 수 있으나 훨씬 더 많은 사이토카인이 포함되어 있다.

단백질 구조에 따른 분류는 4종류로서 조혈소군, 인터페론군, 케모카인군, TNF군으로 나누어진다. 표 7-1은 몇몇의 사이토카인을 대표적으로 나타내고 있다.

표 7-1. 대표적인 사이토카인

사이토카인	분비 세포	면역반응 기능
GM-CSF	Th 세포	단핵구 및 수지상 세포의 성장과 분화
IL-1α IL-1β	대식세포 및 항원 제시 세포 (APCs)	APC와 T 림프구의 동시 자극, 염증과 발열, 급성 반응, 조혈작용
IL-2	활성화된 Th1 세포, NK 세포	B 림프구 및 활성화된 T 림프구의 증식, NK 기능
IL-3	활성화된 T 림프구	조혈 모세포 성장
IL-4	활성화된 T 림프구	B 림프구의 증식, 호산구 및 비만 세포의 성장 및 기능, B 림프구의 IgE 및 II 형 MHC 발현, 모노카인 생산의 억제
IL-5	Th2 및 비만 세포	호산구의 성장과 기능
IL-6	활성화된 Th2 세포, APCs	급성기 반응, B 림프구 증식,
IL-7	흉선 및 골수 간질 세포	T 및 B 림프 형성
IL-8 (CXCL8)	대식세포, 상피세포	호중구와 T 림프구에 대한 화학 자극제
IL-9	T 림프구	조혈 및 조혈 효과
IL-10	활성화된 Th2 세포, CD8 + T 및 Bcells, 대식세포	사이토카인 생성을 억제하고, B 림프구 증식 및 항체 생산을 촉진, 세포성 면역 억제, 비만 세포 성장
IL-11	간질세포(stromal cell)	시너지 효과의 조혈 및 혈소판 효과
IL-12	B 림프구, 대식세포	NK 세포의 증식, IFN 생산, 세포 매개 면역 기능 촉진
IFN-αIFN-β	대식세포, 호중구 및 일부 체세포	항바이러스 효과, 모든 체세포에 대한 class I MHC의 유도, NK 세포 및 대식세포의 활성화
IFN-γ	활성화된 Th1 및 NK 세포	모든 체세포에 class I MHC를 유도, APC 및 체세포에 class II MHC를 유도, 대식세포, 호중구, NK 세포를 활성화, 세포 매개 면역을 촉진, 항바이러스 효과 촉진
TGF-β	T 림프구, 단핵구	화학 주성, IL-1 합성, IgA 합성, 증식 억제
TNF-α	대식세포, 비만 세포, NK 세포, 감각 뉴런	세포 사멸, 염증, 통증
TNF-β	Th1 세포 및 Tc 세포	식균 작용, NO 생산, 세포 사멸
G-CSF	대식세포, 내피세포	조혈촉진 작용
Erythropoietin (EPO)	신장 간질섬유아세포	적혈구 생산촉진

3 사이토카인과 질병

사이토카인은 면역반응 동안 한 종류만 생산되지 않고 여러 종류가 동시적으로 생산되어 질병과 연관된 사이토카인 역시 다양한 종류의 사이토카인과 연관되어 있다. 따라서 한 종류의 사이토카인이 특정 질병의 바이오마커로서 작용하는 경향이 낮다. 그러나 특정한 사이토카인의 농도가 정상치보다 높을 경우가 있어 진단과 예후에 참고지표가 될 수 있다. 다음은 몇몇 질병과 사이토카인의 연계성을 예로써 제시하였다.

1) 사이토카인 폭풍(cytokine storm)

국소적 감염이 발생하였을 경우 면역반응의 과정에서 사이토카인이 분비되어 내재면역 및 적응면역반응을 유도하여 적절하게 방어작용을 수행한다. 그러나 감염이 혈관 내에서 발생하여 전신으로 확장될 경우 생명이 위험한 패혈성 쇼크가 발생한다. 이때 세균의 내독소를 인식한 대식세포나 세균 외독소를 인식한 T 림프구에서 다량의 염증성 사이토카인 IL−1, IL−6와 TNF-α가 대량으로 방출된다. 이들 사이토카인은 혈관내벽을 손상시켜 혈액응고방지 작용을 저해하여 결과적으로 혈관 내 혈전이 형성되어 혈관폐색이 발생한다. 혈관폐색으로 인하여 여러 장기가 손상되는 과정이 발생할 수 있다.

2) 자가면역질환과 사이토카인

자가면역질환인 류마티스 관절염(rheumatoid arthritis) 환자의 경우 혈액 내 TNF-α, IL−6, IFN-γ와 같은 사이토카인의 농도가 증가한 것으로 알려져 있다. 그러나 또 다른 자가면역질환인 전신홍반루푸스(systemic lupus erythematosus, SLE)의 경우는 IFN-α, TNF-α, IL−6의 농도가 증가된 것으로 알려져 있다. 이 중 IFN-α의 농도는 전신홍반성루푸스와 아주 밀접한 연계성이 있는 것으로 나타난다. 유전적으로 가족력 전신홍반성루푸스 환자의 경우 비정상적으로 높은 IFN-α 농도가 나타나며, 전신홍반성루푸스 환자에서 나타나는 자가항체(항핵 항체)가 핵산과 결합하여 IFN-α 생산을 유발한다는 실험적인 결과도 있다.

3) 치료제로서 사용되는 사이토카인과 사이토카인 저해제

자가면역질환의 치료제로서 사이토카인 저해제가 사용된다. 앞서 설명하였듯이 자가면역질환은 염증성 사이토카인 TNF-α, IL−1, IL−6와 IFN-α, IFN-γ의 농도가 증가하여 염증반응을 유발한다. 따라서 이들 사이토카인을 중화시키거나 생산을 억제하는 저해제를 치료약물로 사용한다. 저해제는 단클론 항체(monoclonal antibody)가 이용된다. TNF-α와 결합하여 TNF-α의 작용을 방해함으로써 IL−1, IL−6의 방출을 방해하여 염증반응을 억제하게 된다. 세포막에 결합되어 있는 TNF-α와도 결합하여 보체고정을 유발하여 TNF-α 발현세포를 사멸시킨다. 상업용 명칭으로는 Simponi (Golimumab), Humira (Adalimumab) 등이 있다. 또 다른 치료전략으로 IL−1 수용체와 결합하나 수용체의 신호전달을 유발하지 않는 IL−1 유사체를 사용하는 것으로 단클론 항체가 아닌 사람 IL−1과 유사한 재조합 단백질이다.

다른 치료 용도로는 사이토카인의 기능을 저해하는 것이 아니라 사이토카인 본연의 기능을 가진 재조합 사이토카인을 사용하는 경우이다. 항암치료를 받는 환자는 조혈세포의 손상으로 조혈작용이 저해되는 경우가 많다. 조혈작용이 저해되는 경우 여러 가지 문제가 발생하며 특히 호중구 세포의 수가 감소하면서 면역반응이 저하된 상태가 되어 건강한 상태의 가벼운 감염에 대해서도 위험하게 된다. 이 경우에 항암치료를 중단하게 되고 조혈작용을 촉진시키는 사이토카인 치료를 받게 된다. 조혈작용을 촉진시키는 사이토카인으로 적혈구 생산을 향상시키는 적혈구형성호르몬(erythropoietin)과 호중구 생산을 향상시키는 G-CSF와 같은 사이토카인을 유전공학 방식을 통해 재조합 단백질로 만들어 치료제로 사용하고 있다.

4 사이토카인의 면역학적 검사법

사이토카인은 종류가 무척 많고, 혈중 농도가 아주 낮기 때문에 민감도가 높으면서도 여러 종류의 사이토카인을 동시에 검사할 수 있는 방법이 필요하다. 현재까지 개발되어 있는 몇몇 방법을 소개하며 향후 보편적으로 사용할 방법을 간략히 소개한다.

1) ELISA

가장 보편적으로 사용되는 방법으로 자세한 원리에 대한 설명은 10장을 참고하면 된다. 대부분의 상업적 장비 또는 키트는 샌드위치법을 응용하고 있다. 96 well plate의 well 바닥에 각 사이토카인에 특이적인 1차항체(또는 포획항체, capture antibody)가 부착되어 있고 여기에 검체를 첨가하면 포획항체가 혈청 내에 존재하는 사이토카인과 결합하게 되고, 여기에 동일한 사이토카인을 인식하면서 효소가 결합된 2차 항체(enzyme-conjugated anti-cytokine 또는 콘쥬게이

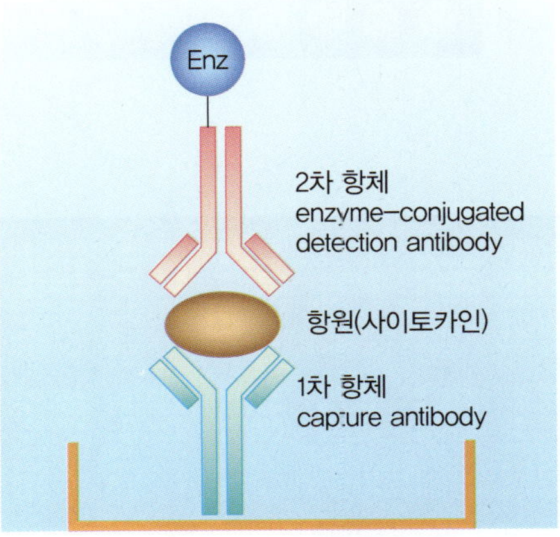

그림 7-2. 샌드위치법 원리

트, conjugate 또는 검출항체, detection antibody)를 첨가하면 포획항체에 부착되어 있는 사이토카인과 결합하여 효소 기질을 첨가하였을 때 색소를 형성하여 사이토카인을 정량하는 방법이다. 민감도를 증가시키기 위해 효소 대신에 바이오틴(biotin)을 결합시킨 2차 항체를 사용하기도 한다. 이 경우 효소는 스트렙타비딘(streptavidin)에 결합시켜 첨가하게 되면 바이오틴과 스트렙타비딘-효소 결합을 형성시켜 부착되는 총 효소량을 증가시킬 수 있다.

2) 마이크로어레이(Microarray) 방법

이 방법은 DNA chip에 사용되는 방법과 유사하나 DNA 대신에 포획항체를 chip에 부착시켜 많은 검체를 한 번에 검사하는 방법이다. 기본 원리는 ELISA의 샌드위치 방법과 동일하나 스트렙타비딘에 효소 대신 형광색소를 결합시켜 스트렙타비딘-형광색소 복합체를 이용하고, chip에 나타나는 형광색소의 신호를 스캔하여 정량할 수 있다. 한 개의 칩으로 몇 개의 96 well plate에 해당하는 검사를 할 수 있는 장점과 다중분석이 가능하다는 장점이 있다.

3) 비드 기반 다중 분석(Bead-based Multiplex Assay, Bead array) 방법

비드 어레이(bead array) 역시 다중분석이 가능한 방법으로 임상진단에 사용될 뿐만 아니라 다양한 생체 분자를 대상으로 분석이 가능한 응용성이 높은 방법이다. 가장 큰 장점은 다양한 분석 방법으로 응용이 가능하다.

알려진 4종류의 분석방법으로는 다음과 같다. 1. PCR 적용, 2. 샌드위치 면역분석, 3. 효소적용, 4. 수용체 적용, 이 중에서 사이토카인이나 HLA 분자 분석용으로는 비드 기반 다중 분석 포

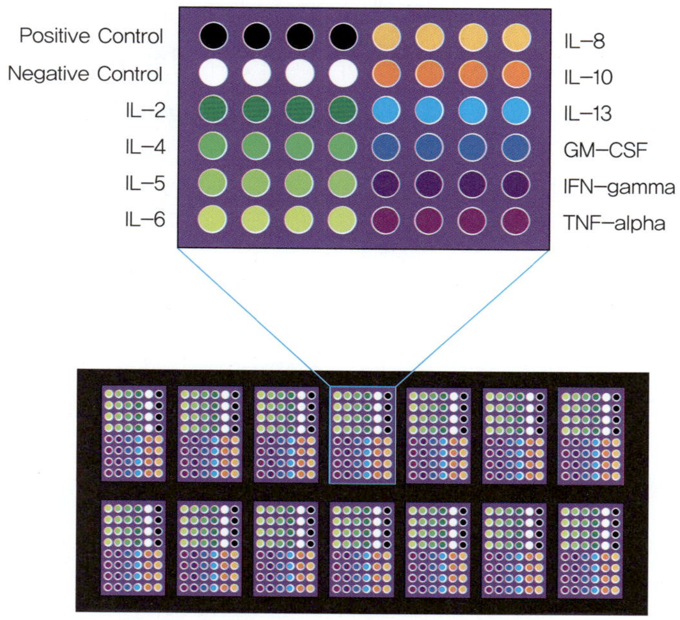

그림 7-3. Microarray 방법 원리 모식도. 미국 Raybiotech 홈페이지에서 인용

맷이 이용된다. 비드 어레이를 이용한 다중분석법은 다양성이 높은 표적 인자를 검출하는데 매우 효율적이라서 사이토카인과 면역글로불린 분석뿐만 아니라 HLA 형별 검사(HLA typing)와 같은 유전적 다형성(polymorphism)을 분석에 적용된다. 분석과정을 그림 7-4에 간단히 나타내었다.

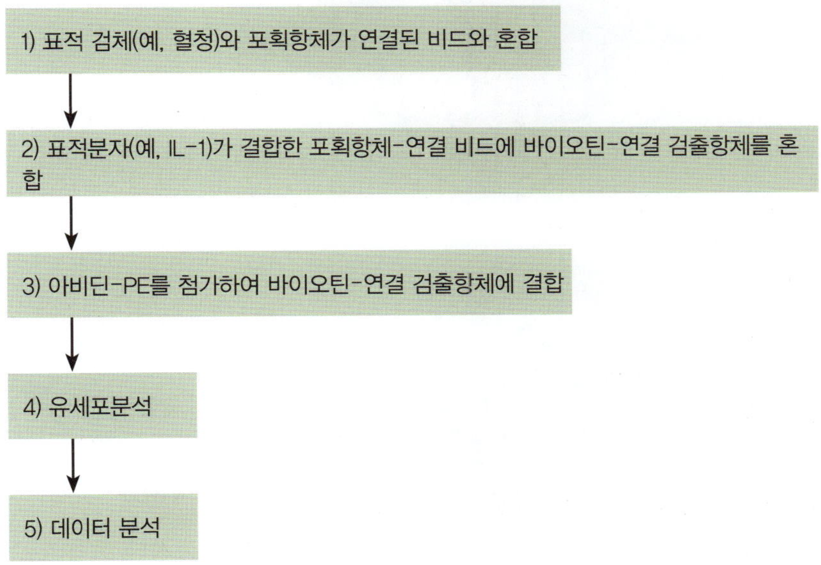

그림 7-4. Bead-base Assay의 검사과정 요약

이 방법의 가장 핵심적인 요소는 비드 내부에 빨간색과 적외선 파장의 형광색소가 들어 있으며, 이들 색소의 농도를 조절하여 모양과 크기는 같으나 서로 다른 100여 종의 비드를 생산한 것이다. 예를 들어 비드 1번은 IL-1, 비드 2번은 IL-2, ...비드 50번은 TNF-α와 같이 이들 비드에 레이저 광선을 투사하여 나타나는 장파장 빨간색(적외선)을 분석하여 각각의 비드를 구분할 수 있다. 이 각각의 비드에 각각 다른 포획항체(capture antibody)를 부착하여 검체 내에 존재하는 표적 단백질(예, 사이토카인)을 분리해 낸다. 그 다음, ELISA의 샌드위치법과 마찬가지로, 바이오틴이 결합된 검출항체(detection antibody-biotin)를 첨가하여 검출항체가 표적단백질에 결합한다. 여기에 단파장(주황색) 형광을 나타내는 피코에리트린(phycoerythrin, PE)이 결합된 스트렙타비딘(streptavidin-phycoerythrin)을 첨가하면, 이것이 바이오틴과 결합을 한다.

마지막으로 유세포분석기(flow cytometry)로 비드 종류별 분석과 PE 형광을 동시에 검출하여 각각의 비드 신호와 중첩된 PE(주황색) 빨간색 신호를 비교 분석하여 여러 종류의 각 표적 단백질을 동시에 분석할 수가 있다.

신호 분석은 이미 보유하고 있는 유세포 분석기를 사용하여도 되며, 전용기기를 사용하여도 된다. 현재 미국 텍사스주에 본사를 둔 Luminex 회사가 핵심기술인 비드를 만드는 특허를 이용한 Multi-Analyte Profiling (xMAP) technology를 보유하고 있어서 Luminex 회사의 기기가 선도하고 있으며, Luminex 회사의 비드를 사용하여 다른 회사에서도 같은 원리의 장비를 판매하고 있다.

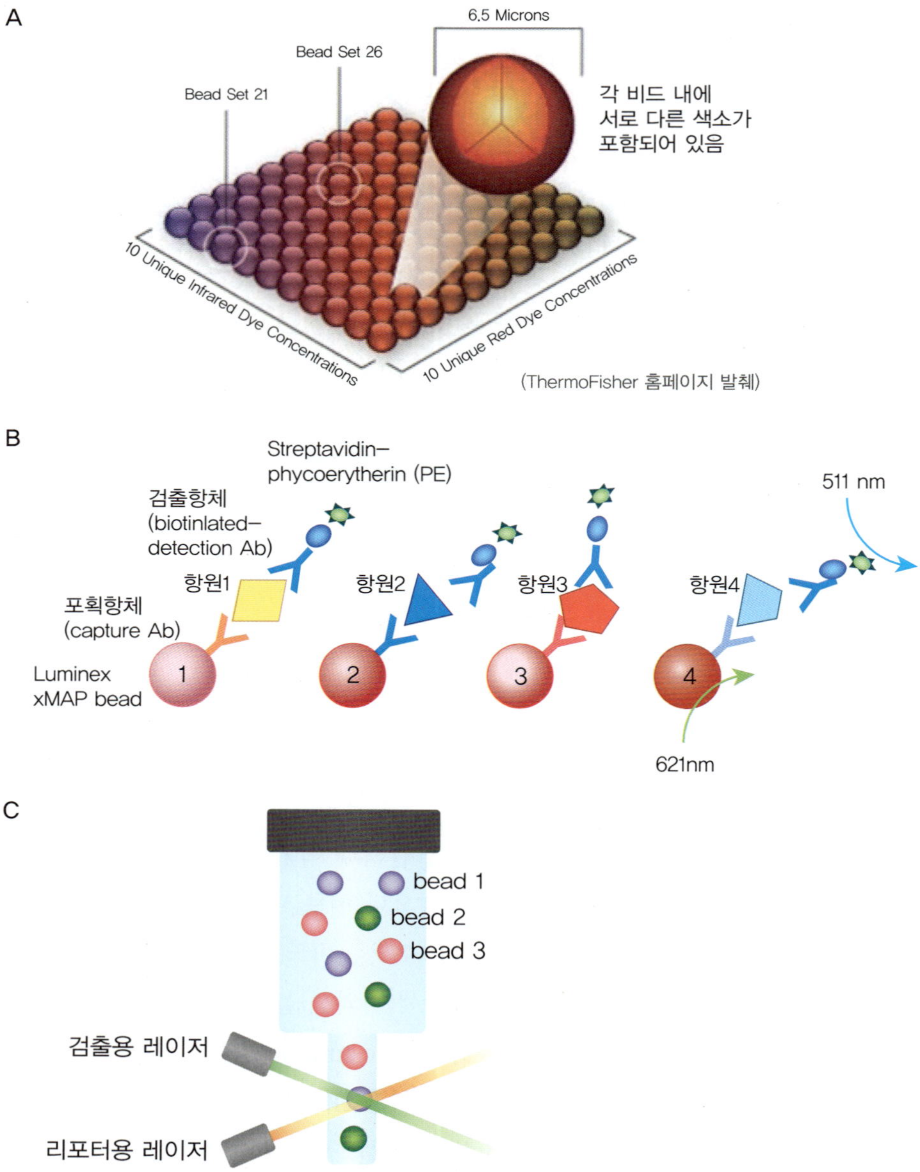

그림 7-5. Bead-based Assay의 원리.
A. 사용되는 Bead의 특성과 배열. B. 검사원리. C. 검출과정

참고문헌

1. B. Detrick, J. Schmitz, R. Hamilton. Manual of Molecular and Clinical Laboratory Immunology, 8th, 2016, ASM press, Washington DC, USA.
2. http://www.raybiotech.com
3. https://resources.rndsystems.com/images/site/rnd-systems-luminex-assays-br.pdf
4. J. Christopher-Hennings et al. Opportunities for Bead-Based Multiplex Assays in Veterinary Diagnostic Laboratories. J. of Vet. Diagnostic Invest. 25(6) 671-691. 2013.
5. J.-M. Zhang, J. An. Cytokines, Inflammation and Pain. Int Anesthesiol Clin. 45, 27-37. 2007.
6. R. N. Monasterol, S. Pentyala. Cytokines as Biomarkers and Their Respective Clinical Cutoff Levels. Int. J. of Inflammation. 2017, Article ID 4309485. (https://doi.org/10.1155/2017/ 4309485)

Chapter

08

CD 시스템

Clusters of differentitation

학습목표

1. CD 정의에 대해 설명할 수 있다.
2. 주요 면역세포의 대표적 CD 종류를 설명할 수 있다.
3. CD의 임상검사 활용에 대해 설명할 수 있다.

1 CD 정의

모든 세포는 세포막 안쪽과 바깥쪽에 단백질을 가지고 있다. 이러한 단백질을 세포막 단백질이라고 하며, 세포막을 관통하기도 하고, 세포막을 관통한 단백질 옆에 붙어 있기도 하다. 세포막 단백질은 세포의 종류에 따라 다르게 존재하기 때문에 특정세포를 구분하는 지문처럼 사용될 수 있다. 특히 면역학에서는 면역에 관여하는 세포를 구분할 때 이들 세포막 단백질을 이용한다. 면역세포는 조혈 모세포에서 여러 단계를 거치면서 분화하여 최종 혈액에 존재하는 다양한 백혈구와 적혈구, 혈소판이 된다. 이들 세포는 조혈모세포로부터 분화하는 동안 각 세포는 분화단계의 특성에 맞게 세포막 표면 단백질이 변화하게 되고 이 세포막 표면 단백질을 표시하여 구분할 수 있으면 특정 백혈구를 동정할 수 있다. 즉, 여러 종류의 백혈구 세포를 구분하기 위해서는 세포막 표면 단백질을 정확하게 식별할 수 있는 방법이 필요한데, 주로 단클론 항체가 사용된다. 백혈구를 구분하는 데 사용되는 이들 항체를 CD (clusters of differentiation)라고 한다. 그리고 이 항체에 반응하는 세포막 표면 단백질을 CD 항원 또는 CD 리간드라고 한다. 그러나, 현재에는 일반적으로 CD라고 할 때 세포막 표면 단백질을 뜻한다. 예를 들어 T 림프구에 존재하는 CD4나 CD8은 T 림프구 표면에 존재하는 T 림프구 수용체의 공동 수용체로서 세포막 표면 단백질이다.

세계 연구자들은 면역세포를 구분하는데 사용되는 CD를 통일성 있게 사용하기 위하여 '사람 백혈구 분화 항원 워크숍[Human Leucocyte Differentiation Antigens (HLDA) Workshop]'을 1982년 프랑스 파리에서 처음 개최한 후 지금까지 열 차례 워크숍을 하여 350개의 CD를 구분하여 이름을 지었고, 이름 짓는 방식은 CD 뒤에 숫자를 붙여 CD1, CD2, CD417으로 하였다. 각 CD에 대한 이름과 특성은 HLDA Workshop을 운영하는 Human Cell Differentiation Molecules

(HCDM) 조직위원회에서 결정된다. 각 CD에 해당하는 항체는 면역학적 연구, 진단검사, 질병 치료의 진척 등에 사용되며, 전체 CD에 대한 정보는 HCDM 홈페이지 http://www.hcdm.org/에서 제공하고 있다.

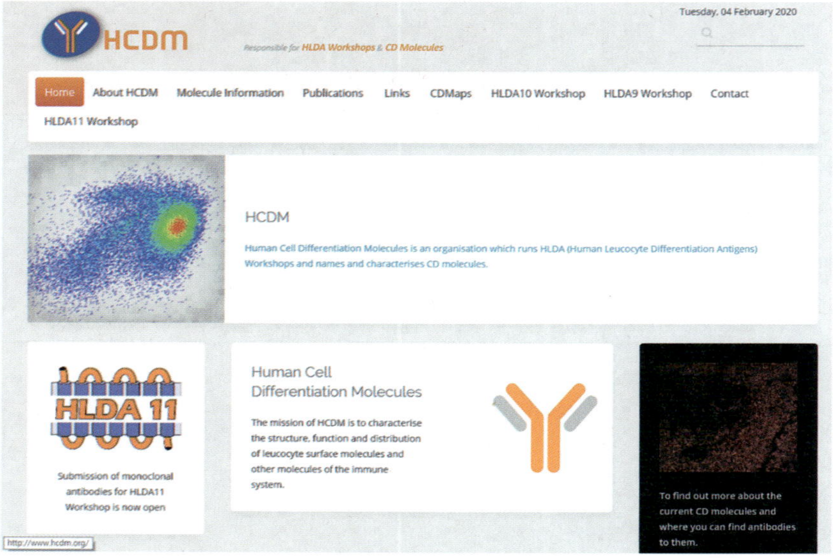

그림 8-1. HCDM 홈페이지 화면

면역세포가 가지고 있는 몇몇 중요한 CD를 표 8-1에서 나타낸다.

표 8-1. 면역세포와 각 면역세포가 가진 대표적 CD

세포 종류	CD markers
조혈모세포	CD34+, CD31−, CD117
수지상세포	CD45+, CD11c, CD123,
단핵구	CD45+, CD4, CD14+, CD33
도움 T 림프구	CD45+, CD3+, CD4+
세포독성 T 림프구	CD45+, CD3+, CD8+
B 림프구	CD45+, CD19+, CD20+, CD24+, CD38, CD22
자연살해세포	CD16+, CD56+, CD3−, CD31, CD30, CD38

CD 분자는 조혈모세포로부터 각각의 면역세포로 분화하는 동안 분화단계별로 세포 표면에 다르게 나타난다. 어떤 CD 분자가 어떤 세포 표면에 존재하는지를 분석하여 세포의 종류와 어떤 분화단계에 있는 세포인지를 구분할 수 있다. 한 예로서 조혈모세포에서 B 림프구와 T 림프구가 분화해 가는 과정에 따라 CD의 변화를 그림 8-2가 나타낸다.

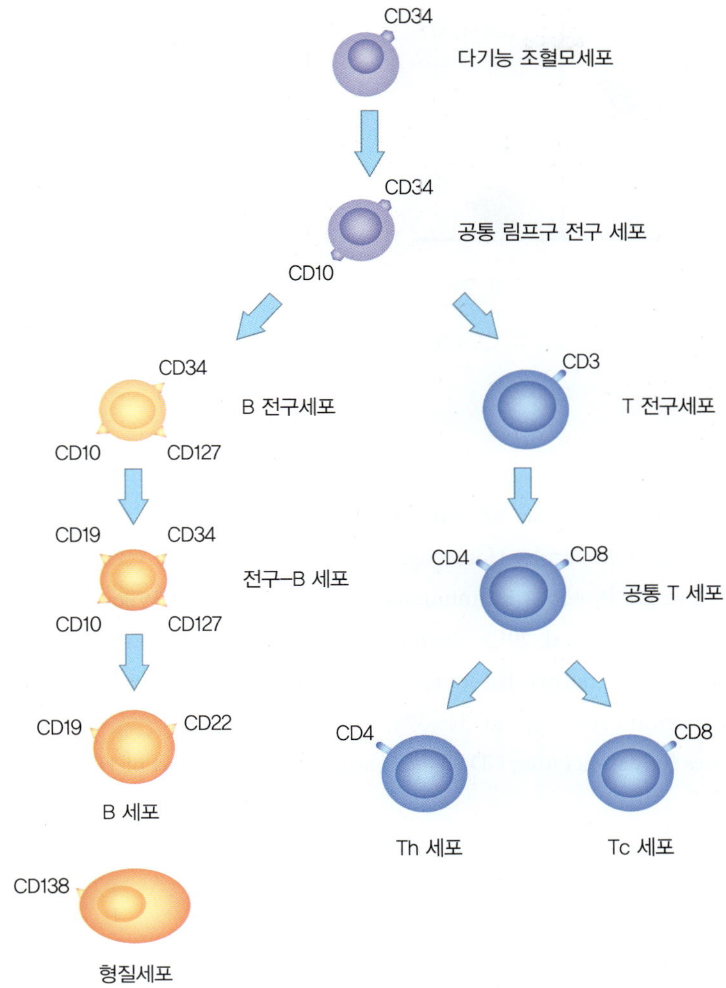

그림 8-2. 조혈 모세포에서 분화되는 B 림프구와 T 림프구 CD의 변화

CD를 활용하여 현재 임상에서 가장 많이 사용되는 진단방법으로는 혈액 내 림프구의 정확한 집단 수를 측정하는 유세포 분석(flow cytometry)이 있다. 이 방법을 정확히 실시하기 위해서는 각 CD에 특이적으로 반응하는 항체가 필요하다. 이때 사용하는 항체는 대부분 단클론 항체(monoclonal antibody)이다. CD와 유세포 분석기를 사용하는 진단검사의 한 예로 HIV 감염에 대한 검사에 T 림프구의 CD를 이용한다. HIV 바이러스는 CD4 T 림프구에 감염되어 CD4 T 림프구 수를 감소시킨다. 따라서 CD4 T 림프구 수 감소를 확인하여 HIV 감염 여부를 확인한다(그림 8-3). 기술의 발달로 현장에서 CD4 T 림프구 수를 바로 측정할 수 있는 현장 검사(point-of-care testing, POCT) 장비도 개발되었다.

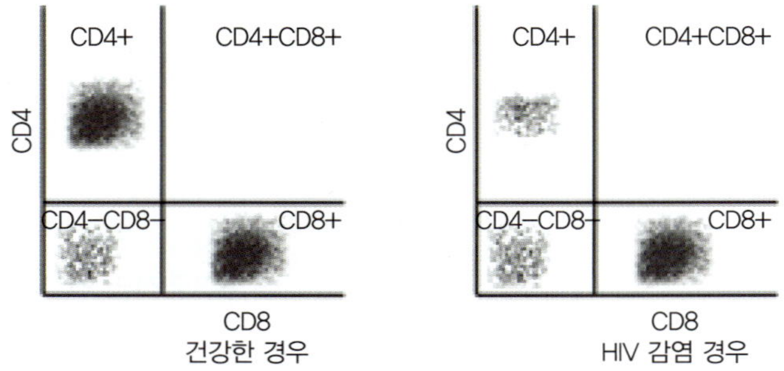

그림 8-3. CD4와 CD8을 이용하여 HIV 감염 검사

참고문헌

1. CD marker Handbok, Human Mouse. 2010 BD Biosciences.
2. Human Cell Differentiation Molecules Homepage: http://www.hcdm.org/
3. J. E. Coligan, et al., Current Protocols in Immunology, 1991. vol. 1. John Wiley & Sons, New York, USA.
4. J. E. Rehg, D. Bush and J. M. Ward. 2012. The utility of immunohistochemistry for identification of hematopoietic and lymphoid cells in normal tissues and interpretation of proliferative and inflammatory lesions of mice and rat. Toxicological Pathology. 40, 345-374.
5. Laboratory guidelines for enumerating CD4 T lymphocytes in the context of HIV/AIDS, 2007, World health Organization.

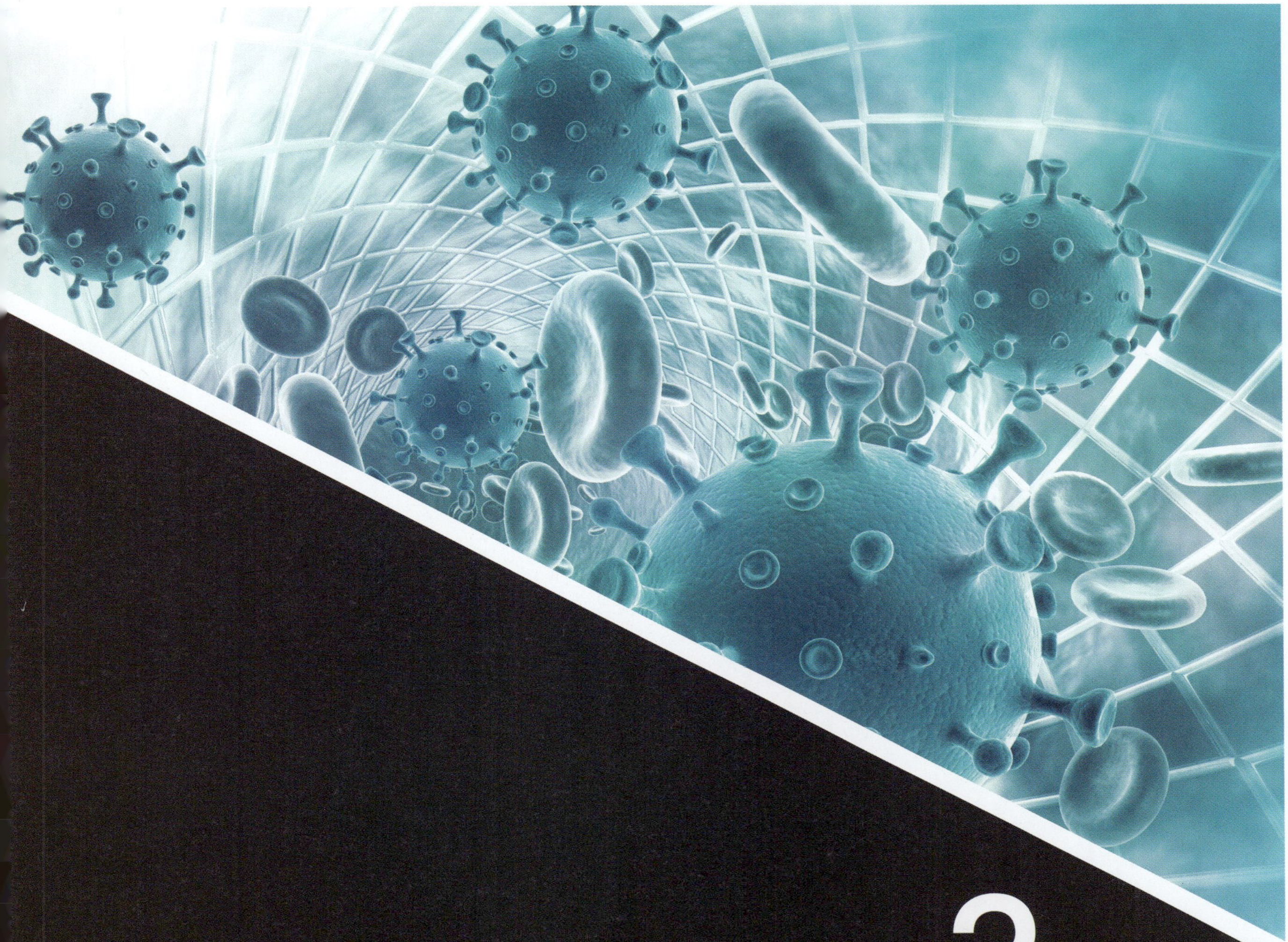

제 2 부

임상면역검사 실기

Chapter 09

검사실 안전

Clinical Laboratory Safety

학습목표

1. 위험요소에 대해 설명할 수 있다.
2. 질관리에 대해 설명할 수 있다.
3. 외부정도관리에 대해 설명할 수 있다.
4. 의료폐기물 관리에 대해 설명할 수 있다.

1 위험요소

1) 생물학적 위험 요소

모든 검체는 생물학적 위험(biological hazard)을 포함하고 있다. 따라서 검체 채취부터 분석 및 처리까지 모든 과정에서 생물학적 위험에 대한 대책을 마련해야 하며, 노출을 방지하기 위한 예방적 조치를 철저히 시행해야 한다. 또한, 위험 상황이 발생했을 때의 대응 절차를 문서화(documentation)하여 명확히 규정해야 한다.

기구의 살균 및 소독 방법을 명확히 문서화하고, 정기적으로 시행 여부를 확인하고 점검해야 한다. 특히, 감염성 미생물로 인한 감염 우려가 있는 경우를 정의하고, 이에 대한 예방 조치를 작업자에게 철저히 교육해야 한다.

검체가 과량으로 유출되는 상황을 대비하여 스필 키트(spill kit)를 준비해 두는 것이 중요하다. Spill kit는 혈청 및 기타 체액을 검사하는 진단면역검사실에서 유용하게 활용될 수 있으며, 개인 보호구, 흡습지(과량의 액체를 흡수할 수 있는 재료), 소독제 등을 포함해야 한다. 이러한 키트는 상업용 제품을 구입할 수도 있고, 자체적으로 제작하여 사용할 수도 있다.

표준주의(standard precautions)는 모든 환자 및 검체를 감염 가능성이 있는 대상으로 간주하고, 의료진과 작업자를 보호하기 위해 적용하는 감염 예방 원칙이다. 모든 검체가 잠재적으로 위험할 수 있음을 인지하고, 표준주의에 따라 개인 보호구를 철저히 착용해야 하며, 검체의 이송 및 보관 절차를 숙지해야 한다. 또한, 검사가 완료된 검체는 관련 법률에 따라 안전하게 폐기해야 한다.

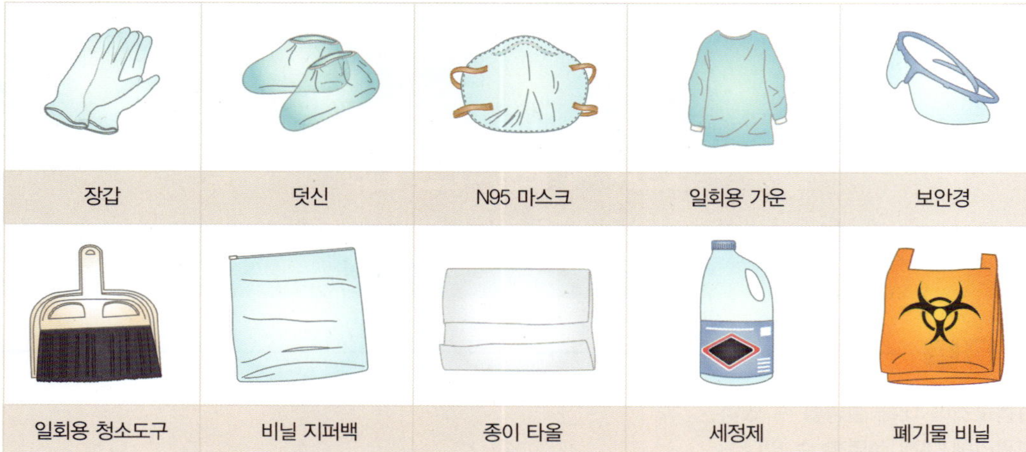
장갑
덧신
N95 마스크
일회용 가운
보안경
일회용 청소도구
비닐 지퍼백
종이 타올
세정제
폐기물 비닐

그림 9-1. 유해화학물질용 spill kit 구성품

2) 화학적 위험

물질안전보건자료(material safety data sheet, MSDS)는 화학물질의 위험성, 취급 방법, 응급 조치, 저장 및 폐기 방법 등의 정보를 제공하는 문서이다. 검사 및 분석 과정에서 발생할 수 있는 화학적 위험을 인지하고, MSDS를 확보하여 근무지에 비치해야 한다.

화학물질의 분류 및 표시에 관한 글로벌 조화 시스템(globally harmonized system of classification and labelling of chemicals, GHS)은 화학물질의 위험성을 통일된 방식으로 분류하고 표시하기 위해 UN이 개발한 국제 표준이다. 기존 MSDS는 국가별 형식과 분류 기준이 달라 국제 교역에서 혼란을 초래할 수 있었다. 이에 따라, 과거 대부분의 국가에서 사용하던 MSDS라는 용어는 GHS 도입 이후 안전자료(safety data sheet, SDS)라는 표준화된 명칭으로 변경되었다.

한국은 2015년 산업안전보건법 개정을 통해 SDS 사용을 의무화하고, 국제 기준에 맞춘 화학물질 관리 체계를 도입했다. 국제적으로 통일된 기준에 따라 화학물질의 유해·위험성을 분류하고, 표준화된 경고 표시(표 9-1)를 적용해야 한다.

검사자는 이를 숙지하고, 경고 문구와 부착물의 의미를 정확히 이해할 수 있도록 교육을 받아야 한다. 또한, 화학물질의 안전 관리를 위해 관련 규정을 문서화하고, 문제 발생 시 신속하게 대응할 수 있도록 대처 방안을 명확히 마련해야 한다. 특히, 고위험 화학물질의 보관, 저장 및 사용 시 주의사항을 근무지에 비치하여 수시로 확인할 수 있도록 해야 하며, 폐기 절차와 처리 방법은 관련 법률과 안전 지침을 철저히 준수해야 한다.

화학물질의 보관 장소 및 저장 용기는 별도로 마련된 안전 보관함(safety storage container)을 사용해야 하며, 적절한 취급 절차를 철저히 준수해야 한다. 보관 시설 및 장비는 전문가의 점검을 받아야 하며, 최소 연 1회 이상 기능 검사를 실시해야 한다.

표 9-1. GHS pictogram 종류 및 해설

폭발하는 폭탄	불꽃	원위의 불꽃
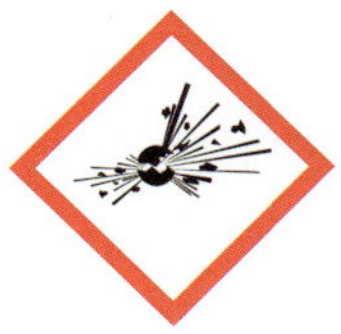 폭발성 물질 자기반응성 물질 및 혼합물 유기과산화물	 인화성 가스 에어로졸 인화성 액체 인화성 고체 자기반응성 물질 및 혼합물 자연발화성 액체 자연발화성 고체 자기발열성 물질 및 혼합물 물반응성 물질 및 혼합물 유기과산화물	 신화성 가스 산화성 액체 산화성 고체
가스 실린더	**부식성**	**해골과 X자형 뼈**
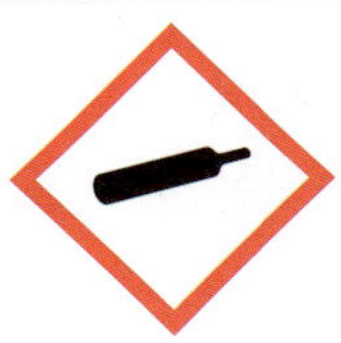 고압 가스	 금속부식성 물질 피부 부식성/피부 자극성 심한 눈 손상성	 급성 독성 (치명적)
건강유해성	**감탄부호**	**환경**
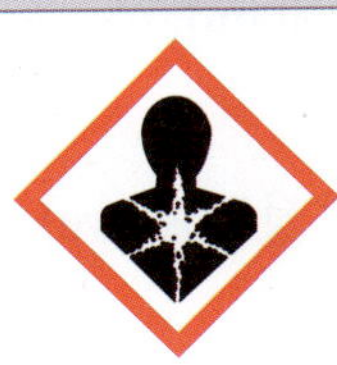 호흡기 과민성 발암성 생식세포 변이원성 생식독성 특정표 target organ 독성	 경고 피부 과민성 위험한 급성 독성	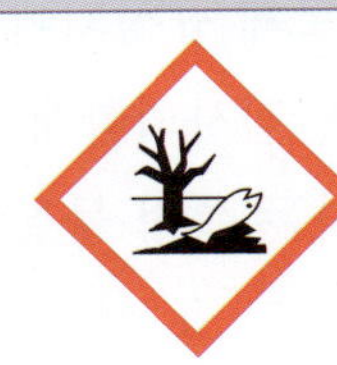 수생환경 유해성

3) 전기적 위험과 기계적 위험

최근의 면역학적 검사 방법의 많은 부분이 기계화로 인하여 기기도입이 늘어나는 추세이며 이로 인해 전기적 위험이나 기계적 위험 등이 늘어나고 있다. 특히 전기와 관련하여 화재 위험도 늘어나고 있다. 기기의 전기적 문제나 관리는 반드시 전문가가 관리해야 한다. 특히 기기에서 물을 이용한 작업이 많이 생기므로 기기 전문가에 의해 누전 및 누수 등의 기기 정도관리가 정기적으로 이루어져야 한다.

2 임상병리 검사의 질관리

임상병리검사에서는 검사 의뢰부터 결과 분석까지의 모든 과정에서, 즉 검사 전, 검사 중, 검사 후 단계에서 발생할 수 있는 오차를 확인하고 관리하여 검사 결과의 질관리를 유지해야 한다.

1) 검사방법의 분류와 검증

면역학적 검사법을 이용한 측정에서, 음성 또는 양성과 같이 이분법적으로 측정되는 검사를 정성검사(qualitative test)라고 하며, 반응 결과를 실제 값의 농도로 표현하는 검사를 정량검사(quantitative test)라고 한다. 즉, 검사 결과의 신호를 보정곡선(calibration curve)을 통해 농도로 변환할 수 있는 경우 정량검사에 해당한다. 반정량검사(semi-quantitative test)는 검체를 일정 배율로 희석한 후, 가장 강한 반응을 나타내는 희석 배율을 검사 결과로 확인하는 방법이다.

정성검사법, 정량검사법, 반정량검사법 등 다양한 검사법은 각각의 특성에 따라 평가 및 인증 절차가 다르게 규정되어 있다. 이에 대한 기준은 CLSI (clinical laboratory standards institute) 지침이나 진단검사의학재단의 심사점검표를 참고하여 적용할 수 있다.

정성검사는 특정 물질이 존재하는지 여부를 확인하는 검사로, 결과는 양성(positive) 또는 음성(negative)으로 표현된다.

존재 유무를 판단하는 검사로 판정기준치(cut-off)가 중요하다.

1. 최초 검사 시행 시 및 시약 lot 변경 시(또는 6개월마다) cut-off를 확인해야 한다.
2. 보정곡선(calibration curve)을 사용하지 않지만, 검사 결과의 신뢰성을 유지하기 위해 보정물질(calibrator)을 활용할 수 있으며, 최소 한 개 이상의 양성 보정물질을 포함해야 한다. 보정물질은 cut-off 값이 올바르게 설정되었는지를 확인하는 기준 역할을 한다.
3. 음성 및 양성 정도관리물질 각각 최소 1개씩을 이용하여 내부정도관리를 실시해야 한다.
4. 시약의 lot가 변경되면 cut-off 값을 재확인하고, 동일한 환자 검체로 비교하여 결과가 일치하는지 평가해야 한다. 필요한 경우 양성률 및 음성률을 산출하고 실패 사례를 분석하는 것이 권장된다.

반면, 정량검사는 특정 물질의 농도를 측정하는 검사로, 결과는 mg/dL 등의 수치로 표현된다. 정확한 농도를 측정하는 검사로 보정곡선(calibration curve)과 내부정도관리가 필수적이다.

1. 보정곡선을 작성하고 이를 이용해 농도를 계산하며, 경우에 따라 내부표준물질을 사용하여 측정의 정확도(accuracy)를 높인다. 보정(calibration) 후, 보정이 올바르게 수행되었는지 확인하기 위해 보정검정(calibration verification)이 필요하며, 주기적으로 시행해야 한다.
2. 최소 2가지 이상의 농도를 가진 정도관리물질을 사용하며, 매달 평균(mean), 표준편차(standard deviation, SD), 변이계수(coefficient of variation, CV) 등의 통계를 산출하여 내부정도관리를 수행한다. 또한, 정도관리물질 허용범위를 검사실 자체적으로 설정하여 사용해야 한다.
3. 측정가능범위(analytical measurement range, AMR)를 설정하여 직선성을 평가하고, 일정한 주기로 검증하여 기기의 측정 성능을 확인해야 한다. 기기 또는 주요 부품을 교체하거나 시약의 주요한 변경 등이 발생한 경우 AMR 검정을 추가로 시행해야 한다. 보정물질의 농도가 3개 이상이고, 그 농도 구간이 AMR을 포함하며, 보정 주기가 6개월 미만인 경우 AMR 검정을 생략할 수 있다. AMR 검정 시 5가지 이상 농도의 검체 사용이 권장된다.
4. 시약이나 보정물질의 lot가 변경될 경우, 동일한 환자 검체로 검사하여 결과값의 변화를 비교하고 평가해야 한다.

2) 질관리 요소

표 9-2. 검사과정에 따른 오류의 종류

과정	오류 요소	과정	오류 요소
검사의뢰 오류	질병에 부적합한 검사 지시 환자식별 오류 특이요구사항 미지정	검사결과 보고 오류	잘못된 환자 식별 결과보고 누락 보고 지연
검체획득 오류	잘못된 검체용기 사용 부정확한 환자 정보 부적합한 검체량 유효하지 않은 검체 검체 채취시간 오류 부적절한 수송조건	검사결과 해석 오류	간섭물질 인식 오류 검사특이성 이해불가 검사 정밀도 제한 인식 오류 부적절한 분석감도 이전 결과값과 비교불가
분석측정 오류	기기보정 오류 검체 혼합 잘못된 검체사용량 간섭물질 존재 기기 정밀도 오류		

3) 질관리 체계

질관리 체계는 검사실에서 정확하고 신뢰할 수 있는 검사 결과를 제공하기 위해 마련된 관리 시스템이다. 검사 전, 검사 중, 검사 후 전 과정에 걸쳐 표준화된 절차를 적용하여 오류를 최소화하고 검사 결과의 품질을 유지하는 것을 목표로 한다.

이를 위해 검사실에서는 보정(calibration)과 보정검정(calibration verification)을 통해 기기의 측정값이 정확하게 유지되는지 확인하고, 측정가능범위(AMR)를 설정하여 주기적으로 검증함으로써 기기의 성능을 점검해야 한다. 또한, 내부 및 외부 정도관리 프로그램을 활용하여 검사 결과의 품질을 지속적으로 평가하는 것이 중요하다.

내부정도관리(internal quality control, IQC)는 검사실 내부에서 일정 주기로 시행되며, 검사 시스템이 정상적으로 작동하는지 확인하는 과정이다. 반면, 외부정도관리(external quality assessment, EQA)는 검사실 간 검사 결과를 비교하여 성능을 객관적으로 평가하고, 검사실의 검사 정확도를 검증하는 역할을 한다. 두 과정 모두 검사 결과의 신뢰성을 유지하는 데 필수적이다.

정도관리(quality control, QC)는 검사 결과의 품질을 직접 관리하는 실무적인 과정이며, 질보증(quality assurance, QA)는 검사실 운영을 체계적으로 관리하는 전반적인 시스템이라 할 수 있다. 검사실 운영의 표준화를 위해 검사 프로토콜과 운영 지침을 문서화하고, 체계적으로 유지하는 것이 중요하다. 이를 통해 정도관리(QC)와 질보증(QA)을 통해 검사 과정에서 발생할 수 있는 오류를 사전에 예방하고, 지속적인 품질 개선을 이루는 것이 질관리 체계의 핵심적인 역할이다.

4) 질관리 관련 용어

(1) 검사법 도입 및 비교 관련 용어

① 정밀도

정밀도(precision)는 동일한 검체를 반복 측정했을 때, 측정값들이 서로 얼마나 가깝게 모여 있는지를 나타낸다. 이는 우연오차(random error)의 영향을 받으며, 결과값이 일정한 범위 내에서 얼마나 일관되게 유지되는지를 평가하는 개념이다.

반복성(repeatability)은 동일한 검사실, 동일한 담당자, 동일한 장비에서 짧은 시간 간격으로 동일한 검체를 동일한 방법으로 반복 측정했을 때의 정밀도를 의미한다. 반면, 재현성(reproducibility)은 검사실, 담당자, 장비가 서로 다른 조건에서, 다른 시간대에 동일한 검체를 동일한 방법으로 반복 측정했을 때의 정밀도를 나타낸다. 정밀도는 이러한 반복성과 재현성이라는 두 가지 척도를 통해 평가될 수 있다.

② 진도

진도(trueness)는 측정값이 참값(true value)과 얼마나 가까운지를 나타내는 개념이다. 진도가 낮다는 것은 계통오차(systematic error)가 크다는 것을 의미하며, 이는 측정값이 참값에서 지속적으로 벗어나는 경향이 있음을 뜻한다. 바이어스(bias)는 측정값이 참값과의 차이를 나타내는 지표로, 바이어스가 작아질수록 측정값이 참값에 가까워지고 결과의 진도 또한 향상된다.

③ 정확도

정확도(accuracy)에는 2가지 구성요소인 정밀도와 진도로 구성된다.

정확도 = 정밀도 + 진도

④ 비정밀도

비정밀도(imprecision)는 동일한 검체를 반복 측정했을 때 얻어지는 측정값들 간의 불일치 정도를 나타낸다.

일반적으로 표준편차(SD)나 변동계수(CV)로 표현된다.

⑤ 측정가능범위와 직선성

측정가능범위(analytical measurement range, AMR)는 희석이나 농축 등의 과정 없이 검체를 직접 측정하여 신뢰할 수 있는 결과를 제공하는 농도 범위를 의미한다. AMR 검증에서 직선성(linearity) 평가는 검사 기기의 신뢰성을 확보하기 위한 중요한 과정이다. 이를 위해 최소제곱 회귀(least squares regression) 대신 가중 최소제곱 회귀(weighted least squares regression)를 사용할 수 있다. 이는 농도 범위에 따른 변동성(이분산성, heteroscedasticity)으로 인해 직선성이 왜곡될 수 있기 때문이다. 가중 최소제곱 회귀는 저농도에서 작은 오차가 과대평가되거나, 고농도에서 큰 오차가 과소평가되는 문제를 방지하는 데 효과적이다. 즉, 농도별 오차를 보정하여 보다 신뢰성 높은 직선성을 평가하고, 정확한 AMR 검증을 가능하게 한다.

⑥ 보고가능범위

보고가능범위(reportable range, RR)는 검사 결과를 임상적으로 유효한 값으로 보고할 수 있는 농도 범위이며, AMR을 포함하면서도 희석 또는 농축을 통해 확장된 범위까지 포함할 수 있다.

⑦ LOD와 LOQ

LOD (limit of detection, 검출한계)는 분석 장비가 특정 물질을 감지할 수 있는 최소 농도를 의미하며, 물질이 존재하는지 여부만을 판단할 수 있다. 그러나 LOD 값에서는 측정값의 변동성이 크기 때문에, 신뢰할 수 있는 정량값으로 보고하기는 어렵다. 따라서 LOD 이상에서는 “검출됨” 또는 “검출되지 않음”과 같은 정성적인 결과로만 보고된다.

LOQ (limit of quantitation, 정량한계)는 분석 장비가 신뢰할 수 있는 수치로 정량할 수 있는 최소 농도를 의미한다. LOQ 이상의 농도에서는 측정값의 정확성과 정밀도가 충분히 확보되며, 수치로 된 정량값을 보고할 수 있다.

일반적으로 LOD는 신호 대 잡음비(signal-to-noise ratio, S/N) 3:1을 기준으로 결정되며, LOQ는 S/N 10:1을 기준으로 설정된다.

⑧ 민감도

민감도(sensitivity)는 질환이 있는 환자가 검사에서 양성(positive) 결과를 받을 확률을 의미한다. 검사의 민감도가 높을수록 실제 질환이 있는 환자를 놓칠 가능성이 낮아진다.

⑨ 특이도

특이도(specificity)는 질환이 없는 환자가 검사에서 음성(negative) 결과를 받을 확률을 나타낸다. 특이도가 높을수록 건강한 사람이 잘못된 양성 판정을 받을 가능성이 낮아진다.

⑩ 양성예측도

양성예측도(positive predictive value, PPV): 검사 결과가 양성(positive)일 때, 해당 환자가 실제로 질환을 가지고 있을 확률을 나타낸다.

⑪ 음성예측도

음성예측도(negative predictive value, NPV): 검사 결과가 음성(negative)일 때, 해당 환자가 실제로 질환이 없을 확률을 나타낸다.

민감도, 특이도, 양성예측도, 음성예측도는 검사 결과 해석과 임상적 의사 결정 과정에서 필수적으로 고려되어야 한다.

⑫ 베리피케이션과 밸리데이션

베리피케이션(verification): 기존 승인된 검사의 성능을 확인하는 과정이다.

밸리데이션(validation): 새로 개발하거나 수정한 검사의 성능을 입증하는 과정이다.

(2) 정량검사법의 비교

방법 비교(method comparison)은 새로운 검사 방법이 기존 검사 방법과 동등한 성능을 가지는지 평가하는 과정이다.

상관 계수(correlation)는 두 검사 방법 간의 선형적 상관관계를 평가하는 지표이다. 새로운 검사 방법과 기존 검사 방법 간에 선형적 관계가 있는지 확인하는 데 사용된다. 그러나 r 값이 높다고 해서 반드시 두 검사 방법이 임상적으로 동일한 것은 아니며, 바이어스(bias) 또는 시스템적 차이(systematic difference)는 반영되지 않는다. 따라서 Passing-Bablok 회귀 분석, Bland-Altman plot 등과 함께 사용하여 보다 신뢰성 높은 비교를 수행해야 한다.

단순선형회귀(simple linear regression)는 종속 변수(y)에만 오차가 존재한다고 가정하고, 독립 변수(x)는 오차 없이 정확하다고 간주하는 경우에 사용된다. 이러한 특성으로 인해 독립 변수(x)의 오차를 반영하지 못하며, 주로 보정(calibration) 과정에서 활용된다.

데밍회귀(Deming regression)는 두 변수(x, y) 모두에 오차가 존재하는 경우 사용된다. 주로 두 검사 방법 간의 관계를 평가할 때 활용되며, 독립 변수와 종속 변수 모두에 측정 오차가 포함될 수 있는 상황에서 적절한 분석 방법이다.

파싱–바블록 회귀(Passing-Bablok regression)은 비모수(non-parametric) 회귀 분석 방법으로, 데이터가 정규 분포를 따른다는 가정을 하지 않는다. 따라서 정규성이 보장되지 않는 경우에도 사용할 수 있으며, 실험에서 측정값의 오차가 균일하지 않을 수 있는 상황에서도 신뢰성 있는 분석이 가능하다.

블랜드–알트만 플롯(Bland-Altman plot)은 두 검사 방법 간의 차이를 시각적으로 분석하고, 바이어스(bias)와 일치도(agreement)를 평가하는 데 사용되는 방법 비교 분석 도구이다.

(3) 정성검사법의 비교

정성검사는 두 가지 이상의 검사 방법을 비교할 때, 민감도(sensitivity), 특이도(specificity), 전반적 일치도(overall agreement), 카파 통계량(Kappa statistics) 등을 활용하여 검사 방법 간의 일치도를 평가한다. 또한, ROC 곡선(receiver operating characteristic curve)을 활용하여 검사 방법의 진단 정확도를 평가할 수 있다.

일치도는 2 × 2 혼동행렬표(confusion matrix)를 이용한다.

전반적 일치도는 네 가지 경우의 수(진양성, 진음성, 가양성, 가음성)가 동일하게 나타날 것을 가정한 단순 비교 방식이다. 반면, 카파 통계량는 우연에 의해 일치할 가능성을 보정하여, 실제 연관성이 있는 경우 더 높은 값을 나타내도록 설계된 통계 지표이다. 일반적으로 카파 값이 0.8 이상이면 높은 일치도로 해석된다.

$$\text{전반적 일치도} = \frac{(a + d)}{(a + b + c + d)}$$

$$\text{카파 통계량} = \frac{2(ad - bc)}{[(a + b)(b + d) + (a + c)(c + d)]}$$

표 9-3. 혼동행렬표(confusion matrix)

		기존 검사법(또는 표준검사법) 또는 유병상태	
		양성	음성
신규 검사법	양성	a (진양성)	b (위양성)
	음성	c (위음성)	d (진음성)

진단적 민감도와 특이도는 다음과 같이 표현될 수 있다.

$$\text{진단적 민감도} = P\,(\text{신규검사 양성} \mid \text{표준검사 양성}) = \frac{a}{(a + c)}$$

$$\text{진단적 특이도} = P\,(\text{신규검사 음성} \mid \text{표준검사 음성}) = \frac{d}{(b + d)}$$

검사결과가 양성으로 나타났을 경우 해당 질병을 진단할 수 있는 확률을 양성 예측도(positive predictive value, PPV)라고 하며 검사결과가 음성으로 나타났을 경우 해당 질병을 걸리지 않았을 확률을 음성 예측도(negative predictive value, NPV)라 한다.

위 표를 참고하여 보면 다음과 같이 표현될 수 있다.

$$\text{양성 예측도} = P\,(\text{유병상태, 즉 질병이 있을 경우} \mid \text{신규검사 양성}) = \frac{a}{(a + b)}$$

$$\text{음성 예측도} = P\,(\text{무병상태, 즉 질병이 없을 경우} \mid \text{신규검사 음성}) = \frac{d}{(c + d)}$$

ROC 곡선(receiver operating characteristic curve)은 이진 분류(binary classification) 모델의 성능을 다양한 임계값(threshold)에 대해 시각적으로 나타낸 그래프이다. 이 곡선은 "민감도"와 "1 − 특이도" 간의 관계를 나타낸다. AUC (area under the ROC curve, ROC 곡선 아래 면적)은 모델의 전반적인 분류 성능을 수치적으로 평가하는 지표로, AUC 값이 높을수록 모델의 성능이 우수하며, AUC = 1에 가까울수록 완벽한 분류 모델을 의미한다.

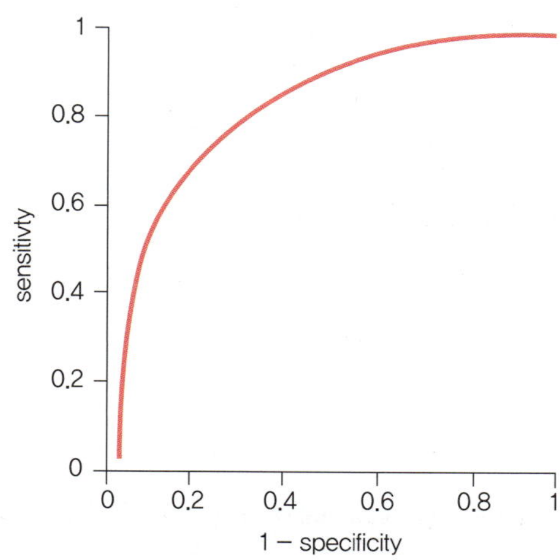

그림 9-2. 수신자조작특성 커브(ROC curve)

3 외부정도관리

내부정도관리와는 다르게 다수의 검사 기관이 동일한 물질로 검사하여 다른 검사실과 비교하는 방법을 쓰고 있다.

참값이 제공되지 않는 경우, 동일 검사장비나 동일 검사법을 이용하는 동료 검사실 그룹(peer group)간에 외부정도관리물질의 결과값을 비교한다. 변동지수점수법(variance index score, VIS)와 표준편차지수법(standard deviation index, SDI)을 사용한다. 이 방법은 정밀도를 상대평가하는 것인데, SDI는 참가 검사실의 검사값과 동료 검사실 그룹의 평균과의 차이를 동료 검사실 그룹의 표준편차로 나누어준 값이다. 이 값은 경험적으로 해석하되 −1에서 1 사이의 값은 양호하고 받아들일 만한 수치로 인정된다.

$$SDI = \frac{\text{참가 검사실의 검사값} - \text{동료 검사실 그룹(peer group)의 평균(mean)}}{\text{동료 검사실 그룹(peer group)의 표준편차(standard deviation, SD)}}$$

SDI = 0	이상적임(참가 검사실의 검사값 = 동료 검사실 그룹의 평균)
SDI < 1	양호한 결과
SDI < 1.5	주의, 관찰
SDI > 2	불량한 결과, 반드시 원인규명과 개선 조치 필요

참값이 제공되는 경우, 환자 검체와 동일한 물질(commutable materials)을 사용한다. 참가 검사실에서 사용하는 검사장비 또는 검사법의 종류와 관계없이 표준검사법으로 측정한 참값을 기준으로 참가 검사실의 외부정도관리물질 검사값에 대한 진정한 정확도(accuracy)를 평가할 수 있다. 이러한 외부정도관리를 정확도 기반 외부정도관리라 한다.

4 의료 폐기물 관리

1) 개요

(1) 의료 폐기물의 정의

보건, 의료기관, 동물병원, 시험,검사기관 등에서 배출되는 폐기물 중 인체에 감염 등 위해를 줄 우려가 있는 폐기물과 인체 조직 등 적출물, 실험동물의 사체 등 보건, 환경보호상 특별한 관리가 필요하다고 인정되는 폐기물로서 대통령령으로 정하는 폐기물을 말한다.

환자의 진료, 치료 시 환자의 조직, 혈액, 고름, 분비물 등이 묻은 경우 의료폐기물, 묻지 않은 경우 일반 폐기물로 판단한다.

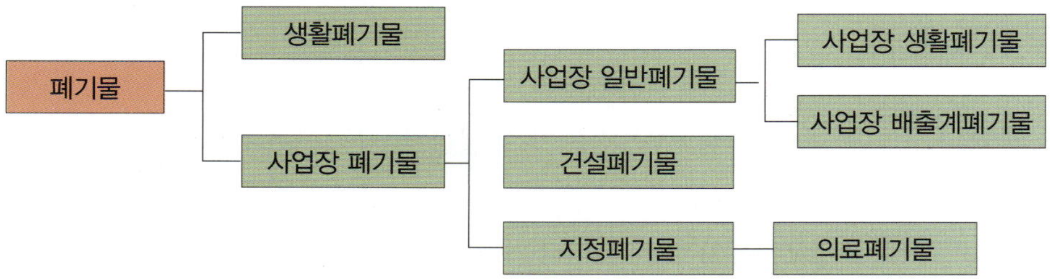

(2) 의료 폐기물 발생기관

의료법 제3조에 따른 의료기관, 보건소 및 보건지소, 보건관리소, 혈액원, 검역소나 동물검역기관, 국가나 지방자치단체의 시험, 연구기관, 대학, 산업대학, 전문대학 및 그 부속 시험 연구기관, 학술연구나 제품의 제조, 발명에 관한 시험,연구를 하는 연구소를 말하며 장례식장, 교도소, 구치소등의 의무시설, 노인요양시설, 기업체의 부속 의료기관, 폐기물 재활용업의 허가를 받은 사업장 등이 이에 해당한다.

(3) 의료폐기물의 종류

의료폐기물이 아닌 폐기물로서 의료폐기물과 혼합되거나 접촉된 폐기물은 혼합되거나 접촉된 의료폐기물과 같은 폐기물로 본다. 채혈진단에 사용된 혈액이 담긴 검사 튜브, 용기 등은 조직물류폐기물로 본다.

표 9-4. 의료 폐기물 발생기관 및 종류

분야별	실별	의료폐기물 발생 종류
외래 진료실	진료과 주사실 채혈실 X-촬영실	• 혈액 · 체액 · 분비물 · 배설물이 함유되어 있는 탈지면, 붕대, 거즈, 일회용 기저귀, 생리대, 일회용주사기, 수액세트, 폐장갑, 일반의료폐기물 • 주사바늘, 폐백신(바이알), 폐항암제병, 폐화학치료제(폐의약품)
검사실 실험실	진단검사실 진단병리실 혈액투석실 실험실	• 시험 · 검사 등에 사용된 배양액, 배양용기, 보관균주, 폐시험관, 슬라이드, 커버글라스, 폐혈액백, 혈액생성물(혈청, 혈장, 혈액제제) • 혈액투석 시 사용된 폐기물, 그밖에 혈액이 유출될 정도로 포함되어 있어 특별한 관리가 필요한 폐기물, 폐배지, 폐장갑
입원실	병동	• 격리의료폐기물: 격리된 사람에 대한 의료행위에서 발생한 일체의 폐기물 폐항암제병, 폐화학치료제, 주사바늘 • 혈액 · 체액 · 분비물 · 배설물이 함유되어 있는 탈지면, 붕대, 거즈, 일회용 기저귀, 생리대, 일회용주사기, 수액세트, 폐장갑, 일반의료폐기물
수술실	수술실 응급실 중환자실	• 주사바늘, 봉합바늘, 수술용 칼날, 인체조직물(태반) • 혈액 · 고름 및 혈액 · 체액 · 분비물 · 배설물이 함유되어 있는 탈지면, 붕대, 거즈, 일회용주사기, 폐장갑, 일반의료폐기물
의과대학 치과대학	동물실험실	• 인체 또는 동물의 조직 · 장기 · 기관 · 신체의 일부, 동물의 사체 • 혈액 · 고름 및 혈액 · 체액 · 분비물 · 배설물이 함유되어 있는 탈지면, 붕대, 거즈, 일회용주사기, 폐장갑, 일반의료폐기물
치과병원	외래	• 치아 · 치과용 침 · 탈지면류, 거즈, 붕대, 폐장갑, 일반의료폐기물 등

① **격리의료폐기물**

감염병으로부터 타인을 보호하기 위해 격리된 사람에 대한 의료행위에서 발생한 일체의 폐기물을 말하며 관련법은 전염병예방법 제2조 1항에 근거한다.

② **위해의료폐기물**

㉠ 조직물류폐기물: 인체 또는 동물의 조직, 장기, 기관, 신체의 일부, 동물의 사체, 혈액, 고름 및 혈액생성물(혈청, 혈장, 혈액제제) 등, 의료 폐기물 중에서 부패, 변질, 감염의 우려가 있는 조직물류를 포함한다.

㉡ 병리계폐기물: 시험, 검사 등에 사용된 배양액, 배양용기, 보관균주, 폐시험관, 슬라이드, 커버글라스, 폐배지, 폐장갑

㉢ 손상성폐기물: 주사바늘, 봉합바늘, 수술용 칼날, 한방침, 치과용침, 파손된 유리재질의 시험기구

㉣ 생물, 화학폐기물: 폐백신, 폐항암제, 폐화학치료제

㉤ 혈액오염폐기물: 폐혈액백, 혈액투석 시 사용된 폐기물, 그 밖에 혈액이 유출될 정도로 포함되어 있어 특별한 관리가 필요한 폐기물

③ **일반 의료 폐기물**

혈액, 체액, 분비물, 배설물이 함유되어 있는 탈지면, 붕대, 거즈, 일회용기저귀, 생리대, 일회용 주사기, 수액세트

(4) 의료폐기물 처리

의료 폐기물은 전용용기로 배출, 밀폐상태로 보관되고, 전용차량으로 수집, 운반되어 전용소각시설(또는 멸균 시설)에서 처분한다. 의료폐기물 전용용기는 RFID(무선주파수 인식방법) 전자 태그를 부착하여 의료폐기물발생~처리 전과정을 실시간으로 관리한다.

2) 보관과 배출

(1) 전용용기

의료폐기물은 발생했을 때부터 종류별로 적합한 전용용기에 넣어서 보관해야 한다. 용기는 합성수지류 상자용기나 봉투형 용기(또는 골판지류 상자용기)에 보관한다.

전용용기의 바깥쪽에 도형과 취급 시 주의사항을 표지하고 도형색상은 의료폐기물 종류별로 상이하다.

(2) 폐기

의료 폐기물은 정해진 보관기간을 초과하여 보관할 수 없다. 종류별로 적정한 보관시설에 보관해야 하며, 보관시설은 전용의 냉장시설, 밀폐된 전용의 보관창고로 구분한다. 만일 격리의료

폐기물과 일반 의료폐기물을 혼합되어 보관할 때에는 붉은색으로 표시한다.

사용개시 연월일은 의료폐기물을 전용용기에 최초로 넣은 날을 기재해야 한다. 투입이 끝난 전용용기는 밀폐 포장하고 한번 사용한 전용용기는 재사용을 금지한다.

봉투형 용기는 의료폐기물을 그 용량의 75% 이상이 되도록 넣지 않게 하며 위탁처리 시 상자형 용기에 담아 배출한다(상자형 용기는 75% 이상으로 넣을 수 있다).

냉장시설은 4도 이하의 설비를 갖추고 보관 중에는 냉장설비를 항상 가동하여야 하며 정상 가동되는 온도계를 부착해야 한다.

(3) 의료폐기물 분리배출

의료기관의 모든 폐기물은 의료폐기물이 아니며 그중 감염 우려 폐기물이 의료폐기물에 해당된다. 그러므로 분리배출을 하지 않으면 일반 폐기물과 의료폐기물의 혼합은 모두 의료폐기물에 해당되므로 불필요한 의료폐기물이 증가할 수 있다.

이는 처리단가 상승으로 이어지므로 명확한 분리배출이 필요하다. 예를 들어 환자에게 투여된 링거병의 경우 백신, 항암제, 화학치료제 및 혈액 등과 혼합 또는 접촉되지 않은 단순 포도당 등은 일반 폐기물에 해당된다.

표 9-5. 전용용기

구분	용기 사진		해당 의료 폐기물
합성수지류 상자 용기	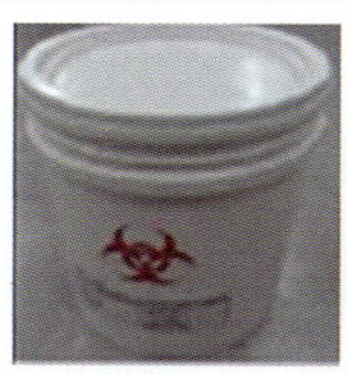	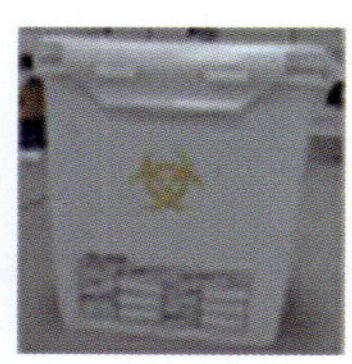	격리의료폐기물, 조직물류폐기물(치아 제외), 손상성폐기물, 액체상태 폐기물
봉투형 용기 또는 골판지류 상자 용기	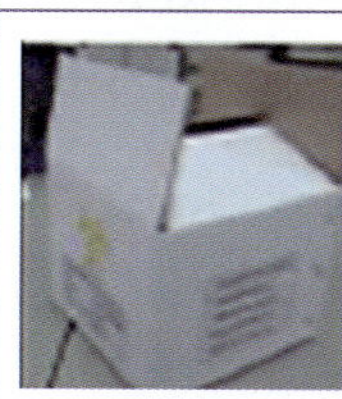	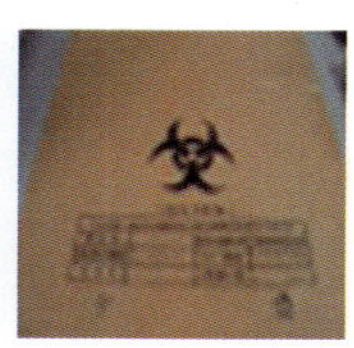	그 밖의 의료폐기물

표 9-6. 도형 및 색상

의료폐기물 종류	도형색상	
격리의료폐기물	붉은색	
위해의료폐기물(재활용하는 태반은 제외) 및 일반의료폐기물	봉투형 용기	검정색
	상자형 용기	노란색
재활용하는 태반	녹색	

표 9-7. 의료 폐기물 종류별 내용, 보관시설, 전용용기 및 보관 기간

종류		폐기물 내용	보관시설	전용용기	보관 기간	비고	마크 색상
격리 의료폐기물		감염병예방법 제2조 제1항에 따라 감염병으로부터 타인을 보호하기 위하여 격리된 사람에 대한 의료행위에서 발생한 일체의 폐기물	조직물류 폐기물과 성상이 같은 폐기물 –전용 냉장시설(4℃ 이하), 그 밖의 폐기물–밀폐된 전용 보관창고	상자형 (합성수지)	7일	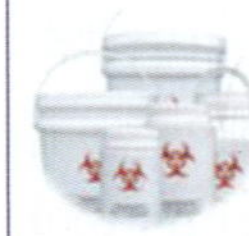	붉은색
위해의료폐기물	조직물류	인체 또는 동물의 조직, 장기, 기관, 검체의 일부, 동물의 사체, 혈액, 고름 및 혈액생성물(혈청, 혈장, 혈액제제), 치아 제외	전용냉장시설 (4℃ 이하) 치아 제외	상자형 (합성수지)	15일		노란색
	병리계	시험, 검사 등에 사용된 배양액, 배양용기, 보관균주, 폐시험관, 폐장갑 등	밀폐된 전용 보관창고	봉투형	15일	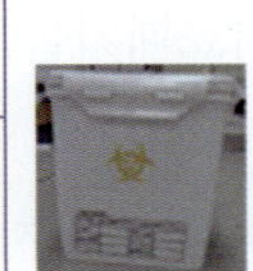	검정색
				상자형 (골판지)			노란색
	손상성	주사바늘, 봉합바늘, 수술용 칼날, 침, 파손된 유리재질의 시험기구	밀폐된 전용 보관창고	상자형 (합성수지)	30일		노란색
	생물/화학	폐백신, 폐항암제, 폐화학치료제	밀폐된 전용 보관창고	봉투형	15일*		검정색
				상자형 (골판지)			노란색
	혈액오염	폐혈액백, 혈액 투석 시 사용된 폐기물, 그외 혈액이 유출될 정도로 포함된 특별폐기물	밀폐된 전용 보관창고	봉투형		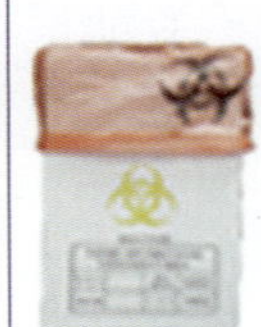	검정색
				상자형 (골판지)			노란색
일반 의료폐기물		혈액, 체액, 분비물, 배설물이 함유된 탈지면, 붕대, 거즈, 일회용기저귀, 생리대, 일회용 주사기, 수액세트	밀폐된 전용 보관창고	봉투형			검정색
				상자형 (골판지)			노란색

*: 일반 의료 폐기물 중 입원실이 없는 의원, 치과의원 및 한의원에서 발생되는 것으로 섭씨 4도 이하로 냉장보관하는 경우 30일까지 가능하다.

(4) 의료폐기물 처리 계획

① 의료폐기물 배출자는 처리하기 전에 관할 관청에 지정폐기물 처리계획을 제출하여 확인을 받아야 한다(폐기물관리법 제17조 제5항). 처리는 자가처리와 위탁처리를 통한다.

자가처리의 경우 전용용기에 포장, 운반 후 멸균 분쇄과정 및 잔재물 소각처리 등을 통해 최종배출이 된다.

위탁처리의 경우, 전용용기에 포장, RFID(radio frequency identification, 무선주파수인식방법) tag 부착 후 의료폐기물전용운반 장치를 통해 냉장 및 창고에 보관 후 위탁업체에 처리를 의뢰한다.

② 수집 운반

㉠ 4도 이하의 냉장설비가 설치되고 운반 중에는 항상 냉장설비를 가동해야 한다.

㉡ 의료폐기물은 흩날림, 유출 및 악취의 새어 나옴을 방지할 수 있는 밀폐된 적재함이 설치된 차량으로 운반해야 한다. 적재함 내부는 사용할 때마다 약물소독의 방법으로 소독해야 한다.

㉢ RFID 이용: 의료폐기물 배출, 수집운반, 처리정보가 전용용기에 부착된 전자태그인식을 통해 전산시스템으로 실시간 전송되는 전자정보시스템을 이용한다.

③ 처분

모든 의료폐기물은 소각시설이나 멸균, 분쇄시설에서 처분한다.

표 9-8. 의료폐기물의 처리

배출		보관		소집, 운반		처분
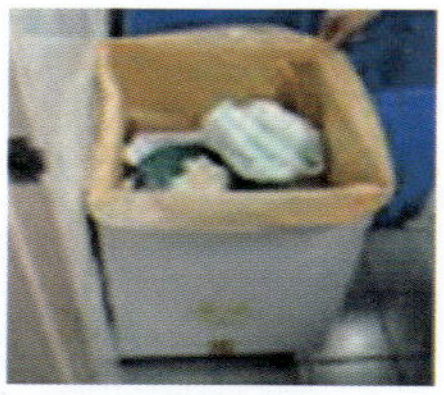	⇨	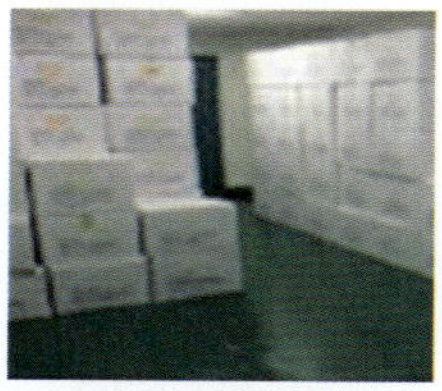	⇨	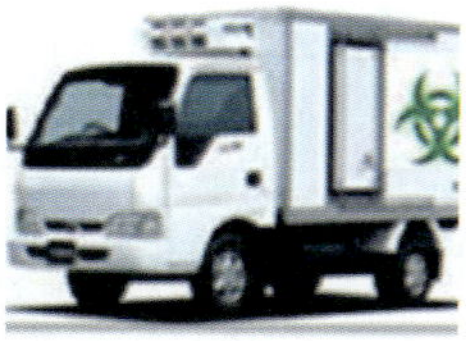	⇨	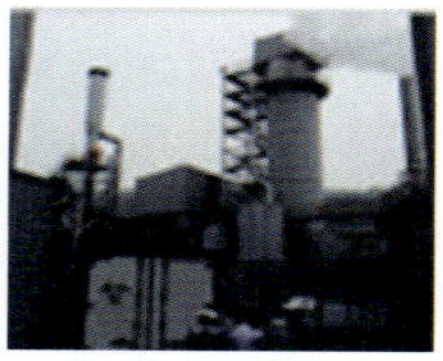
전용용기		밀폐공간		전용차량		전용소각시설 (또는 멸균시설)

참고문헌

1. 의료폐기물 분리배출지침. 2018 환경부.
2. 폐기물관리법. 2015 환경부.

Chapter 10

면역 진단 검사법
Immunological Diagnostic Methods

학습목표

1. 항체의 결합력을 설명할 수 있다.
2. 면역 진단 검사법의 종류를 설명할 수 있다.
3. 표식항원항체 측정법을 설명할 수 있다.

혈청학(serology)은 항원-항체 반응을 연구하는 학문이다. 항원과 항체 중 어느 한쪽의 농도를 일정하게 유지하고, 다른 한쪽을 희석하여 정량적으로 측정한다. 특정 혈청 반응에서는 면역화학적 기술을 활용하여 정확한 정량 분석을 수행할 수 있다(그림 10-1).

항원과 항체 중 하나를 알고 있다면 혈청 반응을 통해 다른 한쪽을 동정할 수 있다. 또한, 항원과 항체의 상대적인 양을 측정하는 것도 가능하다. 예를 들어, 알려진 항원을 사용하여 혈청 내 항체의 농도나 역가를 측정함으로써, 숙주가 과거에 해당 항원과 접촉한 적이 있는지 판단할 수

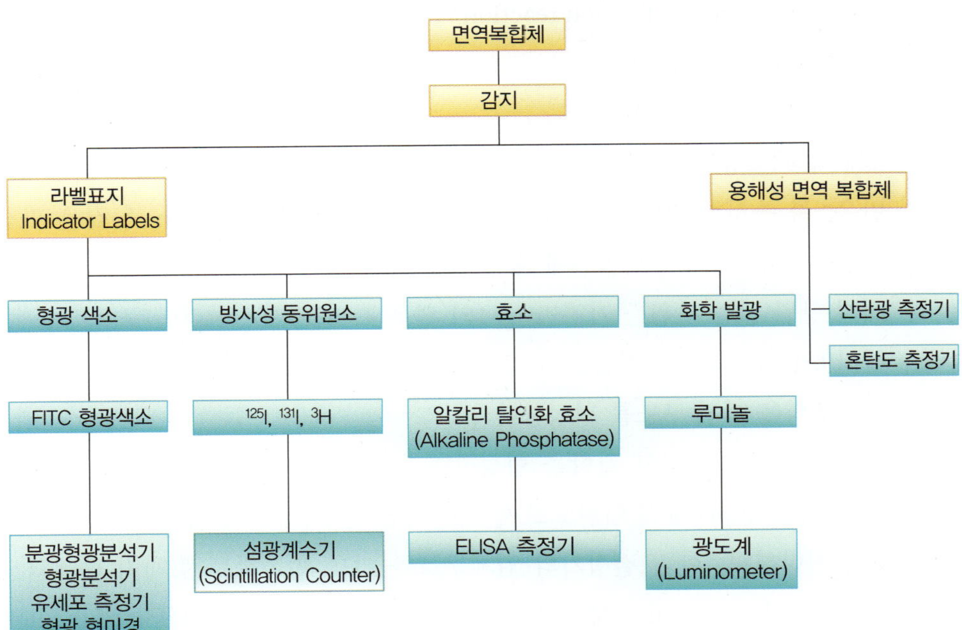

그림 10-1. 항원항체 반응의 검출방법

있다. 이는 감염증이나 특정 과민증을 진단하는 데 특히 유용하다.

반대로, 알려진 항체를 사용하여 미생물이나 특수한 생물 재료에 포함된 다양한 항원을 동정할 수도 있다. 이러한 면역학적 방법은 감염 환자로부터 분리된 미생물의 최종 동정, 수혈을 위한 적혈구 분류, 또는 이식편(graft) 제공자의 선택 등에 활용된다.

어떤 상황에서 어떤 종류의 항원-항체 반응을 적용할지는 사용된 항원의 물리적 상태에 크게 좌우된다. 항체는 주로 혈청의 γ-글로불린(γ-globulin)에 포함되어 있으며, 혈청을 알려진 항원과 반응시킬 경우 항원의 종류, 친화성, 결합력 및 특이성에 따라 항원-항체 복합체(면역복합체)가 다양한 형태로 나타난다.

항원-항체 반응은 면역학 실험에서 여러 방식으로 표현되며, 대표적으로 다음과 같은 반응 유형이 있다.

(1) 침전반응(precipitation reaction)
(2) 응집반응(agglutination reaction)
(3) 중화반응(neutralization reaction)
  ① 독소 중화반응(toxin neutralization reaction)
  ② 바이러스 중화반응(virus neutralization reaction)
  ③ 용혈소 중화반응(hemolysin neutralization reaction)
(4) 세포용해반응(cytolytic reaction)
  ① 용혈반응(hemolysis reaction)
  ② 용균반응(bacteriolytic reaction)
(5) 보체결합반응(complement fixation reaction)
(6) 억제반응(inhibition reaction)

체액성 면역에 속하는 항원-항체 반응은 시험관 내에서 재현이 가능하지만, 생체 내에서 일어나는 복잡한 반응, 즉 즉시형 과민반응(immediate hypersensitivity reaction)과 같은 과정과는 구별된다. 여기서는 시험관 내에서의 반응에 대해 다룬다.

항체는 두 개의 항원 결합 부위를 가지며(IgM의 경우 최대 10개), 이러한 구조를 통해 두 항원을 연결하는 다리(bridge) 형태로 결합할 수 있다. 이로 인해 항원-항체 복합체는 서로 연결되어 복잡하고 거대한 조성을 가진 구조를 형성한다.

항원과 항체는 고도로 특이적인 결합을 형성하며, 이는 항원의 항원 결정기(epitope)가 항체의 항원 결합 부위(paratope)에 결합함으로써 이루어진다. 이러한 결합은 항체와 항원의 입체구조적 상보성에 기반하며, 항원 결정기의 입체구조와 이를 인식하는 항체의 중쇄의 가변영역(variable region of the heavy chain, VH) 및 경쇄의 가변영역(variable region of the light chain, VL), 특히 초가변부위(hypervariable region)의 아미노산 배열에 의해 결정된다.

항원–항체 결합의 안정성은 공유결합이 아닌 비공유성 상호작용(non-covalent interactions)에 의해 유지되며, 주요 상호작용에는 다음이 포함된다.

① 정전기적 상호작용(electrostatic interaction)
② 수소 결합(hydrogen bonding)
③ 소수성 상호작용(hydrophobic interaction)
④ 반데르발스 힘(Van der Waals force)

단백질은 일반적으로 다당류, 지질, 핵산 등 다른 생체 분자에 비해 가장 많은 항원 결정기를 가질 수 있다. 이는 단백질의 구조적 복잡성과 다양성에서 기인한다. 한편, 다당류는 반복적인 구조와 제한된 화학적 다양성으로 인해 여러 병원체에서 동일하거나 유사한 항원 결정기를 형성하기 쉽다. 이러한 특징은 다당류가 공통 항원(common antigen)으로 자주 작용하도록 만든다.

I. 항체의 결합력

항원과 항체 간의 결합력은 본질적으로 두 개의 서로 관계없는 단백질(또는 다른 고분자) 간에 발생하는 '비특이적' 단백질 간 반응과 크게 다르지 않다. 예를 들어, 사람의 혈청 알부민(albumin)과 트랜스페린(transferrin) 간의 결합 반응이 그 사례에 해당한다. 이러한 분자 간 결합력은 네 가지 비공유적 상호작용(non-covalent interactions)에 의해 유지된다.

1) 정전기적 상호작용(electrostatic interaction)

이것은 2개의 단백질 곁사슬상의 반대되는 하전 이온, 예를 들어 하나의 단백질 리신(lysine)의 이온화한 아미노기($-NH_3^+$)와 다른 단백질의, 예를 들어 아스파라긴산염의 이온화한 카르복실기($-COO_-$) 사이의 인력에 의존한다. 정전기적 상호작용은 서로 다른 전하를 가진 두 입자(또는 물체) 간에 작용하는 힘으로, 쿨롱의 법칙(Coulomb's law)에 따라 설명된다.

여기서 F는 정전기적 상호작용, q1과q2는 두 입자의 전하량, r은 입자 간 거리, k는 비례 상수이다.

$$F = \kappa \frac{q_1 q_2}{r^2}$$

이와 같이 하전이 서로 접근하면 할수록 인력은 강해진다. 즉 거리를 1/2로 하면 인력은 4배가 된다.

$$F = \frac{1}{4\pi\varepsilon} \cdot \frac{q_1 q_2}{r^2}$$

정전기적 상호작용에서 유전율(permittivity)은 쿨롱의 법칙(Coulomb's law)에 나타나는 비례 상수와 관련이 있다. 유전율은 전하 간에 작용하는 힘의 크기에 영향을 미치는 물리적 상수로,

전기장이 진공이나 특정 매질에서 약화되는 정도를 나타낸다.

유전율은 진공 유전율(ε_0)과 매질 유전율(ε)로 나뉜다. 진공 유전율은 진공에서 전기장이 전달되는 기본 상수이며, 매질 유전율은 특정 물질이 전기장을 약화시키는 정도를 나타낸다. 물은 매우 높은 유전율을 가지기 때문에, 물 분자가 전하 간 상호작용을 차폐하여 정전기적 인력을 약화시킬 수 있다. 그러나 상호작용하는 분자들이 물 분자를 배제하고 가까이 접근하면, 정전기적 상호작용은 크게 증가할 수 있다. 따라서, 물 분자의 배제를 통해 발생하는 소수성 상호작용(hydrophobic interaction)은 항원-항체 반응에서 매우 중요한 역할을 한다.

2) 수소 결합(hydrogen bond)

$-OH$, $-NH_2$, $-COOH$와 같은 친수성기는 서로 가역적인 수소 결합을 형성할 수 있으며, 이는 두 분자가 얼마나 가까이 접근하느냐에 크게 영향을 받는다. 수소 결합은 비교적 약한 결합이지만 본질적으로 정전기적 성질을 가지므로, 반응하는 곁사슬 사이에서 수분이 제거되면 주변의 유전율이 감소하여 결합 에너지가 크게 증가할 수 있다.

3) 소수성 상호작용(hydrophobic interaction)

물에 뜬 기름 방울이 서로 합쳐져 하나의 큰 방울이 되는 것처럼, 발린(valine), 류신(leucine), 페닐알라닌(phenylalanine)의 곁사슬과 같은 비극성 소수성기는 물 속에서 서로 모이기 쉽다. 이러한 소수성 곁사슬이 포함된 분자가 물 속에서 가까워지면, 그 사이에 있던 물 분자는 밀려나게 된다. 이 과정에서 물과 소수성 부분 사이의 접촉면적이 줄어들고, 물 분자의 정렬된 구조가 풀리면서 엔트로피(entropy)가 증가한다. 물 분자의 정렬된 구조가 풀리면서 엔트로피가 증가하는 이유는 물 분자가 더 자유롭게 움직일 수 있는 상태로 돌아가기 때문이다. 또한, 이 과정은 열을 방출하며 단백질의 에너지 상태를 낮추어 더 안정된 상태를 유지하도록 돕는다.

결과적으로, 두 단백질의 소수성 부분이 서로 결합하면, 떨어져 있을 때보다 더 안정된 결합을 형성하게 된다. 이러한 소수성 상호작용은 단백질의 구조를 안정화하고, 단백질 간 기능적 상호작용에서 중요한 역할을 한다. 실제로, 항원과 항체의 결합에서 약 50%의 결합 에너지가 이러한 소수성 힘에 의해 발생한다고 알려져 있다.

4) 반데르발스힘(Van der Waals force)

반데르발스 힘(Van der Waals force)은 분자 간에 작용하는 약한 끌림으로, 공유결합이나 이온결합과 같은 강한 결합이 아닌 비결합 상호작용이다. 이 힘은 약하지만, 분자들이 서로 모이거나 응집하는 데 중요한 역할을 한다.

반데르발스 힘은 분자의 전자 간 상호작용에서 비롯되며, 분자 간 거리가 가까울수록 강해진다. 또한, 물 분자가 방해하지 않을 때 더 강하게 작용한다. 예를 들어, 항원과 항체가 결합할 때 항체의 결합 부위와 항원의 표면이 전자 구조적으로 잘 맞아떨어지면 반데르발스 힘이 강하게 작용하여 두 분자가 밀착된다. 물의 간섭이 적고 접촉 면적이 넓을수록, 그리고 서로 반대 전하를 가지는 경우 이 힘은 더욱 강해질 수 있다(그림 10-2). 그러나 분자 간 거리가 지나치게 가까워지면 전자 구름이 겹쳐지면서 강한 반발력이 발생한다. 이러한 반발력은 분자 간 거리를 적절히 유지하도록 작용한다. 결과적으로 반데르발스 힘은 분자들이 적절한 거리에서 안정적으로 상호작용하도록 돕는 중요한 역할을 한다.

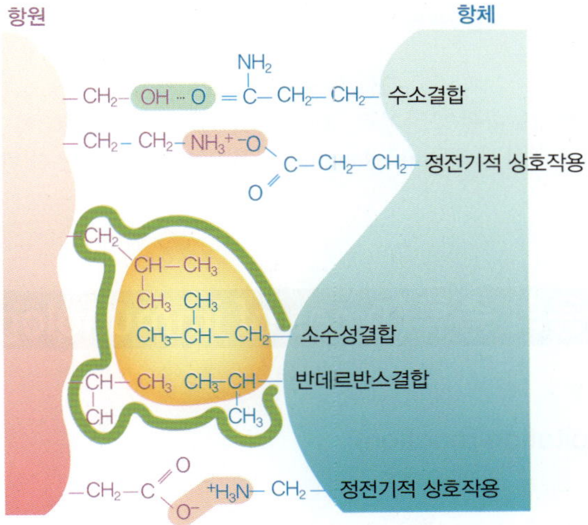

그림 10-2. 항원-항체 결합

IgG 항체는 2개의 결합수가 있더라도 항혈청을 희석하면 다른 한쪽은 항원과 결합할 수 없도록 입체적 구조가 변형되는데, 이 항체를 단접합결합 항체(monogamous binding antibody) 혹은 1가 항체(univalent antibody: 불완전항체)라 한다. 1가 항체가 항원과 결합하면 침전이나 응집을 일으키지 않으므로 Coomb's test (antiglobulin test), EIA (enzyme immunoassay), RIA (radioimmunoassay), FIA (fluorescent immunoassay) 등과 같은 검사법에 의해서 항체를 검출할 수 있다(그림 10-3, 4).

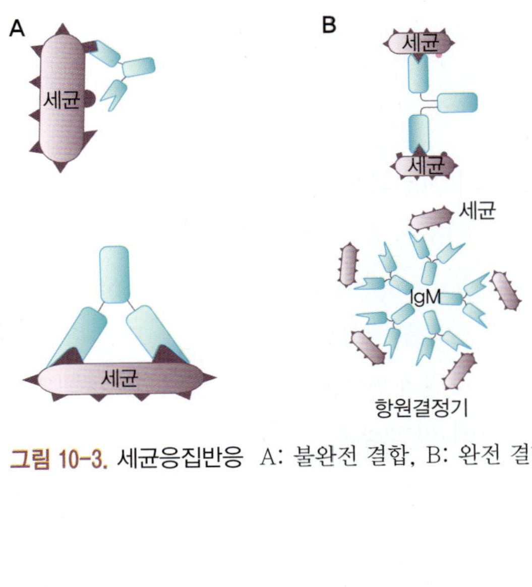

그림 10-3. 세균응집반응 A: 불완전 결합, B: 완전 결합

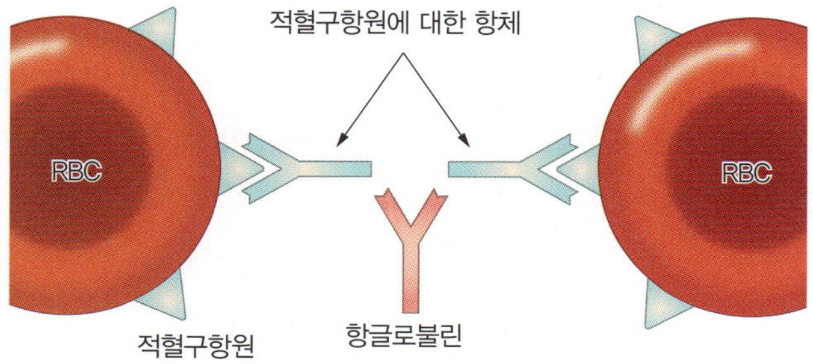

그림 10-4. Coomb's 시험
사람의 적혈구 표면에는 소수의 Rh 항원의 존재로, Rh 항원에 대하여 항체(IgG)가 작용해도 인접한 적혈구와 응집이 이루어지지 않는다. 이때 IgG에 대한 항체(anti-globulin)를 첨가하면 비로소 응집 반응(lattice formation)이 발생한다.

II. 면역학적 반응의 종류(Types of immunological reaction)

1 침전반응(Precipitation reaction)

수용성 고분자항원과 항체가 결합하여 비수용성 물질로 되어 수용액에서 가시적 침전을 형성하는 경우를 침전반응(precipitation)이라 한다.

침전반응에 관계되는 항원을 침전소원(precipitinogen)이라 하고 침전소원이 될 수 있는 것으로서는 단백, 다당체, 지질의 용액, 세균의 균체 추출액 등이며 간단한 화학구조를 가진 물질들은 단독으로는 침전소원으로서의 작용이 거의 없이 단백과 적당히 결합시켜야만 침전반응을 일으킨다.

침전반응에 관계되는 항체를 침전소(recipitin)라 하는데, 이 항체는 항원입자의 분자에 따라 침전반응이 되기도 하고, 응집반응이 되기도 한다. 즉, 항원이 적혈구정도의 크기면 응집반응이 된다. 침전반응에 관계되는 항체에도 완전 항체와 불완전 항체가 있다.

침전원 + 침전소 → 침전

1) 침전반응의 기전

침전반응의 기전은 응집반응의 기전과 본질적으로는 같은 것이며, 단지 항원의 입자의 크기가 다르다. 항원입자와 항체가 격자(格子, framework)와 결합하여 침전물을 형성한다는 Marrack의 격자설(lattice theory, framework theory)이 유력하다(그림 10-5).

침전반응은 염(salt)과 pH는 중성을 필요로 한다. 반응속도는 높은 온도에서 빠르나 침전물은 낮은 온도에서 많이 일어난다. 항원과 항체를 반응시킨 후 침전물을 원심분리하여 상층액을 취해 둘로 나누어 한 줄의 시험관에 항혈청을, 다른 줄의 시험관에는 항원을 가하였다 그 결과 일어난 침전물이 세 zone으로 구분된다. 항체의 과잉대(antibody excess zone)는 상청에 항원과 결합하지 않은 항체가 남아 있다. 항체가 너무 많아서 반응이 억제되거나 전혀 일어나지 않는 경우가 있는데, 이런 현상을 프로존 현상(prozone phenomenon)이라 한다. 등량대(equivalent zone)는 항원과 항체가 과부족 없이 그야말로 최적비(optimal ratio)로 결합한 것이다. 상청에 항원도 항체도 전혀 남아있지 않다.

최적비의 원리를 이용하여 항원 또는 항체의 몇 가지 특성을 분석할 수 있는 겔내 침전반응(Ouchterlony 분석법)이나 Ouchterlony법과 전기영동법을 병합하여 면역전기영동법(immuno electrophoresis) 등이 개발되었다. 항원의 과잉대(antigen excess zone)는 상청에 항체와 결합되지 않는 항원이 너무 많이 남아 있음으로써 항원·항체복합체의 형성이 부분적 혹은 완전히 억제된다(그림 10-6).

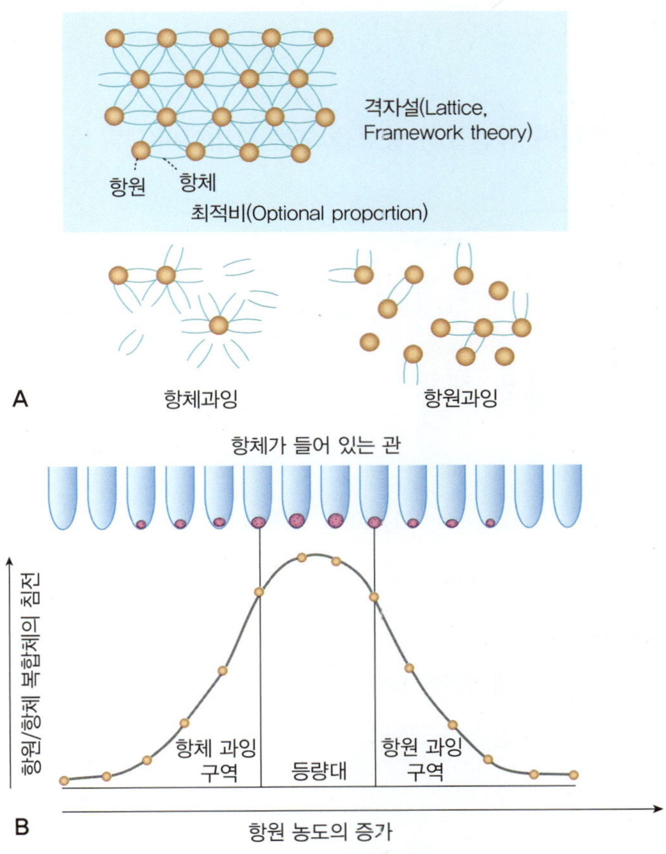

그림 10-5. 항원항체반응의 모형

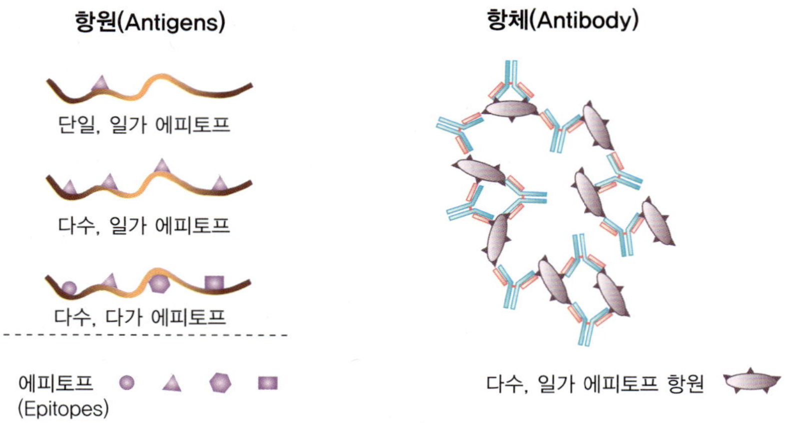

그림 10-6. 항원-항체의 결합

2) 침전반응의 방법

(1) 혼합법

항원액과 항혈청을 혼합하여 침전물의 형성을 보는 방법이다(그림 10-7).

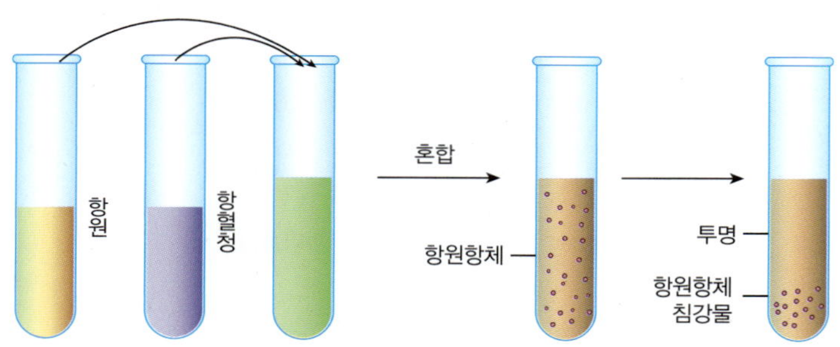

그림 10-7. 혼합법

(2) 고리침전검사(ring test)

항혈청 위에 항원을 조심스럽게 중층시켜 일정시간 일정온도에서 반응시키면 경계에 백색혼탁륜이 생기는 것을 관찰하는 방법이다(그림 10-8).

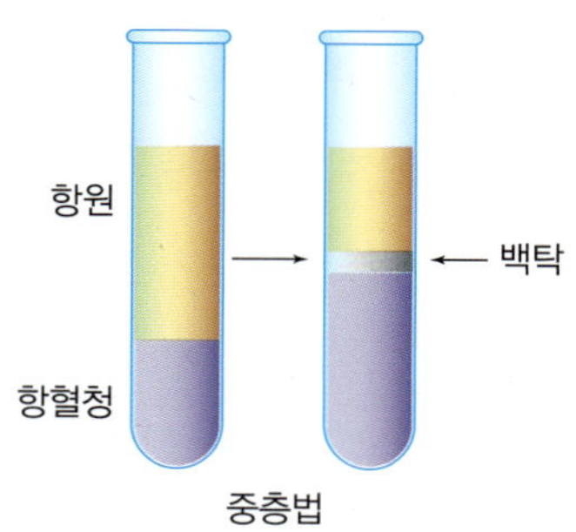

그림 10-8. 고리침전 검사

(3) Gel내 확산법

한천(agar), 전분, 세파덱스(Sephadex) 등의 지지체 내에서 항원과 항체의 확산을 이용하여 침전대를 형성시키는 방법이다. 이 방법에는 단일확산법(single diffusion method), 일차원 이중확산법(one dimensional double diffusion method), 이차원 이중확산법(two dimensional double diffusion method), 일차원 방사면역확산법(single radial immunodiffusion method), 면역 전기영동법 등이 있다.

① 단일확산법(Oudin single diffusion test)

항혈청과 용해상태(48~50℃)의 0.5% agar를 혼합해서 모세관 피펫으로 1.8~2.0 mm내경의 가는 시험관 밑에 넣고 굳힌 다음 그 위에 항원용액을 중층하면 항혈청+한천층으로 확산되는 항원에 의해서 백색 침전대(white precipitin band)가 생성된다.

단일 항체를 포함한 혈청을 사용했을 때는 한 개의 침전대를 형성하지만 여러 가지 항체 성분이 들어 있는 항체를 사용했을 때는 항체 수에 해당하는 여러 개의 침전대를 형성하므로 혈청 중의 항체 성분이 단일성분인지 복합성분인지 분석할 수 없다. IgG, IgM, 보체성분, 혈청 속의 다른 성분을 분리하는데 이용된다(IgE는 농도가 너무 낮아 측정할 수 없다).

② 일차원 이중확산법(Oakley-Furthrope's one dimensional double diffusion method) (그림 10-9)

항체+항원 혼합층과 항원용액층 사이에 한천 단독의 중간층을 삽입, 항체 · 한천 · 항원의 층을 만들면 항원과 항체가 두 방향에서 한천층으로 확산되어 와서 중간 한천층에 침전대를 형성한다. Oudin법과 같이 항체 또는 항원의 성분을 분석하는 데 있다.

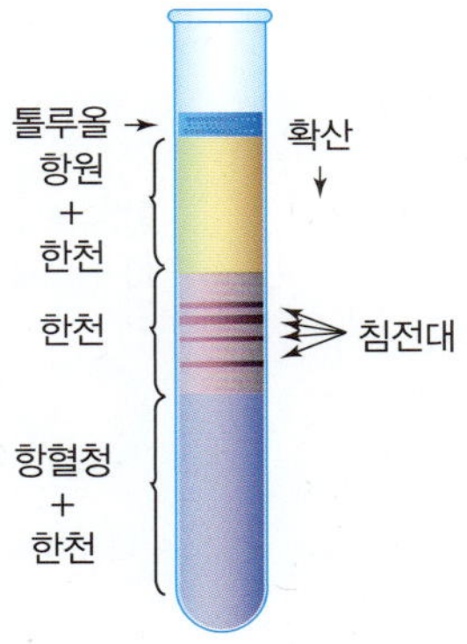

그림 10-9. 일차원 이중확산법

③ 이차원 이중확산법(Ouchterlony double diffusion)

한천(1% agar) 평판에 적당한 거리를 두고 여러 개의 구멍을 파고, 그 구멍에 항원과 항체를 각각 따로 넣어서 확산시킴으로써 항원과 항체의 중간 한천평판 부분에 침전대가 형성된다. 이 방법의 특징은 동일 한천평판상에서 그 항원이나 항체성분의 크기, 분자량 또는 확산률에 의해서 나타나는 위치에 차이가 생김으로써 항원 혹은 항체의 성분이 단일성분인지 복합성분인지 구별할 수 있다. 이 방법은 동일 평판에 여러 개의 항원 또는 항체를 직접 비교할 수 있어 알려진 표준항체 또는 항원을 동일 평판에서 반응시킴으로써 미지(unknown)의 항원 또는 항체를 감별할 수 있다(그림 10-10).

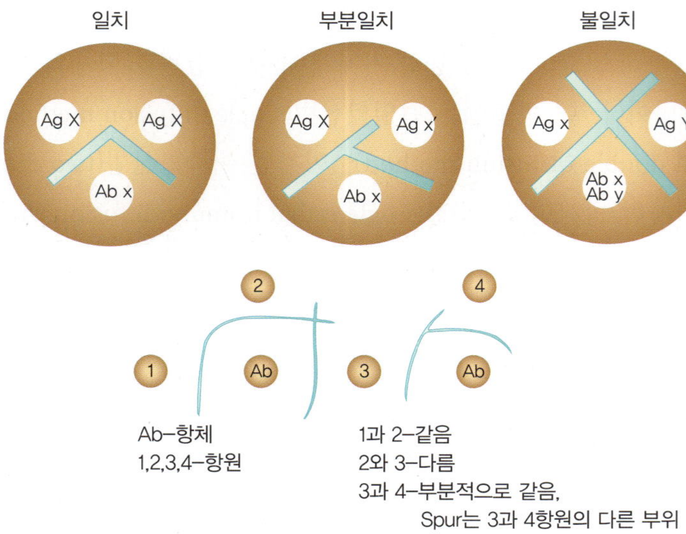

그림 10-10. 이중확산법에 의한 침전반응

④ **일차원 방사면역확산법**(single radial immunodiffusion, SRID)

이 방법은 한천에 항혈청을 혼합하여 아가 플레이트를 만들고 직경 2 mm 정도의 구멍(hole)을 만든 다음 그 구멍에 항원을 넣고 반응시키면 항원이 확산되어 나가면서 항체와 결합하여 항원항체 복합체가 생긴다. 항원이 더욱 확산되어 농도가 마침내 침전물의 최적비에 접근하게 되면 침전물의 환(침전대)이 생긴다. 항원의 농도가 높을수록 침전환이 커지므로 알고 있는 항원농도로 표준곡선을 만들어 가검물의 검사결과를 대조하여 항원량을 정량할 수 있다(그림 10-11).

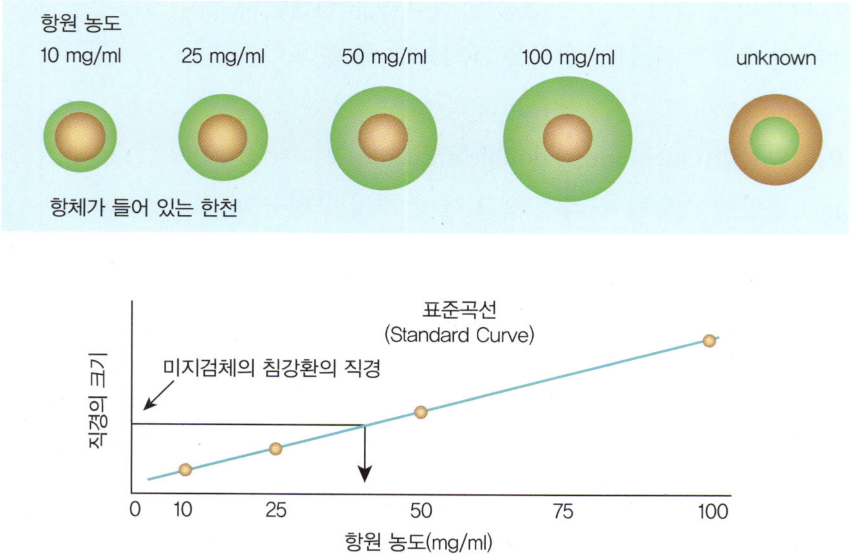

그림 10-11. 일차원 방사면역확산법(single radial immunodiffusion; SRID)

3) 면역전기영동

(1) 면역전기영동법(Immunoelectrophoresis, IEP)

Gel 확산에 의한 침전반응과 전하 정도에 의해 단백질을 분리하는 전기영동법을 조합시켜서 개발된 것이 Grabar(1955년)의 면역전기영동법이다.

(2) 면역전기영동법의 원리(Principle of electrophoresis)

단백질(protein)은 아미노산(amino acid)의 펩타이드 결합(peptide bond)으로 구성되어 있으며 그 외에 당, 지질 등도 구성성분의 하나이다. 아미노산은 C, H, O, N, S, P, I, Fe, Cu, Zn 등의 원소를 함유하고 있다. 단백질의 물리, 화학적 성상은 단백분자를 구성하는 아미노산들의 성상에 기인하고 있다.

아미노산은 한 분자 내에 알칼리성을 나타내는 아미노기(amino group)와 산성을 나타내는 카르복실기(carboxyl group)를 가진 양성(兩性) 물질로 펩타이드결합으로 폴리펩타이드(polypeptide)를 구성하고 있다. 따라서 단백의 하전은 그 결합에 관여하는 α-carboxyl기와 α-amino acid기와 관계가 없으며 곁사슬(side chain, R) 그룹의 하전이 주요 원인이 된다.

아미노(NH_2)기는 용매 중의 물과 반응하여 $-NH_2 + H_2O \rightleftarrows NH_3^+ + OH^-$ (①)로 알칼리성을 나타내며, $-COOH$기는 해리되어 $-COOH \rightleftarrows COO^- + H^+$ (②)로 산성을 나타내게 된다. 만일 아미노산 수용액에 산을 가하면 H^+가 첨가됨으로써 ①의 반응은 우측으로 진행되고 ②의 반응은 좌측으로 진행되어 단백분자는 하전이 증가되어 전체적으로는 용매에 대하여 양이온(cation)이 된다.

반대로 알칼리를 가하면 OH^-가 가해지므로 ①의 반응은 좌측으로 진행되고 ②의 반응은 우측으로 진행되어 단백분자는 하전이 증가되어 전체적으로는 용매에 대해서 음이온(anion)이 된다. 어떤 경우 단백분자 내의 양이온(NH_3^+)의 수와 음이온(COO^-)의 수가 같아서 전기적으로 중성을 나타내는 pH를 그 단백의 등전점(isoelectric point)이라 한다. 즉, 여러 pH의 완충액(buffer

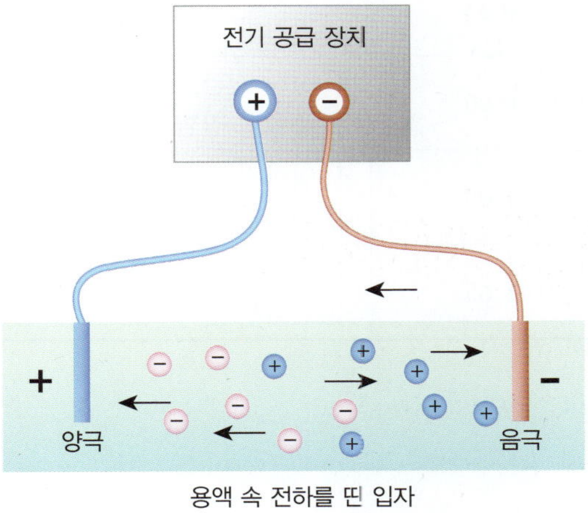

그림 10-12. 면역전기영동원리

solution)으로 단백을 전기영동(electrophoresis, EP)하면 단백성분의 이동도(electrophoretic mobility)가 영(zero)이 될 때(이동하지 않음)의 pH가 그 단백의 등전점인 것이다.

아미노산이나 단백이 수용액 내에서 산이나 알카리에 노출되었을 때의 하전(electric charge)을 보면 다음과 같다. 혈청단백의 등전점은 albumin이 4.9이고, α-globulin이 4.9~5.4, β-globulin이 5.9, γ-globulin이 5.7~7.3이므로 전기영동할 때 veronal buffer solution, pH 8.6(혈청단백의 분획 fraction)을 위한 buffer solution은 보통 pH 8.2~8.6을 쓰면 모든 혈청단백은 ⊖으로 하전되어 양극으로 끌려가게 되는데, 단백의 등전점과 buffer solution의 pH와의 차이가 크며 클수록 ⊖으로 하전을 강하게 띠므로 albumin이 ⊕극으로 끌려가면 γ-globulin은 가장 나중에 끌려가게 된다. 이런 현상은 여지전기영동법(paperelectrophoresis)과 cellulose acetate (Sepharex) 전기영동에서만 적용되며, agar나 agrose 전기영동법에서는 agar gel의 저항에 의해서 albumin은 양극으로 이동하며 α2 혹은 β-globulin이 검체를 가한 부위에 머물고 γ-globulin은 음극으로 이동한다.

면역전기영동(imunoelectrophoresis)의 첫 단계는 여지전기영동법으로 검체(혈청 혹은 단백효소)를 분리시키는 것과 같은 조건으로 agar coated slide에서 혈청단백을 분리시킨다. 2단계는 분리된 여러 분획(fraction)에 대응하는 특이항혈청과 2원 확산(double diffusion)하여 상호 특이반응에 의한 침전대를 생성시켜 단백염색(Amino Black 10B, Poncaeu 3R)을 하여 분석하는 방법이다.

단백의 이동도에 영향을 미치는 요인은 단백분자의 표면 하전, 완충액의 pH, 함유된 전해질의 성질 및 이온의 강도이고 지지체의 전기영동법에서는 지지체의 특성, 단백분자의 모양, 크기, 전기침투현상 등에도 영향을 미친다(그림 10-13, 14).

표 10-1. 단백전기영동 분획, 참고치, 임상적 의의

단백영동분획상	참고치(g/100 mL)	임상적 의의
Albumin	3.5~5.0	↓ 간경화, 심부전, 영양결핍증
α_1-globumin	0.17~0.33	↑ 급성 진행성 질환, 암, 류마티스 관절염 ↓ 간질환
α_2-globumin	0.42~0.90	↑ 신장 질환, 간질환, 당뇨병, 급성 진행성 질환 ↓ 용혈성 질환, 간부전
β-globumin	0.52~1.05	↑ 철결핍성 빈혈 ↓ 신증후군, 용혈성 빈혈
γ-globumin	0.71~1.65	↑ 간경화, 만성 염증, 자가면역질환, 골수종 ↓ 면역부전

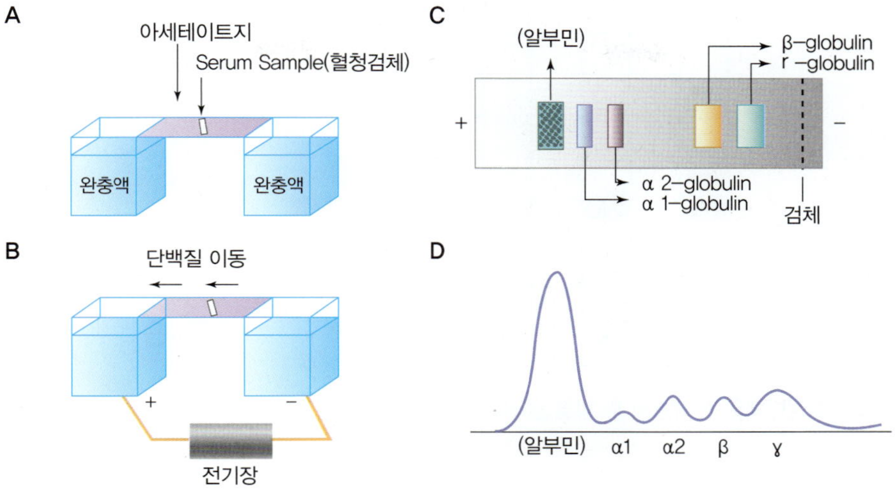

그림 10-13. 정상혈청단백의 전기영동과정 및 결과

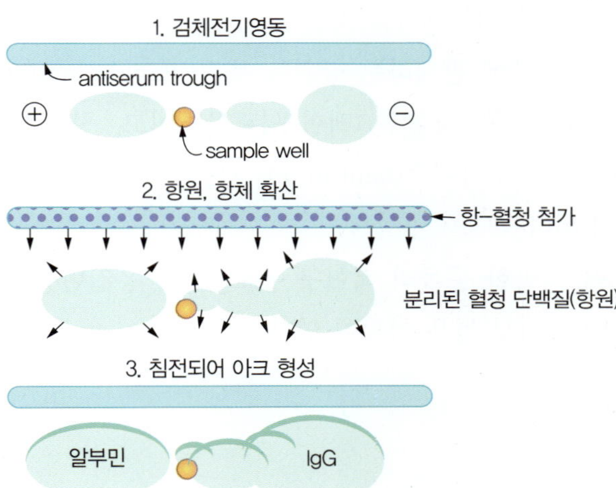

그림 10-14. 면역전기영동 원리

3) 면역고정 전기영동(immuno fixation electrophoresis, IFE)

면역고정 전기영동은 1단계는 agarose gel에서 분해 전기영동법을 실시하고 2단계는 면역 침전법을 사용하는 방법이다. 혈청단백질을 먼저 전기영동해서 분리한 후 gel 중의 용해성 항원은 특이항체와 결합하여 생성된 항원항체복합체는 불용성으로 침전된다.

침전속도는 반응액의 비율, 온도, 염분농도 및 용액의 pH에 달려있다. 미반응된 단백질은 세척 단계에서 제거되고 항원항체복합체는 염색된다. 각 염색된 band를 정상 대조군 혈청으로 얻은 침전 band와 비교하여 분석한다(그림 10-15).

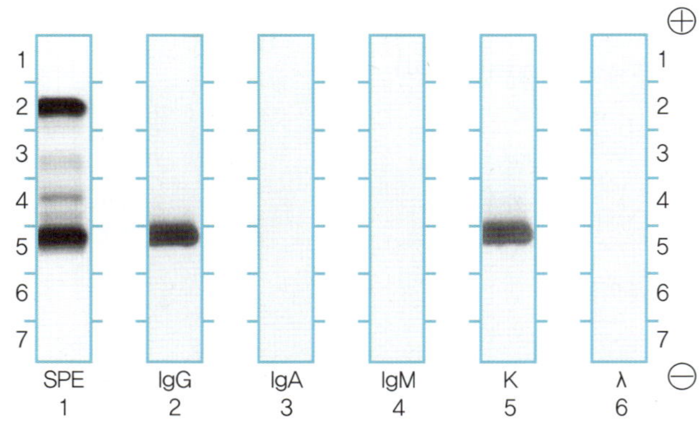

그림 10-15. 혈청단백을 전기영동 후 항혈청(IgG, IgA, IgM, κ, λ)과 반응결과 IgGκ paraprotein으로 나타남

2 응집반응(Agglutination reaction)

세균, 적혈구, 백혈구 같은 일정한 크기를 가진 항원입자가 그 항체(IgG, IgM)와 반응하여 응집괴를 만드는 현상으로 이 반응에 관계하는 항원을 응집원(agglutination)이라 하며, 항체를 응집소(agglutinin)라고 부른다. 세균, 적혈구, 백혈구는 물론이고, 침전원(단백다당체 및 lipid)을 일정한 크기의 라텍스(latex), 벤토나이트(bentonite), 카올린(kaolin), 콜로이드(colloid) 등의 입자에 흡착시키면 응집원이 된다.

가용성항원(혹은 항체)을 피막한 동물의 적혈구 등도 있다. 응집반응은 단순한 침전반응에 비하여 감도(sensitivity)가 10배 이상 높은 이점이 있다.

응집원 + 응집소 → 응집

1) 직접 응집반응

응집원과 해당 항체가 반응하여 응집을 일으킨다.

(1) 세균응집반응

세균과 그에 대한 항체(환자의 면역 혈청)가 반응하여 응집을 일으킨다.

질병을 앓고 있는 동안 검사를 실시하여 특이 항체역가(antibody titer)가 상승하면 현증 감염을 암시한다(그림 10-16).

① 교차반응(cross reaction)

두 가지 다른 세균이 하나의 공통 항원결정기를 가질 때 이 항원에 대한 항체에는 두 가지 세균이 모두 반응을 일으키게 된다. 이런 것을 교차반응이라 하며 위양성(false positive)의 원인이 되기도 한다. 이와 같은 반응은 리케차(rickettsia)나 바이러스(virus)에서도 일어난다.

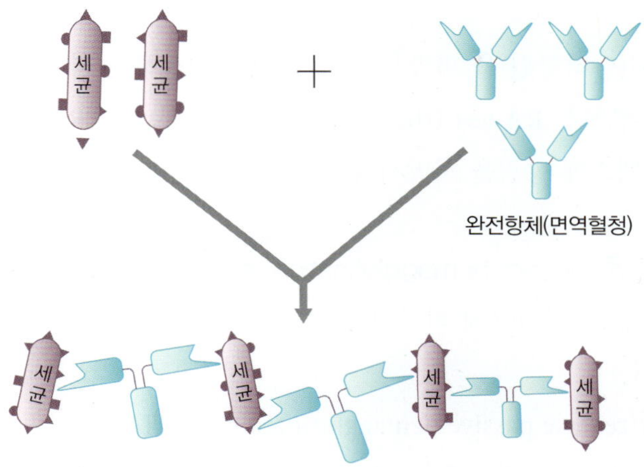

그림 10-16. 세균응집반응

응집반응에는 Widal 반응, Weil-Felix 반응, Streptococcus MG 응집반응, Brucella 응집반응, 균종의 동정시험 등에 이용된다.

② **해당량구역 반응**(zone of equivalent reaction)

항원과 항체는 그 양이 가장 적당한 비율로 혼합되었을 때 가장 완전한 반응이 나타난다. 어느 쪽이고 양의 과부족이 있으면 반응은 약하거나 나타나지 않게 된다.

③ **항체과잉구역 반응**(prozone reaction)

항체의 양이 너무 많아서 반응이 일어나지 않은 형태로 혈청을 희석하면 반응이 나타난다.

④ **항원과잉구역 반응**(postzone reaction)

항체의 양에 비해 항원의 양이 너무 많아서 반응이 일어나지 않은 상태이다.

(2) 혈구 응집반응

적혈구와 해당 항체가 반응해서 응집이 일어나는 반응을 말한다.

폴-번넬 반응(Paul-Bunnell reaction), 저온응집반응, 효소처리 적혈구에 의한 응집반응 등이 있다.

2) 간접 응집반응

단백, 다당체, 지질 등을 일정한 크기의 인공입자(latex, bentonite, kaolin, collodion)나 적혈구에 흡착시켜 대응한 항체와 응집을 일으키는 것을 말한다.

(1) Latex 응집반응

라텍스에 수용성 항원(단백항원)을 피막시켜 그 항원에 대응하는 항체(2가 혹은 5가)와 반응시키면 라텍스 응집이 일어난다. RA test (rheumatoid arthritis test), CRP (c-reactive protein) test, plano-test 등에서는 라텍스에 항원을 피막시켜 검사를 실시한다.

(2) 간접 적혈구응집반응(Indirect hemagglutination reaction)

수용성 항원(혹은 항체)을 적혈구에 피막시켜 그 항원에 대응하는 항체(혹은 항원)와 반응시키면 혈구응집이 일어난다.

역수동 적혈구응집법(reverse passive hemagglutination, RPHA)은 적혈구에 항체를 피막 시켜 항원을 검출하는 법으로 HBs-Ag와 α-fetoprotein 항원 검사 등이 있다.

수동 적혈구응집법(passive hemagglutination, PHA)은 적혈구에 항원을 피막시켜 항체를 검출하는 것으로 anti-HBs나 아메바 항체 검사 등이 있다(그림 10-17, 18).

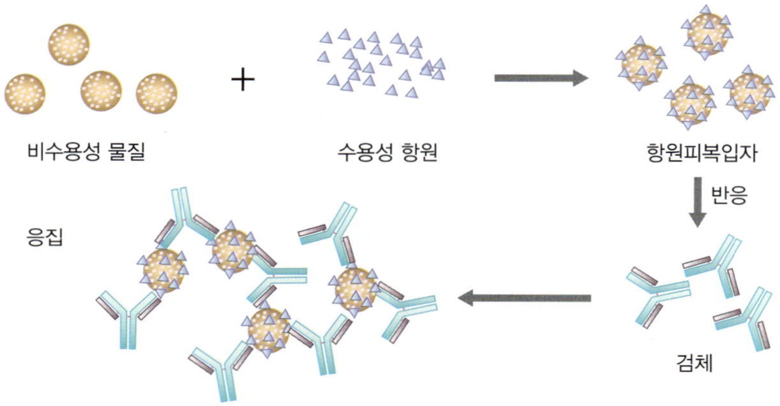

그림 10-17. 간접적혈구응집반응

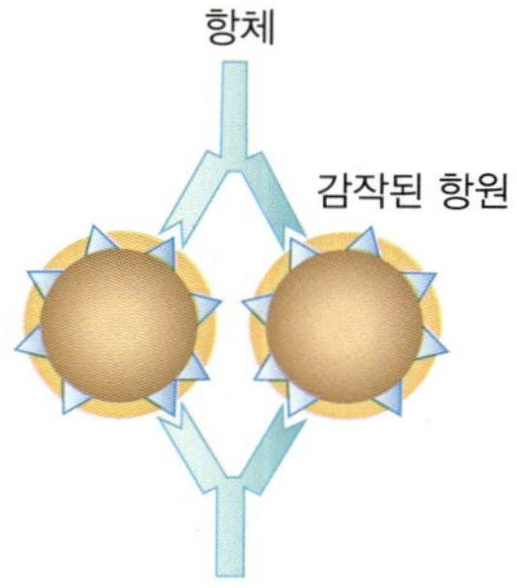

그림 10-18. 항원 감작 적혈구

(3) 항 globulin을 피막한 적혈구 응집반응

토끼에 사람의 혈청 글로불린을 주사하여 얻은 혈청을 항 사람글로불린 혈청(anti-human globulin surum, AHG surum, Coomb's surum)이라 한다.

① 직접 항글로불린 검사(direct anti-globulin test, DAT **또는** direct Coomb's test)

적혈구에 불완전 항체의 결합여부를 보는 검사로 적혈구에 anti-human globulin 혈청을 반응시켜 응집을 육안으로 관찰한다(그림 10-19).

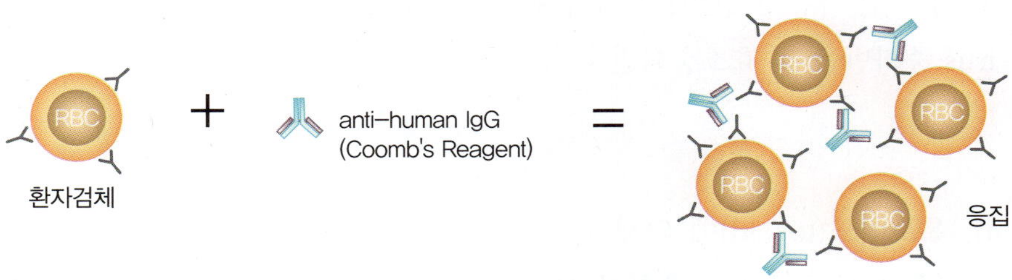

그림 10-19. 직접쿰스시험(자가면역 용혈성 빈혈을 진단하는 방법으로 적혈구 표면에 있는 불완전항체와 쿰스 시약이만나면 응집)

② 간접 항글로불린 검사(indirect anti-globulin test, IAT **또는** indirect Coomb's test)

혈청중에 불완전항체가 생산되고 있는지의 여부를 보는 검사로 혈청(불완전항체)과 O형 적혈구(감작시킬 적혈구, 시약)를 반응시킨 후 다시 anti-human globulin 혈청을 반응시켜 응집을 육안으로 관찰한다(그림 10-20).

(4) Kaolin 응집반응

카올린(kaolin) 입자에 항원을 흡착시켜 해당 항체를 검사한다.

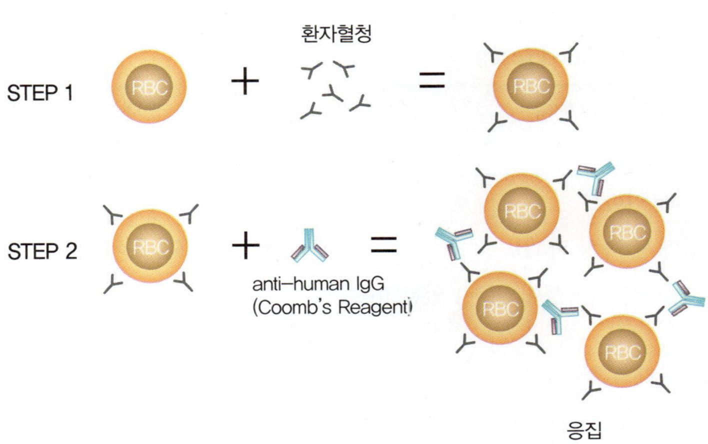

그림 10-20. 간접쿰스시험(혈액수혈전에 임산부의 산전시험으로 혈청 속에 있는 불완전항체와 쿰스 시약이 만나면 응집)

(5) 감작 적혈구 응집반응

면양 적혈구를 토끼에 주사하여 얻은 항 혈청과 면양 적혈구를 반응시킨(감작 적혈구) 후 류마티스 관절염 환자의 혈청을 넣어주면 응집이 일어난다(왈러-로즈 검사, Waaler-Rose test).

3 중화반응(Neutralization reaction)

항원(독소 toxin, 변독소 toxoid, virus) 입자와 그 대응하는 항체(antitioxin)가 반응하여 항원(독소, 변독소)이 가진 특유한 생물활성을 중화하는 면역학적 반응을 말한다. 중화반응에는 독소중화반응, virus 중화반응 및 효소중화반응 등이 있다.

1) 독소중화반응

독소(toxin), 톡소이드(toxoid)에 의해서 생산된 항체(antitoxin, 항독소)와 독소가 특이적으로 결합하여 독소작용을 무독화 또는 중화시키는 반응을 일으킨다.

독소 + 항독소 → 독소의 독작용 중화

(1) 독소

생체에 독작용을 가지는 고분자물질로 항원으로서의 성질을 가지고 있다. 세균성, 동물성 식물성 독소로 나누어지며 세균성 독소에는 균체외독소(exotoxin)와 균체내독소(endotoxin)가 있다(표 10-2).

동물독소로서는 전갈, 거미, 뱀 등의 독소가 있고, 식물성 독소로는 리치닌이 있다. 시험관 내에서 독소와 항독소를 반응 시 침전을 면상(flocculation)이라 부르며, 독소와 항독소의 역가를 측정하는 데 쓰이고 있다.

항독소혈청은 디프테리아, 파상풍, 가스괴저, 독사의 교상 등의 치료에 이용된다.

표 10-2. 외독소(Exotoxin)와 내독소(Endotoxin)

외독소(Exotoxin)	내독소(Endotoxin)
미생물의 생세포에서 분비	분해 시 미생물의 세포벽에서 유리
독성이 강하다(치사량 ㎍ 이하)	독성이 약하다(치사량 mg 이상).
열에 불안정(60℃ 이상에서 독성 파괴)	열에 안정(60℃ 이상에서 몇 시간 독성 유지)
쉽게(저장, formalin) 항원성만(독성이 없는) 있는 toxoid로 전환된다.	변독소로 전환 안 된다.
항원성이 강하다(높은 역가의 항독소생산)	항독소를 형성할 자극이 없다.
이열성 단백질(분자량은 10,000~90,000)	내열성(다당체, 인지질, 단백의 복합물)
그람양성 생균에 의해 생산(티프테리아균, 파상풍균, botulinus균)	그람음성 사균에 의해 생산

(2) 응용

항 독소혈청은 디프테리아, 파상풍, 가스괴저, 독사의 교상(咬傷) 등에 치료에 사용된다.

표 10-3. Diphtheria균의 toxin이나 antitoxin의 단위

단위	내용
MLD (minimum lethal dose)	최소 치사량 (체중 250 g guinea pig 접종 후 4일 이내에 치사할 수 있는 최소 독소량)
1AU (항독소의 1단위: antitoxin unit)	국제표준단위 (dry serum 0.0626 mg 내에 들어 있는 항독소의 양)
Lo dose (limes zero)	1AU의 항독소와 과부족 없이 중화할 수 있는 독소의 최대량
Limes death	1AU의 항독소와 독소를 혼합해서 250 g의 guinea pig에 피하로 접종했을 때 4일 내에 죽일 수 있는 독소의 최소량
Lf dose (flocculation unit: 면상반응)	항독소 1단위와 최적량으로 결합하여 초기 면상반응(initial flocculation)을 나타내는 독소의 최소량

(3) 검사법

침전반응법으로 증명할 수도 있지만, 사람이나 말의 항독소는 침전반응에 의해 증명할 수 없는 것도 있다.

① Elek 법

diphtheria균의 독소 생성 여부를 조사하기 위한 방법이다.

항독소 여과지를 혈청 한천배지의 표면에 놓고, diphtheria균과 기지의 독소 생성균, 비독소 생성균을 대조로 하여 항독소와 직각이 되게 심는다. 독소 생성균은 기지의 독소균과 같이 동일 한침전선이 나타난다(그림 10-21).

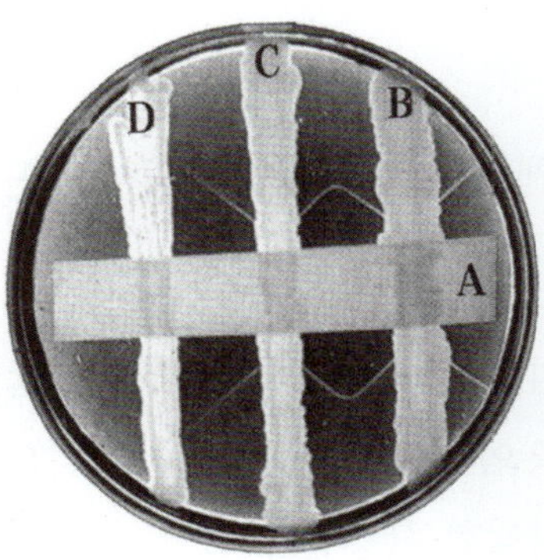

그림 10-21. Elek 법

2) Virus 중화반응

바이러스 중화항체를 함유한 혈청을 검사하고자 하는 virus 부유액과 혼합하여 일정온도, 일정 시간 반응시킨 다음 감수성이 높은 실험동물에 주사하여 실험동물의 사망수를 기초로 중화항체 역가를 측정하거나 실험동물대신 조직배양세포나 부화란(embryonated egg)에 접종하여 배양조직의 세포변성이 중화항체에 의해서 특이적으로 저지되는가의 여부로 중화항체 역가를 측정할 수도 있다. 즉, virus 중화반응은 항원(virus 입자)과 항체(virus 중화 항체)가 특이적으로 결합하여 감염력이 저지되는 반응으로 특히 중화항체는 현성 감염은 물론 불현성 감염에서도 수년 동안 지속되므로 이 항체의 존재만 가지고는 virus 감염이 있었다고 진단할 수 없고 진단을 위해서는 급성기와 회복기에 항체가의 변화를 증명할 필요가 있다.

3) 용혈소중화반응

용혈소에 대한 항체의 어떤 것은 용혈소와 특이적으로 결합하여 용혈소작용을 중화한다.

β-hemolytic streptococcus가 분비하는 streptolysin O는 사람이나 토끼의 적혈구를 용혈하는 용혈소인데 이 용혈소에 anti-streptolysin O가 함유되어 있는 환자혈청을 가하면 streptolysin O의 용혈소 성분이 중화되어 적혈구 용혈능력을 상실하게 된다. 이것을 이용하여 streptococcus의 감염여부를 진단하는 데 많이 이용되고 있다.

4 세포용해반응(Cytolytic reaction)

세포성 항원(세균, 적혈구)과 그 대응항체와 반응 후, 여기에 정상 혈청 중에 있는 보체가 작용하면 세포가 용해되는 것을 세포용해반응이라 한다.

여기에는 용균반응(bacteriolytic reaction)과 용혈반응(hemolytic reaction)이 있다.

1) 용혈반응(Hemolytic reaction)

항원(적혈구)과 항체에 반응시킨 후 보체를 가하면 용혈이 일어난다.

적혈구 + 항체 + 보체 → 용혈

보체결합반응에 대한 유무를 아는 지표로 사용되며 용해성 항원(단백질, 다당체 등)을 적혈구의 표면에 흡착시켜 사용한다. 용혈반응의 판단은 용혈(Hb 유출)을 관찰하거나 유출한 Hb을 비색 측정할 수 있다. 용혈반응에는 감작적혈구(항원과 결합 적혈구) 용혈반응, 수동용혈반응(passive hemolytic reaction)이 있다(그림 10-22).

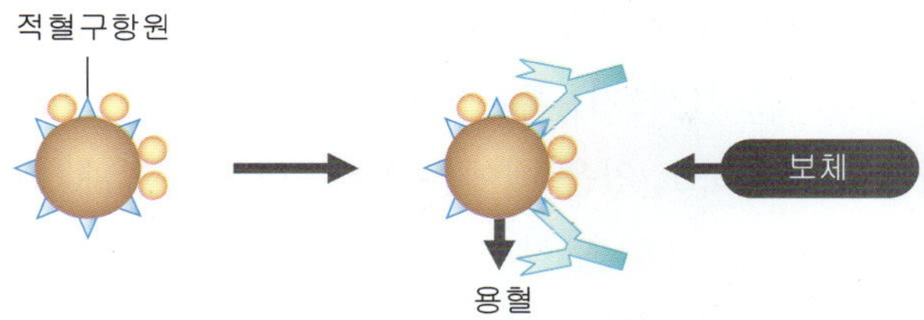

그림 10-22. 용혈반응의 원리

2) 용균반응(Bacteriolytic reaction)

항원(세균)과 항체(용균소 bacteriolysin)를 반응시킨 후 보체를 가하면 용균이 일어난다(그림 10-23).

Gram 음성 세균세포의 막에는 인지질(phospholipid)의 양이 비교적 풍부하며 양성균에 비하여 막의 부피도 얇다. 그래서 항원-항체-보체반응의 유발시 쉽게 용균현상이 일어날 수 있다. 특히 콜레라균의 최종적인 동정에 자주 이용되는 반응(Pfeiffer 현상)이다. Gram 양성균은 용균은 보기 어렵고 다만 사균 현상을 볼 수 있다.

항원(세균, 적혈구)과 결합하는 특이항체(bacteriolysin, hemolysin)는 열에 안정한 성분으로 56℃에서 30분간 처리하여도 영향을 받지 않는다. 그러나 신선한 동물의 혈청 내에 존재하는 보체(complement)는 이열성으로 56℃에서 30분간 처리하면 파괴되는 물질이다. 이것은 항원 · 항체복합체에 부착하는 성질을 가지고 있다.

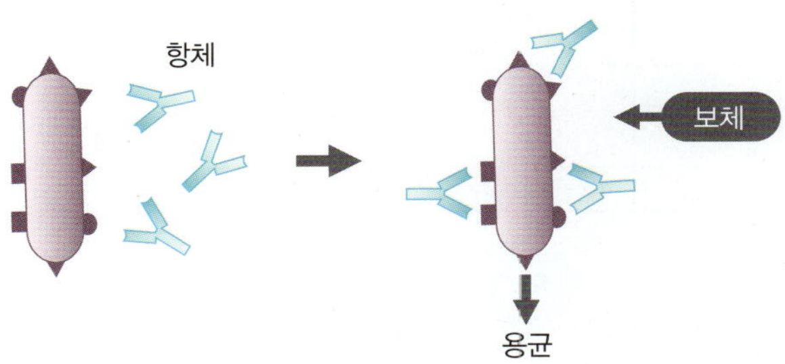

그림 10-23. 용균반응의 원리

5 보체결합반응(Complement fixation reaction)

항원-항체 반응이 발생하면 항원-항체복합체가 형성되고 이어서 용액 중의 보체가 결합되어 소모된다. 이러한 보체의 소모 여부로 항원-항체 반응이 발생하였는지 알 수 있게 되며 이 현상을 보체결합반응이라 한다.

보체가 결합되었는지의 여부는 육안으로 관찰할 수 없기 때문에 여기에 감작혈구를 가하여 용혈반응이 일어나는지의 여부를 관찰하여 보체결합의 유무를 확인한다. 따라서 보체결합반응에 관계되는 인자는 항원, 항체, 보체, 적혈구, 용혈소의 다섯 가지이다. 항원-항체복합체에 보체를 결합시키는 반응상을 제1상(제1기)이라 부르고 보체가 남아 있는가의 여부를 감작적혈구를 사용해서 알아보는 반응상을 제2상(제2기) 혹은 용혈상이라 부른다. 항원 · 항체 · 보체를 혼합하여 반응시키면 항원−항체가 대응하고 있을 때에는 항원−항체 복합체가 형성되고 여기에 보체가 결합되고 또한 감작혈구를 가하면 용혈을 일으키지 않는다. 이와 같은 경우는 보체결합반응 양성이다. 항원과 항체가 대응하고 있지 않을 때에는 항원−항체복합체가 형성되지 않기 때문에 보체는 결합되지 않고 유리된 채 남아 있다. 여기에 감작혈구를 가하면 보체는 감작혈구와 결합하여 완전용혈이 일어나며 보체결합반응 음성이다.

매독 등에 대한 항체 측정 시 널리 사용되기도 한다. 이때에는 검사할 혈청 속에 보체가 함유되어 있으므로 미리 56℃ 30분 동안 혈청을 처리하여 보체 활성을 소실시켜 둔다(비동화한다고 함). 이것은 보체의 양이 일정치 않으면 소비의 유무를 알 수 없게 되기 때문이다(그림 10−24).

보체결합반응은 항원과 항체의 양적관계, 온도, 보체의 유래, 보체결합 억제물질, pH 및 전해질 등에 영향을 받는다. 보체결합반응은 일본뇌염, influenza, virus 감염증 진단, 발진티푸스, 발진열 등의 Rickettsia 감염증 진단, 매독, 말라리아 감염증 진단 등에 응용된다.

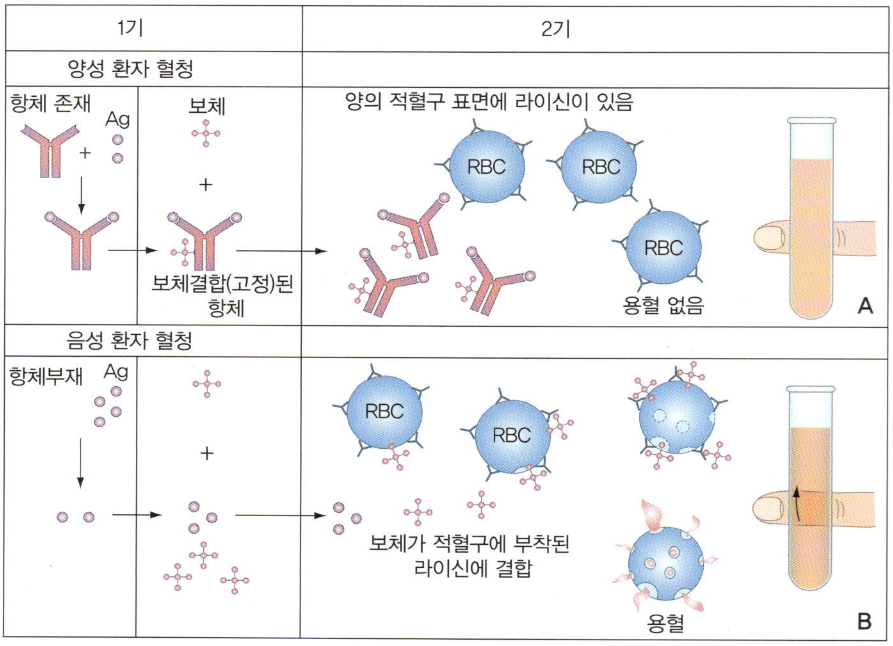

그림 10−24. 보체결합반응의 원리

6 억제(저지) 반응(Inhibition reaction)

항원−항체반응물을 육안으로 확인할 수 없는 경우에 사용하는 방법으로 groups의 구조를 추정하는 데 중요한 정보를 제공해 준다. 예로 2개의 항원과 1개의 항체가 반응하는 경우로 임신반응검사(plano-test), 일본뇌염 virus 항체, Influenza virus 항체 등에 이용된다.

III. 면역크로마토그래피법과 현장검사

1 면역크로마토그래피법(Immunochromatographic test, ICT)

크로마토그래피(chromatography)법은 혼합물을 분리하는 실험적인 기법 중 하나로, 유체를 컬럼에 균일하게 침투, 통과시키는 과정에서 물질의 이동속도 차이에 따라 유체 내 성분을 분리하는 방법을 말한다. 면역크로마토그래피법(immunochromatographic test, ICT)은 종이 크로마토그래피법의 하나로 모세관 현상에 의해 용매가 종이를 따라 이동하는 성질을 이용한 방법이다. 측방 유동 면역발색법(lateral flow immunochromatographic assay)에 기반을 두고 있으며 사용이 편리하고 비용이 낮아 현재 항원, 항체를 검출하는 목적으로 사용되는 신속 검사에 가장 널리 이용되고 있다. 혈청, 혈장, 전혈 뿐만 아니라 키트 종류에 따라 소변, 타액, 땀 등 기타 다양한 체액이 이용 가능한 장점이 있다.

상품화된 신속 검사법은 키트에 포함된 패드위에 정제된 항원이나 항체를 고정시킨 후 가해지는 검체를 용매로 하여 모세관 현상을 유발하는 방법이다. 샘플 패드에는 검출하고자 하는 항원 또는 항체에 결합할 수 있는 특이적인 항체가 포함되어 있고, 이 항체에는 유색 또는 형광입자(일반적으로는 콜로이드성 금 및 라텍스)가 접합되어 있다. 이러한 특이 항체는 주입된 샘플과 함께 결합하여 크로마토그래피 원리에 따라 검출 패드로 이동하게 된다. 그 결과 검출 패드 위에서 항원-항체반응이 유발되고, 표지 항체를 통해 발색된 색 변화를 통해 결과를 관찰하게 된다.

이러한 면역크로마토그래피법을 이용한 신속 검사 키트는 현재 세균 및 바이러스를 포함한 감염병의 진단뿐만 아니라 호르몬, 종양 표지자, 유전자 진단까지 다양한 분야에서 개발되어 이용되고 있다. 상품화된 키트를 이용한 수행능은 방법, 검체 종류, 검체 운송 및 보관 시간, 환자의 특성에 따라 다양하게 보고되고 있는데, 전반적으로 특이도와 양성예측도는 90~100%로 우수하지만 민감도는 40~95%, 음성예측도는 70~90% 정도로 낮은 편이기 때문에 현재 주로 스크리닝 검사 목적으로 사용되고 있다. 이 책에서는 간염진단검사, 후천성 면역결핍증 검사, 로타바이러스 검사, 풍진 바이러스 검사, 임신반응검사, 열원충 검사 등에서 이러한 내용을 다루고 있다.

면역크로마토그래피법을 이용한 검사는 크게 항원 진단 키트와 항체 진단 키트로 나눌 수 있다. 항원 진단 키트는 패드위에 정제된 항체, 항체 진단 키트는 패드 위에 정제된 항원을 고정시켜 항원-항체반응을 유발한다.

1) 항원 진단 키트

고전적인 샌드위치 형식을 이용한 검사 키트이다. 키트의 구성은 샘플 패드, 결합 패드, 반응 패드 및 흡수 패드로 구성된다 (그림 10-25). 결합 패드에는 표지 항체(콜로이드성 골드 또는 라텍스 입자)가 포함되어 있으며, 반응 패드에는 특정 항원에 특이적인 항체가 고정되어 있다(테스트 라인). 또한 검사의 정확성을 판정하기 위하여 표지 항체에 특이적인 2차 항체가 고정되어 있는 컨트롤 라인이 포함되어 있다. 가해지는 검체는 결합 패드에 있는 표지 항체와 결합하여 샌드위치형 면역복합체를 형성한 후 반응 패드로 이동하게 되고, 검사하고자 하는 샘플 내 특정 항원이 있는 경우 테스트 라인에 있는 특이 항체에 결합하게 된다. 이러한 결합을 통해 결합된 부위에는 육안으로 관찰 가능한 발색 라인이 생기며 이를 통해 항원의 존재 여부를 확인할 수 있다. 흡수패드는 남은 표지물질을 세척하고 흘러온 잔여 검체를 흡수하여 제거하는 역할을 한다.

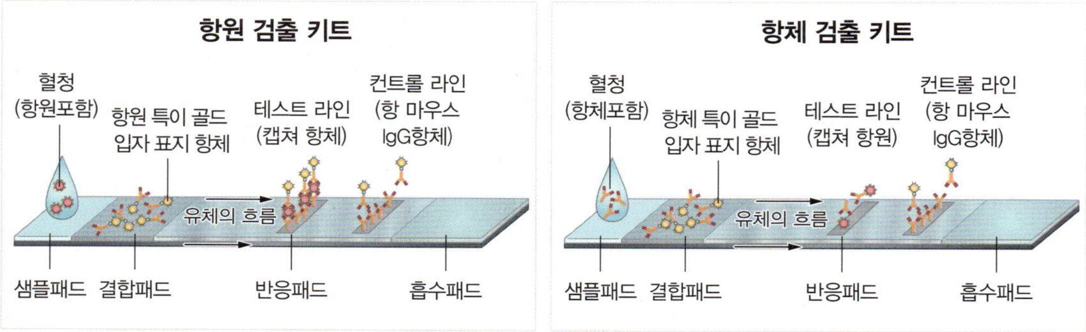

그림 10-25. 면역크로마토그래피 검사법의 원리
출처: Cytodiagnostics 제공

2) 항체 진단 키트

항원 진단 키트와 원리는 동일하다. 다만 사람 항체를 검출하고자 하기 때문에, 사람 항체에 특이적인 항체가 표지항체로 이용되며, 반응 패드에는 검출하고자 하는 항체에 특이적인 항원이 결합되어 있다(테스트 라인). 따라서 결합 패드에서 항체와 항체 특이 표지 항체의 결합이 크로마토그래피의 원리에 따라 반응 패드로 이동한 후 특이적인 항원에 결합이 가능한 항체만이 테스트 라인에 결합하며, 그렇지 않은 항체는 결합되지 못하고 흡수 패드에서 제거된다.

기존의 면역크로마토그래피법은 육안 판독을 기준으로 하기 때문에 주관적 해석으로 인한 위양성 및 위음성의 문제가 있었다. 이를 극복하기 위해 광학 스트립 판독기가 도입되었으며, 그 결과 객관적인 해석이 가능해지고 민감도가 향상되었다. 또한 기존의 표지 항체에 사용된 콜로이드성 골드 표식 대신 형광물질을 이용한 형광면역크로마토그래피법(fluorescence based immunochromatography assay)이 개발되어 기존의 검사법에 30%가량 향상되어 신의료기술로 인정받게 되었다. 현재 인플루엔자 신속 항원 검사에 사용되는 Sofia Influenza A+B가 대표적인 형광면역분석법을 이용한 검사법으로 병의원은 물론 보건소, 검역소 등에서 다양하게 이용되고 있다(그림 10-26).

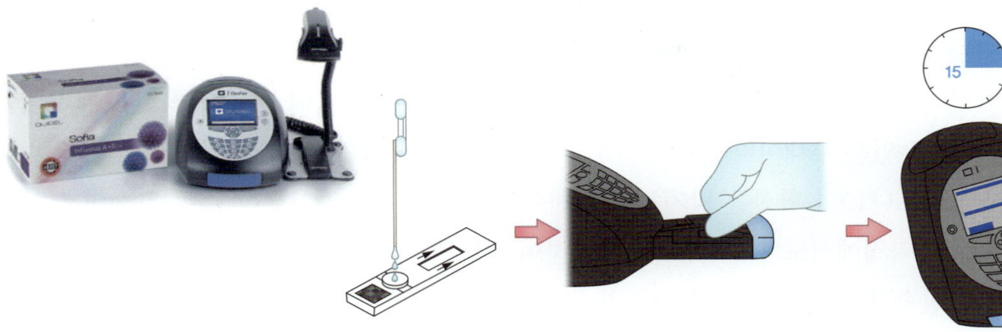

그림 10-26. 인플루엔자 측정을 위한 Sofia Influenza A+B 키트, Quidel User Manual 참고]

2 현장 검사(Point of care testing, POCT)

현장 검사(point of care testing, POCT)란 원심분리 등 검사시료의 전처리과정 없이 피검자(환자) 가까이에서 신속하게 진단에 이용할 수 있도록 고안된 검사법을 뜻하며, 체외진단(In vitro diagnostics) 분야에 속한다. 체외진단은 혈액, 분뇨, 체액, 침 등 인체 유래물을 대상으로 질병을 진단하는 기술로, 검사방법에 따라 면역화학적 진단, 자가혈당 측정, 현장 진단, 분자 진단, 혈액 진단, 임상 미생물 진단, 지혈 진단, 조직 진단으로 구분된다.

이상적인 현장 검사는 쉽고, 민감도가 높고, 특이성이 있고, 사용하기에 편리하며, 빠르고 확실하면서도, 설비 없이 이용 가능하고, 상용화된 특성을 가져야 한다. 초기에는 검사결과의 신뢰성 때문에 잘 활용되지 못했지만, 최근 검사방법 및 기술의 발전으로 신뢰성이 증가하고 있고 조기진단 및 예방의 중요성이 강조됨에 따라 주목을 받고 있다. 또한 신속하고 정확한 진단 검사는 임상 검사실이 없는 개인 의원 등에서도 필수적이기 때문에 현장 검사의 중요성은 점점 증가하고 있다.

현장 검사는 크게 소형 분석기기에 사용되는 것과 일회용 분석기기에 사용되는 기술로 나누어 볼 수 있다.

소형 분석기기는 기존에 사용되고 있는 임상실험실용 분석기기를 소형화한 것으로 주로 혈액 내 기체분석 및 전해질 분석에 이용되고 있다. 이러한 분석기기는 이동성을 지니며, 기기의 세정작업이나 표준화 작업 등을 자동화하여 숙련된 분석자가 아니어도 쉽게 사용할 수 있게 하였다. 대표적인 예로는 Lab-On-a-Chip (LOC) 기술을 들 수 있는데, 이것은 수 cm^2 면적의 칩 위에 미세유체기반 시스템 등을 도입한 장치들이 장착된 초소형 분석 기술이다 (그림 10-27). 하나의 칩 위에 미량으로 채취한 시료의 전처리부터 혼합, 반응, 분리, 분석까지 전반적인 프로세스가 모두 구현이 가능하다.

일회용 분석기기의 경우 외관적으로는 단순하게 보이나 내부적으로 미세가공을 바탕으로 한 다양한 검사원리가 포함되어 있다. 앞서 설명한 면역크로마토그래피법의 원리를 이용한 측면 유동 면역발색법도 일회용 분석기기에 해당된다. 대표적으로 소변 내 알부민 검사, 혈당 검사, 임신 반응 검사 등이 이에 해당된다. 대형 고가 장비를 작은 키트 형식으로 일회용화 하여 교차오염 및 생화학적 위험을 최소화하였으며, 최근 감염 질환 진단에 있어 이러한 일회용 분석기기의 사용이 증가하고 있는 추세이다.

특히 최근 코로나19의 확산을 방지하기 위하여 신속진단키트의 사용이 승인되어 의료 현장에서 뿐만 아니라 가정에서도 진단 키트를 사용하여 감염병 검사를 하는 것이 가능하게 되었다. 사용되고 있는 신속진단 키트는 항원 검출의 목적으로 고안된 면역크로마토그래피법 검사법이다. 검사의 민감도가 떨어지는 단점이 있어 확진검사로서의 사용에는 부적절하나, 대 유행 감염병을 빠른 시간내에 파악하고 분류하는데 큰 도움을 주고 있다.

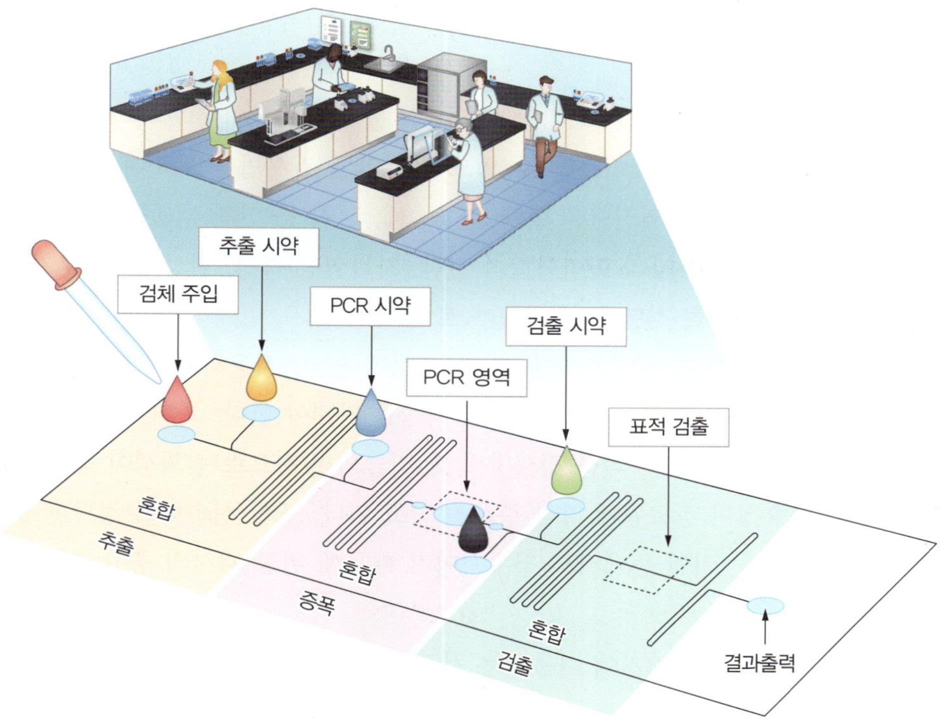

그림 10-27. Lab-On-a-Chip 구성의 예

IV. 표지항원·항체를 이용한 측정

항원이나 항체에 표식을 부여, 항원-항체반응을 유발하고 항원 또는 항체를 정량하거나 그 조직 내에서의 소재를 확인할 목적으로 사용하고 있다.

상품화된 각종 호르몬(hormone)들, 세포표면항원들, 바이러스(virus) 항원들의 단클론 항체(monoclonal antibody)가 생산되고 있으며 이들 정제된 항원이나 항체를 ① 방사성 물질, ② 형광물질, ③ 효소 등으로 각각 표식 하여 항원-항체반응을 유발하고 항원이나 항체를 정량 또는 그 조직 내나 세포 내에서의 추적이 가능하게 되었다.

1 방사면역분석법(Radioimmunoassay, RIA)

항원 또는 항체를 ^{125}I와 같은 방사성 동위원소를 표식하고 항원-항체복합물의 방사활성을 측정함으로써 미량의 항원 또는 항체량을 측정하는 방법이 개발되었다. 이 방법은 화학적 분석법으로는 정량할 수 없는 미량의 항원이나 합텐(hapten)을 정량 또는 혈청 중의 인슐린(insulin)량을 측정함으로써 당뇨병의 진단에 크게 도움을 주었다. 현재 미량의 호르몬들, 각종 생리활성 물질, 또는 약물들의 생체내 동태와 소장의 연구에 이 방법을 널리 이용하고 있다.

항원과 표지 항원을 항체에 결합시키면 항원과 표지항원은 항체에 경쟁적으로 비례하여 결합하게 된다. 항원, 표지항원이 항체와 결합한 것을 결합형(bound form: B)이라 하고 결합하지 않은 항원, 표지항원을 유리형(free form: F)이라 한다. 이와 같이 결합형과 유리형을 분리하여 검체 내 항원의 양을 알려고 하는 것이 방사면역측정법의 원리이다. 한편 극미량의 항원을 정량하는 방법에는 고상법(solid phase method)이 개발되어 있다.

플라스틱 시험관의 벽에 흡착시켜둔 항원에 항체를 반응시킨 다음 시험관을 씻고 항원과 결합한 항체량을 측정하기 위하여 방사성 동위원소(^{125}I, ^{131}I)로 표식한 항체를 다시 작용시켜 항원-항체-방사성표지항체의 복합체를 작성함으로써 항체량을 정량하는 방법이다(그림 10-28).

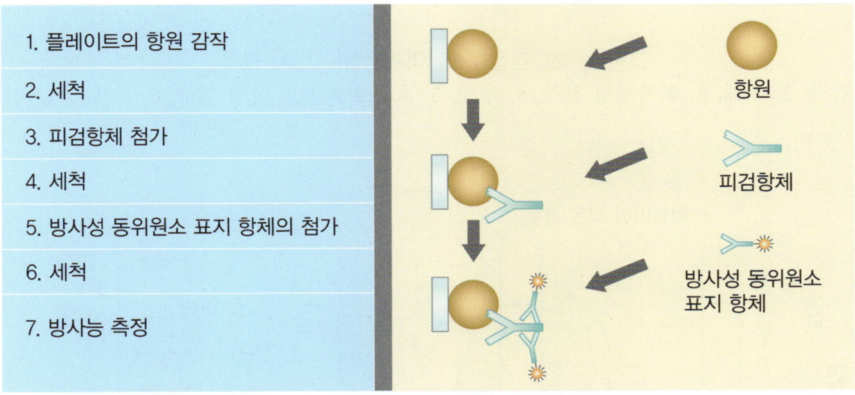

그림 10-28. 직접방사면역측정법(RIA) 원리

2 효소결합면역흡착측정법(Enzyme-linked immunosorbent assay, ELISA)

방사면역측정법(radioimmunoassay; RIA)이 개발되어 미량의 항원이나 항체를 측정하는데 크게 공헌하였으나 방사성 물질의 취급을 위해서는 다음과 같은 점에 유의해야 한다.

특별한 시설, 면허증이나 자격증 소지자, kit 시약인 경우 반감기에 따른 시약의 유효기간과 실험실 및 환경을 오염에 대해서도 주의를 요한다. 이러한 점의 보안을 위해 RIA 방법에 필적하면서 실험실에서 손쉽게 실시할 수 있는 소위 ELISA 방법이 1966년에 발표되기 시작하였다. ELISA 방법은 방사성 물질 대신 효소(peroxidase, phosphatase, β-D-galactosidase 등)들을 항원 또는 항체에 결합시켜 혈청 또는 각종 조직 내에서 항원-항체결합반응을 유도하여 적당한 조건하에서 각 효소에 해당하는 기질을 작용시키고 그 기질에 발색성을 부여하여 비색정성, 정량을 실시하는 방법이다. 원리는 plate의 well에 항원을 흡착시킨 후 환자의 혈청을 가하여 반응하고 세척 후 효소 표지 항체(peroxidase anti-IgG)를 가하여 반응시킨 다음 세척하고 다시 발색물질을 가한다(그림 10-29).

환자 혈청내에 존재하는 항체를 측정할 경우 경쟁반응의 원리를 그림 10-30에 나타내었다. 환자의 혈청내에 존재하는 항원을 측정하고자 할 경우 그림 10-31에 나타내었고, 이 경우는 비경쟁반응이면서 샌드위치법이라고 한다.

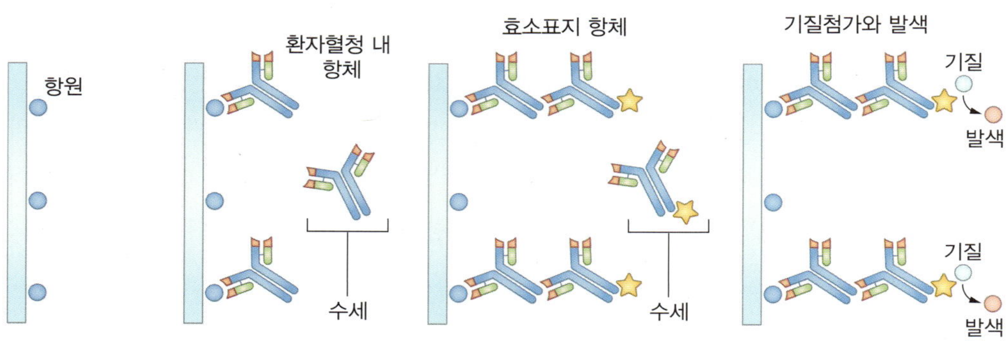

그림 10-29. 간접효소면역측정법(ELISA) 원리

1. 평판에 항원 감작, 2. 수세, 3. 환자혈청 첨가, 4. 수세, 5. 효소로 표지된 항체 추가, 6. 수세, 7. 기질 추가, 8. 발색측정

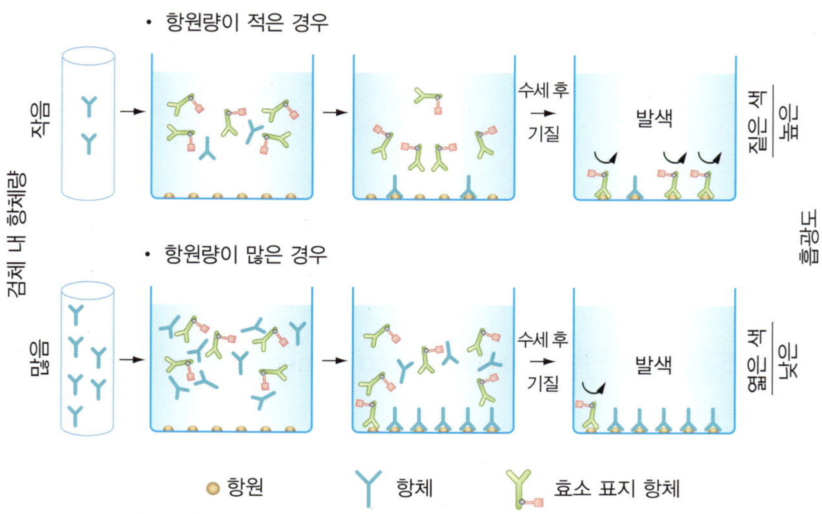

그림 10-30. 경쟁반응의 원리

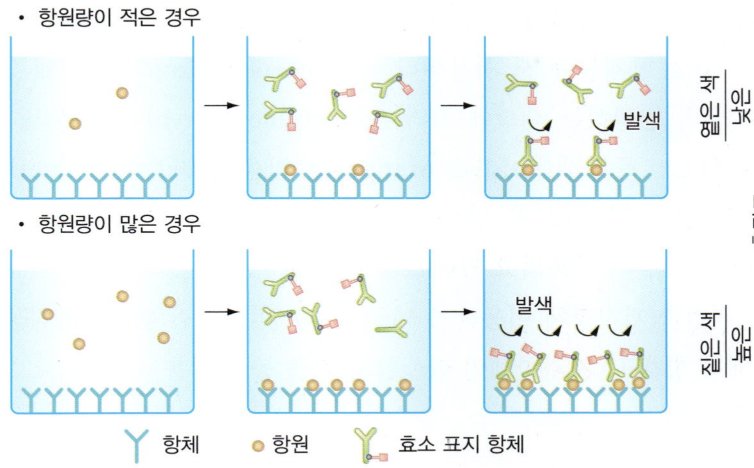

그림 10-31. 비경쟁반응의 원리

목적항체를 측정하고자 경쟁반응 검사를 하였을 경우는 목적항체가 많을수록 표지항체가 항원과 결합을 하지 못하여 기질의 발색반응이 낮아 흡광도 값이 낮게 측정되는(그림 10-32) 반면, 비경쟁적 반응(간접법과 샌드위치법)의 경우는 목적 항체 또는 항원의 농도가 높을수록 기질의 발색반응이 높아, 흡광도 값이 높게 측정된다(그림 10-33).

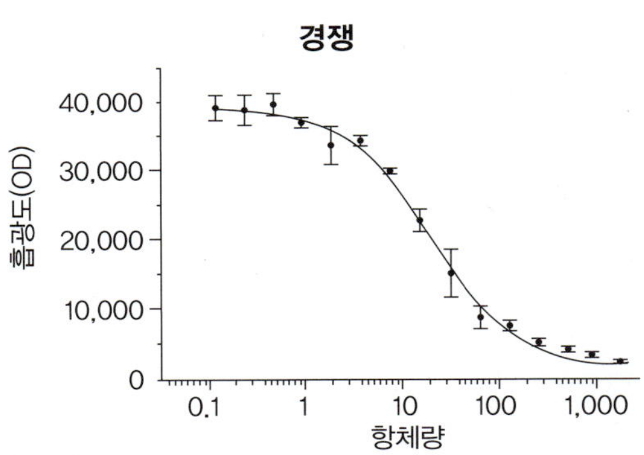

그림 10-32. 경쟁반응 그래프

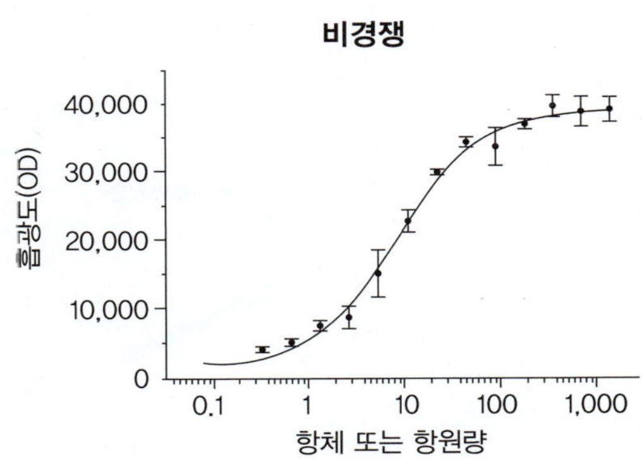

그림 10-33. 비경쟁반응 그래프

3 형광면역법(fluorescent immunoassay, FIA)

면역형광법(immunofluorescence, IF)으로 부르기도 한다. 형광물질(fluorescein isothiocyanate)로써 항체를 표식하여(thiocarbamid 결합) 항원(주로 동물세포, 세균 등)에 결합시키고 형광현미경 또는 filter를 부착하여 그 소재나 항원량을 분석하는 법이다. 여기에는 직접법과 간접법이 있다.

직접법은 항원(조직세포 내의 항원)에 형광항체(fluorescent antibody; 항체+형광색소)를 결합시켜 형광현미경으로 관찰하는 것을 말한다.

간접법은 항원에 항체를 결합시킨 후에 다시 형광표지 항글로불린(antihuman γ-globulin)을 결합시키는 법으로 주로 항체검출 시 사용된다. spirocheta와 virus의 영역에 연구나 간이진단에 주로 응용되고 있다. 발광하는 색상에 따라 황록색(yellow green)의 빛을 발하는 fluorescein isothiocyanate (FITC), 등적색(reddish orange)의 빛을 발하는 tetramethyl rhodamine isothiocyanate (TRIC), 적색(red)을 발하는 phycoerythrin (PE) 등이 있는데, fluorescein isothiocyanate (FITC)가 널리 사용되고 있다(그림 10-34, 35).

형광항체법은 항원검출(기지항체 이용하여 세균 동정) 및 항체검출(기지항원을 이용하여 미지항체 동정), 특히 매독 항체 및 자가항체인 항핵항체 검출 등에 이용된다.

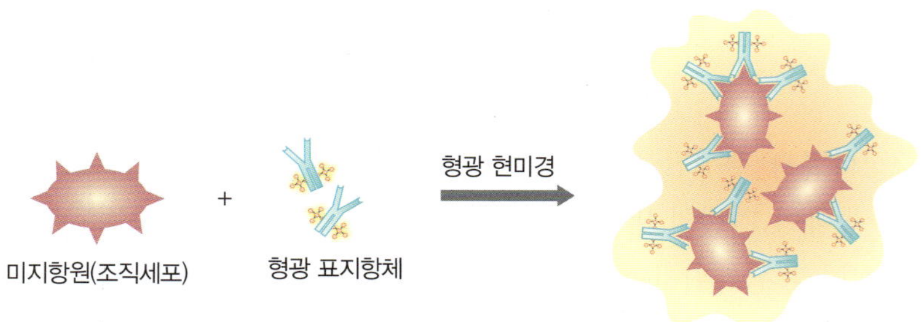

그림 10-34. 직접 형광항체법

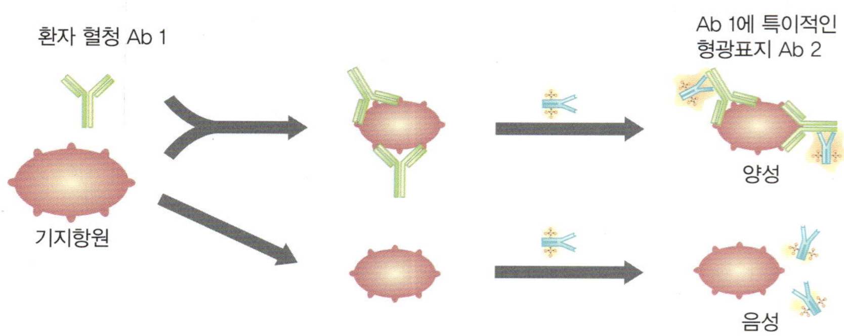

그림 10-35. 간접 형광항체법

4 화학발광 면역측정법(Chemiluminescent immunoassay, CLIA)

항원과 항체의 결합을 화학발광 반응을 이용하여 측정한다. 화학 발광 반응이란 화학발광 물질이 여기(excitation)되었다가 기저 상태(ground state)로 돌아오면서 빛을 발하는 현상으로, 분자를 여기시키는 에너지가 빛이 아닌 화학 반응이라는 점에서 형광과 다르다.

면역할 측정에 이용할 때에는 다른 방법들과 마찬가지로 측정하고자 하는 물질과 같은 물질에 화학발광 물질을 부착하거나, 또는 측정하고자 하는 물질에 반응하는 항체에 화학발광 물질을 부착하여 항원항체반응을 일으킨다.

반응이 일어난 후 필요한 화학 반응을 일으킨 후, 발산되는 발광의 정도를 측정하여 이로부터 측정 물질의 농도를 계산한다. 대표적인 발광 물질로는 루미놀(luminol), 이소루미놀(isoluminol), 아크리디늄에스터(acridinium ester) 등이 있다(그림 10-36).

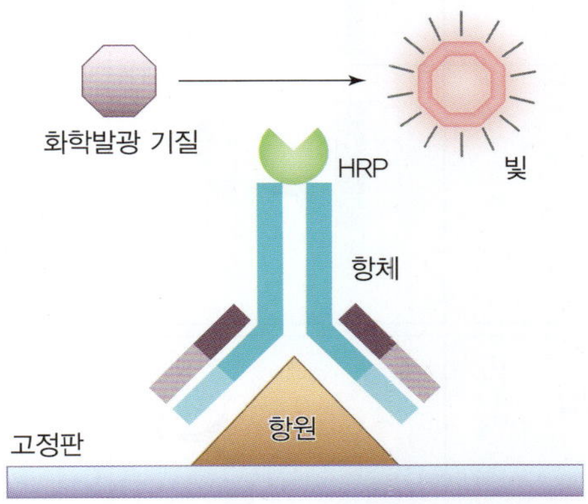

그림 10-36. 화학발광면역 측정법

5 면역블롯(Immunoblot)법

여러 단백 혼합 물질에서 특정 항원의 확인이나 생화학적 분석 시 널리 이용된다(그림 10-37).

검사과정은

① 단백 혼합물질(검체)의 전기영동: SDS-polyacrylamide 분석용 분리겔로 전기영동을 실시한다.

② 항원의 nitrocellulose막으로 옮긴다.

③ 1차 항원−항체반응: 각 항원의 확인을 위해 특정 항체를 이용한다.

④ 세척한다.

⑤ 2차 항원−항체반응을 동위원소표지항체(^{125}I + anti-IgG) 또는 효소표지항체(POD + anti-IgG)로 실시한다.

⑥ 세척한다.

⑦ 동위원소표지항체법(autoradiography 이용 또는 효소표지항체법(기질, 발색제 사용)을 사용 하여 검출한다.

Western Blot (Immunoblot)

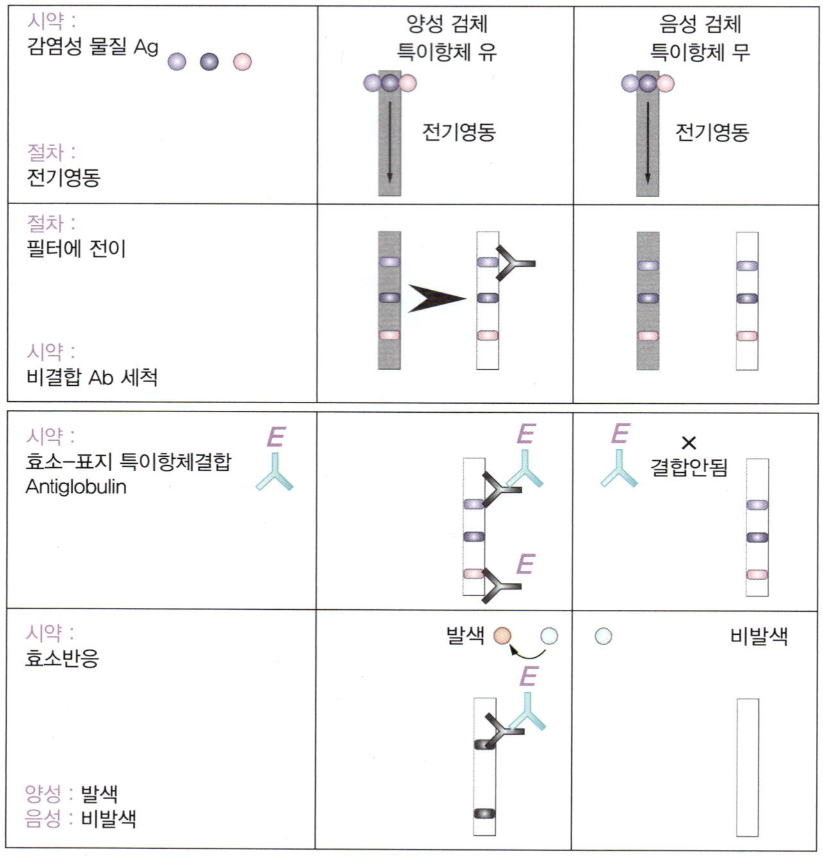

그림 10-37. Immunoblot법

V. 자동분석기 응용법

1 혼탁도 측정법(Turbidimetry)과 산란광 측정법(Nephelometry)

용액 중의 항원-항체 복합물의 혼탁정도를 광학적으로 측정하는데, 비탁법(turbidimetry)이 많이 이용되고 있다. 항원-항체 복합물에 일정한 파장의 광을 조사하여 빛의 흡수광이나 투과광을 측정하는 방법을 혼탁도 측정법(turbidimetry)라 한다.

면역 비탁법의 원리는 일정한 양의 항체에 항원량을 증가시키면 면역복합체의 양은 항원/항체비가 최적비(optimal ratio)가 될 때까지 비례적으로 증가한다. 이때 면역복합체에 일정한 파장의 빛을 조사하면 면역복합체의 양에 따라 투과광은 비례해서 감소하는 원리를 이용하여 항원 또는 항체의 농도를 구한다. 면역비탁법에서 투과의 감소는 흡광도(optical density, OD) 변화와 원리적으로 동일하므로 Lambert-Beer의 법칙이 적용된다. immunoglobulin, CRP, ASO, complement 등의 측정에 이용된다.

항원–항체 복합물은 광이 닿게 되면 광이 산란된다. 이 산란광을 일정한 각도에서 측광해서용액 중의 어떤 물질의 농도를 측정하는 방법을 산란광 측정법(nephelometry)라 한다(그림 10-38).
혼탁도 측정법보다도 낮은 농도의 물질 측정에 좋다.

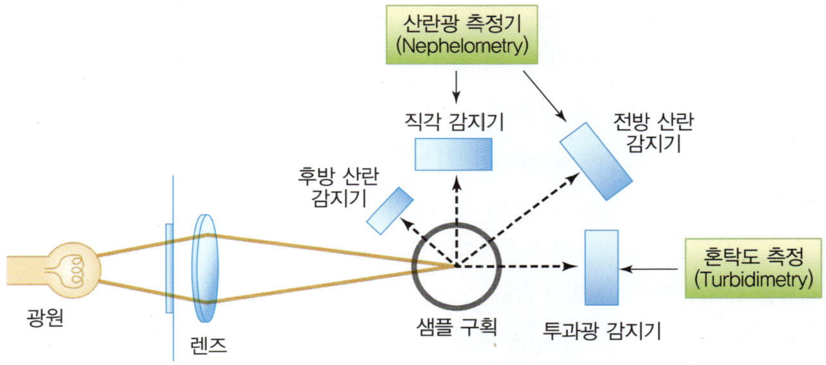

그림 10-38. 혼탁도 측정(turbidimetry) 및 산란광 측정법(nephelometry)의 원리

2 유세포분석기(Flowcytometry)법

이 방법은 생체표본 세포에 특이적으로 결합한 형광표지항체의 형광물질을 측정함으로써 세포의 크기, 형태, 그리고 여러 물질이 혼합된 복합체에서 소수의 아형군 세포측정 및 분리에 유효한 방법이다. 임상의학적으로 다양한 단클론 항체들을 이용한 림프구 표지검색, 세포의 DNA 함량 측정, 망상적혈구(reticulocyte, 그물적혈구) 수, 종양 단백측정 등에 매우 다양하게 이용되고 있다.

세포집단을 분리 확인하고 동정하기 위해 항체가 주로 이용되며 이때 항체를 표지하는 방법(방사성 동위원소, 효소, 형광물질)들이 이용된다. 형광표지물질을 사용하는 경우 각 세포를 형광계(fluorimeter)로 지나게 하는 각 세포상에 결합한 항체의 양을 측정할 수 있다.

측정하고자 하는 형광신호(fluorescence signal)의 강도에 따라 변하는 전자기장의 강도와 방향(intensity and direction)에 따라 세포가 전혀 다르게 산란되는 원리를 이용하여 지나가는 세포표면에 결합한 형광항체에 따라 세포집단을 하나하나 분리하거나 분석할 수 있다. 이렇게 분리할 수 있는 기기가 형광활성 세포분리기(fluorescence activated cell sorter, FACS)라 한다.

FACS (유세포계측기)의 기본 원리는 two-color system으로 FITC와 PE로 표지한 각각의 단클론 항체를 세포에 반응시키고 이 세포에 laser beam을 조사하면 각각의 색소에서 형광이 방출되고, 이것을 제각각 sencer로 잡아 전기적 신호로 변환시켜 컴퓨터로 해석되어 저장하거나 화면에 표시된다. 분석과정을 보면, 직각분산파(형광염색과 관련 없는 파; 90° scatter)와 형광물질 발생파(laser beam 통과지점으로부터 2~13° 사이)는 대물렌즈에 의해 모아지고 각각의 필터를 통하여 PMT (photomultiplier tube)로 집합된다.

PMT는 매우 민감하게 빛을 감지하고 빛의 강도에 따라 비례적으로 전기자극을 보내고 이들이 증폭되어 숫자로 기록되며 컴퓨터에 저장되거나 화면에 표시된다.

화면에 표시될 때에는 등고선형태를 이용한 3차원적 표현 또는 XY축을 이용한 방법들이 사용된다. Laser에는 Argon (488 nm)과 Helium-neon (633 nm) 등이 이용되는데, 세포분리가 필요 없는 분석만을 할 경우에는 mercury arc lamp를 사용한다.

염색에 이용되는 형광 물질은 두 가지 색상이 필요한 경우 FITC (green), PE (orange)를 사용하며 세 가지 색상을 동시에 사용할 경우에는 PE-allophycocyanin 또는 PE-Texas red 등을 이용할 수 있다. 또한 FACS는 세포추출(sorting) 기능이 있어 순수한 아형 세포를 살아 있는 상태로 분리하여 집적시켜 계속적인 배양도 가능하다(그림 10-39).

표 10-4. 항체 검출을 위한 면역학적 방법의 감도

방법	감도(ug/mL)	방법	감도(ug/mL)
겔 확산	30	혈구 억제법	0.005
고리 침전법	18	면역형광법	0.005
세균 응집법	0.05	효소면역분석법	0.0005
보체 고정	0.05	화학발광 면역측정법	0.00005
수동 혈구 응집법	0.01		

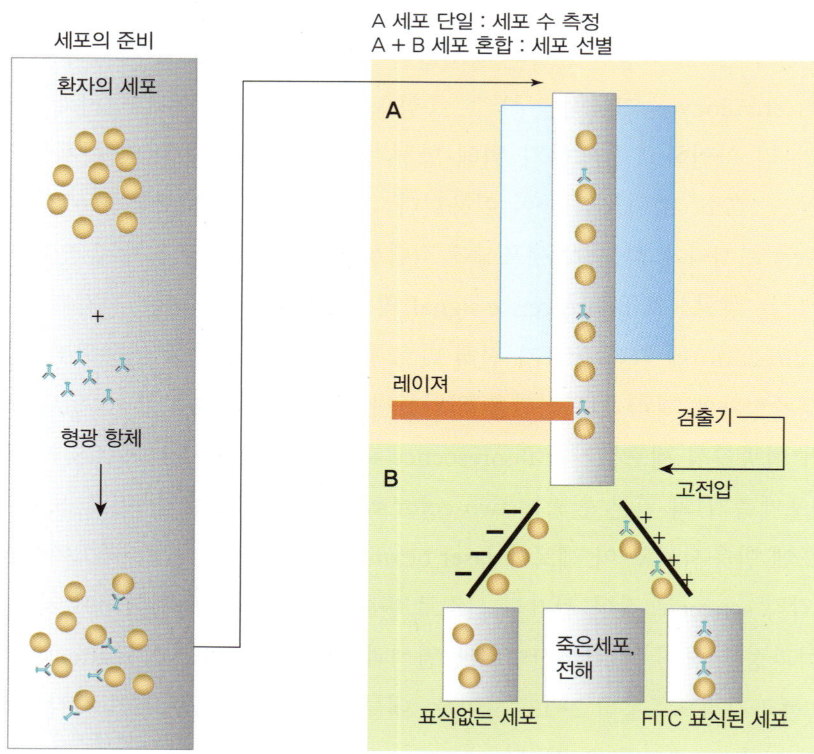

그림 10-39. 유세포분석기의 원리

VI. 분자면역학적 반응(Molecular immunology)

1 PCR의 원리

중합효소연쇄반응(polymerase chain reaction, PCR)은 DNA 서열 중 타겟하는 영역만을 목적으로 증폭시키는 기술이다.

① DNA의 변성(denaturation): 90℃–95℃로 가열하면 주형 DNA의 이중나선 가닥을 단일 가닥으로 분리시키는 과정이다.

② 프라이머(primer)의 결합(annealing): 50℃–65℃로 온도를 낮추면 단일 가닥으로 분리된 주형 DNA에 프라이머가 상보적으로 결합하는 과정이다.

③ DNA의 합성(extension): 70℃–75℃로 가열하면 Taq 중합효소(Taq polymerase)로 인해 DNA 중합반응이 일어나는 과정이다. 프라이머에서 단일 가닥 DNA를 합성시킨다.

1) PCR 검사 시약

① 주형 DNA (template DNA): 증폭대상이 되는 DNA이다.

② 프라이머(primer): 주형 DNA에 상보적인 작은 DNA 단일가닥이다. 유전자의 특정영역을 증폭하려면 정방향 프라이머와 역방향 프라이머가 필요하다. 프라이머에 따라 PCR의 특이성이 달라진다.

③ dNTP (deoxynucleotide triphosphate): DNA 합성시 재료가 되는 디옥시뉴클레오타이드(deoxynucleotide)이다. (dATP, dCTP, dGTP, dTTP)

④ Taq 중합효소(Taq polymerase): *Thermus aquaticus*라는 온천에 사는 세균의 DNA 중합효소이다. 열에 특별히 강한 내열성 DNA 중합효소이다.

⑤ Mg^{2+}: Taq 중합효소의 필수적인 보조인자이다.

⑥ PCR buffer: PCR 반응을 위한 완충용액이다.

2) 전통적인 끝점 중합효소연쇄반응(endpoint PCR)와 실시간 중합효소연쇄반응(real-time PCR)

전통적인 endpoint PCR은 반응 종말점에서 증폭된 target DNA가 있는지 없는지 보는 정성적 검사이다. endpoint PCR 후 PCR 최종산물을 agarose gel 전기영동하고, DNA 가닥에 결합하는 EtBr 또는 SYBR dye를 사용하여 DNA를 염색한 후 UV 상에서 DNA band를 확인하는 방법이다.

Real-time PCR은 증폭되는 target DNA와 반응하는 형광 dye 또는 형광 probe를 이용한다. 종말점이 아닌 기하급수적 증폭 단계에서 증폭된 target DNA 수에 비례하여 증가하는 형광 신호를 실시간으로 측정할 수 있기 때문에 겔 전기영동 및 이미지 분석 없이 target DNA의 검출 및 정량화가 가능하다. 그러므로 real-time PCR을 정량적 PCR (quantitative PCR, qPCR)라고 부르기도 한다.

PCR은 n번 cycle이 돌 때마다 효율이 100% 라고 가정하면, 2^n배씩 증폭된다. PCR 반응 동안 효소의 활성의 감소, dNTP의 감소 등으로 인해 효율은 점점 떨어진다. 기준선(baseline)보다 낮은 신호는 의미 없는 배경(background) 신호이거나 잡음(noise)이다. 유의미한 처음 측정 가능한 형광신호를 문턱값(또는 역치, threshold)라 한다. Threshold와 접점을 나타내는 형광신호에서의 PCR cycle 수를 Ct 값(cycle threshold value)이라고 한다. Ct 값과 증폭해야할 주형 DNA 양은 반비례 관계이다.처음 주형 DNA 양이 많으면 PCR cycle이 적어도 형광 수치가 threshold을 빠르게 넘어갈수 있으므로 Ct 값은 작아진다. 반대로 처음 주형 DNA 양이 적으면 PCR cycle 많아야 형광 수치가 threshold을 넘길 수 있으므로 Ct 값은 커진다.

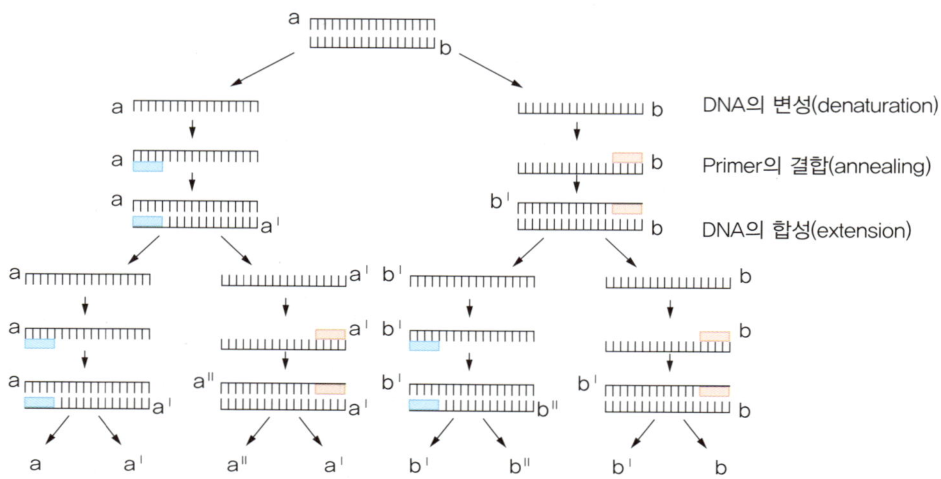

그림 10-40. PCR의 원리

3) 절대정량법과 상대정량법

(1) 절대 정량법(absolute quantification)

이미 알고 있는 DNA 농도(copies)의 표준물질을 이용해서 Ct 값을 얻어내 표준 곡선으로 만든다. 이것을 기준으로 모르는 농도의 주형 DNA를 정량하는 방법이다.

(2) 상대 정량법(relative quantification)

하나의 실험 유전자를 다른 대조 유전자와 비교하는 방식이다. 이렇게 나온 결과는 실험군이 대조군에 비해 얼마나 많은 유전자의 발현이 증가 했는지 혹은 감소했는지를 보여주게 된다. 일반적으로 항상 발현되는 유전자(housekeeping gene)인 β-actin와 GAPDH가 많이 사용되고 있다.

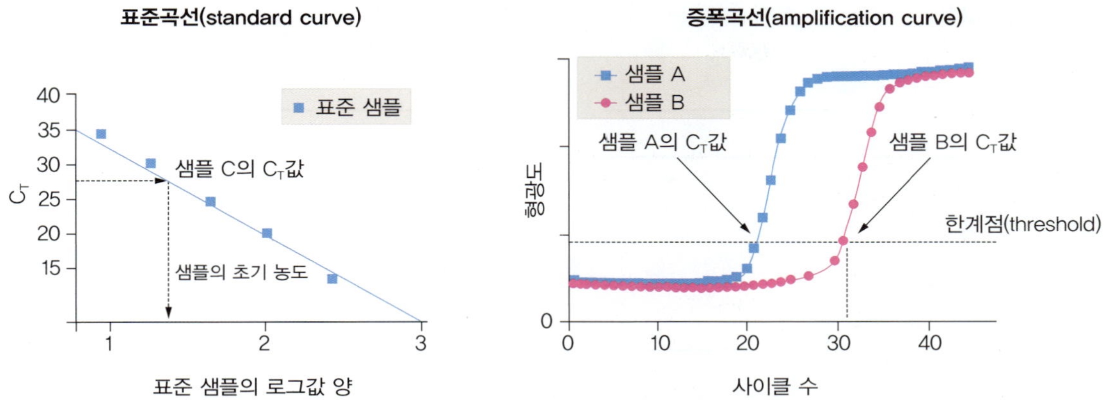

그림 10-41. 표준곡선과 증폭곡선

4) 실시간 중합효소연쇄반응(real-time PCR)의 형광 시약은 크게 dye 방식와 probe 방식이 있다.

dye 방식은 이중가닥 DNA사이에 삽입되여 형광을 내는 물질인 인터칼레이터(intercalator)를 사용한다. 인터칼레이터는 단일가닥 DNA에서는 형광을 낮게 방출하지만 이중가닥 DNA사이에 삽입되면 형광을 높게 방출한다. PCR이 진행됨에 따라 증폭 생성된 DNA 조각을 앰플리콘(amplicon)이라 한다. 앰플리콘이 증가할수록 인터칼레이터가 이중가닥 DNA 사이에 많이 삽입되므로 형광 신호 강도가 증가한다. PCR 반응의 각 cycle에서 인터칼레이터의 형광 강도를 측정하면 실시간으로 DNA가 얼마나 합성되는지 알 수 있다. 우리가 측정하고자 하는 Target DNA의 특이적 DNA 증폭이 아닌 비특이적인 증폭(primer dimer)에도 인터칼레이터가 결합할 수 있으므로 주의해야 한다. 대표적인 인터칼레이터는 SYBR Green I이 있다.

probe 방식은 target DNA와 상보적인 염기서열을 갖는 oligo DNA 형태이다. 5′ 말단에는 reporter dye가 결합되어 있고, 3′말단에는 quencher dye가 결합되어 있다. probe가 DNA와 결합하지 않을 때 quencher dye와 reporter dye가 가깝기 때문에 reporter dye에서 나오는 형광을 quencher dye는 흡수하여 형광이 검출되지 않게 된다. 반대로 DNA 중합효소의 5′ nuclease 작용으로 probe가 가수분해되면 quencher dye와 reporter dye가 멀어지게 되면서 reporter dye에서 형광이 검출되게 된다. PCR반응의 각 cycle에서 reporter dye의 형광을 측정하면 실시간으로 DNA가 얼마나 만들어지는지 알 수 있다. probe 방식은 상보적인 염기서열을 갖는 oligo DNA의 결합 방식으로 인해 dye방식보다 특이성이 높은 편이다.

대표적인 probe 방식에는 TaqMan probe가 있고, 그 밖에 Beacon probe, Scorpions probe 방식이 있다. 최근에는 하나의 튜브 안에 2가지 이상의 primer-probe set를 넣고 real time PCR을 하는 multiplex 방식이 많이 사용된다.

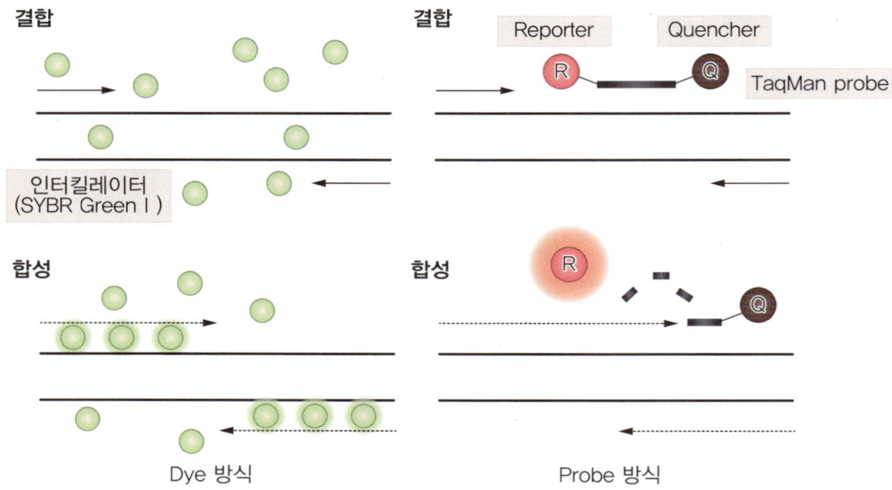

그림 10-42. dye 방식과 probe 방식

2 DNA 추출 장비

최근 대형병원에서는 자동화 핵산추출장비를 많이 사용한다. 유전자 증폭 검사를 위해 혈액 및 혈청, 객담, 조직 등의 다양한 검체에서 필요한 핵산을 손쉽게 분리하는 기기이다. TAN Bead사의 Smart LabAssist와 thermo fisher scientific사의 kingfisher Apex는 자기 비드(magnetic bead)를 이용한 자기력을 이용하여 핵산을 흡착시켜 분리한다. 96 well deep plate의 각 컬럼별로 옮겨주며 핵산추출에 필요한 lysis, washing, elution 등의 일련의 과정을 순차적으로 일어난다.1~32개의 시료를 단시간(40~60분)에 동시에 처리하여 고순도 핵산을 얻을 수 있다.

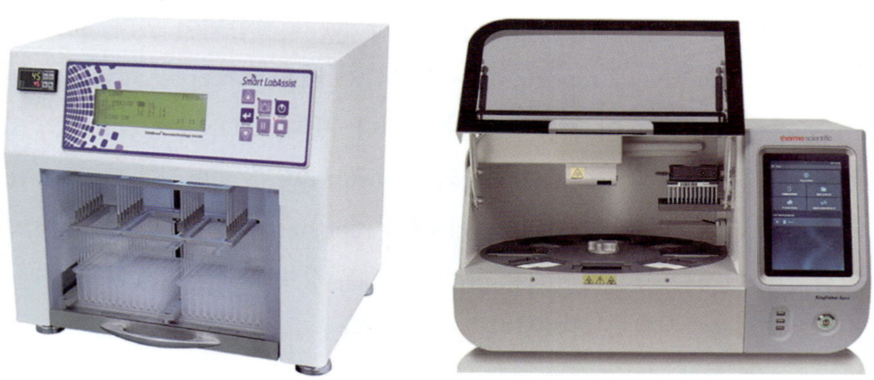

그림 10-43. TAN Bead의 Smart LabAssist와 thermofisher의 KingFisher Apex

참고문헌

1. 김종표, 정희진. 현장진단검사(Point of care testing) 연구 동향 및 적용 분야. BRIC View 동향리포트. 2021-T21.
2. https://www.ibric.org/myboard/read.php?Board=news&id=322351
3. https://www.bio-rad.com/ko-kr/life-science/learning-center/digital-pcr-and-real-time-pcr-qpcr-choices-for-different-applications?ID=OENHBB15
4. https://www.tanbead.com/en/product/ins.php?index_id=63&index_m1_id=76&index_m2_id=0
5. https://www.thermofisher.com/kr/ko/home/life-science/dna-rna-purification-analysis/automated-purification-extraction/kingfisher-systems/models/kingfisher-apex.html
6. Julian Goordon, Gerd Michel. Discerning Trends in Multiplex Immunoassay Technology with Potential for Resource-Limited Settings. Lab Med Online. 2013. 3(1): 62-72
7. Katarzyna M. Koczula and Andrea Gallotta. Lateral flow assays. Essays Biochem. 2016 Jun 30; 60(1): 111-120.
8. Mary Louise Turgeon, Immunology and Serology in Laboratory Medicine. 4th, 2009, Mosby, Inc., an affiliate of Elsevier Inc. USA.
9. Rogolino A, Savio G. Trends in additively manufactured microfluidics, microreactors and catalytic materials [10.1039/D0MA00704H]. Materials Advances. 2021;2:845-855. https://doi.org/10.1039/D0MA00704H
10. Si Hyun Kim, Jeong Hwan Shin. Point-of-Care Diagnostics for Infectious Diseases: Present and Future. The Korean Journal of Medicine. 2018. 93(2): 181-187.

Chapter

11

면역검사 실기

Immunological Lab. Practice

학습목표

1. 면역검사에서 위양성과 위음성을 설명할 수 있다.
2. 계단희석을 설명할 수 있다.
3. 적혈구 부유액을 만들 수 있다.

1 검사지침서

검사지침서에는 현재 사용되고 있는 기술, 정부로부터 허가받은 사항 등을 기록하여 검사하는 사람이 필요할 때 참고할 수 있도록 해야 한다. 정기적으로 검사지침서를 복습하는 것이 무엇보다 중요하다. 검사지침서에 포함시킬 내용은 표 11-1과 같다. 실험절차에 한 가지 이상의 기술을 사용하고 있다면 보조적인 기술도 포함시켜야 한다.

표 11-1. 검사지침서

검사명	검사 원리	검체 채취 및 보관	시약 및 장비	검사 방법
Anti-HBs	검사 원리설명	검체 채취 방법 및 보관법	시약 및 장비 기재	검사 과정
기타: 결과 해석 및 임상적 의의 / 보고 방법 / 참고치 / 참고문헌 등				

2 검사 정밀성

검사 전 실수의 원인을 제거하기 위해서는 혈액검체를 채취한 직후 바로 환자에 대한 내용을 기록해야 한다. 대개 용혈된 검체는 면역학적 검사에 사용하지 않는다. 검사의 실수 발생요인은 전체적인 실수나 부분적인 실수에 의하여 발생된다.

장치, 시약 등을 지속적으로 감시하는 품질보증절차로서 전체적인 실수를 제거할 수 있다. 시약은 사용하는 바로 그 시간에 혼탁도나 비정상적 상태인지 외관으로 점검할 수 있다. 오염된 시약은 잘못된 결과를 유발할 수 있다. 시험절차를 준수하여 정확한 시험법을 사용해야 한다.

검사법에 있어 많이하는 실수는 위양성이나 위음성 결과를 유발할 수 있다. 검사에 사용된 기술에 따라 기술상의 실수에 대한 원인은 다음과 같다.

1) 위양성 원인

① 시험관에 다른 시약을 첨가
② 용혈 검체
③ 원심분리된 검체의 잘못 취급
④ 장시간 반응

2) 위음성 원인

① 반응 시 검체를 넣지 않는 경우
② 반응 시 시약을 넣지 않는 경우

3) 위음성·위양성 공통원인

① 시험관에 다른 시약을 첨가
② 결과판독 실수
③ 결과기록 실수
④ 사용기간이 지났거나 보관이 잘못된 시약

3 혈액검체 준비

환자로부터 혈액을 채혈한 후 응고시켜서 검사에 사용할 혈청만을 신속히 분리해 낸다. 검사에 사용될 검사지침에 따라 응고시킨다. 통상 30분 정도면 완전히 응고된다. 응고된 검체를 원심분리하여 혈청을 분리 한 후 검사에 사용한다.

4 보체 불활성화

일부 검사에는 불활성화된 혈청을 사용해야 한다. 불활성화는 보체 활성을 파괴하는 과정이다. 보체는 일부 매독 검사에서 C1q 같은 보체성분이 반응을 방해한다. 보체는 라텍스를 응집시키므로 수동라텍스 응집법에서 위양성 반응을 유발한다. 뿐만 아니라 혈구 응집법에서도 혈구를 용해시킨다. 체액 내의 보체는 56℃에서 30분간 가열하여 불활성화시킬 수 있다. 불활성화 후 4시간 이상 경과하였을 때 다시 한 번 56℃에서 10분간 다시 불활성화시킨다.

5 피펫

정량적으로 시약을 옮기거나 검체를 연속 희석시키기 위해서 피펫을 사용한다. 비록 자동화된 마이크로피펫이 전통적인 초자피펫을 대치하여 사용되고 있지만 표준액이나 정도관리 물질 만들때 용량피펫(volumetric pipet)을 사용해야 할 경우가 가끔 발생한다. 수동으로 사용될 피펫의 형태는 혈청학 피펫이라고 한다. 최근에는 혈청학 피펫의 사용이 불편해서 혈청 분리관(serum separator)이 많이 사용되고 있다. 이것은 눈금표시가 된 부분의 반대쪽 끝에 백색 원으로 표시하였다. 피펫에는 T. D. (to deliver)라는 표시가 있고 빨리 알아보기 위해서 사용량을 표시하는 색깔로 구분할 수 있는 규격이 인쇄되어 있다.

피펫은 반드시 중력을 이용하여 배출시켜야 한다. 피펫에 남은 마지막 한 방울은 불어서 배출시킨다.

각각의 피펫에는 10 mL in 1/10과 같이 식별용 숫자가 표시되어 있다. 첫 숫자는 피펫의 전체 용량을 나타내고 둘째 숫자는 가장 작은 눈금을 나타낸다. 위에서 예를 든 것과 같은 경우에 피펫의 전체용량은 10 mL이고 1 mL 단위로 등분하여 각각의 mL 단위를 10등분했다는 것을 의미한다. 가장 많이 사용되고 있는 피펫으로는 10 mL in 1/10, 5 mL in 1/10, 2 mL in 1/10, 2 mL in 1/100, 1 mL in 1/10, 1 mL in 1/100 등이 있다. 피펫을 정밀하게 사용하기 위해서는 취하려는 양을 채울 수 있는 가장 작은 피펫을 사용해야 한다.

피펫은 사용 전에 끝이 깨지거나 오염되었는지 점검해야 한다. 용액을 빨아들일 때뿐만 아니라 배출할 때에도 고무벌브(bulb)를 사용해야 한다. 원하는 눈금보다 약 2 cm 정도 위로 용액을 빨아들인 다음 피펫을 수직으로 세워서 기포가 발생하지 않도록 하고 잠겼던 피펫 표면을 깨끗한 거즈나 휴지로 가볍게 닦아낸다. 눈높이를 맞춰서 천천히 용액 상단을 낮추어 메니스커스(meniscus)가 원하는 눈금에서 형성되도록 한다.

6 피펫(파이펫) 사용법 및 trouble shooting

1) 포워드 피펫팅(Forward pipetting)

① 용액을 취할 때: 1st stop까지 누른 후 채취할 용액에 피펫팁을 담그고 기본상태까지 천천히 올린다.

② 용액을 옮길 때: 용기의 벽면을 따라 2nd stop까지 푸쉬버튼을 눌러 용액을 빼냅니다. 사용 후에는 팁 제거 버튼을 눌러 팁을 제거한다.

③ 일반적인 방법이다.

2) 리버스 피펫팅(Reverse pipetting)

① 용액을 취할 때: 2nd stop까지 누른 후 채취할 용액에 피펫팁을 담그고 기본상태까지 천천히 올린다.

② 용액을 옮길 때: 옮길 용기의 벽면을 따라 1st stop까지 푸쉬버튼을 눌러 용액을 제거한다. 사용 후에는 팁 제거 버튼을 눌러 팁을 제거한다.

③ 점성이 높은 시료, 휘발성이 있는 시료, 거품이 나는 시료를 취급할 때 또는 같은 팁으로 반복적으로 분주할 때 사용하는 방법이다.

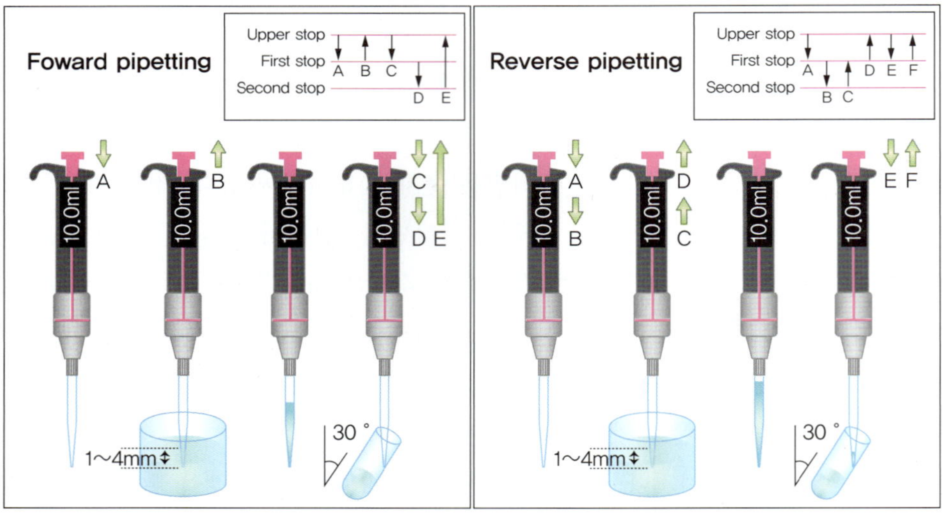

그림 11-1. Forward pipetting과 Reverse pipetting

3) trouble shooting

① 팁이 파이펫에 꽉 맞물리지 않고 틈이 발생하면 그 사이로 에어쿠션이 손실되어 정확한 부피의 시료를 옮길 수 없다. 팁을 시료에 아주 살짝만 담가 팁 외벽에 묻는 시료를 최소화시킨다. 시료를 빨아들인 후에 시료가 담겨있던 튜브나 플레이트의 벽에 팁을 살짝 갖다 대어 줌으로써 팁 외벽에 묻은 시료를 팁으로부터 제거해주는 것이 오차를 줄일 수 있다. 시료를 배출할 때는 튜브의 벽에 팁을 접촉시킨 상태에서 배출한다. 이렇게 해줄 때 마지막에 나오는 시료가 팁 끝에 맺히지 않고 튜브나 플레이트의 벽을 타고서 흘러 내려가게 된다.

② 시료를 빨아올릴 때 푸쉬버튼을 너무 빠르게 놓아버리거나 팁을 시료에서 너무 빨리 떼는 것도 부피의 오차가 생기는 원인이 된다. 시료를 빨아올릴 때는 푸쉬버튼을 천천히 놓아주고 시료가 완벽히 흡입될 때까지 기다려야 한다. 너무 서둘러 시료를 배출하면 시료가 적게 배출되고 배출되지 않은 양이 팁 내부에 누적되게 된다.

③ 시료를 빨아들일 때 파이펫의 각도를 가능하면 수직으로 유지하는 것이 오차를 줄이는 방법이다. 보통의 경우 2~4 mm 정도 깊이로 팁을 담그고 부피가 1 μl 미만이라면 1 mm 정도 깊이로 팁을 담그는 것이 이상적이다.

④ 감염성 시료를 취급할 때는 에어로졸을 차단할 수 있는 필터팁을 이용하는 것이 안전한 방법이다.

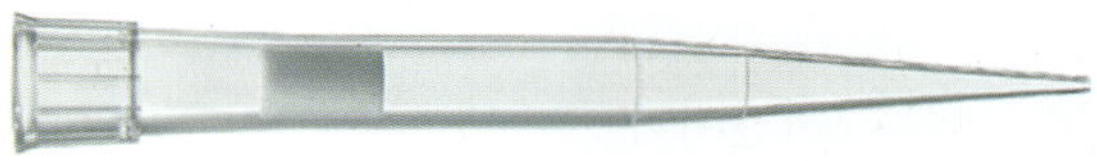

그림 11-2. 필터팁

7 면역 검사 주의사항

1) 검사재료의 변질
2) 세균의 오염
3) 검체 처리는 신속하고 정확하게 한다.
4) 항원, 항혈청, 보체 등은 역가변동이 심하므로 보관상 주의한다.
5) 정확한 검사방법(변법은 금물), 모든 기구가 청결한지 점검한다.

8 실습용 기구

1) Tube

① Kahn tube (12 × 75 mm)
② Wassermann tube (13 × 100 mm)

2) Pipette

① TD (to delivery) pipette
② TC (to contain) pipette

3) Slide glass

① Boerner slide
② Ceramic ringed slide
③ Slide glass에 wax pencil로 원을 그어서 사용한다.

4) Centrifuge

① 여러 가지 형이 있다.
② 회전수는 보통 3,000 RPM 정도이다.

5) Autoclave

① 121℃, 15파운드에서 15~20분이다.

6) Dry oven

① 170~180℃에서 1시간 30분~2시간이다.

7) Water bath

① 56℃: 비동화

② 37℃: 항원 · 항체 반응용

8) Slide rotating machine

① 항원 · 항체 반응 시 사용한다.

② 매독반응인 VDRL, RPR에서 주로 사용한다.

9) Pipette washer

10) Microscope

① 광학현미경(100×)

② 암시야조명법(darkfield illumination)

11) Deep freezer

① 검체보관 시(−70℃)

12) washing solution

① Potssium dichromate를 가한 sulfuric acid

② Contrad 70

③ Mucasol

④ 1% 차아염소산나트륨(NaClO)

9 검체보관 및 방부제

매독혈청 검사에는 혈청(serum)을 사용하고, 신경성 매독(neurosphilis)을 의심하는 경우는 뇌척수액(cerebrospinal fluid, CSF)을 검체로 사용한다.

혈청을 일시적으로 보관할 때는 냉장고(72시간) 보관을 하지만 장기간 보관 시는 냉동고(−20~−70℃)에 보관하는 것이 좋다. 세균오염을 방지할 목적으로 방부제를 넣는데 방부제를 넣기 전에 Seitz germicide filter (EK)로 세균여과를 하는 것이 좋으며 방부제로는 merthiolate powder (1 mg)를 먼저 넣고 혈장(2~4 mL)을 가한 후 녹인 파라핀(paraffin)으로 밀봉하여 수송한다. merthiolate powder 1 mg에 혈청은 2~4 mL, 뇌척수액인 경우 2~8 mL 넣을 수 있다.

10 적혈구 부유액(RBC suspensions)

흉막폐렴 검사, ASO titer, HI test 및 virus 등의 역가를 측정하기 위해서는 검체를 계단희석하여 적혈구를 부유시켜서 사용한다.

1) 적혈구 부유액의 조제(Preparation of RBC suspension)

<기구와 시약>

① 15 mL 용량의 눈금이 있는 원심분리관 또는 10 × 75 mm 시험관

② EDTA 혈액

③ 0.85% 생리식염수

④ 일반 원심분리기 또는 혈액은행용 원심분리기(serospin)

⑤ 피펫(pipette) 또는 혈청 분리기(serum separator)

2) 2% 혈구 부유액(2% cell suspension) 조제법

① 혈액 준비 − 15 mL 용량의 눈금이 있는 원심분리관 또는 10×75 mm 시험관에 약 0.6 mL (약 1방울)의 EDTA 처리 혈액을 넣는다.

② 생리식염수 추가 및 혼합 − 원심분리관 또는 시험관에 생리식염수를 약 4/5 정도까지 채운다. 입구를 파라필름(parafilm), 고무 마개 또는 플라스틱 캡으로 막은 후 혈액과 생리식염수가 잘 섞이도록 골고루 혼합한다.

③ 원심분리 − 일반 원심분리기를 사용하는 경우: 2,000 RPM에서 5분간 원심분리한다. 혈액은행용 원심분리기(serospin)를 사용하는 경우: 3,400 RPM에서 15~30초 동안 원심분리한다.

④ 상층 세척액 제거 − 원심분리가 완료되면 상층의 세척액(생리식염수)을 피펫(pipette)이나 혈청 분리기(serum separator) 등을 사용하여 조심스럽게 제거한다.

⑤ 적혈구 세척 반복 − 위 과정을 반복하여 적혈구를 총 3회 세척한다.

⑥ 부유액 준비 − 최종 세척된 100% 농축 적혈구를 기준으로, 다음 공식을 사용하여 원하는 농도의 혈구 부유액을 준비한다.

희석 전 용액의 농도(M) × 희석 전 용액의 양(V) = 희석 후 용액의 농도(M′) × 희석 후 용액의 양(V′)

희석 전 용액의 양(V) + 희석액의 양(D) = 희석 후 용액의 양(V′)

$$\text{희석 후 용액의 양(mL)} = \frac{\text{희석 전 용액의 농도(\%)} \times \text{희석 전 용액의 양(mL)}}{\text{희석 후 용액의 농도(\%)}}$$

MV=M′V′ 공식은 퍼센트농도 대신 몰농도 또는 노르말농도를 대입해도 성립한다.

예 2% 혈구부유액을 조제하려고 하면, 마지막 원침 후 농축혈구의 양이 0.2 mL 남았다면;

$$\text{희석 후 용액의 양(mL)} = \frac{100\% \times 0.2\ \text{mL}}{2\%} = 10\ \text{mL}$$

2% 농축적혈구 0.2 mL에 0.85% 생리식염수 9.8 mL를 넣어주면 2% 혈구부유액이 된다.

희석 후 용액의 양(V′) − 희석 전 용액의 양(V) = 희석액의 양(D)

→ 10 mL − 0.2 mL = 9.8 mL

11 계단희석(Serial dilution)과 항체 역가(Antibody titer)

특이항체(specific antibody)의 존재 여부만 확인하려면, 기지항원과 원혈청(original serum)을 직접 반응시켜 관찰하면 된다. 그러나 항체의 정확한 양을 측정하려면 원혈청을 단계적으로 희석한 후 항원과 반응시켜야 한다. 계단희석(serial dilution)은 시료를 일정한 비율로 연속적으로 희석하는 방법으로, 면역학적 검사에서 주로 활용된다. 항체 역가(antibody titer)는 양성 반응이 마지막으로 나타난 시험관의 희석비율(dilution ratio)의 역수, 즉 해당 희석배수(dilution factor)로 표현된다. 계단희석은 혈청 내 항체 역가를 측정하는 데 사용된다.

혈청의 항체역가는 혈청의 최고 희석배수와 적당한 항원과 반응하여 양성 반응을 일으키는 것으로 항체 농도의 지표로 삼는다.

시험관 내에서 면역학적 반응은 항원-항체의 비가 최적비를 이룰 때 가장 잘 일어난다. 그래서 항체(피검혈청)를 정량적으로 측정하기 위해서 항체(피검혈청)를 2배 계단희석(2 fold serial dilution)한 각 희석혈청에 일정량의 기지의 항원을 반응시켜 항체를 정량적으로 측정할 수 있다. 항원(세균, 바이러스, 독소 등)을 정량적으로 측정하기 위해서는 항원(세균, 바이러스, 독소 등)을 2배 계단희석한 항원의 양을 정량으로 측정할 수 있다(그림 11-3).

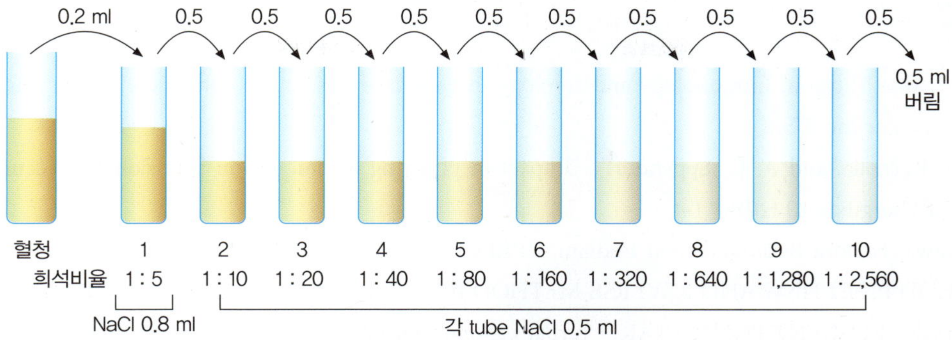

그림 11-3. 계단희석

1) 희석배수(Dilution factor)의 계산 예

희석배수 계산법

$$\text{희석배수} = \frac{\text{희석 후 최종볼륨}}{\text{희석 전 초기볼륨}} = \frac{\text{혈청의 양 + 희석액의 양}}{\text{혈청의 양}}$$

용질은 혈청, 용매는 희석액(D.W. 또는 normal saline 또는 buffered solution) 보통 계단희석 방법에는 2배 계단희석법과 10배 계단희석법이 주로 쓰이지만 ASO titer test같이 예외인 것도 있다.

예 1) 희석액(D.W.) 1.0 mL에 피검혈청 1.0 mL를 가하여 희석 시 희석배수는?

$$\text{희석배수} = \frac{1.0 + 1.0}{1.0} = \frac{2}{1}$$

2배로 희석이 된다.

예 2) 희석액(normal saline) 4.5 mL에 혈액 0.5 mL를 가하여 희석 시 희석배수는?

$$\frac{4.5 + 0.5}{0.5} = \frac{10}{1}$$

10배로 희석이 된다.

예 3) 희석액(normal saline) 0.8 mL에 100배로 희석된 혈청 0.2 mL를 가했을 때 희석배수는?

$$100 \times \frac{0.2 + 0.8}{0.2} = 100 \times \frac{1.0}{0.2} = 100 \times \frac{5}{1} = \frac{500}{1}$$

500배로 희석이 된다.

참고문헌

1. Mary Louise Turgeon, Immunology and Serology in Laboratory Medicine. 4th, 2009, Mosby, Inc., an affiliate of Elsevier Inc. USA.
2. Ewald, Kornelia, and A. G. Eppendorf. "Impact of pipetting techniques on precision and accuracy." Eppendorf Userguide 20 (2015): 1-4.
3. Sungkawa, Hendra Budi, and Reni Endiani. "PRECISION AND ACCURACY ANALYSIS OF FORWARD METHOD PIPETTING AND REVERSE METHOD PIPETTING BY TECHNOLOGY OF MEDICAL LABORATORY STUDENT PONTIANAK." Jurnal Laboratorium Khatulistiwa 2.1 (2019): 41-43.
4. https://www.learntocalculate.com/calculate-dilution-factor/

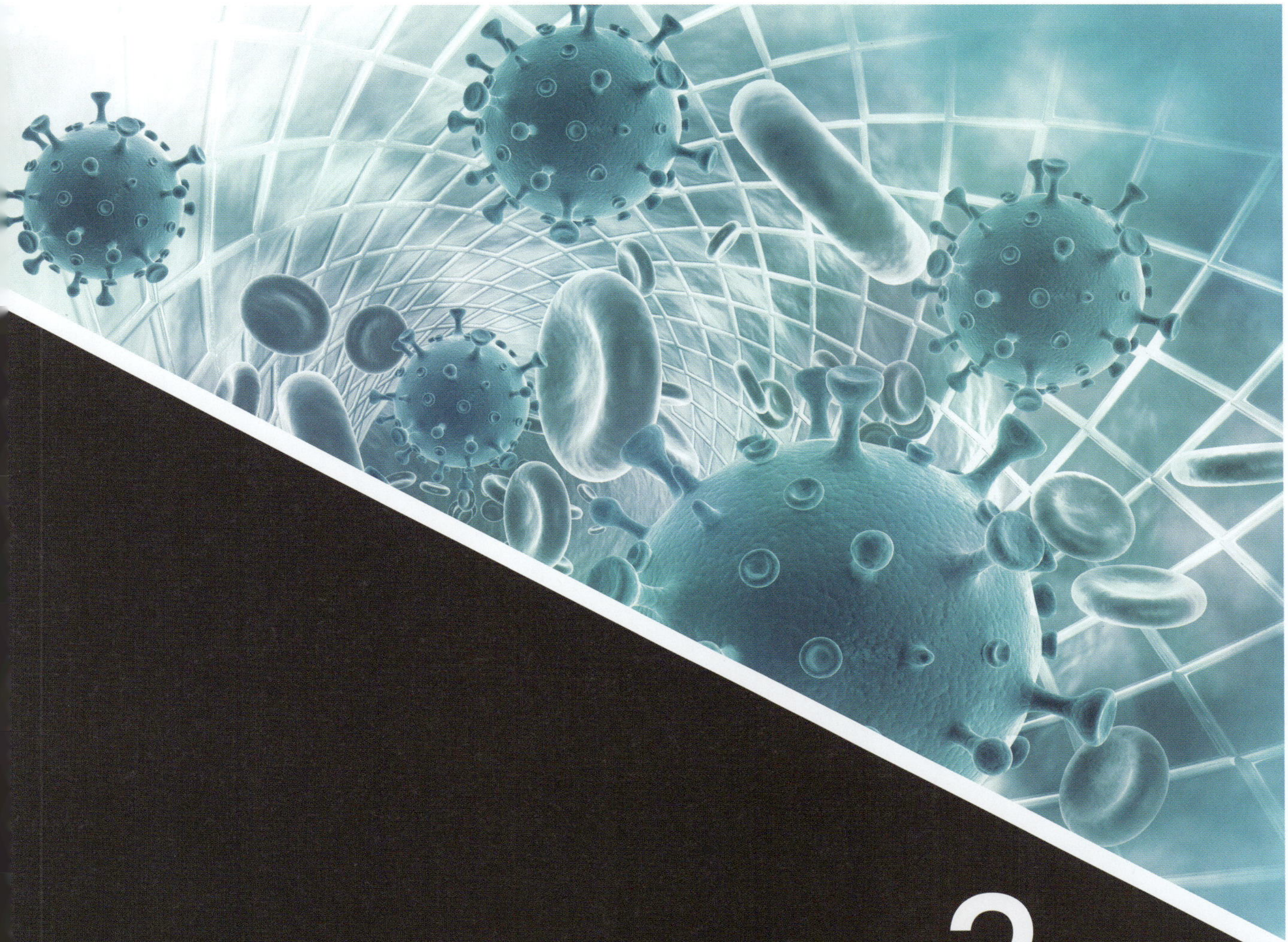

제 3 부

면역체계 이상 면역질환 검사법

Chapter 12

자가면역질환의 검사

Test for autoimmune diseases

학습목표

1. 자가면역질환의 종류와 특징 및 진단법을 설명할 수 있다.
2. 류마티스 관절염 검사에 대해 설명할 수 있다.
3. 항핵항체 검사에 대해 설명할 수 있다.

I. 전신성 자가면역질환의 검사

자가면역질환은 전신에 나타나는 전신성 자가면역질환(systemic autoimmune diseases)과 특정 장기에 염증이 나타나는 장기 특이성 자가면역질환(organ-specific autoimmune diseases)으로 나뉜다.

전신성 자가면역질환

질환명	표적 장기 · 조직	생성되는 자가 항체
전신홍반루푸스	여러 장기	항핵항체(antinuclear antibody, ANA), anti-dsDNA (anti-double stranded DNA), anti-Sm (anti-Smith)
류마티스성 관절염	관절의 활막(윤활막)	류마티스 인자(rheumatoid factor, RF)와 anti-CCP (anti-cyclic citrullinated peptide)

장기 특이성 자가면역질환

질환명	표적 장기 · 조직	생성되는 자가 항체
하시모토병	갑상선의 여포세포	anti-TPO (anti-thyroperoxidase), anti-Tg (anti-thyroglobulin)
중증 근무력증	신경근접합부에 위치한 아세틸콜린 수용체	anti-AChR (anti-acetylcholine receptor)
굿파스처 증후군	신장의 사구체 기저막과 폐의 폐포 기저막	anti-GBM (anti-glomerular basement membrane)
궤양성 대장염	대장의 점막 및 점막하층	p-ANCA (perinuclear anti-neutrophil cytoplasmic antibodies)

1 전신홍반루푸스

전신홍반루푸스(systemic lupus erythematosus, SLE)는 자가항체 생성과 함께 특정 장기에 국한되지 않고 신장, 뇌 등 여러 기관에서 염증이 발생하는 전신성 자가면역질환이다. 이 질환에서는 다양한 자가항체(autoantibody)가 생성되며, 이들 자가항체가 DNA나 핵성 단백질과 결합하여 면역 복합체를 형성한다. 형성된 면역 복합체가 피부, 점막, 관절, 소화기, 신장 등 전신의 여러 조직에 침착하면서 염증 반응을 유발하게 되고, 그 결과 다양한 임상 증상이 나타난다. 특히 SLE와 관련하여 anti-dsDNA (anti-double-stranded DNA)와 anti-Sm (anti-Smith) 항체는 루푸스에 특이적인 자가항체로 진단에 중요한 역할을 한다.

이 외에도 anti-U1RNP (anti-U1 ribonucleoprotein), anti-SSA (anti-Ro), anti-SSB (anti-La), 그리고 anti-phospholipid 항체 등 여러 자가항체가 관찰된다. SLE는 주로 젊은 여성에게 발생하며, 과도한 면역체계의 활성과 다양한 자가항체의 동반으로 인해 복합적인 임상 양상을 보인다. 치료는 비스테로이드성 소염제(non-steroidal anti-inflammatory drug, NSAID), 항말라리아제(antimalarials), 코르티코스테로이드제(corticosteroids), 면역 억제제(immunosuppressive agent) 등으로 조절될 수 있다.

1) 항이중나선 DNA 항체 검사(anti-dsDNA test)

anti-dsDNA 검사는 질병 활성도가 높은 루푸스(active lupus) 환자의 40~90%에서 양성으로 나타나며, 병인의 핵심 역할을 하는 것으로 알려져 있다. 따라서 루푸스 진단에 중요한 검사로 활용된다. anti-dsDNA 검사 방법에는 방사면역법(radioimmunoassay, RIA), 크리티디아 루실리아에(*Crithidia luciliae*)를 이용한 간접면역형광법(*Crithidia luciliae* indirect immunofluorescence, CLIF), 효소결합 면역흡착 검사(enzyme-linked immunosorbent assay, ELISA) 등이 있다.

*Crithidia luciliae*는 세포 내에 키네토플라스트(kinetoplast)라는 이중나선 DNA가 풍부한 소기관을 가지고 있어 항-dsDNA 항체와 강하게 결합한다. 반면, Hep2 세포는 다양한 핵 항원을 포함하고 있어 항핵항체(ANA) 검출에는 유용하지만, 항-dsDNA 항체에 대해서는 반응이 상대적으로 약하거나 비특이적일 수 있다. Hep2 세포는 인간 유래의 세포주로, 주로 항핵항체(ANA) 검출에 사용된다.

2) 항핵항체 검사(antinuclear antibody test, ANA test)

항핵항체(antinuclear antibody, ANA)는 원래 세포핵 내 항원에 결합하는 자가항체를 지칭하지만, 오늘날에는 세포의 핵물질과 세포질 구성 성분에 대한 자가항체를 모두 포함하는 용어로 사용된다. ANA 검사에서 양성 반응을 보이는 질환으로는 전신홍반루푸스(SLE), 류마티스 관절염(rheumatoid arthritis), 쇼그렌 증후군(Sjögren's syndrome), 다발근염(polymyositis), 피부근염(dermatomyositis), 진행성 전신 경화증(progressive systemic sclerosis), 혼합 결합 조직 질환(mixed connective tissue disease) 등이 있다. 따라서 ANA 검사는 SLE의 특이검사로 보기 어렵지만, SLE 환자의 95% 이상에서 양성 반응을 나타낸다.

2 쇼그렌 증후군

쇼그렌 증후군(Sjögren's syndrome)은 만성 자가면역 질환으로, 주로 침샘과 눈물샘 등 외분비선에 염증을 일으켜 건조증상을 유발하는 질환이다. 이 질환은 류마티스 관절염이나 전신홍반루푸스 등 다른 류마티스 질환과 동반되어 나타나는 경우가 많다. SSA는 항원(Sjögren's syndrome A antigen)을, SSB는 항원(Sjögren's syndrome B antigen)을 의미한다. SSA는 Ro 항원, SSB는 La 항원이라고도 불린다. 대표적인 자가항체로는 anti-SSA (anti-Ro)와 anti-SSB (anti-La)가 있으며, 이들 항체는 쇼그렌 증후군의 진단에 중요한 역할을 한다. 쇼그렌 증후군은 주로 30~50세의 여성에서 많이 발생하며, 남성보다 여성에서 더 흔하게 나타난다.

3 류마티스 관절염

류마티스 관절염(rheumatoid arthritis)은 자가항체인 류마티스 인자(rheumatoid factor, RF)가 관절 활막에 염증을 일으켜 연골과 뼈가 파괴되는 자가면역질환이다. 주로 손과 발의 관절에 발병하며, 여러 원인에 의해 유발되는 활막염(synovitis)이 연골, 활막 및 주변 조직의 파괴와 염증을 초래한다. 이 만성 질환은 성인에서 0.5~1.0%의 빈도로 발생하며, RF 또는 anti-CCP (anti-cyclic citrullinated peptide)와 같은 자가항체가 관찰된다. 치료는 증상의 정도에 따라 비스테로이드성 소염제(NSAID), 코르티코스테로이드제, 항류마티스제 등의 약물 치료와 재활, 수술 요법 등이 시행되며, 약물 치료의 기본 원칙은 염증 억제에 있다.

1) Rheumatoid factor (RF)

류마티스 인자(RF)는 IgG의 Fc 부분에 결합하는 자가항체로, 주로 IgM 형태로 존재하며 IgA와 IgG 형태도 관찰된다. RF는 류마티스 관절염 외에도 다양한 질환에서 증가할 수 있는 비특이적 지표로, RA 환자의 약 70%에서 양성 반응을 보인다.

2) Anti-CCP (anti-cyclic citrullinated peptide)

Anti-CCP 검사는 citrullinated peptide 항원을 사용하며, 기존의 IgM 류마티스 인자(RF)에 비해 특이도가 높다(96%). 검사 방법으로는 ELISA와 CLIA (chemiluminescent immunoassay)법이 있다.

표 12-1. 대표적인 자가면역질환에서 관찰되는 자가항체

전신홍반루푸스	쇼그렌 증후군	전신성 경피증	다발성 근염	류마티스 관절염
항핵항체(ANA)	항핵항체(ANA)	항핵항체(ANA)	항핵항체(ANA)	항핵항체(ANA)
anti-dsDNA	anti-SSA (anti-Ro)	anti-Scl-70	anti-Jo-1	RF
anti-Sm	anti-SSB (anti-La)			anti-CCP

II. 자가면역질환과 관련된 자가항체 검출 진단방법

1 항핵항체 검사(antinuclear antibody test, ANA test)

항핵항체(antinuclear antibody, ANA)는 일반적으로 사람 세포의 핵 내 구조에 결합하는 IgG 자가항체이다.

항체는 신체의 방어 체계가 바이러스나 박테리아와 같은 외부 물질의 침입에 대응하여 생성하는 단백질이다. 그러나 면역 체계가 이상 반응을 일으키면, 외부 물질이 아닌 자신의 세포와 조직을 공격하는 자가항체를 생성할 수 있다. ANA 검사는 자가면역질환 환자의 혈청 내 존재하는 항핵항체(ANA)의 유무를 확인하는 검사로, 자가항체의 형광 양상과 정량적 수치를 분석하여 자가면역질환 진단에 활용된다. ANA를 검출하기 위해 가장 널리 사용되는 검사법은 간접 면역형광법(indirect immunofluorescence assay, IIFA)이다. 형광현미경을 이용해 검사 결과를 판독하며, 형광 양상에 따라 특정 자가면역질환을 추정할 수 있다. 검사 결과에 따라 anti-dsDNA, anti-ENA 등 추가적인 표지자 항체 검사를 시행하여 보다 정확한 진단을 내릴 수 있다.

2 항dsDNA 검사(anti-dsDNA test)

anti-dsDNA 검사는 이중가닥 DNA (dsDNA)의 특정 항원 결정부(epitope)에 결합하는 자가항체를 검출하는 검사로, anti-ssDNA (anti-single stranded DNA) 항체와 구별된다. anti-dsDNA는 전신홍반루푸스(SLE) 환자의 진단, 치료 모니터링 및 예후 판정에서 중요한 검사항목 중 하나이며, SLE 진단 기준에 포함된 표지자 항체이다. anti-ssDNA는 다양한 자가면역질환뿐만 아니라 기타 여러 질환에서도 발견될 수 있어 특이도가 낮다. anti-dsDNA 항체의 측정 방법으로는 RIA, CLIF, ELISA, CLIA, 면역블롯법(immunoblot) 등이 있다.

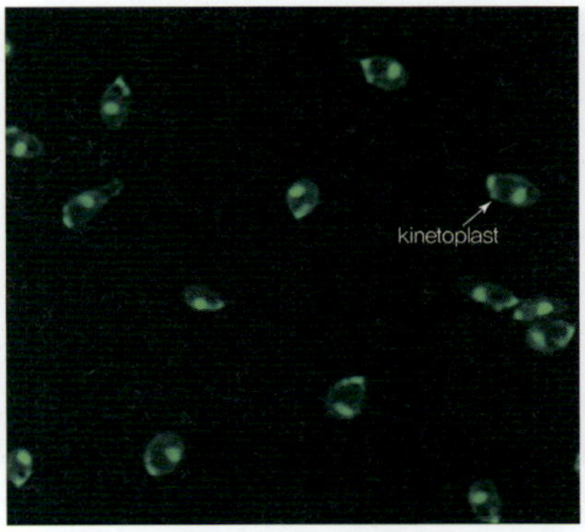

그림 12-1. anti-dsDNA 검사 결과
*Crithidia luciliae*를 이용한 간접면역형광법; *Crithidia luciliae*는 이중가닥 DNA를 함유한 미토콘드리아를 가진다.

3 항ENA 검사(anti-extractable nuclear antigen test, anti-ENA test)

추출 가능한 핵 항원(extractable nuclear antigen, ENA)은 세포핵에서 분리될 수 있는 단백질 항원군으로, 다양한 조직에서 식염수에 용해 가능한 형태로 추출되는 특정 핵 항원들을 의미한다. anti-ENA 검사는 환자의 혈청에서 ENA에 특이적인 IgG 자가항체의 존재 여부를 확인하는 검사법으로, 여러 자가면역질환에서 ENA 항원과 결합하는 자가항체를 검출하는 데 활용된다. ENA 검사는 과거에는 이중 면역 확산법(double immunodiffusion assay)이 표준 방법으로 사용되었으나, 최근에는 ELISA, CLIA, 면역블롯(immunoblot) 등 보다 민감하고 정량적인 면역검사법이 주로 활용되고 있다.

4 항호중구 세포질 항체 검사(anti-neutrophil cytoplasmic antibody test, ANCA test)

ANCA 검사는 호중구 과립 내 다양한 효소 및 구성 성분을 표적으로 하는 자가항체를 검출하는 검사로, 여러 혈관염의 조기 진단과 치료 판정에 활용된다. 이 검사는 전신 혈관염(ANCA-associated vasculitis, AAV) 및 기타 자가면역질환의 감별 진단에 중요한 역할을 한다.

ANCA는 형광 염색 패턴에 따라 두 가지 유형으로 구분된다. 첫 번째는 c-ANCA (cytoplasmic pattern, 세포질형 ANCA)로, 호중구의 세포질이 균일하게 염색되는 특징을 가지며, 주로 proteinase 3 (PR3) 항원과 반응한다. 반면, p-ANCA (perinuclear pattern, 핵주변형 ANCA)는 핵 주변부가 염색되는 형태를 보이며, 주로 myeloperoxidase (MPO) 항원과 결합한다. 또한, BPI (bactericidal permeability-increasing protein, 살균 투과성 증가 단백질)는 호중구 과립 내 존재하는 항균 단백질이다. 이외에도 elastase, cathepsin G, lactoferrin 등의 항원과 반응하는 항체가 포함될 수 있다.

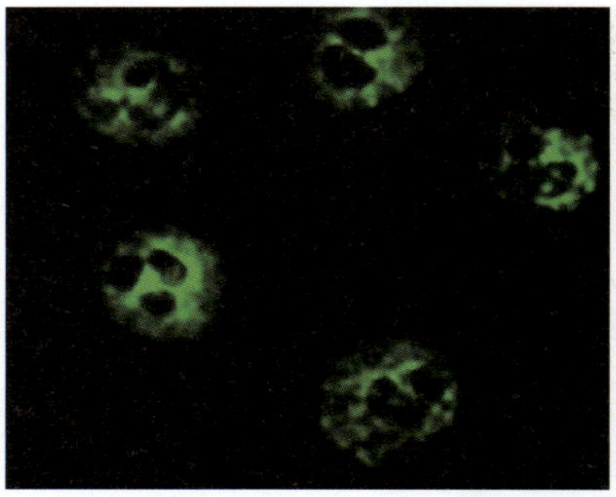

그림 12-2. c-ANCA, 중성구 세포질에 전체적으로 퍼져 있는 antigen에 ANCA가 결합된 모습. Antigens: PR3 (90%), MPO (5%), BPI (4%)

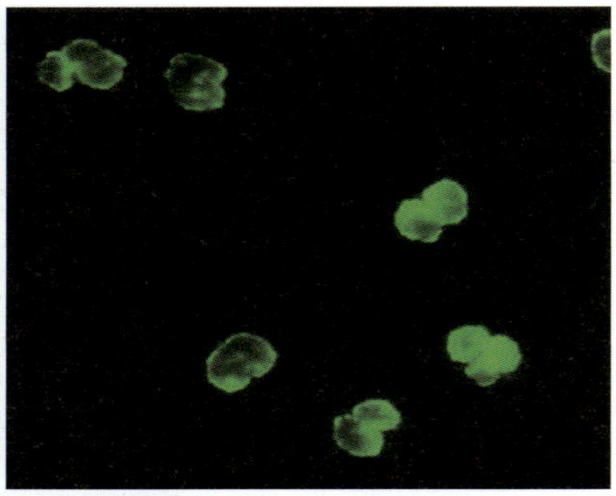

그림 12-3. p-ANCA, 에탄올 고정하는 중에 일부 항원이핵 주위로 이동, 위치하면서 항체가 핵 주위에서 결합하여 염색됨. Antigens: MPO (70%), lactoferrin (10%), elastase (8%), cathepsin G (5%), PR3 (2%)

5 항인지질 항체 검사(anti-cardiolipin antibody test)

다양한 인지질(phospholipids)에 대한 자가항체를 검출하는 검사로, 전신홍반루푸스(SLE) 및 항인지질증후군(antiphospholipid syndrome, APS) 진단 기준에도 포함된다. 항인지질증후군(APS)은 지속적인 항인지질 자가항체(anti-phospholipid autoantibodies)의 존재로 인해 동맥 또는 정맥 혈전증, 반복적인 유산과 같은 산과적 합병증이 발생하는 자가면역질환이다.

이 질환에서는 음전하(negative charge)를 띠는 인지질에 대한 자가항체가 혈액 응고 시스템에 영향을 미쳐 혈전(thrombosis) 생성 위험을 증가시킨다.

APS 진단을 위해 세 가지 주요 항인지질 항체 검사가 시행된다.

1. 루푸스 항응고제(lupus anticoagulant, LA) 검사 – 응고 검사법(clotting method)을 이용하여 인지질 의존적 항응고 활성 여부를 평가한다. 루푸스 항응고제는 인지질이 아니라, 인지질과 결합하는 항체이다. 루푸스 항응고제(LA)라는 명칭은 최초로 SLE 환자에서 발견되었으며, 시험관 검사(in vitro)에서 응고 시간이 연장되는 현상 때문에 붙여졌다. 그러나 실제 인체 내(in vivo)에서는 반대로 혈전 형성을 촉진할 수 있다. 루푸스 항응고제는 인지질과 결합하여 혈소판 활성화를 유도하고, 응고 시스템을 자극하여 혈전증(thrombosis) 위험을 증가시키는 것으로 알려져 있다. LA 양성 소견이 나오면, 시험관 검사 결과와 달리 임상적으로는 혈전 위험이 증가할 수 있음을 유의해야 한다.
2. 항-카디오리핀(anti-cardiolipin) 검사 – ELISA를 이용하여 혈청 내 카디오리핀에 대한 자가항체를 검출한다. 카디오리핀은 음전하를 띠는 인지질의 한 종류이다.
3. 항-β2 글리코프로테인 I (anti-β2 glycoprotein I, Anti-β2 GPI) 검사 – ELISA를 이용하여 β2 글리코프로테인 I과 결합하는 자가항체를 검출한다. β2 glycoprotein I (β2 GPI) 자체에는 인지질이 포함되어 있지 않지만, 인지질과 상호작용하는 성질을 가진다.

이들 검사는 APS 진단 및 혈전 형성 위험 평가에 중요한 역할을 한다.

6 류마티스 인자 검사(Rheumatoid factor test, RF test)

IgG의 Fc 부분에 대한 항체로, 류머티스 관절염(RA) 진단에 널리 사용되는 대표적인 검사이다. 그러나 RA에 특이적이지 않으며, 만성 염증성 질환을 비롯한 다른 질환에서도 증가할 수 있다. 가장 흔한 유형은 IgM RF이며, IgG RF와 IgE RF도 보고된 바 있다.

7 항 CCP 검사(anti-cyclic citrullinated peptide antibody test, anti-CCP test)

류마티스 관절염은 성인에서 0.5~1.0%의 빈도로 발생하며, 류마티스 인자(RF)나 anti-CCP 항체와 같은 자가항체를 동반하는 자가면역질환이다.

최근 anti-CCP 항체는 민감도(sensitivity)와 특이도(specificity)가 높아, 최근에는 류마티스 관절염의 조기 진단과 예후 예측에 중요한 지표로 주목받고 있다. 과거에는 류마티스 관절염 진단에 RF 검사가 주로 사용되었으나, RF는 병원체 감염, 루벨라 바이러스, C형 간염, 전신 경화증, 전신홍반루푸스, 피부근염, 림프종 등 다양한 질환에서도 양성 반응을 보일 수 있다. 따라서 RF 검사는 류마티스 관절염을 진단할 때 특이도가 떨어질 수 있으며, 다른 질환에서도 양성 결과를 나타낼 수 있기 때문에 확진을 위한 보조적인 검사로 사용되며, 다른 검사와의 병행이 필요하다.

III. 항핵항체 검사(antinuclear antibody test, ANA test)

1 항핵항체 검사(antinuclear antibody test, ANA test)

1) 검사원리 ; 간접면역형광법

HEp-2 세포를 고정한 슬라이드에 가검 혈청(항핵항체, ANA 또는 환자의 자가항체)을 반응시킨 후, FITC가 결합된 항-사람 글로불린(FITC-conjugated anti-human immunoglobulin) 항체를 처리하여 형광현미경으로 특이적인 형광 패턴을 관찰하는 간접 면역형광법(IIFA)이다.

HEp-2 세포는 항핵항체(ANA) 검사의 표준 세포 배양 시스템으로 널리 사용되지만, anti-dsDNA 항체는 HEp-2 세포에서 잘 결합하지 않는다. anti-dsDNA 검출에는 ELISA, *Crithidia luciliae* 면역형광법(CLIF)과 같은 특이성이 높은 검사법이 추가적으로 사용된다.

2) 시약 및 기구

① HEp-2 세포가 고정된 기질 슬라이드

② FITC-conjugated anti-human immunoglobulin

③ 양성 및 음성 대조 혈청(positive and negative control serum)

④ PBS (phosphate-buffered saline, pH 7.3 ± 0.10)

⑤ Evans blue 대조 염색용 용액

⑥ 봉입용 매질(mounting medium) – buffered glycerol

⑦ 여분의 용액 제거용 흡수지(blotting paper)

⑧ cover slip

⑨ 검체 희석용 튜브

⑩ micropipette

⑪ 습윤 상자

⑫ 염색 및 세척 용기(Coplin jar)

⑬ 형광현미경

3) 검사방법

(1) 시약 및 검체 준비

- 사용할 시약과 검체를 실온에 두어 충분히 안정화시킨다.
- 혈청 10 μL를 PBS 390 μL에 희석하여 최종 1:40 농도로 준비한다.

(2) 검체 반응

- 슬라이드의 반응 well에 희석된 검체와 양성 및 음성 대조 혈청을 각각 20 μL씩 분주한다.
- 습윤 상자에 넣고 일정 시간 동안 반응시킨다.
- 각 well을 PBS로 세척한 후, FITC 결합 항체(FITC-conjugated anti-human immunoglobulin)를 20 μL씩 분주한다.
- 다시 습윤 상자에 넣어 반응시킨 후, PBS로 세척한다.

(3) 염색 및 봉입

- PBS 75 mL에 Evans blue 용액 10방울을 혼합한 후, 슬라이드를 염색 용기에 담가 10분 동안 염색한다.
- 슬라이드를 꺼내어 PBS로 조심스럽게 세척한 후, 흡수지를 사용해 well 바깥의 남은 용액을 제거한다.
- 각 well에 봉입용 매질(mounting medium)을 한 방울 떨어뜨린 후, 커버 글라스를 덮는다.

(4) 형광 현미경 관찰

- 봉입 후 형광현미경(×200 배율)으로 관찰한다.

4) 보고방법

① 저배율(×100)에서 선별 검사 후, 고배율(×400)에서 확인한 뒤 보고한다.

② 양성 반응 시 형광 양상(fluorescence pattern)과 함께, 역가 검사(titration test)가 의뢰될 경우 역가도 보고한다.

③ 판독기준

㉠ screening test(정성검사)

- 1 : 40 음성(negative): 형광이 나타나지 않거나, 약한 회색/녹색 색조를 띤다.
- 1 : 40 양성(positive): 녹색 형광이 명확하게 관찰된다.

㉡ 역가 검사(titration test, 정량 검사

- 1 : 40부터 단계적으로 희석하여 최대 역가를 보고한다.

④ 형광양상에 따른 보고

㉠ Homogeneous

- 세포핵 전체에 걸쳐 균일하게 형광(homogeneous fluorescence)이 나타나는 패턴이다.
- 주로 DNA, 히스톤 등 핵 내 성분에 대한 항체가 존재할 때 관찰된다.

㉡ Peripheral (Rim)

- 세포핵의 가장자리에서 강한 형광(peripheral fluorescence 또는 rim fluorescence)이 나타나는 패턴이다.
- 주로 anti-dsDNA 항체와 관련이 있으며, 전신홍반루푸스(SLE) 진단에 중요한 단서를 제공한다.

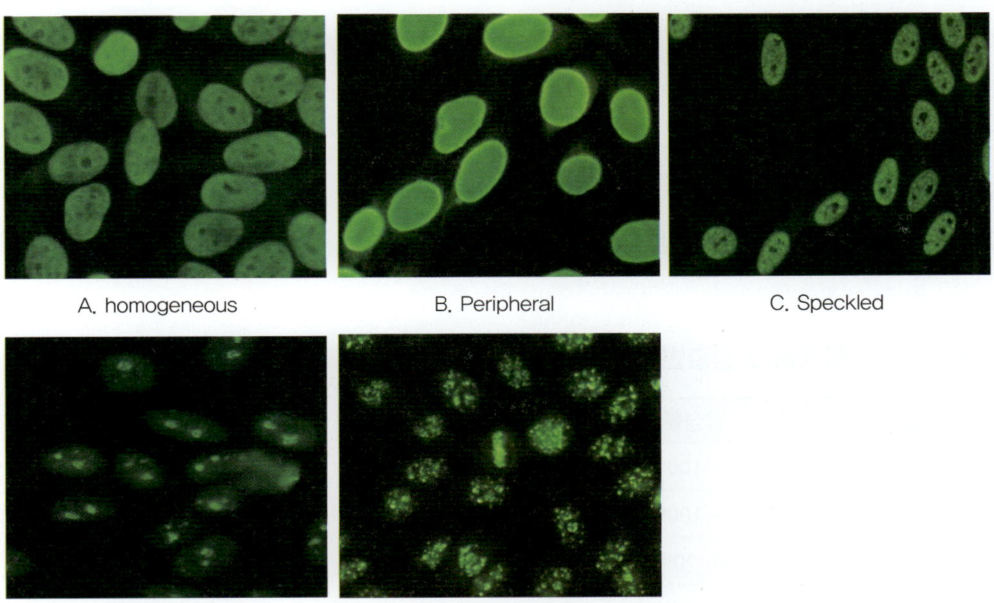

A. homogeneous B. Peripheral C. Speckled

D. Nucleolar E. Centromere

그림 12-4. 항핵항체 검사 형광양상(pattern)에 따른 결과.
A. Homogeneous, B. Peripheral, C. Speckled, D. Nucleolar, E. Centromere

㉢ Speckled

- 세포핵 내부에 불규칙한 점 모양의 형광(speckled fluorescence)이 산재되어 나타나는 패턴이다.
- 다양한 핵 단백질에 대한 항체 반응으로 발생하여, 매우 흔하지만 특정 질환에 한정되지 않는 경우가 많다.
- Speckled 패턴이 나타나면 특정 질환 감별을 위해 ENA 항체 검사가 필요하다.

㉣ Nucleolar

- 세포핵 내 핵소체 부위에 집중된 형광(nucleolar fluorescence)이 나타나는 패턴이다.
- 핵소체 관련 항원에 대한 항체 반응을 반영한다.

㉤ Centromere

- 세포핵 내 중심체 부위에 한정된 형광(centromere fluorescence)이 나타나는 패턴이다.

5) 임상적 의의

- 혼합 결합 조직 질환(mixed connective tissue disease, MCTD), 전신홍반루푸스(systemic lupus erythematosus, SLE), 류마티스 관절염(rheumatoid arthritis, RA), 쇼그렌 증후군(Sjögren's syndrome, SS), 다발근염(polymyositis, PM), 피부근염(dermatomyositis, DM), 전신 경화증(systemic sclerosis, PS)
- 전신 경화증(SS)은 한정형 전신 경화증(limited SS 또는 CREST 증후군)과 광범위형 전신 경화증(diffuse SS)으로 나뉘며, 질병의 진행 속도와 장기 침범 패턴이 다르다.

CREST

C: Calcinosis(피하 석회화)

R: Raynaud's phenomenon(레이노 현상)

E: Esophageal dysmotility(식도 운동 장애)

S: Sclerodactyly(수지 경화)

T: Telangiectasia(모세혈관 확장증)

(1) 질환에 따른 항핵항체 검출빈도

질환	양성률
SLE	90~100%
PSS	30~100%
SS	60~70%
RA	10~36%

(2) 항핵항체 염색 패턴과 주요 양성 질환

- 자가면역질환에서는 특정 자가항체가 특정 질환과 밀접하게 연관되어 있지만, 같은 질환에서도 여러 항체가 함께 나타날 수 있기 때문에 임상 증상과 함께 종합적인 해석이 필요하다. 예를 들어, anti-U1-RNP 항체는 혼합결합조직질환(MCTD)에서 주로 발견되며, anti-Sm 항체는 전신홍반루푸스(SLE)에서 특이적으로 나타난다. anti-Scl-70 항체는 광범위형 전신경화증(diffuse SS)과 연관이 있으며, anti-SSA/Ro 및 anti-SSB/La 항체는 쇼그렌 증후군(SS)에서 흔히 검출된다. 또한, anti-Jo-1 항체는 다발성 근염(PM)과 관련이 있고, anti-Mi-2 항체는 피부근염(DM)에서 특이적으로 발견된다. 그러나 이러한 항체들은 개별적으로 질환을 확진하는 절대적인 기준이 아니라, 진단을 보조하는 역할을 한다. 따라서 자가항체 검사 결과를 해석할 때는 환자의 임상 증상과 병력을 함께 고려하여 종합적인 판단을 내리는 것이 중요하다.

염색 패턴	항핵항체 종류		주요 질환
Peripheral (Rim)	anti-dsDNA		SLE
Homogenous	anti-ssDNA, anti-histone, anti-DNP (nucleosome)		SLE, RA, SS
Speckled	항ENA항체	anti-U1-RNP (ribonucleoprotein)	MCTD
		anti-Sm	SLE
		anti-Scl-70	diffuse SS
		anti-SSA/Ro, Anti-SSB/La	SS
		anti-Jo-1	PM
		anti-Mi-2	DM
Nucleolar	항핵소체항체(anti-nucleolar Ab)		SLE, PS
Discrete-speckled	항centromere항체		limited SS (CREST)

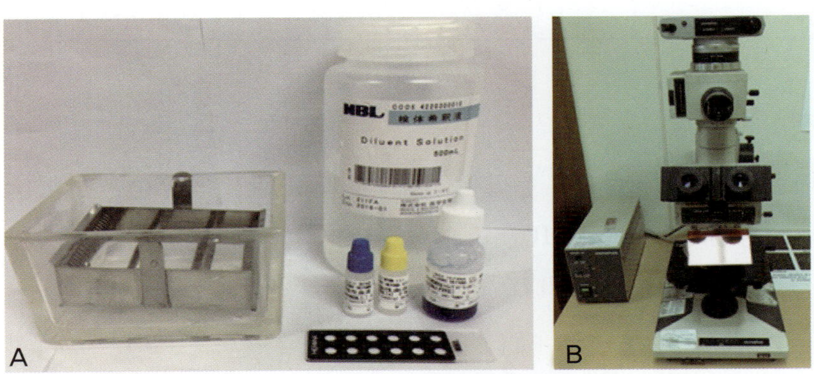

그림 12-5. 간접 면역항체법(IFA) 검사에 필요한 시약 및 기구
A. FITC-conjugated anti-human immunoglobulin, HEp-2 cell이 고정된 기질 슬라이드, 완충액, 양성 대조혈청, 음성 대조혈청. B. 형광현미경

2 류마티스 인자 검사(Rheumatoid factor test, RF test)

IgG의 Fc 부분에 대한 항체로, 류머티스 관절염 진단에 널리 사용되는 대표적인 검사이다. 그러나 류머티스 관절염에 특이적이지 않으며, 만성 염증성 질환을 포함한 다양한 질환에서도 증가할 수 있다. 또한, IgG뿐만 아니라 핵 성분 등 다른 물질과도 반응하는 다반응성(polyreactive) 항체로 알려져 있다.

검사 방법으로는 라텍스 응집법(latex agglutination), 네펠로메트리(nephelometry), 터비디메트리(turbidimetry), ELISA 등이 있으며, 이 중 nephelometry와 turbidimetry가 주로 사용되고 된다.

1) 라텍스 응집법

(1) 검사원리

정상인의 γ-글로불린(IgG, 7S)이 코팅된 라텍스 시약과 검체 내 류마티스 인자를 반응시킨 후, 응집 여부를 육안으로 관찰한다.

(2) 검사방법

① 검체와 시약을 실온상태로 유지시킨다.

② 아래와 같이 반응 후 판독한다.

slide zone	음성 대조	환자검체	양성 대조
	○	○	○
음성 대조혈청(drop)	1		
환자혈청(drop)		1	
양성 대조혈청(drop)			1
Latex RF (drop)	각각 1 drop씩 떨어뜨린다.		
판독	육안으로 응집 유무를 확인한다.		

3) 결과판정

① 각각의 대조혈청과 비교하면서 응집 유무를 육안으로 관찰한다.

② 응집(+): 혈청 내 RF 농도 20 IU/mL 이상

③ 비응집(−): 혈청 내 RF 농도 20 IU/mL 이하

4) 참고치

- Negative

5) 임상적 의의

① 류머티스 관절염 환자의 약 80%에서 양성 반응을 보인다.

② 류머티스열(Rheumatic fever)에서는 거의 검출되지 않는다.

③ 건강한 사람도 약 4%에서 양성 반응이 나타날 수 있다.

④ 위양성 반응을 보일 수 있는 질환: 전신홍반루푸스(SLE), 간염, 간경화, 매독, 심내막염, 나병 등

6) 검사결과에 영향을 미치는 요인

① 심한 고지혈증(severe hyperlipidemia)이 있는 검체

② 고섬유소원혈증(hyperfibrinogenemia)이 있는 검체

③ Buffer 희석액의 pH는 8.2로 유지해야 한다.

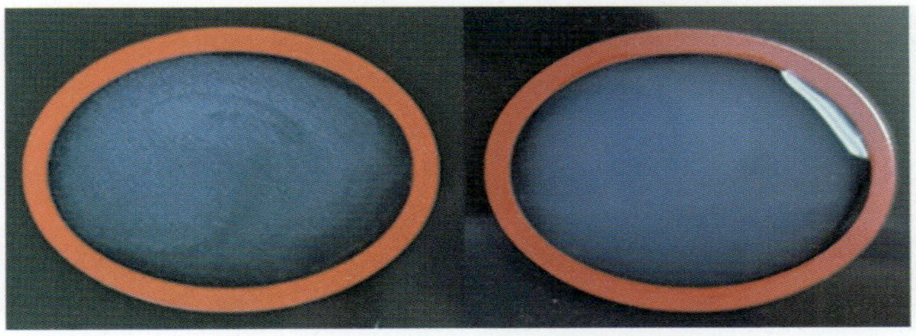

양성 음성

그림 12-6. 라텍스 응집법 결과, 아산제약 제공

2) 라텍스 비탁법

(1) 검사원리

변성(denaturation)된 사람 IgG가 코팅된 라텍스 입자와 검체를 반응시키면, 검체 내 RF(류마티스 인자)가 라텍스 입자에 흡착된 변성 IgG와 항원-항체 반응을 일으켜 응집이 발생한다. 이 응집 반응을 파장 572 nm에서 흡광도 변화로 측정하며, 변화량은 검체 내 류마티스 인자의 농도에 비례한다. 따라서 기준 농도를 가진 표준 용액을 이용하여 검량선을 작성한 후, 이를 통해 검체 내 류마티스 인자의 농도를 산출한다.

(2) 검체

① 환자 준비: 공복

② 검체: 혈청

(3) 검사 장비: TOSHIBA 자동화 장비

(4) 참고치: 음성: 18 IU/mL (international unit per milliliter) 이하

국제 단위(international unit, IU)는 생물학적 활성을 기준으로 정해진 국제 표준 단위이다. IU 단위는 효소뿐만 아니라 항체, 비타민, 호르몬, 백신, 혈액 제품 등에도 사용된다. 효소의 경우, 국제단위는 기질 농도, pH, 온도(25°C)가 정의된 최적 조건에서 1분 동안 1μmol의 기질을 생성물로 변화시키는 효소량(μmol/min)으로 정의된다.

(5) 임상적 의의

① 류마티스 인자(RF)는 사람 IgG의 Fc 부분에 대한 자가항체로, 특히 만성 류마티스 관절염 환자의 혈청에서 높은 비율로 검출된다.

② 류마티스 인자 농도의 측정은 류마티스 관절염, 전신홍반루푸스(SLE), 만성 간질환 등의 진단뿐만 아니라 치료 경과 및 예후 판정에도 유용하다.

③ 류마티스 관절염의 초기 몇 달 동안은 혈청 내 류마티스 인자가 증가하지 않을 수도 있다. 그러나 혈청에서 검출되기 전, 염증 소견이 있는 관절액에서는 먼저 류마티스 인자가 증가할 수 있다.

④ 류마티스 인자는 IgG의 Fc 부분에 대한 자가항체로, 대부분 IgM 형태를 가진다. 류마티스 관절염 환자의 80% 이상에서 증가하지만, 노인, 감염, 만성 염증, 고감마글로불린혈증에서도 증가할 수 있다.

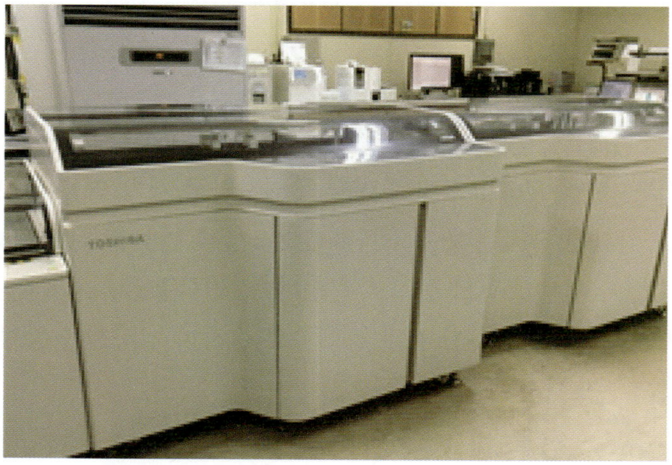

그림 12-7. TOSHIBA 자동화 장비 검사; RF 검사

3) 항CCP 검사(anti-cyclic citrullinated peptide antibody test, anti-CCP test)

(1) 검사원리 : 효소결합면역흡착측정법(ELISA)

사람 혈청 내 순환성 시트룰린화 펩타이드에 대한 IgG 항체(anti-CCP)를 반정량적으로 측정하는 면역효소법이다.

(2) 시약 및 장비

① 검사장비: Chorus

② 시약조성: device 각각 6개의 장치가 들어 있는 6개의 패키지

(3) 검사방법

① well 4에 포함된 기질이 무색인지 확인한다.

② 샘플을 well에 첨가할 때, 샘플이 완전하게 바닥까지 배분되었는지 확인한다.

③ 장치의 well 1에 검사 혈청(최소 50 μL, 최대 100 μL)을 분주한다.

④ 장비를 이용하여 검사를 시행한다.

(4) 결과 해석 및 임상적 의의

류마티스 관절염은 전 세계 인구의 0.5~1%에서 발생하는 가장 흔한 염증성 관절 질환이다. anti-CCP 항체는 류마티스 관절염에 매우 특이적이며, 이 항체의 검출은 류마티스 관절염 분류를 위한 ACR (american college of rheumatology, 미국 류마티스 학회) 기준 중 하나로 포함된다.

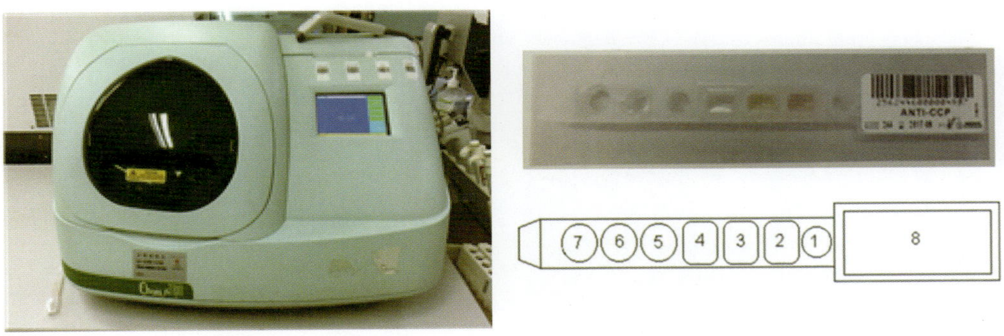

그림 12-8. anti-CCP (anti-cyclic citrullinated peptide) 검사장비 및 시약
1: 검체, 2: 콘쥬게이트, 3: 검체 희석액, 4: 기질, 5: 미코팅된 마이크로플레이트 웰
6: 합성 펩티드로 코팅된 마이크로플레이트 웰, 7: 비어있음, 8: 바코드

(5) 참고치

- 음성: ≦12 AU/mL
- 양성: >18 AU/mL
- 판정보류: 12이상이나 18미만(>12~<18) AU/mL
- 임의 단위(arbitrary unit, AU)는 국제 표준 단위가 정해지지 않은 검사에서 특정 실험실이나 키트 제조사가 설정한 기준 값을 의미한다.

참고문헌

1. 면역혈청학, 라이프사이언스, 2004.
2. 면역혈청학, 범문에듀케이션, 2015.
3. 면역혈청학, 청구문화사, 2015.
4. 인체 면역학 교과서, 보누스.
5. 진단검사의학 제4판, 대한진단검사의학회, E-PUBLIC, 2009.
6. CHORUS 장비사용 매뉴얼.
7. Manual of Molecular and Clinical Laboratory Immunology, Eighth Edition, 2016.
8. TOSHIBA 장비사용 매뉴얼.

Chapter 13

알레르기 검사

Allergy Test

학습목표

1. 과민반응을 설명할 수 있다.
2. 알레르기 검사법의 종류에 대해 설명할 수 있다.
3. IgE 항체 검사법에 대해 설명할 수 있다.

과민반응(hypersensitivity)이란 외부 물질(항원)에 대한 면역반응이 비정상적으로 강하게 나타나면서 정상 조직에 손상을 유발하는 현상을 의미한다. 일반적으로 무해한 물질이 특정 개인에서 과민성 면역반응을 일으키는 경우 이를 알레르기(allergy, 영어 발음은 '앨러지') 라 하며, 이는 면역체계의 이상 반응 중 하나로 간주된다.

과민반응은 면역반응의 기전에 따라 I~IV형 과민반응으로 분류된다.

I형 과민반응(즉시형, type I hypersensitivity)은 IgE 항체가 중심적인 역할을 하는 즉시형 반응으로, 알레르기 질환과 밀접한 관련이 있다. 먼저, 인체가 특정 항원(알레르겐, allergen)에 노출되면 B세포(B cell) 가 IgE 항체를 생성하며, 이 항체는 비만세포(mast cell) 및 호염기구(basophil) 표면의 수용체에 결합하여 감작(sensitization)된다. 이후 동일한 항원에 재노출되면, IgE 항체가 항원과 교차결합하면서 히스타민(histamine), 류코트리엔(leukotrienes), 프로스타글란딘(prostaglandins) 등의 염증 매개물질이 방출된다. 이러한 염증 매개물질은 혈관 확장, 점막 부종, 기관지 수축을 유발하며, 심한 경우 아나필락시스(anaphylaxis) 가 발생할 수 있다. 대표적인 예로 아토피(atopy)가 있다.

II형 과민반응(세포독성형, type II Hypersensitivity)은 IgG 또는 IgM 항체가 특정 세포 표면의 항원과 결합하여 보체(complement) 시스템을 활성화하거나, NK 세포(natural killer cell) 및 대식세포(macrophage) 등의 면역세포를 동원하여 세포를 직접 공격하는 반응이다. 이 과정에서 세포 용해(cell lysis) 또는 세포 기능 조절 이상(cellular dysfunction)이 발생하며, 자가면역 질환 및 특정 혈액 관련 질환과 연관이 있다. 대표적인 예로 수혈 부작용(transfusion reaction)이 있다.

III형 과민반응(면역복합체형, type III Hypersensitivity)은 다량의 항원-항체 복합체(antigen-antibody immune complex)가 혈류를 통해 순환하다가 혈관이나 조직에 침착하여 염증 반응을 유발하는 면역반응이다.

면역복합체가 대량으로 형성되면 보체(complement) 활성화 및 호중구(neutrophil) 침윤이 증가하여 혈관염(vasculitis) 및 조직 손상을 유발할 수 있다. 이 반응은 자가면역질환과 연관성이 높으며, 대표적인 예로 전신 홍반성 루푸스(systemic lupus erythematosus)이 있다.

IV형 과민반응(지연형, type IV Hypersensitivity)은 항체(IgE, IgG, IgM)가 관여하지 않고, T세포(T cell)와 대식세포가 매개하는 세포성 면역반응이다. 항원 노출 후 24~72시간 후에 반응이 나타나기 때문에 지연형 과민반응(delayed-type hypersensitivity)이라고 불린다. 이 반응의 핵심 기전은 기억 T세포(memory T cell)의 활성화이며, 대표적인 예로 결핵 피부반응 검사(tuberculin test), 이식 거부반응(graft rejection)이 있다.

생활 속에서 흔히 접하게 되는 과민반응은 주로 제1형 과민반응인 알레르기 반응으로, 많은 사람이 다양한 알레르겐에 대해 과민반응을 보인다. 이 반응은 IgE에 의해 유발되므로, IgE의 농도와 특이성을 검사하면 알레르기 반응의 진단, 개인별 알레르기 민감성 분석, 알레르기 반응 관리 등이 가능하다.

표 13-1. 과민반응의 종류

특징	I형 (즉시형)	II형 (세포독성형)	III형 (면역복합체형)	IV형 (지연형)
항체	IgE	IgG, IgM	IgG, IgM	없음
항원	내재성	세포 표면	용존성	조직 및 기관
반응 소요 시간	15~30분	수분~수시간	3~8시간	48~72시간
증상	발적 확장	세포용해 및 세포괴사	홍반, 부종, 혈관염, 신장염, 관절염	홍반 및 경결
조직	비만세포 및 호산구	보체 및 세포독성세포	보체 및 호중구	T 림프구 및 대식세포
전달체	항체	항체	항체	T 림프구
예	전신성 아나필락시스, 국소적 알레르기 반응 또는 아토피, 두드러기, 알레르기 비염, 천식, 단자 검사(Prick test)	수혈부작용, 자가면역성 용혈성 빈혈, 신생아 용혈성 질환, 굿파스쳐 증후군, 중증근무력증, 급성 류마티스열	전신홍반루푸스, 류마티스 관절염, 급성사구체신염, 과민성폐렴, 아르투스(Arthus) 반응, 혈청병	이식거부반응, 결핵 육아종, 접촉성 피부염, 튜버큘린(Tuberculin) 스킨 검사 또는 Mantoux (맨투) 검사

I. 알레르기 검사법 분류

1 알레르기질환의 생체 내 검사(In vivo allergy test)

1) 알레르기 피부시험

다양한 알레르겐에 대한 직접적인 반응을 확인하기 위해 피부에 알레르겐을 도포하여 알레르기 반응을 검사하는 방법이 있으며, 이를 알레르기 피부시험(allergy skin test) 이라고 한다. 알레르기 피부시험은 민감도가 높고 비용이 적게 든다는 장점이 있어, 알레르기 질환의 원인 항원을 규명하는 1차적 검사로 널리 활용된다.

일반적으로 환자의 팔이나 등에 알레르겐 용액을 피부 표면에 올려놓고, 미세한 바늘로 가볍게 찔러 항원을 침투시키는 단자시험(prick test) 을 통해 각 알레르겐에 대한 반응 여부를 빠르게 평가할 수 있다. 이때, 히스타민 용액을 양성 대조군(positive control) 으로, 식염수 또는 인산완충용액을 음성 대조군(negative control) 으로 사용하여 검사 결과의 신뢰도를 높인다.

또한, 피부 표면을 살짝 긁어 항원이 더 쉽게 침투하도록 하는 소파시험(scratch test) 이 있으며, 알레르겐 용액을 피부 진피층에 직접 주입하여 반응을 관찰하는 피내시험(intradermal test)도 시행될 수 있다.

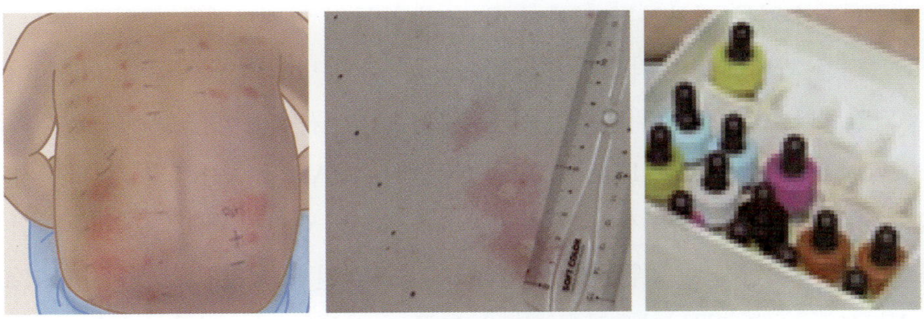

그림 13-1. 알레르기 피부단자시험

2) 알레르기 유발시험(비특이적 유발시험, 특이적 유발시험)

(1) 기도 유발시험

기본 폐기능검사로 시행하며 특이적 유발시험과 비특이적 유발시험으로 나뉜다. 특이적 유발시험은 항원추출액을 저농도에서부터 고농도로 순차적으로 흡입하고 폐기능을 측정하여 폐기능이 20% 이상 감소할 때까지 시행하며, 비특이적 유발시험에는 메타콜린 또는 히스타민 유발시험, 만니톨 또는 아데노신 유발시험, 운동 유발시험이 있다.

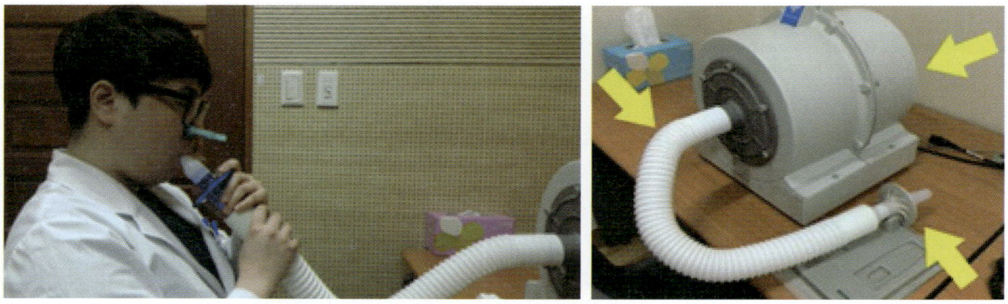

그림 13-2. 알레르기 기도유발시험

(2) 경구 유발시험

검사 전 7일 동안 해당 식품을 섭취하지 말고 검사 당일 식품을 평상시 먹는 형태로 섭취하면서 검사를 시행한다.

2 알레르기질환의 시험관 내 검사(In vitro allergy test)

1) 혈청 총 IgE 검사

총 IgE 검사(total IgE test)는 혈중 IgE 농도를 측정하여 알레르기 질환을 포함한 다양한 면역 관련 질환에서 IgE 수치를 평가하는 검사이며, 그러나 특정 알레르겐을 확인할 수는 없다. 혈중 총 IgE 농도 측정은 과거에는 비탁측정법(nephelometry)과 방사면역측정법(radioimmunoassay, RIA)이 사용되었으나, 방사성 동위원소를 사용하는 RIA의 규제와 비용 문제로 인해 최근에는 효소면역법(enzyme immunoassay, EIA)이 보편화되었다. RIA와 EIA는 모두 샌드위치 방식의 캡처 항체(IgE-capture antibody)를 지지대(예: 96 well plate의 well 바닥)에 부착하여 혈청 내 존재하는 IgE를 포획한 후, 방사성 동위원소 또는 효소가 표지된 anti-IgE (radio-labeled anti-IgE 또는 enzyme-labeled anti-IgE)를 사용하여 IgE 농도를 측정하는 방식이다. 여기서 방사성 동위원소 또는 효소가 결합된 항체를 결합 항체(conjugated antibody) 또는 표지 항체(labeled antibody)라고 한다. 현재는 자동화 장비를 이용하여 총 IgE 농도를 측정하며, 혈청이 가장 적합한 검체이지만 혈장, 눈물, 비강세척액, 폐세척액 등도 사용할 수 있다.

2) 혈청 알레르기항원 특이 IgE 검사

특이 IgE 검사(specific IgE test)는 특정 알레르겐에 대한 IgE 항체를 측정하여 알레르기 반응의 가능성을 평가하는 중요한 검사이다. 그러나 특이 IgE가 검출되더라도 반드시 임상 증상이 나타나는 것은 아니므로, 진단 시 다른 검사 및 병력과 함께 종합적으로 해석해야 한다. 총 IgE 검사만으로는 알레르기 원인을 알 수 없으며, 특정 알레르겐을 확인하기 위해서는 특이 IgE 검사가 필요하다.

특이 IgE 검사는 초기에는 셀룰로오스 막 또는 고형 지지대에 여러 종류의 알레르겐을 고정한 후, 환자의 혈청을 첨가하여 혈청 내 IgE가 알레르겐과 결합하도록 하는 방식이었다. 이후, 효소, 형광 또는 방사성 동위원소가 표지된 항-IgE 항체를 사용하여 알레르겐에 결합한 IgE를 정량하였다. 현재 사용되는 자동화 장비는 같은 원리를 유지하면서도 반응 민감도와 재현성이 향상되었으며, 알레르겐이 부착된 고형 지지대와 사용되는 표지 항체의 종류가 다양해졌다.

현재 국내에서 많이 사용되는 자동화 장비로는 Thermo Fisher Scientific/Phadia사의 ImmunoCAP, Siemens사의 Immulite 3 g, Hitachi사의 MAST Optigen 등이 있다. 이러한 자동화 장비는 수십 종의 알레르겐에 대한 특이 IgE를 순차적으로 또는 동시에 검사할 수 있다. 특히, Hitachi사의 MAST Optigen은 다중 알레르겐 동시 검사(multiple allergen simultaneous test, MAST)를 기반으로 특이 IgE를 한 번에 동시에 검사할 수 있도록 설계된 장비이다.

(1) 다중 알레르기 항원 동시 검사법(Panel 검사)

① 검사법

- multiple allergen simultaneous test (MAST), Line blot enzyme immunoassay, Multiple allergosorbent assay
- Microarray
- Bead-based suspension array

② 장비 및 제조회사

- MAST OPTIGEN Allergen-specific IgE assay (Hitachi Chemical Diagnostics)
- RIDA Allergy Screen (R-Biopharm)
- AdvanSure Allergy Screen (LG 생명과학)
- PolyCheck Allergy (Imovent biocheck)
- Others (Allergy Protein Chip, Microarray)

(2) 특이 IgE 개별 정량 검사법(Non-panel test)

① 검사법

- 화학발광면역측정법
- 형광효소면역측정법

② 장비 및 제조회사

- ImmunoCAP (ThermoFisher/Phadia)
- Immulite 3g Allergy (Siemens)
- HYTEC-288 (Hycor Biomedical)
- Others

3 기타 알레르기 검사

1) 호산구수 검사
2) 염증매개물질 측정(호산구의 과립 단백질(ECP) 검사)
3) 세포 검사: 히스타민 유리시험, 호염기 활성 항원 검사

II. 주요 혈청 IgE 검사 방법

1 다중알레르겐 동시검사(mutiple allergen simultaneous test, MAST)

1) 검사원리: Immunoblot법

MAST는 Immunoblot법을 기반으로 수행되며, 알레르기 항원이 코팅된 스트립(strip)을 이용하여 혈청 내 특이 IgE (allergen-specific IgE) 항체를 검출하는 방식이다. 이를 통해 혈청 내 다양한 알레르겐에 대한 특이 IgE 항체의 유무 및 농도를 동시에 평가할 수 있다.

검사 과정은 다음과 같다.

1. 혈청 검체를 항원이 코팅된 스트립에 분주하면, 혈청 내 특이 IgE 항체가 스트립에 고정된 항원과 결합한다.
2. 바이오틴이 결합된 2차 항체(biotin-conjugated anti-human IgE)를 처리하면, 스트립에 결합된 특이 IgE 항체와 반응한다.
3. 알칼리성 인산분해효소(alkaline phosphatase, AP)가 결합된 스트렙타비딘(streptavidin)을 첨가하면, 바이오틴과 스트렙타비딘 간의 강한 친화력에 의해 결합이 형성된다.
4. 발색 시약(NBT / BCIP, nitro blue tetrazolium / 5−bromo−4−chloro−3−indolyl phosphate)을 첨가하면, AP 효소가 기질을 분해하면서 보라색 또는 남색의 발색 반응이 나타난다.
5. 발색된 스트립을 발색 측정기(colorimetric analyzer)로 분석하여, 특이 IgE 항체의 존재 여부 및 농도를 정량적으로 평가한다.

2) 검체 채취 및 주의사항

① 검체: 혈청 또는 혈장
② 보관방법: 2~7℃에서 7일간 보관, 장기간 보관 시 −15℃에서 4주간 보관
③ 주의사항: 용혈된 검체는 사용하지 않는다.

3) 정도관리

① 내부 정도관리: 양성 및 음성 정도관리 물질 사용

② 외부 정도관리: 신빙도 조사/검사실 간 비교 프로그램

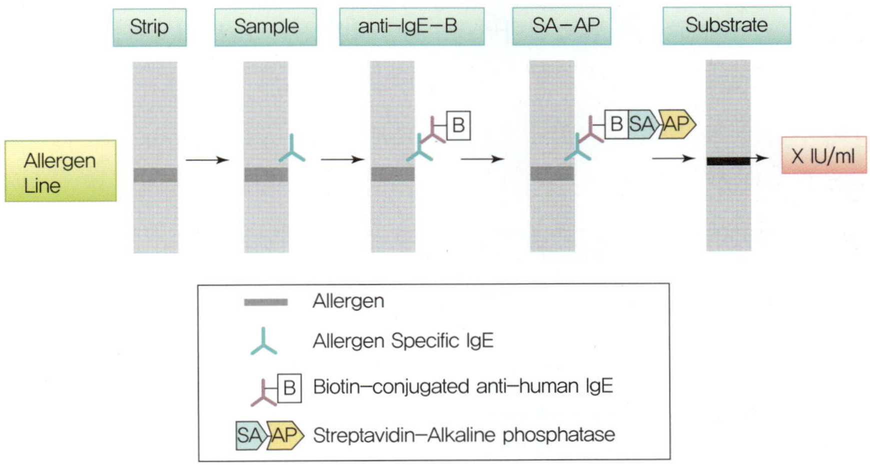

그림 13-3. 항원 · 항체 반응 Immunoblot법 원리(AdvanSure 장비사용 매뉴얼 인용)

4) 검사장비 및 시약

① 검사 장비: AdvanSure Allergy Screen

② 시약

- 알레르겐 흡착 멤브레인
- 시료 희석액(sample diluent)
- 항체용액(antibody solution)
- 효소접합용액(enzyme solution)
- 발색용액(substrate solution)
- 농축 세척액

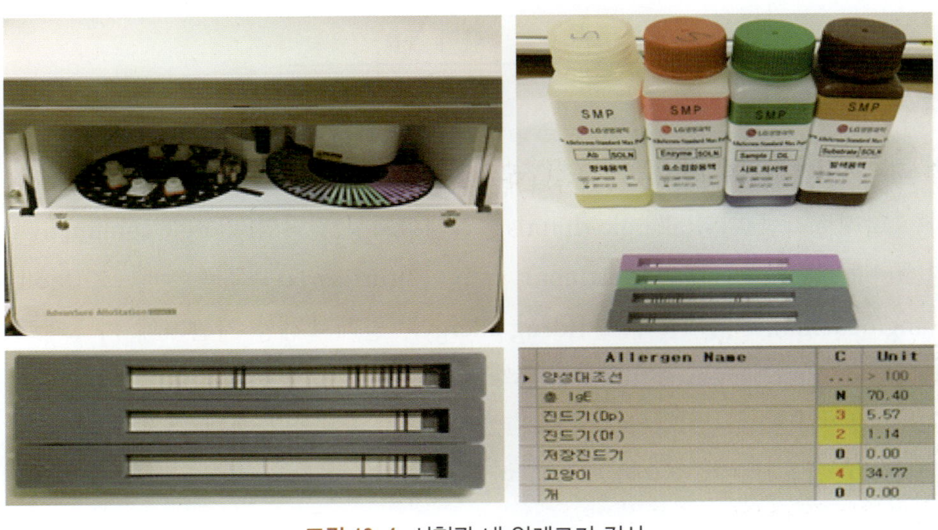

그림 13-4. 시험관 내 알레르기 검사

5) 검사방법

① 시약 준비

② 검체 준비

③ 검사 시작: 검체, 반응용액, 스트립을 장착 후 시작 버튼을 누른다.

㉠ 검체반응 → 항체반응 → 효소접합반응 → 발색반응 → 스트립 분석

6) 결과판독

(1) Total IgE

총 IgE 양	
IU/mL	알레르겐 특이 항체량
100 이하	Negative
100 초과	Positive

(2) 알레르겐 특이 IgE

AlloScan 특이 IgE 양		
IU/mL	Class	알레르겐 특이 항체량
0.00~0.34	0	없음
0.35~0.69	1	낮음
0.70~3.49	2	중간
3.50~71.49	3	중간/높음
13.50~49.99	4	높음
50.00~99.99	5	매우 높음
≥100	6	극히 높음

7) 결과 해석 및 임상적 의의

이 검사는 알레르기성 비염(allergic rhinitis), 알레르기성 결막염(allergic conjunctivitis), 아토피 피부염(atopic dermatitis), 천식(asthma), 두드러기(urticaria), 식품 알레르기(food allergy), 혈관부종(angioedema), 약물 알레르기(drug allergy), 알레르기성 기관지폐 아스페르길루스증(allergic bronchopulmonary aspergillosis) 등의 진단 목적으로 사용된다.

해당 알레르기 반응을 유발하는 원인 알레르겐을 규명하여 환자에게 적절한 치료 및 관리 전략을 제공하는 데 임상적으로 중요한 역할을 한다.

2 ImmunoCAP 알레르기 검사

1) 검사원리: 형광효소면역측정법(fluorescence enzyme immunoassay, FEIA)

ImmunoCAP은 형광효소면역분석법(FEIA)을 기반으로 하여 알레르기 항원 특이 IgE를 정량적으로 측정하는 데 매우 효과적이다. 이 방법은 높은 민감도와 특이도를 제공하여 알레르기 진단의 표준 검사로 널리 사용되고 있다.

검사 원리는 다음과 같다. 먼저, 알레르기 유발 물질인 알레르겐과 환자의 혈청 내 IgE가 반응하여 항원-항체 복합체를 형성한다. 그 다음, 효소가 결합된 2차 항체(enzyme-conjugated anti-IgE)를 첨가하여 반응을 유도한다. 이후 형광 기질(fluorogenic substrate)을 추가하면 형광 신호가 발생하고, 이 신호는 형광광도계(fluorometer)를 통해 측정된다. 측정된 형광 신호의 강도는 환자 혈청 내 IgE 농도와 비례하므로, 이를 통해 알레르기 반응의 정도를 정량적으로 평가할 수 있다.

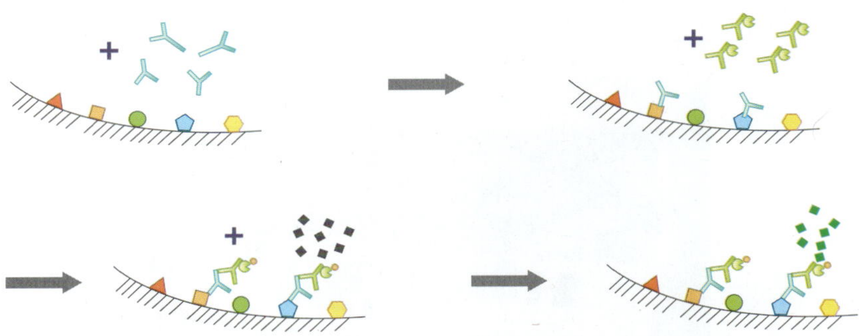

그림 13-5. Specific IgE 측정 원리(FEIA), UniCAP 메뉴얼 인용

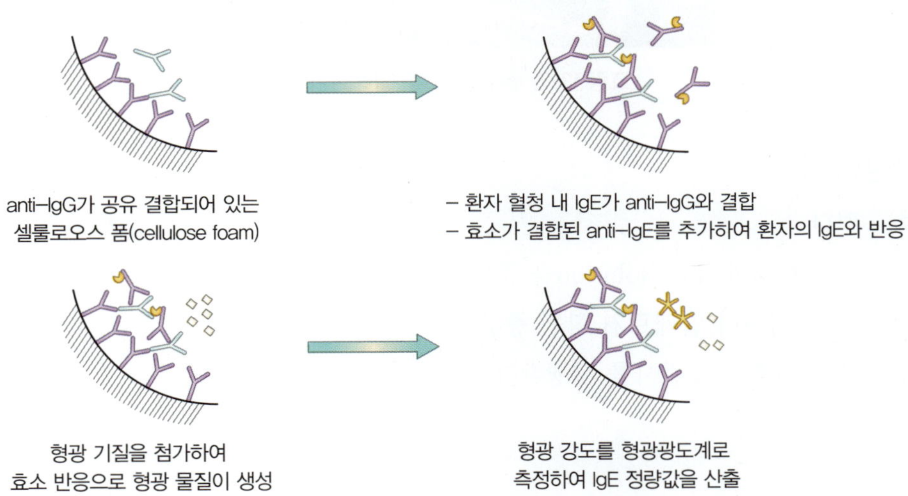

그림 13-6. Total IgE 측정 원리(FEIA), UniCAP 메뉴얼 인용

2) 검체 및 주의사항

① 검체: 혈청이나 혈장

② 채혈 후 1주 이내 검사 시 2~8℃에 보관하고 그 이상이면 −20℃에 보관한다. 냉동과 해동을 반복하지 않는다.

3) 정도관리

① 내부 정도관리: 양성 및 음성 정도관리 물질 사용

- 매 검사 시 control로 정도관리 실시

② 외부 정도관리

- 신빙도조사 프로그램(예, CAP survey)
- 제조회사의 검사실 간 비교 프로그램

4) 검사장비: ImmunoCAP (phadia)

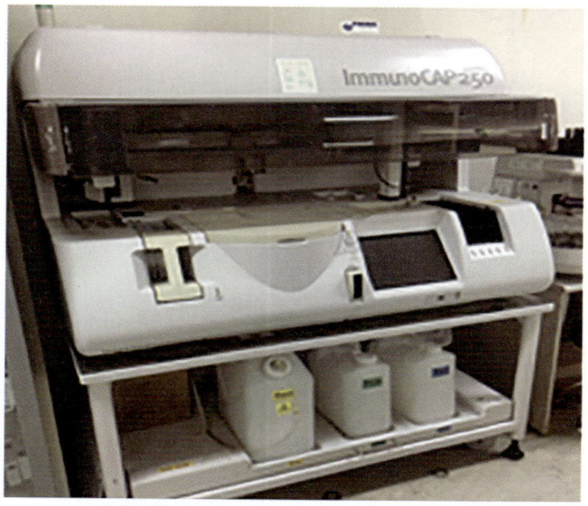

그림 13-7. ImmunoCAP 알레르기 검사

5) 검사방법

① 장비를 켠다.

② washing solution과 rinse solution을 준비하고 검체와 시약을 준비한다.

③ worklist를 작성한다(알레르기 항원 종류 등).

④ 환자 정보를 입력하고 검사를 시행한다.

6) 결과판독

- 측정값과 class를 함께 보고한다.

7) 참고치

(1) Total IgE 검사

• 성인 : 113 kU/1 이하

(2) Specific IgE 검사

specific IgE class	conc	level of allergen specific IgE Ab
6	> 100	very high
5	50~100	very high
4	13.5~50	very high
3	3.5~13.5	high
2	0.7~3.5	moderate
1	0.35~0.7	low
0	< 0.35	adsent or unertectable

8) 결과 해석 및 임상적 의의

Specific IgE는 Total IgE의 영향을 받을 수 있다. Total IgE 수치가 매우 높은 경우 비특이적 반응으로 인해 위양성이 발생할 가능성이 있으며, 반대로 Total IgE 수치가 매우 낮은 경우 위음성 결과가 나타날 수 있다. Total IgE가 증가했음에도 불구하고 Specific IgE가 음성으로 나타나는 경우도 있다. 이는 알레르기 이외의 요인에 의해 Total IgE가 증가하는 다양한 질환이 있을 수 있기 때문이다. 특히, 일부 기생충 감염은 비특이적으로 IgE 생성을 촉진할 수 있어 이러한 결과를 초래할 가능성이 있다. 따라서 알레르기가 의심됨에도 Specific IgE가 음성으로 나타난다면, 검사 방법을 변경하여 다시 확인해 보는 것이 도움이 될 수 있다.

반면, Total IgE 수치는 정상 범위에 있지만 Specific IgE가 증가하는 경우도 있다. 이는 특정 알레르기 항원 1~2종에만 감작되어 증상이 제한적으로 나타나는 경우일 수 있으며, 이때 Total IgE는 정상 범위를 유지할 가능성이 높다. 그러나 여러 종류의 알레르기 항원에 감작되고 증상이 복합적으로 나타나는 경우에는 Total IgE 수치가 증가하는 경향을 보인다.

시험관 내 sIgE 검사 중에서 immunoCAP 검사는 CLSI (clinical and laboratory standards institute)에서 표준 방법으로 인정되지만, 비용이 높아 일상적인 알레르기 스크리닝에는 어려움이 있다. 따라서 임상에서는 보다 효율적인 스크리닝을 위해 MAST를 먼저 고려한다.

3 Phadiatop test

1) 검사원리: 형광효소면역측정법(FEIA)

장비내의 고체상에 부착된 anti-IgE와 환자 검체의 IgE가 반응하여 항원항체 복합체를 형성하고 효소가 결합된 2차 항체를 첨가한 후 형광강도를 측정한다.

2) 장비 및 시약: ImmunoCAP Phadiatop Fluroenzymeimmunoassay

3) 결과해석 및 임상적의의

파디아톱(Phadiatop) 검사는 흡입성 알레르기 항원에 대한 선별 검사로, 아토피성 질환과 비아토피성 질환을 감별하는 데 사용된다. 이 검사는 ImmunoCAP 기술을 기반으로 하지만, 일반적인 ImmunoCAP 검사와 비교하여 몇 가지 중요한 장점이 있다. 우선, Phadiatop 검사는 여러 흡입성 알레르겐에 대한 IgE 항체를 동시에 분석할 수 있어, 개별 알레르겐 검사를 수행하는 것보다 시간과 비용을 절감할 수 있다. 이러한 효율성 덕분에 1차 선별검사로 활용될 수 있으며, 불필요한 추가 검사를 줄이는 데 기여한다. 그러나 국내에서는 비용 등의 이유로 일상적인 알레르기 스크리닝 검사로는 MAST가 더 일반적으로 사용된다.

4 과거 알레르기 검사방법

1) Radioallergo Sorbent Test (RAST) - 특이 IgE 검사

방사면역흡착법(radioimmunoassay, RIA)을 이용하여 혈청 내 specific IgE를 측정하는 검사이다. 고형상(solid phase)에 고정된 특이 알레르겐과 환자의 혈청을 반응시킨 후, 알레르겐에 결합된 specific IgE 항체의 양을 방사성 동위원소를 이용하여 측정한다.

2) Radioimmunosorbent Test (RIST) - 총 IgE 검사

방사면역흡착법(RIA)을 이용하여 혈청 내 total IgE를 측정하는 검사이다.

고형상에 고정된 anti-IgE와 환자의 혈청(IgE)을 반응시킨 후, 방사성 동위원소로 표지된 anti-IgE (^{125}I conjugated anti-IgE)를 추가로 반응시킨다. 이후, 결합된 방사성 표지(^{125}I)의 방사능 값을 측정하여 혈청 내 total IgE 농도를 정량적으로 분석하는 방식이다.

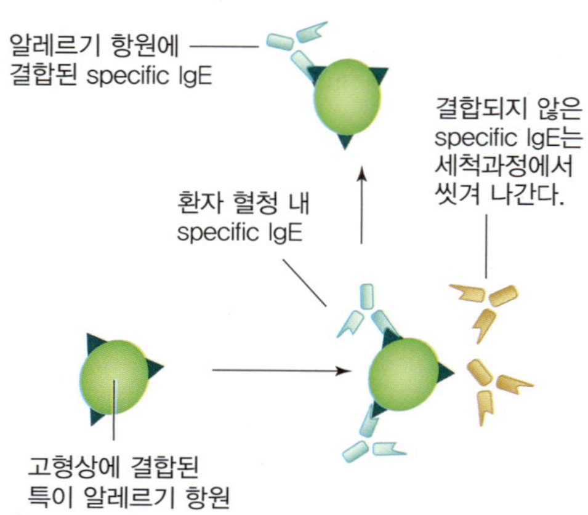

그림 13-8. RAST의 원리

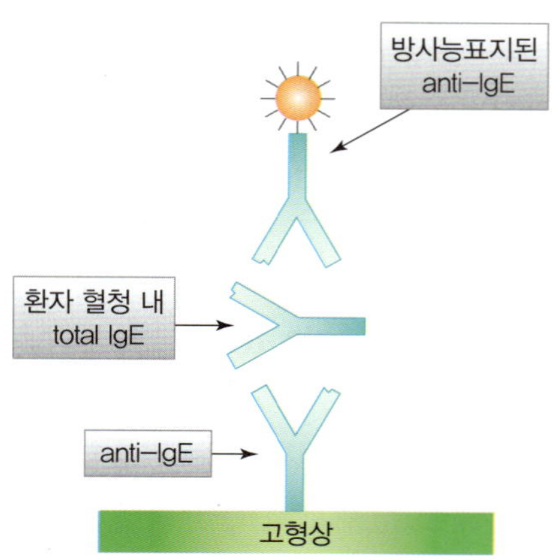

그림 13-9. RIST의 원리

참고문헌

1. 내 몸안의 주치의 면역, 전나무 숲.
2. 면역혈청학, 라이프사이언스, 2004.
3. 면역혈청학, 범문에듀케이션, 2015.
4. 면역혈청학, 청구문화사, 2015.
5. 진단검사의학 제4판, 대한진단검사의학회, E-PUBLIC, 2009.
6. AdvanSureTM AlloScreen 장비사용 매뉴얼.
7. Manual of Molecular and Clinical Laboratory Immunology, Eighth Edition, 2016.
8. ImmunoCAP 장비사용 매뉴얼.

Chapter

14

주조직적합복합체 검사

HLA typing test

학습목표

1. HLA에 대해 설명할 수 있다.
2. HLA 형별 검사(HLA typing) 종류와 검사법에 대해 설명할 수 있다.
3. HLA 항체 검사 종류와 검사법에 대해 설명할 수 있다.
4. 보체의존성 세포독성 검사에 대해 설명할 수 있다
5. HLA 분자생물학적 검사에 대해 설명할 수 있다.
6. 주조직적합복합체 (MHC)란 무엇인지 정확하게 이해하고, 검사의 목적에 대해 알아본다.
7. NGS의 원리에 대해 이해하고, 검사 방법에 대해 알아본다.

사람의 면역체계는 자기 것이 아닌 이물질 항원을 인식하여 대응하는 반응을 기본으로 하고있다. 이러한 방어체계가 타인의 조직 또는 장기를 이식받을 때는 장애가 되고 또는 자가면역반응에 의해 질병을 일으키기도 한다. 서로 다른 개체 간의 이식 시에 조직을 받은 개체가 제공받은 조직의 세포 표면에 있는 특정분자에 대하여 면역반응, 즉 조직이식거부반응을 일으킨다.

주조직적합복합체(major histocompatibility complex, MHC)는 이러한 면역반응의 항원인식과정에서 가장 중요한 역할을 하는 분자를 생성하는 여러 유전자와 그 산물인 단백질을 총칭하는 용어이다. 사람의 MHC는 human leukocyte antigen, 즉 HLA로 표기하며 HLA 유전자들은 사람의 제6번 염색체상에 위치하며 각 유전자들이 만들어내는 세포표면 분자들은 그 구조, 기능 그리고 세포분포에 따라 HLA-제1항원분자, HLA-제2항원분자, HLA-제3항원분자로 구분한다.

HLA-제1항원분자는 HLA-A, B, C분자이며, HLA-제2항원분자는 HLA-DR, DQ, DP 분자들이고 HLA-제3항원분자는 보체계의 C2, C4, factor B가 속한다. HLA-제1, 제2항원분자들은 모두 세포표면에 표현되는 분자이나, HLA-제3항원분자들은 체액에 분비되는 유리 단백이므로 주요조직항원이라고 부를 때는 HLA-제1항원분자와 HLA-제2항원분자만을 가리킨다.

HLA 검사는 좁은 의미로는 HLA 분자의 다형성을 검사하는 HLA 형별 검사를 의미한다. 그러나 HLA와 관련하여 장기이식에서 실시하는 HLA 교차시험, HLA에 대한 항체 검사 등이 넓은 의미로는 모두 HLA 검사에 포함된다.

HLA 검사에는 HLA 항원검사(HLA 형별 검사, HLA typing)와 HLA 항체검사가 있으며 HLA 항원을 검출하기 위한 HLA 형별 검사에는 1) 면역학적 검사법 2) 분자생물학적 검사법

3) 세포반응을 이용한 검사법이 있다. 면역학적 검사법으로는 보체의존 세포독성(complement-dependent cytotoxicity, CDC) 반응을 이용하며 HLA-A, B, C, DR, DQ 항원을 검출할 수 있다. 분자생물학적 검사법은 면역학적 방법에 비해 높은 민감도와 특이도, 소량의 검체 사용, 세포 생존도에 영향을 받지 않는 등의 장점으로 점차 이용이 증가되어 현재 HLA 검사 대부분이 분자생물학적 검사법(DNA 검사법)을 이용하고 있다. DNA 검사법은 주로 중합효소연쇄반응(PCR)을 이용하여 검사할 HLA 유전자 부위를 증폭시킨 후 다음의 여러 가지 검사법을 이용하여 DNA 형별을 검출하며, 종류에는 PCR-SSO, PCR-rSSO, PCR-SSP, PCR-SBT, 차세대염기서열분석(next generation sequencing, NGS) 등이 있다. HLA 항체 검사는 장기 이식이 필요한 환자의 경우에 수혈이나 임신 등 이전에 타인의 HLA 항원에 감작되어 HLA 항체를 갖고 있을 수 있기 때문에 실시한다.

장기이식 시에 수혜자와 공여자 간의 조직적합성 평가를 위해서는 HLA 항원뿐 아니라 환자 내에 존재하는 HLA 항체를 검사하여야 한다. HLA 항체 검사로는 HLA 교차시험과 PRA (panel reactive antibody) 검사, 공여자 특이 항체(donor specific antibody)가 있다.

I. 사람의 주조직적합성 항원: MHC= HLA

1 Major histocompatibility complex (MHC)

- 조직적합성(histocompatibility)을 결정짓는 주요한(major) 유전복합체(complex).
- 모든 척추동물에 존재한다.
- Human MHC = HLA; 사람의 경우 1950년대 수혈을 많이 받은 사람이나 출산경험이 많은 산모의 20~30% 혈청에서 백혈구 응집항체가 검출됨으로 조직적합성 항원이 알려지게 되었다.
- 6번 염색체 단완에 분포한다.

II. HLA 검사법 종류

1 HLA 항원 검사: HLA typing (HLA 형별 검사)

① 면역학적 검사: 현재는 거의 사용되지 않고 DNA 검사법으로 실시함
  - 보체의존성 세포독성검사(complement dependent cytotoxicity, CDC)

② 분자생물학적 검사: PCR을 이용하여 검사할 HLA 유전자 부위를 증폭시킨 후 DNA typing

을 한다.

- PCR-SSO, PCR-rSSO, PCR-SSP, PCR-SBT, next generation sequencing (NGS) 등

③ 세포학적 검사: 세포배양을 이용하여 HLA 항원의 차이를 검사하는 방법

- 혼합 림프구 배양검사 (mixed lymphocyte culture, MLC)
- HLA-D 및 -DP 항원 검출에 이용되었으나 현재는 거의 사용되지 않고 HLA class II (DR, DQ, DP) 유전자의 고해상도 DNA 검사법으로 대치되었다.

2 HLA 항체 검사: 동종항체(alloantibody) 검출

임신, 수혈, 장기이식 등에 의해 HLA 항체가 생성되어 공여자 장기에 대한 체액성 면역반응을 유도하여 거부반응이 일어난다.

1) HLA 교차시험(HLA crossmatch)

(1) 보체의존 세포독성(complement-dependent cytotoxicity, CDC) 검사

- 장기 공여자의 HLA 항원에 반응하는 HLA 항체 유무를 검출하며 신장, 췌장이식의 경우 반드시 HLA 교차시험 검사를 해야 한다.
- 공여자의 림프구와 환자의 혈청을 반응시킨 후 보체를 첨가하여 림프구의 파괴 여부를 확인한다(면역학적 HLA 형별 검사와 동일).
- T 림프구(AHG, T-NIH)와 B 림프구에 대해 각각 실시하며 예민도를 높이기 위해 항 사람글로불린(anti-human globulin, AHG)을 사용한다.
- 이식 전 교차시험: 초급성 거부반응을 방지한다.

  : 공여자 HLA에 대하여 이전 감작 → 다시 동일한 항원에 환자가 노출
  → 체액성 면역기억반응 → 초급성 거부반응
- HLA 교차시험의 종류에는 보체의존 세포독성법이 대표적이며 이외 유세포분석법(flow cytometry법)과 ELISA법이 있다.

2) Panel reactive antibody 검사(PRA test)

PRA 검사는 장기이식 대기환자에서 혈청 내 HLA 항체 유무를 검출하고 그 특이성을 동정하기 위해 실시한다. HLA 항원을 아는 수십 명의 림프구로 구성된 패널에 환자의 혈청을 반응시켜 PRA 양성 여부를 판정하며, 양성인 경우 림프구 패널 중 몇 명이 퍼센트에 반응하는가(% PRA)와 HLA 특이성을 판정한다.

3) 공여자 특이항체 검사(donor specific antibody test)

공여자의 HLA 항원에 특이하게 반응하는 항체가 환자의 혈액 내에 존재하는지를 상품화된 키트를 이용하여 검사할 수 있다. 고형상의 plate나 bead에 공여자 HLA 항원을 결합시키고 환자혈청을 반응하여 공여자 HLA 항원에 결합한 공여자-특이항체를 효소면역측정법, 유세포분석법, Luminex 검사법 등으로 검출한다.

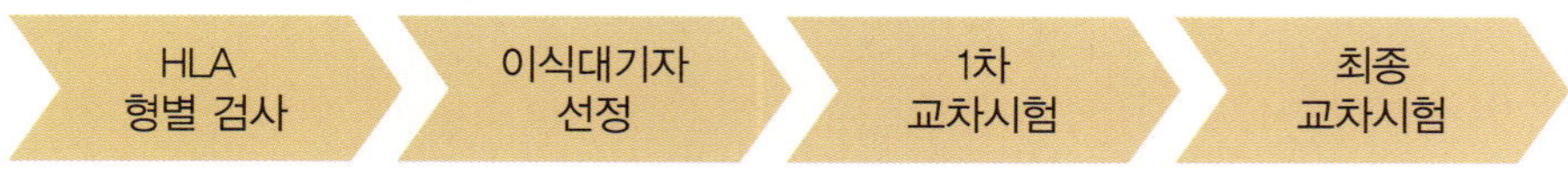

그림 14-1. 이식 검사 순서도

3 HLA 분자생물학적 검사

1) PCR -SSO (Polymerase Chain Reaction - Sequence Specific Oligonucleotide)

HLA-A,B,C, DRB1, DQB1 유전자형을 저해상도(low resolution)로 검사하고자 할 때 사용하는 방법이다. 다양성이 있는 유전자 부위를 PCR을 이용하여 증폭 변성시켜 membrane에 고정시킨 후 labeled sequence-specific oligonucleotide (SSO) probe를 교잡반응(hybridization)시켜 반응 양상으로 형별을 판정한다. 주로 biotin-labeled probe를 많이 사용한다.

2) PCR-rSSO (Polymerase Chain Reaction - Reverse Sequence Specific Oligonucleotide)

Nylon, bead 등의 고정체에 probe를 먼저 붙이고 PCR 과정 동안 바이오틴화 프라이머(biotinylated primer)를 사용하여 PCR 산물을 레이블링(labeling) 하여 교잡하는 방법이다.

3) PCR-SSP (Polymerase Chain Reaction - Sequence Specific Primer)

검출하고자 하는 대립유전자에 특이적 염기서열을 갖고 있는 프라이머를 이용해 PCR을 통한 검체 DNA의 증폭여부를 판정하는 방법으로 증폭여부의 판정은 gel 전기영동에서 특이적 PCR 산물의 밴드유무를 확인하는 방법을 사용한다.

4) PCR-SBT (Polymerase Chain Reaction - Sequence Based Typing)

HLA-A, B, C, DRB1, DQB1, DPB1 유전자형을 고해상도(high resolution)로 검사하고자 할 때 사용하는 방법이다. 각 유전자좌 특이 PCR 프라이머를 사용하여 변이가 많은 부분의 DNA를 증폭한 후 염기서열을 분석한다. 검사결과가 DNA 염기서열 자료로 주어지고 결과는 6자리(digits)까지 얻을 수 있다.

III. HLA 검사

- HLA 검사는 림프구 분리가 중요하며 세포의 생존도를 확인 후 검사를 시행하고 HLA A, B, C 항원 각각에 대해여 두 개씩 보고한다.
- HLA Cross matching은 림프구 분리 후 보체의 존재 하에 항원·항체 반응을 현미경으로 판독하는 순서로 검사를 시행하고 Negative 또는 Positive로 보고한다. 단, Positive일 경우 역가를 표기해 준다.
- HLA A, B, C, DR, DQ Typing (DNA high resolution)은 DNA 추출 후 PCR을 실시하고 염기서열을 분석하고 판독 후 항원 각각에 대하여 4자리까지 보고한다.

1 HLA 교차 시험

1) 검사원리: 보체의존 세포독성(complement-dependent cytotoxicity, CDC)

장기이식에서 환자혈액 내에 공여자의 사람백혈구항원(HLA)에 대한 동종항체가 이미 존재하여 생기는 초급성 거부반응을 방지하기 위한 검사이다. 환자의 혈청에 공여자 림프구와 반응하는 HLA 항체가 존재하는지 여부를 환자 혈청과 공여자 림프구를 보체 의존성 세포 독성 검사법을 이용하여 검사한다. 살아 있는 림프구를 HLA 특이 항혈청과 반응시킨 후 보체를 첨가하여 보체활성화로 인해 죽은 세포를 백분율로 계산하여 판독한다.

2) 검체 채취 및 주의사항

(1) 검체

① 환자: Plain tube (test serum)/Heparin tube (control cell)

② 공여자: Plain tube (control serum)/Heparin tube (test cell)

(2) 시약 및 장비

① 림프구 분리: 세포의 밀도를 이용한 peripheral blood mononuclear cells (PBMCs) 분리

- Ficoll – Hypaque separation
- Percoll separation

② T cell, B cell 분리

- Nylon wool을 이용한 방법: B 림프구는 nylon wool에 잘 부착
- Dynalbead를 이용한 magnetic microsphere isolation

③ 보체 의존성 림프구 독성
- Trypan blue, Eosin Y, Fluorescence (ethidium bromide) 등
- 보체 • anti-human globulin

④ 세포수 계산
- hemocytometer 혈구계산기

⑤ Hamilton Syringe ⑥ 위상차 현미경 ⑦ Neubauer Chamber, 혈구 계산기
⑧ 원심분리기 ⑨ Terasaki tray

4) 정도관리

① 내부 정도관리: 검사마다 positive, negative control을 같이 검사한다.
② 외부 정도관리(국내): HLA 검사 신빙도 조사

5) 검사방법

(1) 환자와 공여자의 림프구 분리

① 비중 원침법(density gradient centrifugation), 혈액 : RPMI = 1:1
② 검사에 맞는 세포 상태
: 림프구 순도 80% 이상, 세포 수 2,000~3,000/uL, 생존율 80% 이상

(2) T 림프구, B 림프구 분리: Nylon wool 또는 Dynalbead를 이용

① T 림프구 분리: B 림프구의 nylon 흡착성질을 이용한다. 분리된 림프구를 nylon wool column에 넣은 후 37℃ water bath 안에 있던 FBS-RPMI로 씻어낸다.
- T 림프구는 통과: HLA-A, B, C 검사에 사용

② B 림프구 분리
- Column 내에 nylon을 물리적인 충격을 주며 column을 씻어낸다.
- 흡착된 B 림프구는 탈락 – HLA-DR 검사에 사용

(3) 미세림프구 세포독성 검사

① Terasaki tray에 공여자의 림프구를 분주하고 희석한(1:1~1:32) 환자의 혈청을 반응시킨다(환자혈청 1 μL + 공여자 림프구 부유액 1 μL).
② 항 사람글로불린(anti-human globulin)을 넣는다.
③ 보체를 5 μL 넣는다.
④ 염색시약을 넣는다(eosin Y 또는 ethidium bromide, acridine orange).
⑤ cover glass를 덮고 죽은 세포의 백분율을 위상차 현미경 판독한다.

6) 결과 판독

Score	Interpretation	% dead cells
1	음성	0~10
2	불확실한 음성	11~20
4	약 양성	21~50
6	양성	51~80
8	강 양성	81~100

7) 참고치

• T cell, B cell CDC: cell death 20% 이하(cut-off) → Negative

8) 임상적 의의

① 신장, 췌장은 HLA crossmatch를 반드시 실시하는 대상 장기이고 심장, 폐, 간장은 필수 적은 아니나 일반적으로 실시하며 특히 수혈이나 임신 등으로 감작된 환자에서는 실시해야 한다.

② 신장이식의 경우 T 림프구 교차시험이 양성이면 초급성 거부반응을 일으킬 수 있으므로 이식을 실시하지 않는다.

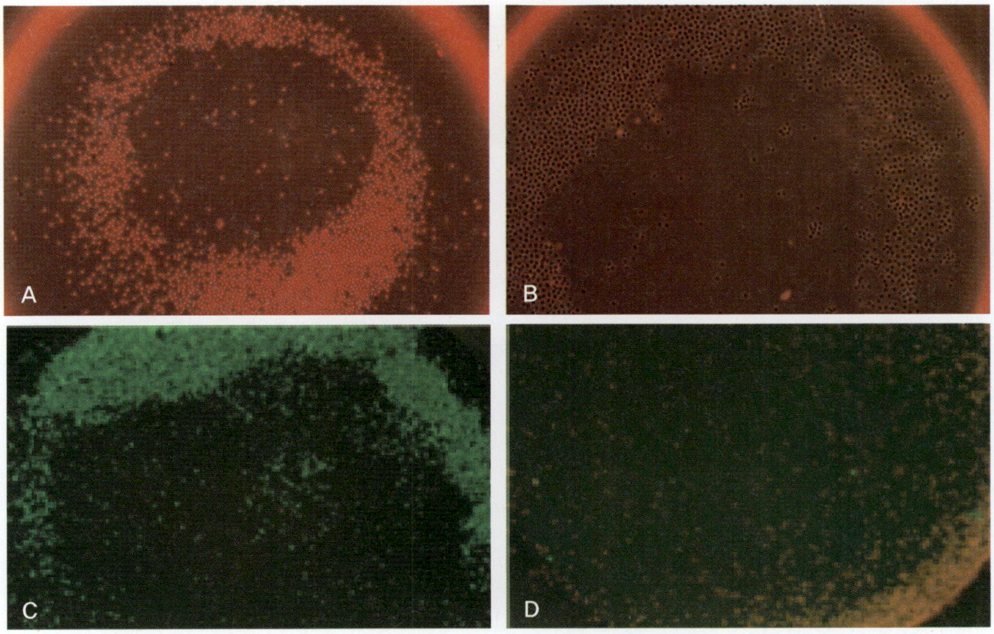

그림 14-2. HLA crossmatching Complement Dependent Cytotoxity 법 결과

• A, B: Eosin Y 염료 • C, D: 형광염료, Acridine orange • A, C: 음성반응, dead cell 20% 이하
• B, D: 양성반응, dead cell 80~100%

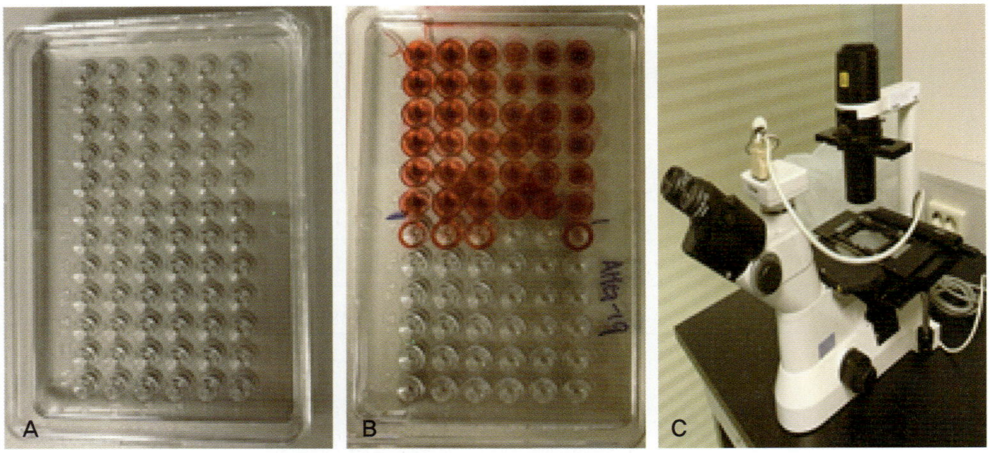

그림 14-3. 보체의존 세포독성법에 사용하는 기구들
A. B. Terasaki tray, C. 위상차 현미경

(1) 보체의존 세포독성(CDC) 검사방법 요약

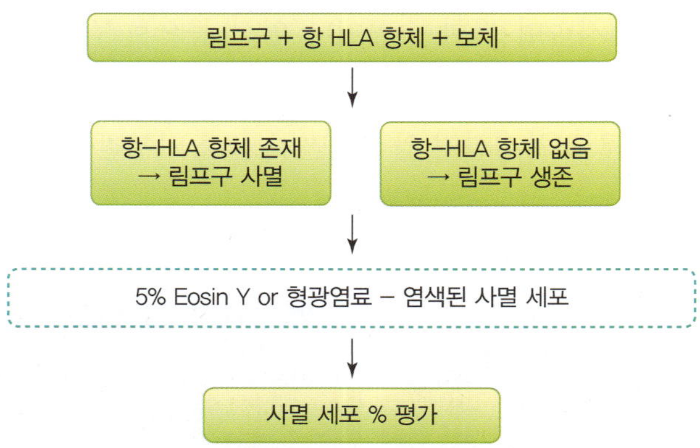

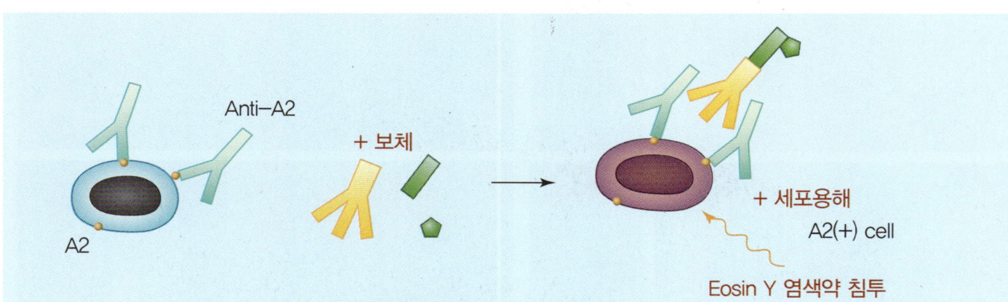

그림 14-4. 보체의존성 세포독성검사(Complement Dependent Cytotoxicity 원리)

< 환자의 혈청 + 공여자의 T-lymphocyte; Class I antigen (A, B, C)

환자의 혈청 + 공여자의 B-lymphocyte; Class II antigen (DR, DQ) >

(2) 림프구 분리

① Ficoll – Hypaque (FH) separation

: 사람의 림프구나 단구와 같은 단핵세포의 비중은 1.077보다 가벼운 성질을 이용하여 혈액을 1.077 비중의 Lymphoprep 용액에 중첩시켜 1800 RPM에 30분간 원심침강하면 Lymphoprep 용액과 혈장 사이에 림프구, 단구와 같은 단핵세포층이 분리된다.

(a) Ficoll: 점도를 높여 RBC의 분자적 형성(molecular formation)을 촉진한다.

(b) Hypaque: 혼합물의 밀도(density)를 높여준다.

(c) 두 가지 물질을 섞으면 비중이 1.077이 된다.

(d) 과립구(granulocyte)와 적혈구(erythrocyte)는 비중이 높아 아래쪽에 침강물(pellet)을 형성한다.

(e) 원심분리 후 peripheral blood mononuclear cells (PBMCs)은 plasma-Ficoll-Hypaque interface에 위치한다.

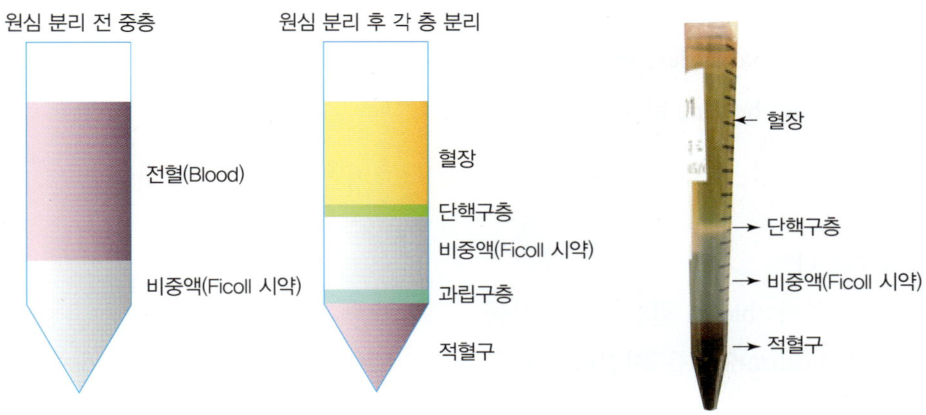

그림 14-5. 림프구 분리, PBMC의 위치

2 PCR-SSO 검사

1) 검사원리: Luminex 장비를 이용한 Sequence Specific Oligonucleotide법

HLA-A, B, C, DR 유전자형을 검사하고자 할 때 사용하는 방법으로 HLA 유전자 중 염기서열 변이가 많은 부분을 바이오틴(biotin)으로 표지된 target specific primer로 증폭시킨 후 target specific oligonucleotide로 표지된 비드로 교잡반응(hybridization)을 한다. 교잡반응 후 PE (phycoerythrin) 형광물질이 붙은 스트렙타아비딘(streptavidin)을 첨가하면 바이오틴과 반응하여 형광을 띠게 되는데, 이 형광시그널을 유세포분석기(flow cytometry)를 응용한 Luminex 장비를 이용하여 증폭 DNA가 결합한 비드들의 종류에 따라 유전자형을 판정한다.

2) 검체 및 시약

(1) 항응고제

: EDTA나 citrate (ACD)를 이용한다. 헤파린은 PCR 반응을 저해한다.

(2) 검체: 전혈

(3) 시약

① HLA-A, B, C, DR typing kit, Master mix, Probe mix

② R-phycoerythrin conjugated streptavidin (SA-PE)

③ Recombinant Taq polymerase, nuclease-free water

3) 정도관리

검사마다 SBT 검사와 비교한다.

4) 장비 및 기구

① Luminex®, Thermal cycler, 96 well plates, Vortex mix

② microcentrifuge, heating block

5) 검사방법

① DNA 분리한다.

② PCR을 실시한다; biotin 결합된 증폭산물

③ 교잡반응(hybridization)을 시킨다. 여러 종류의 labeled SSO probe를 beads에 교잡반응시킨다.

④ Luminex 장비에 분석할 96 well plate를 넣고 형광을 측정한다.

6) 결과

형광을 MFI (Median Fluorscence Intensity)로 표시하고 cut-off에 따른 반응 유무로 형별을 결정한다.

7) 검사결과의 임상적 의의

① 장기이식: 적절한 장기 공여자를 선정한다.

② 질병진단: 강직성 척추염(B27), 류마티스 관절염(DR4), SLE (DR3) 등

③ 법의학적 의의: 친자 감별, 개인 식별 등

④ 기타 HLA 관련 연구

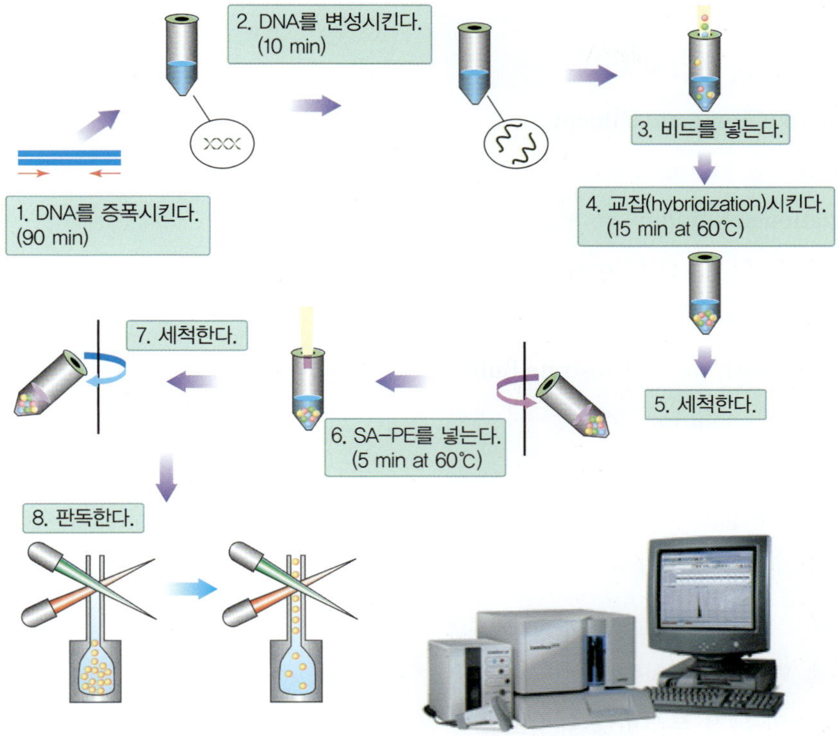

그림 14-6. Luminex® 장비를 이용한 PCR-SSO 검사과정(그림제공: One Lambda, 바이오타이드)

3 PCR-rSSO (INNO-LiPA) 검사

1) 검사원리: reverse SSO

HLA-A, B, C, DR 유전자좌의 대립유전자들에 대해 특이적인 biotin이 표지된 프라이머를 이용하여 PCR을 시행하고 각각의 대립유전자에 특이적인 SSO (Sequence specific oligonucleotide) 탐색자(probe)가 부착된 nitrocellulose strip과 교잡(hybridization)시킨다. streptavidin-HRP conjugate와 substrate를 써서 발색반응 여부를 판독함으로써 개체의 HLA-A, B, C, DR형별을 동정하는 검사이다.

2) 검체

① 검체: EDTA 검체

② 보관: 당일 처리하지 못할 경우에는 전혈의 경우 실온에서 24시간, DNA를 추출할 경우에는 냉장보관(1주일 이내) 및 −20℃ 이하 냉동보관(영구보관)이 가능하다.

3) 시약 및 장비

① LiPA HLA-A, B, C, DR Strip

② Conjugate & Conjugate Diluent

③ Denaturation Solution

④ Hybridization solution

⑤ LiPA HLA-A, B, C, DR Control

⑥ 농축 Rinse Solution

⑦ BCIP/NBT Substrate 및 Substrate Buffer

⑧ Stringent Wash Solution

⑨ DNA Thermal Cycler

⑩ Shaking Water Bath

4) 검사방법

① DNA 추출 및 농도 측정한다.

② PCR: DNA의 특정 부분만을 대량으로 증폭시킨다.

③ 전기영동한다. Amplicon Size (A: 578,436,377 B: 555,436,323 C: 904 DRB1: 280)

④ 교잡(hybridization)시킨다.

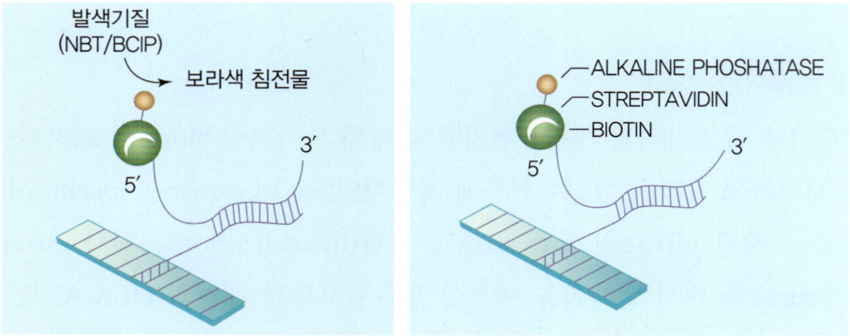

그림 14-7. INNO-LiPA HLA 형별 검사, Reverse-SSO 검사과정 (그림 제공- (주) 유니온 랩)

5) 결과보고

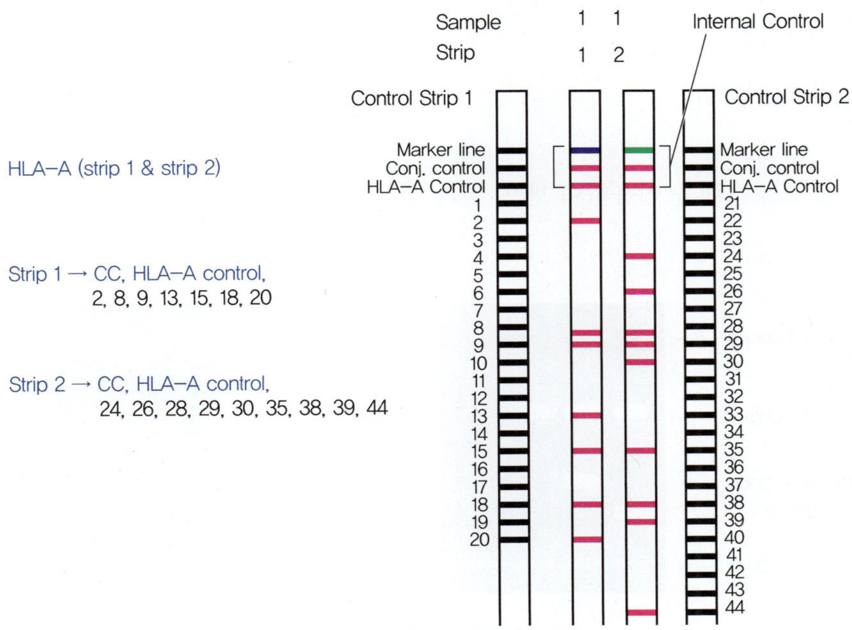

그림 14-8. PCR-rSSO (INNO-LiPA) 결과 (그림 제공: (주) 유니온 랩)

4 PCR-SSP 검사; 조직적합성 항원 유전형 검사(HLA A,B,C DR genotyping)

1) 검사원리: PCR-SSP (Sequence Specific Primer) method

HLA-A, B, C, DR 유전자형을 검사하고자 할 때 사용하며, PCR 프라이머의 염기서열 차이를 이용하여 선택적으로 유전자를 증폭하며, PCR 프라이머의 세트수를 조절하여 원하는 수준의 형별을 판정하는 방법이다. PCR 과정에서 특정 대립유전자군만 증폭하고 전기영동을 통해 결과를 확인하여 판정한다.

2) 검체 및 시약

① 항응고제: EDTA를 이용한다. 헤파린은 PCR 반응을 저해한다.

② 검체: EDTA tube

③ 검사장비 및 시약

㉠ PCR system ㉡ Hybridization oven ㉢ Centrifuge
㉣ Vortex mixer ㉤ Image analyzer ㉥ HLA/PCR SSP kit
㉦ 2% agarose gel ㉧ DNA molecular weight marker

3) 검사방법

① DNA 추출 및 농도 측정한다.

② PCR을 실시한다.

③ 전기영동을 실시한다.

4) 결과보고: 프로그램을 이용하여 밴드 결과 해석한다.

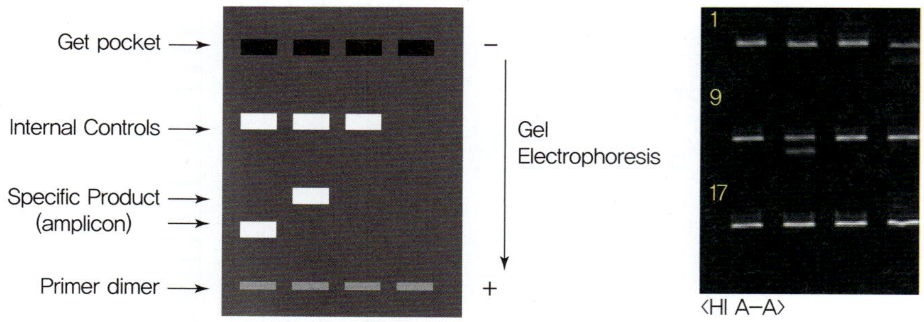

그림 14-9. PCR-SSP 검사결과

5) 검사결과의 임상적 의의

① 장기이식

② 친자확인 검사

③ 유전학 연구

5 HLA-Sequence Based typing 검사

1) 검사원리

HLA 대립 유전자와 특이 PCR 프라이머를 사용하여 각 HLA 유전자 DNA를 증폭하고 PCR 산물을 각각의 sequencing 프라이머를 이용하여 염기서열을 분석한다. DNA 염기서열은 자동염기서열분석기에 의해 탐지되고, 데이터는 컴퓨터 프로그램으로 HLA 유전자의 염기서열을 밝혀서 각 유전자의 정확한 대립유전자를 분석한다.

2) 검체

① 검체 채취용기 및 채혈량: 전혈 2 mL (EDTA 또는 ACD-A blood), DNA (20 ng/μL)

② 검체 보관방법

- DNA 분리 전까지 2~3일간 냉장보관 가능
- DNA 분리에 사용될 전혈 0.2 mL 정도를 제외한 나머지 전혈은 가능한 빨리 −20℃ 이하에 냉동보관

3) 장비

① PCR 장비: Thermal Cycler

② Water bath

③ DNA Sequencer

④ 원심분리기(microplate 겸용)

⑤ Vortex mixer

⑥ Vacuum suction

⑦ Micropipettes

4) 검사방법

① DNA 분리한다; DNA 추출, 농도 산출

② PCR; HLA SBT KIT를 이용하여 DNA를 증폭한다.

③ Sequencing 한다.

- Sequencing mixture
- Sequencing primer, dNTP, ddNTP, DNA polymerase.

④ 염기서열을 분석한다.

5) 정도관리

① 내부 정도관리

㉠ 연 2회 검사자 간 비교 테스트를 실시한다.

㉡ HLA DNA typing 검사결과와 비교한다.

② 외부 정도관리: 국내 HLA 신빙도 조사

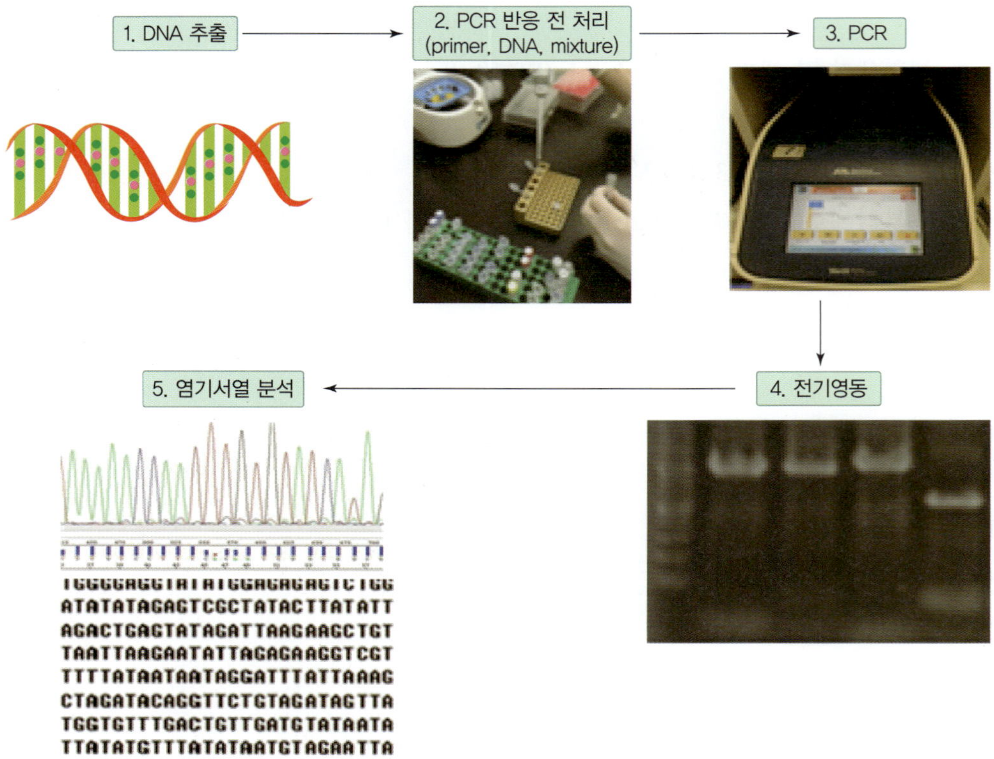

그림 14-10. PCR-SBT 검사법, sequence based typing

6) 검사결과

DNA sequence 결과를 소프트웨어로 분석한다.

7) 검사결과의 임상적 의의

골수이식에서는 고해상도 수준에서의 일치가 이식 성적을 향상시킬 수 있다. 조혈모세포, 골수이식과 같이 면역반응의 매개체인 HLA-A, B, C, DR, DQ을 표현하는 림프구가 많이 포함된 장기이식에서는 HLA type을 매우 세밀하게(4 digits) 일치시켜 주어야 한다.

8) 중요성

HLA는 면역체계를 구성하는 중요한 요소 중 하나로서 염색체 6번의 단완(short arm) 중 주조직적합복합체(major histocompatibility complex, MHC)에 의해 발현되는 항원으로, T 림프구와 상호작용을 통해 자기(self)와 비자기(non-self) 구분 등의 기능을 한다. 현재 HLA를 검사방법론으로는 분자생물학과, 유전학, 생물정보학과 더불어 검사의 근간이 되었던 면역학적 방법을 통해 형별 검사를 수행하고 있으며, 이는 그림 14-11로 정리하였다.

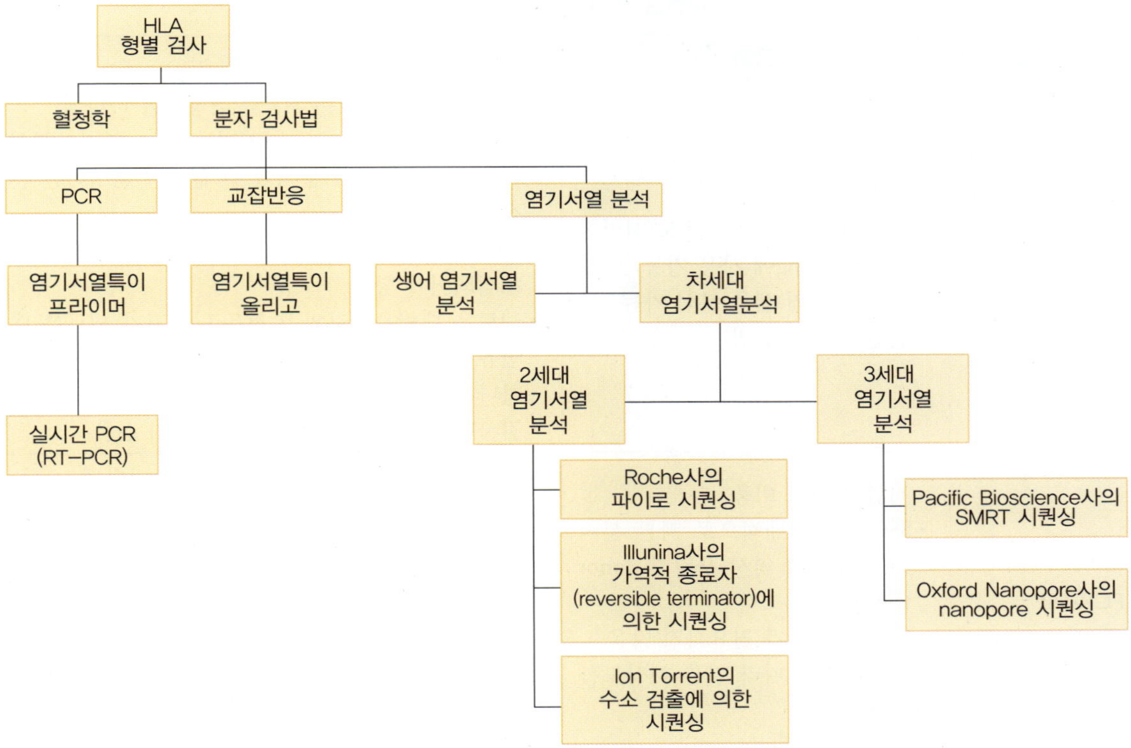

그림 14-11. HLA형별검사를 위한 다양한 진단법]–Bravo–Egana V et al., Hum Immunol (2021)

HLA의 유전형 검사(genotyping)은 고형 조직 이식과 조혈모세포 이식에서 그 효용성이 잘 입증되었다. 초기 HLA 형별 검사는 낮은 해상도(low-resolution) 혹은 항원수준검출(antigen-level assignments)를 나타내었기 때문에 조혈모세포 이식의 성공을 위하여 더 높은 해상도를 갖춘 검사법이 필요하였다. 또한, HLA 유전형검사는 다양한 HLA 대립유전자 관련된 100개 이상의 질환 검출이 가능한 검사로서 대표적으로 당뇨병, 류마티스 관절염, 천식 등에 사용될 수 있다. 최근 많은 문제가 되고 있는 감염성 질환 역시 HLA유전형 검사로 병원체를 동정할 수 있는데, HIV, Hepatitis virus 등이 이에 속한다. 질환에 대한 검사와 더불어 특정 약물에 대한 반응 역시 NGS를 이용한 HLA유전형 검사에서 확인할 수 있으며, 대표적으로 Stevens-Johnson syndrome 이나 독성 표피 괴사 용해(toxic epidermal necrolysis)등을 설명할 수 있다.

HLA 체계에서는 다양한 대립유전자 변이(allelic variation)가 존재하며, 27,000여개 이상의 변이가 보고 되었다. 이러한 변이를 확인하기 위해 기존 분자생물학적 진단 방법인 SSP, SSOP, real-time PCR 등이 사용되었다. **표 14-1**에서는 HLA 형별 검사를 위한 다양한 진단방법의 장단점을 비교하였다.

표 14-1. 분자진단을 이용한 HLA 형별 분석 방법의 장 · 단점 비교

방법	장점	단점
PCR-SSO	• 저렴한 키트 비용 • 상대적으로 빠른 속도(사망한 donor typing에 사용 가능) • 동시에 여러 샘플 분석 가능 • 간단한 분석 방법	• 대부분의 시판 kit는 저–중 해상도를 나타냄 • 소수 탐색자(oligo probe)가 모든 염기다형성(polymorphism)을 분석할 수 없기에 발생하는 분석의 모호성 • 이미 알려진 대립 유전자에 한해서만 반응 패턴이 해석되어야 함 • 새로운 대립유전자의 발견은 탐색자가 새로운 대립유전자를 검출 가능해야만 함 • 하나의 샘플만 분석할 시 경제적 효용성은 떨어짐 • 검사방법은 기술적 오류를 일으키기 쉬움
PCR-SSP	• 저렴한 키트 비용 • SSO보다 상대적으로 빠른 분석이 가능하며 역시 사망한 donor typing가능 • 고가의 장비가 필요하지 않음 • 프라이머에 따라 다른 해상도를 나타냄	• 대부분의 시판 kit는 낮은 해상도를 나타냄 • 프라이머가 모든 염기다형성을 분석할 수 없기에 발생하는 분석의 모호성 • 이미 알려진 대립 유전자에 한해서만 반응 패턴이 해석되어야 함 • 새로운 대립유전자의 발견은 프라이머가 새로운 대립유전자를 검출 가능해야만 함 • 힘든 검사방법
Real-time PCR	• SSO와 SSP보다 빠른 분석이며, 사망한 donor typing에 적합한 분석법 • 표준화 된 Kit는 SSO와 SSP보다 높은 해상도를 제공할 수 있음 • 단순하고, 잘 정리된 프로토콜로 인한 낮은 기술적 오류	• 상대적으로 고가의 장비가 필요 • 프라이머가 모든 염기다형성을 분석할 수 없기에 발생하는 분석의 모호성 • 이미 알려진 대립 유전자에 한해서만 반응 패턴이 해석되어야 함 • 새로운 대립유전자의 발견은 프라이머가 새로운 대립유전자를 검출 가능해야만 함
PCR-SBT	• 높은 해상도(high-resolution) • 새로운 대립 유전자에 대한 염기서열 분석이 가능함 (단, 이미 염기서열이 분석된 엑손(exon)안에서 새로운 염기서열이 있다면)	• SSO, SSP, Real-time PCR보다 높은 비용 • 오랜 시간 소요 • 고가의 염기서열분석기(sequencer)필요 • 엑손에 대한 완전한 반접합(hemizygous) 서열을 얻을 수 있기 때문에 특정 모호성을 해결할 수 있지만, 다형성 사이의 위상(phase)을 설정할 수 없기에 다른 방법을 통한 확인이 필요할 수 있음 • 대부분의 시판 kit는 항원인식부위(antigen recognition site, ART)에만 분석 가능
NGS	• 높은 해상도 • 새로운 대립 유전자의 염기서열 분석 가능 • 주요 엑손보다 많은 염기 서열 분석 가능	• 오랜 시간 소요 • 복잡한 분석 방법 • 현재는 사망한 donor typing에 사용 불가 • 고가의 염기서열분석기와 보조 장비 필요 • 많은 데이터 저장 및 분석을 다루기 위한 소프트웨어와 시설 장비가 필요함

9) 1세대 염기서열 분석 (first generation sequencing)

1977년 Frederick Sanger에 의해 처음으로 보고한 이후 사용되고 있는 sequence-based typing (SBT)는 HLA유전자의 특정 부위를 증폭하는 것을 시작하는데, 일반적으로 HLA class I의 2번과 3번 엑손을, HLA class II의 2번 엑손을 타겟으로 사용한다. 그러한 이유로는 이 엑손 부위는 HLA 분자의 항원 인식 부위(antigen recognition site, ARS)를 암호화(encode)하고 있기 때문이다.

증폭된 부위를 이용하여 deoxynucleotide triphosphate (dNTPs)와 형광 물질이 부착된 dideoxynucleotides (ddNTPs)의 혼합체를 사용하여 신장(extension)과정에서 경쟁적으로 상보적인 DNA염기서열과 결합함으로서 염기서열 분석이 가능하다(그림 14-12, 그림 14-13). 이러한 SBT 방법은 염기서열을 하나씩 분석하여 염기다형성(polymorphism) 분석이 가능했기에 gold standard로 사용되어 왔으며, 다른 말로는 1세대 염기서열 분석(first generation sequencing)으로 불리기도 한다. 하지만, 표 14-1에서 정리한 많은 한계점으로 인해 현재 사용하는 차세대염기서열분석(next generation sequencing, NGS)를 이용한 HLA 형별 분석을 수행하고 있다.

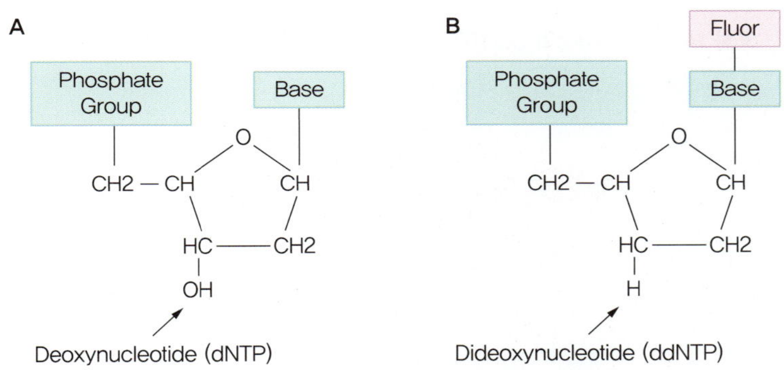

그림 14-12. Sanger 염기서열 분석에 사용되는 dNTPs와 ddNTPs의 구조
화살표는 phosphodiester 결합을 형성(A) 하거나 신장이 종료되는(B)를 의미함

10) 2세대 염기서열 분석 (second generation sequencing, NGS)

차세대 염기서열 분석(2세대 염기서열 분석)은 단일 DNA분자의 염기서열 분석과 엑손 2, 3번을 포함한 HLA유전자 전체에 대한 정의를 망라하는 기술로서, 이러한 SBT를 뛰어 넘는 NGS의 가장 큰 장점은 방대한 양의 정보를 획득할 수 있다는 점이다. 또 다른 NGS의 장점으로는 클론성 증폭(clonal amplification)으로 각각의 DNA 절편을 기존의 전기영동이 아닌 chip이나 flow cell에서 분리할 수 있다(그림 14-14).

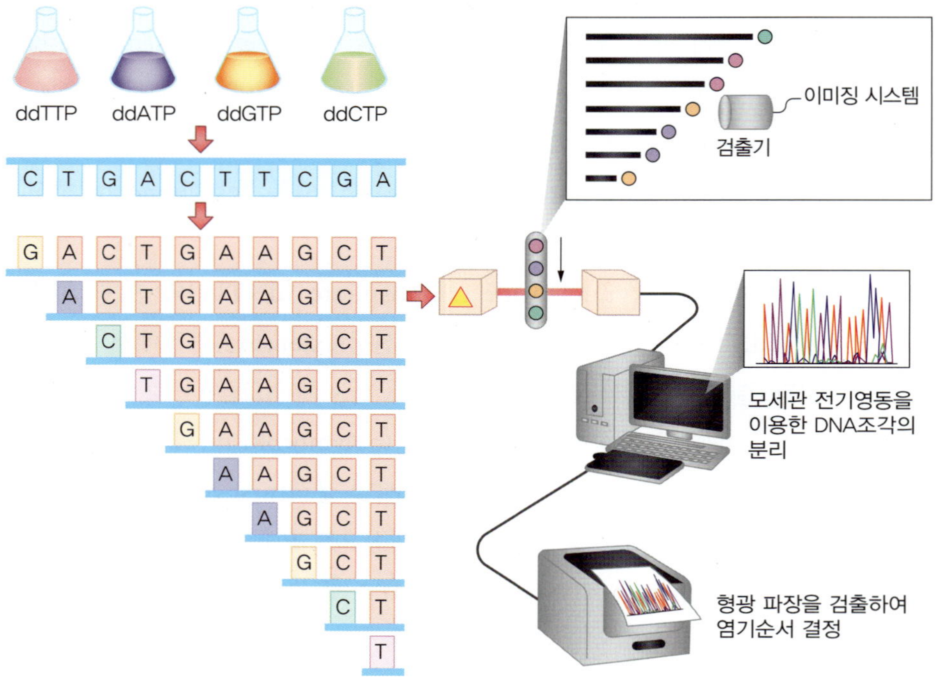

그림 14-13. dNTPs와 ddNTPs를 이용한 직접 염기서열 분석법의 원리

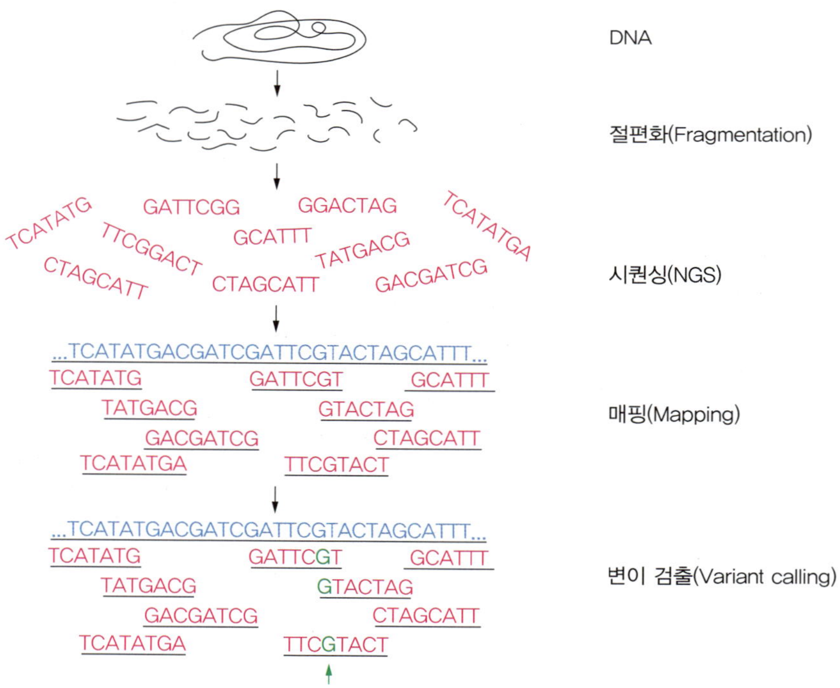

그림 14-14. NGS의 개념 및 검사 단계

조혈모세포이식(hematopoietic stem cell transplantation, HSCT)이나 고형 장기 이식(solid organ transplantation)의 성공을 좌우하기 위해서는 공여자와 수여자 사이의 일치(match)가 중요하며, 많은 연구에서 SBT를 이용하여 분석하였다. 이는 이식 이후 이식편대숙주병(graft-versus host disease, GVHD)와 같은 부작용을 줄여줄 수 있으며, 이를 위해서는 항원 인식 도메인(antigen recognition domain)내 아미노산 수준에서의 일치가 중요한 성공 요소로 알려져 있다.

이 외에도 NGS는 MHC의 항원 인식 등에 관련한 면역학적 연구, 암, 자가면역 질환 및 약리유전학의 연구 등에서 많은 장점을 가지고 있으며, 기존의 장기 이식 등과 연계도 가능하다. 가령 신장 이식 이후 사용되는 면역 억제제인 cyclosporin이나 tacrolimus와 같은 약제의 치료 효과를 나타낼 수 있는 농도를 선정하기 위해서 역시 NGS를 이용하여 결정할 수 있다. 이러한 NGS의 임상적 적용으로는 다중 유전자(multi-gene)패널 검사, 엑솜(exome) 및 전장유전체(whole genome) 염기서열 분석, 단일염기다형성(single nucleotide polymorphism)검출, 혈액 기반 종양 검사(blood-based tumore diagnostics), 비침습적 산전 검사(non-invasive prenatal testing, NIPT), 인간 백혈구 항원 검사(human leukocyte antigen test, HLA test), 면역글로불린 유전자 재조합(immunoglobulin rearrangement), RNA 염기서열 분석(RNA-sequencing, RNA-Seq), DNA 메틸화(DNA methylation), 염색체 면역 침전 염기서열 분석(chromatin immunoprecipitation sequencing, ChIP sequencing), 단일 세포 염기서열 분석(single cell sequencing), 미생물 분야에서 NGS 활용 등 다양하게 사용될 수 있다.

11) 3세대 염기서열 분석 (third generation sequencing, NGS)

3세대 염기서열분석은 2세대보다 더 긴 염기서열을 읽을 수 있으며, 이러한 것은 현재 문제로 제기되고 있는 큰 사이즈의 영역과 및 전사체의 재구성(transcript reconstruction)의 조립 중 전산적 문제가 해결 가능하다고 알려져 있다. 이러한 3세대 염기서열 분석법을 이용할 경우 2세대에서 진행되는 클론성 증폭 대신 염기 서열을 하나 하나 "읽는(reading)" 방법으로, 현재 길이가 긴 DNA단편은 분해, 증폭 및 합성과정을 거치며 발생할 수 있는 한계점을 극복할 수 있다.

3세대 염기서열 분석은 크게 두 가지 장점을 내세울 수 있는데, PCR에 의한 클론성 증폭 과정이 필요 없게 되고, 생물정보학(bioinformatics) 알고리즘을 이용한 단편 해독 및 조립이 필요 없게 되었다.

현재 가장 유망한 기술은 Oxford Nanopore Technologies社에서 개발한 nanopore기술과 Pacific BioScience社에서 개발한 Single Molecule Real Time (SMRT)이라는 기술로 추후 질병 진단의 발전에 큰 영향을 미칠 것으로 생각된다.

참고문헌

1. 면역혈청학, 라이프사이언스, 2004.
2. 면역혈청학, 범문에듀케이션, 2015.
3. 면역혈청학, 청구문화사, 2015.
4. 바이오타이드 고객지원부 학술자료.
5. ㈜ 유니온랩 고객지원부 학술자료.
6. 진단검사의학 제4판, 대한진단검사의학회, E-PUBLIC, 2009.
7. Bentley DR, Balasubramanian S, Swerdlow HP, et al. Accurate whole human genome sequencing using reversible terminator chemistry. Nature 2008;456(7218):53-9.
8. Blackwell JM, Jamieson SE, Burgner D. HLA and infectious diseases. Clin Microbiol Rev 2009;22(2):370-85.
9. Bravo-Egana V, Sanders H, and Chitnis N. New challenges, new opportunities: Next generation sequencing and its place in the advancement of HLA typing. Hum Immunol. 2021 Jul;82(7):478-487. doi: 10.1016/j.humimm.2021.01.010.
10. Cornaby C, Schmitz JL and Weimer ET. Next-generation sequencing and clinical histocompatibility testing. Hum Immunol. 2021 Nov;82(11):829-837. doi: 10.1016/j.humimm.2021.08.009. Epub 2021 Sep 11.
11. Duke JL, Lind C, Mackiewicz K, et al. Towards allele-level human leucocyte antigens genotyping - assessing two next-generation sequencing platforms: Ion Torrent Personal Genome Machine and Illumina MiSeq. Int J Immunogenet 2015;42(5):346-58.
12. EasySep HLA Enrichment kit 사용 매뉴얼.
13. GeneProbe HLA-A,B,C,DR typing kit 설명서.
14. Hosomichi K, Shiina T, Tajima A, et al. The impact of next-generation sequencing technologies on HLA research. J Hum Genet 2015;60(11):665-73.
15. Hutchison CA 3rd. DNA sequencing: bench to bedside and beyond. Nucleic Acids Res 2007;35(18):6227-37.
16. Illumina. Illumina sequencing platforms. Description of Illumina sequencers. 2018. Available at: https://www.illumina.com/systems/sequencing-platforms. html. Accessed April 26, 2018.
17. INNO-LiPA 사용 설명서.
18. Ka S, Lee S, Hong J, et al. HLAscan: genotyping of the HLA region using next-generation sequencing data. BMC Bioinformatics. 2017 May 12;18(1):258. doi: 10.1186/s12859-017-1671-3.
19. Kishore A and Petrek M. Next-Generation Sequencing Based HLA Typing: Deciphering Immunogenetic Aspects of Sarcoidosis. Front Genet. 2018 Oct 25;9:503. doi: 10.3389/fgene.2018.00503. eCollection 2018.
20. Kong D, Lee N, Dela Cruz ID, et al. Concurrent typing of over 4000 samples by long-range PCR amplicon-based NGS and rSSO revealed the need to verify NGS typing for HLA allelic dropouts. Hum Immunol. 2021 Aug;82(8):581-587. doi: 10.1016/j.humimm.2021.04.008. Epub 2021 May 9.
21. LAB Type® SSO TYPING TESTS 사용 매뉴얼, One Lambda.
22. Lee SJ, Klein J, Haagenson M, et al. High-resolution donor-recipient HLA matching contributes to the success of unrelated donor marrow transplantation. Blood 2007;2007(110):4576-83.
23. Luminex 홈페이지.
24. Mack SJ, Milius RP, Gifford BD, et al. Minimum information for reporting next generation sequence genotyping (MIRING): guidelines for reporting HLA and KIR genotyping via next generation sequencing. Hum Immunol 2015;76(12): 954-62.

25. Manual of Molecular and Clinical Laboratory Immunology, Eighth Edition, 2016.
26. Mardis ER. Next-generation DNA sequencing methods. Annu Rev Genomics Hum Genet 2008;9:387-402.
27. Opelz G, Wujciak T, Dohler B, et al. HLA compatibility and organ transplant survival. Collaborative Transplant Study. Rev Immunogenet 1999;1(3):334-42.
28. Profaizer T and Kumanovics A. Human leukocyte antigen typing by next-generation sequencing. Clin Lab Med 2018; 38(4): 565-578.
29. Petersdorf EW, Hansen JA, Martin PJ, et al. Major-histocompatibility-complex class I alleles and antigens in hematopoietic-cell transplantation. N Engl J Med 2001;345(25):1794-800.
30. Sanger F, Nicklen S, Coulson AR. DNA sequencing with chain-terminating inhibitors. Proc Natl Acad Sci U S A 1977;74(12):5463-7.
31. SeCore® Kits 사용 매뉴얼.
32. Shendure J, Ji H. Next-generation DNA sequencing. Nat Biotechnol 2008;26(10):1135-45.
33. Trowsdale J, Knight JC. Major histocompatibility complex genomics and human disease. Annu Rev Genomics Hum Genet 2013;14:301-23.
34. Walsh PS, Erlich HA, Higuchi R. Preferential PCR amplification of alleles: mechanisms and solutions. PCR Methods Appl 1992;1(4):241-50.
35. Yin Y, Butler C and Zhang Q. Challenges in the application of NGS in the clinical laboratory. Hum Immunol. 2021 Nov;82(11):812-819. doi: 10.1016/j.humimm.2021.03.011. Epub 2021 Apr 21.

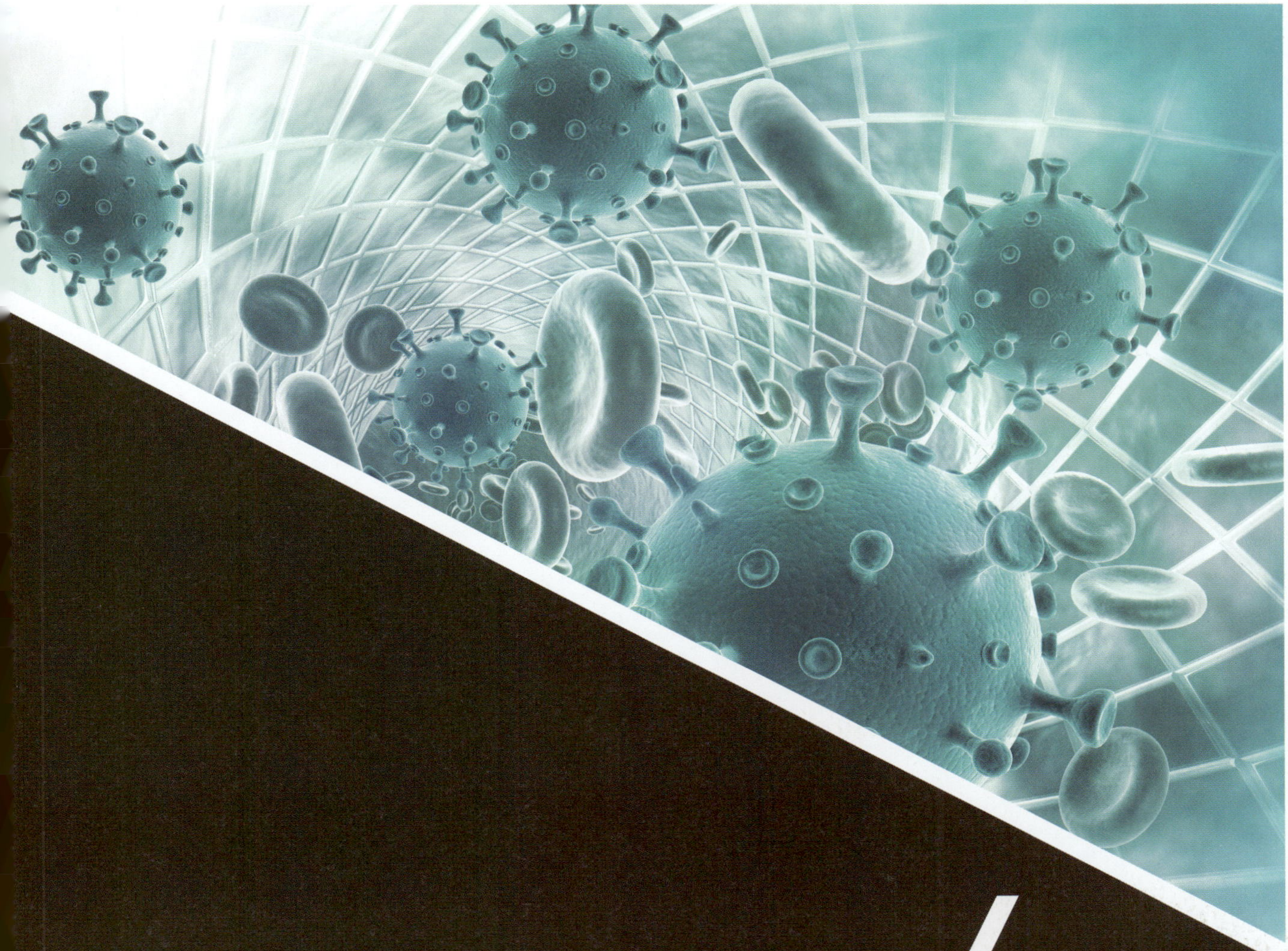

제4부

감염 질환의 면역검사

1. 세균성 감염질환의 면역검사
2. 바이러스 감염질환의 면역검사
3. 기생충과 진균 감염 면역검사

Chapter

15

세균성 감염질환의 면역검사

결핵균 감염 검사

Test for *Mycobacterium tuberculosis* infection

학습목표

1. 투베르쿨린 검사를 수행할 수 있다.
2. 인터페론감마 분비검사를 수행할 수 있다.

1 투베르쿨린 검사(Tuberculin skin test, TST 또는 Mantoux test)

1) 검사원리

투베르쿨린 검사는 잠복결핵 감염(latent tuberculosis infection, LTBI) 확인을 위한 검사법으로 시약 PPD (purified protein derivatives)는 결핵균의 배양액으로 정제한 물질이며, 우리나라에서는 덴마크 SSI에서 만든 2TU의 PPD RT23을 사용하고 피내주사 48~72시간 후에 형성되는 지연형 과민반응(delayed hypersensitivity)으로 나타나는 경결을 측정하는 검사이다.

결핵균 항원에 대한 지연 과민반응은 결핵균에 감염된 후 2~10주 이내에 형성되며 적절한 치료 후에도 대부분 평생 지속된다.

2) 기구 및 시약(kit)

① PPD 시약

② 1 mL 주사기

③ 아이스박스 또는 아이스팩(PPD 시약의 적정 온도 2~8℃ 유지를 위해)

3) 검사방법

① 주사기는 0.1 mL 단위의 눈금이 있어야 하며 25 또는 26-gauge인 바늘을 사용한다.

② PPD RT23 2TU/Tween 80을 왼팔 정맥에서 멀리 떨어지고 피부병변이 없이 깨끗한 전박 내측부위에 0.1 mL를 피내 주사 시행(팔꿈치 관절에서 5~10 cm 아래)한다.

③ 주사바늘의 경사면을 위로 향하게 하여 피부 바로 아래(피내)에 주사바늘을 삽입하여 PPD

시약을 주입하여 주사부위에 창백한 팽진이 형성되도록 한다.

④ 올바르게 주사된 경우에는 팽진(wheal)이 6~10 mm 크기로 생기는 것이 정상이다.

⑤ 수두나 MMR 같은 생백신 접종과 동시에 시행할 수 있지만, 따로 하는 경우는 생백신 접종에 의해서 TST 반응이 억제될 수 있기 때문에 4~6주 이후에 실시한다.

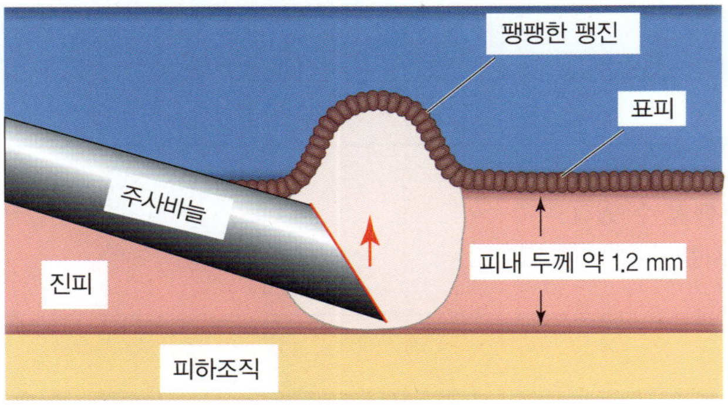

그림 15-1. 투베르쿨린 검사 시약 주입

4) 결과판정 방법

① 검사의 판독은 주사 48~72시간(가능한 72시간) 후에 밝은 방에서 환자의 팔꿈치를 약간 구부린 상태에서 시행하며 발적이 아닌 경결(induration)의 크기를 측정(피내주사 48~72시간 후에 형성되는 지연과민반응을 관찰하여 판독)

② 경결은 시진과 손가락을 통하여 감지함으로써 결정됨

- 대개 팔의 주행과 직각이 되는 방향으로 경결의 지름을 측정하며 밀리미터(mm)로 표기 (주의: 경결이 없는 발적은 음성이므로 발적을 측정하지 않음)
- 이때 수포나 괴사 등의 반응이 있으면 반응의 크기 위에 영어 대문자를 추가하여 기록 (예) 18B: Blister (수포), 20V: Vesicle (소수포), 25N: Necrosis (괴사) 등

③ TST 판독 시 과거 1세 이전에 접종한 BCG 접종력은 고려하지 않음

결핵균 항원에 대한 지연 과민반응은 결핵균에 감염된 후 최소 2주, 최대 10주 이내에 형성되며 적절한 치료 후에도 대부분 평생 지속

5) 임상적 의의

① TST 양성(positive)

- 1차 검사에서 10 mm 이상인 경우
- BCG를 접종하지 않은 신생아에서 5 mm 이상인 경우
- 면역이 정상인 5~17세 소아청소년이 결핵환자와의 접촉력 없이 우연히 검사한 경우 15 mm 이상인 경우

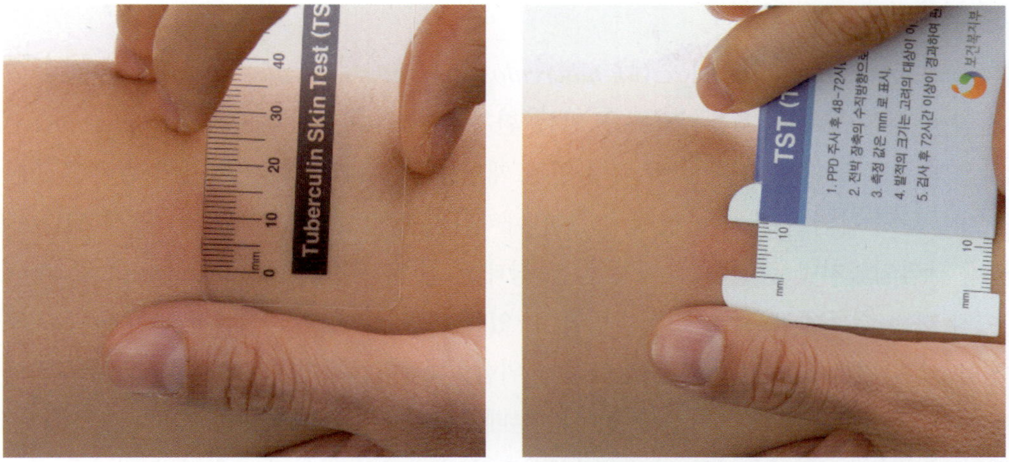

그림 15-2. 투베르쿨린 검사 판독

② TST 양전(positive conversion)

- 1차 검사 결과 및 8~10주 후에 시행한 2차 검사 결과로 판정
- 아래의 경우, 양전으로 판정하며 이는 최근 감염을 의미함

<table>
<tr><th>구분</th><th>2차 검사 결과</th><th>양전 예시</th></tr>
<tr><td>5세 미만,
면역저하자</td><td>1차 결과보다 6 mm 이상 증가한 모든 경우</td><td>3 mm → 9 mm (O)</td></tr>
<tr><td rowspan="2">5세 이상,
정상면역자</td><td>10 mm 이상이면서 1차 결과보다 6 mm 이상 증가한 경우</td><td>6 mm → 12 mm (O)</td></tr>
<tr><td colspan="2">7 mm → 12 mm (X): 2차 결과값이 10 mm 넘었으나, 6 mm 이상 증가하지 않았으므로
3 mm → 9 mm (X): 6 mm 이상 증가했으나, 2차 결과값이 10 mm 넘지 않았으므로</td></tr>
</table>

2 인터페론감마 분비검사(Interferon-Gamma Releasing Assay, IGRA)

1) 검사목적

QuantiFERON®-TB Gold In-Tube (IT), heparin 처리된 튜브에 ESAT-6, CFP-10, TB7.7(p4) 등의 단백질 조각들이 코팅되어 있어 혈액 세포가 이들에 의해 자극되어 분비하는 interferon-gamma (IFN-r)를 효소결합면역흡착측정법(ELISA)으로 측정하는 체외 진단 검사(in vitro diagnostic, IVD)이다.

QuantiFERON®-TB Gold IT는 *M.tuberculosis* 감염을 간접적으로 측정할 수 있으며 위험성 평가, 방사선 촬영, 기타 다른 의학적 진단평가와 연관되어 사용할 수 있다.

2) 검사의 개요

결핵은 *M. tuberculosis* complex (*M. tuberculosis, M. bovis, M. africanum*)의 감염에 의해 생기는 전염성 질환으로써, 호흡기결핵을 앓는 환자로부터 비말핵(airborne droplet nuclei)을 통해 새로운 숙주로 퍼지게 된다. 새로이 감염된 개체는 수주에서 몇 개월 안에 결핵 증상이 나타나지만 대부분의 감염된 개체는 결핵 증상이 나타나지 않고 잠복성으로 남아있게 된다. 이렇게 결핵균에 감염되었지만 증상이 보이지 않는 상태를 잠복성 결핵(Latent tuberculosis infection, LTBI)이라 하며 수주에서 수년 후에 발병할 수 있다. 잠복성 결핵을 진단하는 가장 큰 목적은 결핵 발병을 막기 위한 의학적 치료를 판단하기 위함이다. 최근까지 PPD를 내피에 주사하여 면역반응에 의해 생기는 경결의 크기를 측정하는 투베르쿨린 검사(tuberculin skin test, TST)만이 잠복결핵을 진단할 수 있는 유일한 검사방법이었으나 개개인의 면역기능에 따라 결과가 다르게 나오고 면역력이 저하되었거나 PPD에 반응을 하지 않는 개체에서는 결과판독이 어려운 점이 문제시되었다. 또한 BCG 접종에 의한 위양성, 비결핵 mycobacteria (비결핵항산균)의 감염 등에 의해서도 양성의 결과가 나올 수 있다. 잠복결핵은 보통 폐와 호흡기에 많이 분포하는 일반 결핵 질환과는 구별되어야 하며 다른 기관에 영향을 끼칠 수 있다. 결핵은 역학조사, physical, radiological, histological, mycobacteriological 등에 의해 진단된다.

QuantiFERON®−TB Gold IT 검사는 항원 단백질과 반응하여 분비되는 단백질을 세포매개면역(CMI)을 바탕에 두고 있다. 항원단백질은 ESAT−6, CFP−10, TB7.7 (p4)로써 모든 BCG strain과 3종의 strain (*M. kansassi*, *M. szulgai*, *M. marinum*)을 제외한 non-tuberculosis mycobacteria를 배제하였다. *M. tuberculosis* complex에 감염된 개체는 일반적으로 혈액속의 림프구가 mycobacterial 항원을 인지하며 이때 림프구는 IFN-r를 분비하게 된다. 이 IFN-r를 측정하는 것이 본 실험의 원리이다.

QuantiFERON®−TB Gold IT에 사용된 항원들은 많은 연구에서 T-cell이 IFN-r를 유도하는 것이 증명되었다. *M. tuberculosis*에 감염된 개체에서 T 림프구와 TB 항원에 의한 인터페론 감마의 분비가 이루어지지만 잠복결핵의 위험이 없는 BCG 접종군이나 결핵균에 감염되지 않은 사람들에게는 인터페론 감마가 T 림프구에 의해 분비되지 않는다. 그러나 약물치료나 면역력이 저하된 상태에서는 인터페론 감마의 분비가 약해질 수도 있으며, Mycobacteria (*M. Kansasii, M. szulgai, M. marium*)에 의해 감염된 환자도 ESAT−6와 CFP−10, TB7.7 등과 반응할 수 있다. QuantiFERON®−TB Gold IT 검사는 잠복결핵의 진단이나 환자에게 TB 복합체 감염의 진단에서 보조적 수단으로 사용될 수 있다. 활동성 결핵임을 확진하기 위해서는 본 검사 이외에 추가적인 의학적 검사가 필요하다.

(1) 원리

QuantiFERON®−TB Gold IT system은 특수한 혈액 수집 튜브를 이용하여 수집한 혈액을 16시간에서 24시간까지 배양하여 펩타이드 항원과 반응한다. 배양 후 혈장(plasma)을 수집하여 생성된 인터페론 감마의 양을 측정한다. QuantiFERON®–TB Gold IT 검사는 두 단계로 구성되어 있는데, 먼저 QuantiFERON®–TB Gold IT tube (Nil control 튜브, TB antigen 튜브, Mitogen 튜브)에 전혈을 채혈한다.

QuantiFERON®–TB Gold IT에서 양성 컨트롤로 사용되는 Mitogen tube는 사람의 면역상태를 확인할 수 있는 근거가 되며 채혈 및 배양이 적절히 진행되었는지 확인할 수 있다. 채혈한 튜브는 채혈 후 16시간 이내에 37℃에서 배양해야 하며 배양은 16~24시간을 한다. 배양 후 튜브를 원심분리하고 혈장을 수집하여 분비된 인터페론 감마의 양(IU/mL)을 효소결합면역흡착측정법(ELISA)를 이용하여 측정한다.

본 검사는 결핵균 특이 항원에 대한 인터페론 감마의 값이 Nil 인터페론 감마의 IU/mL값 이상일 때 양성으로 보고한다. Mitogen 튜브에서 항원에 의한 반응으로 분비된 인터페론 감마는 각 검체에 대한 양성 컨트롤로 사용된다. Mitogen(유사분열촉진제, 미토겐)에 대해 0.5 IU/mL 이하의 낮은 인터페론 감마를 분비하며 결핵균 특이 항원에 대해서도 낮은 반응을 보이는 검체에 대해 측정불가(indeterminate)로 보고한다. 이러한 경우는 검사에 충분하지 않은 림포사이트 검체이거나, 검체 처리가 부적절하여 림포사이트의 활성이 감소한 경우, 부적절한 채혈 및 잘 섞어주지 않았을 경우, 또는 환자의 림포사이트가 인터페론 감마를 분비할 수 없을 경우에 주로 발생한다. Nil control은 background값이나 heterophile 항체효과, 혈중 비특이적인 인터페론 감마에 대해 값을 보정한다. TB antigen 튜브와 Mitogen 튜브의 인터페론 감마의 값에서 Nil 튜브의 인터페론 감마 값을 뺀다.

(2) 실험 소요 시간

QuantiFERON®–TB Gold In-Tube (IT) 검사를 수행하는데 필요한 시간은 아래와 같이 소요된다.

- 일괄적으로 많은 여러 검체를 처리하는 데 소요되는 시간
- 37℃ 배양: 16~24시간
- ELISA: 한 플레이트 수행 시 약 3시간(28~44명의 검체)
  직접 실험은 1시간 미만
  플레이트가 추가될 경우 10~15분의 시간 추가

3) 시약 및 보관

Tuberculosis and Control Antigen Blood Collection Tubes

1. Nil Control (회색) 100 × tubes
2. TB Antigen (적색) 100 × tubes
3. Mitogen Control (보라색) 100 × tubes

ELISA 구성품

1. Microplate strips	24 × 8 well
2. Human IFN-r Standard, lyophilized	1 × vial
3. Green Diluent	1 × 30 mL
4. Conjugate 100X Concentrate, lyophilized	1 × 0.3 mL
5. Wash Buffer 20X Concentrate	1 × 100 mL
6. Enzyme Substrate Solution	1 × 30 mL
7. Enzyme Stopping Solution	1 × 15 mL

(1) 보관사항

① 채혈튜브

- 채혈 튜브는 4~25℃에서 보관
- QuantiFERON – TB Gold 채혈 튜브의 유효기간은 제시된 조건하에서 제조일로부터 15개월

② 제품 시약

- 키트는 2~8℃에서 냉장보관
- Enzyme substrate solution은 직사광선을 피해서 보관
- QuantiFERON®–TB Gold ELISA 키트의 유효기간은 2~8℃ 냉장보관할 때 제조일로부터 3년

③ 제조되거나 사용하지 않은 시약

시약제조법은 6. Direction for use를 참고한다.

- 제조된 standard는 2~8℃에서 3개월간 보관 가능
- 100X conjugate가 일단 제조되고 나면, 사용하고 나서 2~8℃ 냉장보관하고, 3개월 이내에 사용
- 1X로 희석된 conjugate는 제조 후 6시간 이내에 사용
- 1X로 희석된 washing buffer는 2주 상온 보관

4) 경고 및 주의사항

(1) 경고

⊙ **QuantiFERON®-TB Gold IT**에서 음성의 결과는 결핵균의 감염이나 결핵의 가능성을 배제하는 것은 아니다. 세포매개 면역반응이 일어나기 이전에 얻어진 검체나 면역기능에 영향을 받는 comorbid 상태, venepuncture로 QFT 전용 채혈 튜브에 부적절하게 처리한 경우, 검사의 부적절한 수행, 또는 다른 면역학적 다양성으로 인해 위음성이 나타날 수 있다.

⊙ **QuantiFERON®-TB Gold IT**에서 양성의 결과는 *M. tuberculosis*에 대한 감염을 진단하기 위한 유일한 검사 방법이 아니다. 검사의 부적절한 수행은 위양성 반응을 초래할 수 있다.

⊙ **QuantiFERON®-TB Gold IT**에서 양성의 결과는 활동성 결핵으로 진단하기 위해서 AFB smear 검사나 배양검사, 흉부 X-ray 촬영 등 추가적인 검사가 필요하다.

⊙ **ESTA-6, CFP-10, TB7.7**는 모든 BCG 균주나 대부분의 none-tuberculosis mycobacteria에 존재하지 않지만 *M. kansasii*, *M. szulgai*, *M. marinum*에 감염되었을 경우 양성으로 보고될 수 있으며 위의 mycobacteria로 인한 감염이 의심된다면 다른 검사로 진단해야 한다.

(2) 주의사항

- 체외진단용으로 사용할 것
- Enzyme substrate solution은 발암성 물질인 3,3′,5,5′-tetramethylbenzidine을 포함하고 있어 섭취하거나 흡입, 피부에 접촉하지 않도록 장갑을 착용한다.
- Enzyme stopping solution은 H_2SO_4을 포함하고 있어서 섭취하거나 흡입, 피부에 접촉할 시 위험하니 장갑과 실험복을 착용한다. 눈이나 피부에 닿을 경우 흐르는 물에 여러 번 씻어내고 의사와 상담한다.
- IFN-γ standard와 conjugate 100X concentrate은 섭취 시 통증이 있으며 피부자극이 일어날 수 있으므로 장갑과 실험복을 착용한다.
- 감염의 위험성이 있는 검체의 전혈을 다루는 경우 혈액처리 가이드 라인을 참고하여 주의한다.
- Thimerosal은 시약의 보존제로 사용되며 섭취하거나 흡입 또는 피부접촉 시 유독하다.
- Green Diluent는 mouse serum과 casein을 포함하고 있어, 알레르기 반응을 유발할 수 있으니 피부에 접촉하지 않도록 주의한다.
- 본 제품설명서를 충분히 숙지한 후 사용해야 한다.
- Kit 사용 전 구성품이 파손되거나 비슷한 징후가 있을 때에는 사용을 금한다.
- ELISA 용액을 다른 batch의 QuantiFERON®-TB Gold IT와 섞거나 사용을 금한다.
- 사용하지 않은 용액이나 생물학적 검체 등은 규정에 따라 처리한다.
- 유효기간이 지난 채혈관이나 ELISA kit를 사용을 금한다.

5) 검체 수집 및 처리

QuantiFERON®-TB Gold In-Tube는 아래와 같은 튜브를 사용한다.

① Nil 컨트롤(회색 캡)

② 결핵균 특이항원(빨강 캡)

③ Mitogen 컨트롤(보라 캡)

전용 채혈 튜브의 안쪽 벽면에 항원이 코팅되어 있으므로 전혈이 항원과 잘 반응하도록 섞어준다. 튜브는 채혈 즉시, 또는 16시간 이내에 37℃ 인큐베이터에 옮겨야 한다.

최적의 결과를 얻기 위해서는 다음의 절차대로 검사를 수행한다.

① QuantiFERON®-TB Gold In-Tube 전용 채혈 튜브에 정맥 천자(venepuncture) 방법으로 직접 전혈을 각각 1 mL씩 채혈한다.
  - 채혈 튜브에 전혈 1 mL을 천천히 주입한다. 정확한 양을 채혈하기 위해서 일단 채혈이 끝나면 주사기 바늘을 튜브에 2~3초간 유지한다. 튜브 벽면에 검정색 선은 1 mL의 양을 나타내며 QuantiFERON®-TB Gold In-Tube 채혈 튜브는 0.8~1.2 mL의 오차범위를 허용한다. 채혈양이 이에 미치지 못하거나 넘는 경우에는 다시 채혈을 한다.
  - 특히 나비 바늘(butterfly needle)을 사용하는 경우에는 QuantiFERON®-TB Gold In-Tube에 전혈이 채워졌는지 잘 확인해야 한다.

② 튜브의 안쪽면 전체에 혈액이 코팅되도록 위아래로 돌려가며 8~10회 정도 흔들거나 5초간 위아래로 흔든다.
  - 튜브 벽면의 항원과 혈액이 완전히 섞이도록 한다.

③ 튜브에 환자의 정보(이름 및 채혈시간)를 적는다.

④ 채혈 후 빠른 시간 내에 또는 16시간 이내에 37℃에서 배양이 이루어져야 하며 혈액을 냉장이나 냉동보관을 금한다.
  - 채혈 후 즉시 배양하지 않을 경우, 배양 전에 튜브를 다시 흔들어 준다.

6) 검사방법

(1) 1단계 - 혈액 배양 및 혈장(plasma) 검체 수집

① 관련 품목

QuantiFERON®-TB Gold IT blood collection tubes (3. 시약 및 보관 참고)

② 제공되지 않는 품목

③ 시약 및 보관 참고

④ 실험과정

1. 채혈 후 바로 배양할 수 없다면, 배양하기 전에 튜브를 다시 섞어준다.

2. 37℃ 배양기에서 16~24시간 동안 튜브를 세워서 배양한다. 배양기는 CO_2 또는 습도조절을 필요로 하지 않는다.
3. 37℃ 배양 후에 채혈튜브는 원심분리를 수행하기 전에 2~27℃에서 3일간 보관할 수 있다.
4. 37℃ 인큐베이터에서 튜브를 배양한 후에, 혈장을 수거하기 위해 2,000~3,000 RCF (g)에서 15분간 원심분리를 수행한다. 겔 플러그는 세포와 혈장을 분리하여 준다. 분리가 되지 않으면 튜브를 더 높은 g값에서 다시 원심 분리를 한다.
   - 원심분리를 수행하지 않고 혈장을 수거할 수도 있으나 순수하게 혈장만을 얻기 위해서는 주의를 요한다.
5. 자동화 ELISA 장비를 사용할 때에는 채혈튜브에서 직접 혈장을 QuantiFERON®−TB Gold ELISA plate에 분주할 수 있다.
6. ELISA 검사를 수행하기 전에 혈장을 원심 분리된 튜브 상태로 또는 혈장을 보관할 수 있는 용기에 보관할 수 있다. 예를 들어 검체를 보관할 때는 96 well format의 microplate wells 또는 microtubes에 150 μL를 분주하고, 쏟거나 증발되는 것을 막기 위해 밀봉한다.
   - 혈장 검체는 2~8℃에서 4주간 보관하거나 −20℃ 이하에서 연장하여 보관할 수 있다.

(2) 2단계 - Human IFN−r ELISA

① 관련 품목

QuantiFERON®−TB Gold ELISA kit

② 실험과정

1. 검사 시작하기 한 시간 전에 100x conjugate를 제외하고 혈장 검체와 시약을 상온에 미리 꺼내둔다.
2. 필요한 strips을 준비하고, 남은 strip은 밀봉을 하여 냉장고에 보관한다.
   - QuantiFERON®−TB Gold standards를 위해 적어도 한 줄의 strip이 필요하며, 준비된 검체 수만큼 strips을 준비한다(그림 15-4 참고). 사용 후 plate frame과 cover를 보관한다.
3. 동결 건조된 standard는 standard vial 라벨에 명시된 용량만큼 증류수를 취하여 녹인다. 거품이 생기는 것을 최소화 하기 위해 약하게 흔들어 완전히 용해되도록 한다. 명시된 용량대로 제조된 standard는 최종 농도가 8.0 IU/mL이 된다.
   - 키트 내에 들어 있는 standard의 제조 용량은 제품 배치마다 다름.
   - 제조된 standard는 green diluents (GD)로 IFN-r를 연속으로 1/4로 희석한다.
   - S1 (standard 1)는 4 IU/mL, S2 (standard 2)는 1 IU/mL, S3 (standard 3)는 0.25 IU/mL이고 S4 (standard 4)는 0 IU/mL이다. Standard는 최소 한 쌍으로 준비하여 분석해야만 한다.
   - ELISA 검사 시마다 standard를 새롭게 희석해서 준비한다(그림 15-3).

Duplicate standard 추천 방법	Triplicate standard 추천 방법
a. 4개의 튜브에 "S1", "S2", "S3", "S4" 명시한다. b. S1, S2, S3, S4에 GD 150 μL를 분주한다. c. S1에 standard 150 μL를 분주한다. d. S1에 50 μL를 취하여 S2로 옮기고 잘 섞는다. e. S2에서 50 μL를 S3로 옮기고 잘 섞는다. f. S4는 zero standard로 GD이다.	a. 4개의 튜브에 "S1", "S2", "S3", "S4" 명시한다. b. S1에 GD 150 μL를 분주한다. c. S2, S3, S4에 GD 210 μL씩 넣는다. d. S1에 standard 150 μL를 넣고 잘 섞는다. e. S1에서 70 μL를 S2로 옮기고 잘 섞는다. f. S2에서 70 μL를 S3로 옮기고 잘 섞는다. g. S4는 zero standard로 GD이다.

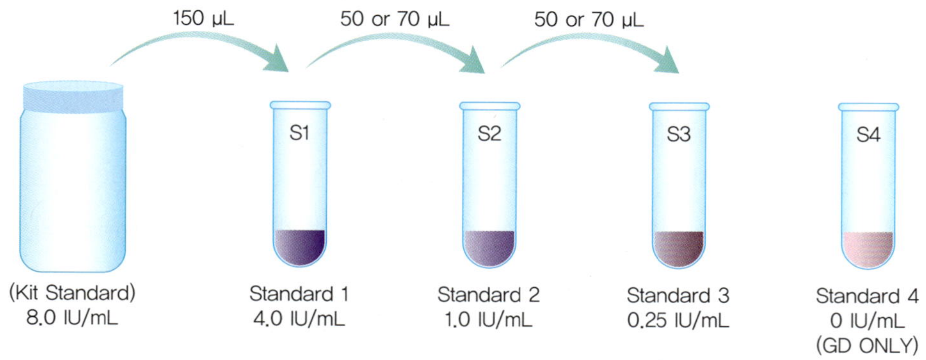

그림 15-3. Standard 준비

4. 동결 건조된 conjugate 100×는 증류수 0.3 mL를 넣고 제조한다. 거품이 생기는 것을 최소화하기 위해 살짝 섞어서 conjugate가 완전히 용해되도록 한다.
   - 1× conjugate는 conjugate 준비(표 15-1)를 참조하여 100× conjugate를 green diluent로 희석하여 준비한다.
   - 거품이 생기지 않도록 약하게 천천히 섞어준다.
   - 100× conjugate는 사용 후 즉시 냉장실에 보관한다.
   - Green diluent만 사용한다.
5. 실험 수행하기 전에, 샘플에 들어 있는 IFN-r가 골고루 잘 분포되도록 혈장을 잘 섞어준다.
6. 멀티파이펫을 사용하여 ELISA plate well에 1x conjugate을 50 μL을 분주한다.
7. 멀티파이펫을 사용하여 준비된 plate well에 혈장 샘플을 분주한다.
   (아래 추천하는 plate 배치표를 참조– 그림 15-4 A, B) 마지막으로, standard 1에서 standard 4를 각각 50 μL씩 분주한다.

표 15-1. Conjugate Preparation

Number OF STRIPS	VOLUME OF CONJUGATE 100X CONCENTRATE	VOLUME OF GREEN DILUENT
2	10 μL	1.0 mL
3	15 μL	1.5 mL
4	20 μL	2.0 mL
5	25 μL	2.5 mL
6	30 μL	3.0 mL
7	35 μL	3.5 mL
8	40 μL	4.0 mL
9	45 μL	4.5 mL
10	50 μL	5.0 mL
11	55 μL	5.5 mL
12	60 μL	6.0 mL

Row	1	2	3	4	5	6	7	8	9	10	11	12
A	1N	5N	9N	13N	17N	S1	S1	25N	29N	33N	37N	41N
B	1A	5A	9A	13A	17A	S2	S2	25A	29A	33A	37A	41A
C	2N	6N	10N	14N	18N	S3	S3	26N	30N	34N	38N	42N
D	2A	6A	10A	14A	18A	S4	S4	26A	31A	34A	38A	42A
E	3N	7N	11N	15N	19N	21N	23N	27N	32N	35N	39N	43N
F	3A	7A	11A	15A	19A	21A	23A	27A	32A	35A	39A	43A
G	4N	8N	12N	20N	20N	22N	24N	28N	33N	36N	40N	44N
H	4A	8A	12A	20A	20A	22A	24A	28A	33A	36A	40A	44A

그림 15-4A. Recommended Sample Layout for Nil & TB Antigen Tubes (44 tests per plate)

- S1 (Standard 1), S2 (Standard 2), S3 (Standard 3), S4 (Standard 4).
- 1N (sample 1. Nil Control plasma); 1A (Sample 1. TB Antigen plasma).

Row	1	2	3	4	5	6	7	8	9	10	11	12
A	1N	1A	1M	S1	S1	S1	13N	13A	13M	21N	21A	21M
B	2N	2A	2M	S2	S2	S2	14N	14A	14M	22N	22A	22M
C	3N	3A	3M	S3	S3	S3	15N	15A	15M	23N	23A	23M
D	4N	4A	4M	S4	S4	S4	16N	16A	16M	24N	24A	24M
E	5N	5A	5M	9N	9A	9M	17N	17A	17M	25N	25A	25M
F	6N	6A	6M	10N	10A	10M	18N	18A	18M	26N	26A	26M
G	7N	7A	7M	11N	11A	11M	19N	19A	19M	27N	27A	27M
H	8N	8A	8M	12N	12A	12M	20N	20A	20M	28N	28A	28M

그림 15-4B. Recommended Sample Layout for Nil, TB Antigen & Mitogen Tubes (28 tests per plate)

- S1 (Standard 1), S2 (Standard 2), S3 (Standard 3), S4 (Standard 4).
- 1N (sample 1. Nil Control plasma); 1A (Sample 1. TB Antigen plasma).
  1M (sample 1. Mitogen Control plasma).

8. Microplate shaker를 사용하여 1분 동안 혈장 검체들과 standards 그리고 conjugate를 잘 섞어준다.
9. 각 plate에 lid를 덮고, 120±5분 동안 상온(22℃±5℃)에서 배양한다.
   - 배양하는 동안 plate에 직접 빛에 노출되지 않도록 한다.
10. 배양하는 동안, 20× wash buffer는 증류수로 1× wash buffer로 희석하여 잘 섞어준다. 20× wash buffer는 1× wash buffer 2 L를 준비하는 데 충분하다.

배양이 끝나면 각 well에 1× wash buffer 400 μL를 처리하여 최소 6회 washing을 수행한다. 자동화 plate washer를 추천한다.

- wash는 검사에서 매우 중요한 과정이다. 각 wash 주기마다 well의 꼭대기까지 wash buffer가 완전히 채워져 있는지 확인한다. 각 주기마다 wash buffer 처리하고 나서 최소 5초 동안 well을 적셔둔다.
- standard laboratory 살균제를 effluent reservior에 더해야만 한다. 그리고, 잠재적으로 감염된 물질의 오염처치를 위해 확립된 절차를 따라야 한다.

11. 흡수력이 좋은 타월에서 plate를 두드려서 여분의 wash buffer를 제거한다. 각 well에 Enzyme substrate solution 100 μL를 분주하고 microplate shaker에서 잘 섞어준다.
12. Plate의 덮개를 덮고 30분 동안 상온에서 배양한다.
    - 배양하는 동안 plate는 빛에 직접 노출되지 않도록 한다.
13. 30분 배양이 끝나면 각 well에 Enzyme stopping solution 50 μL를 분주한다.
    - 각 well에 Enzyme stopping solution을 11번 에서 substrate 처리했던 동일한 순서와 속도로 분주한다.
14. 반응을 정지하고 450 nm filter와 620~650 nm reference filter를 장착한 microplate reader를 사용하여 5분 이내에 각 well의 흡광도(optical density, OD)값을 측정한다. OD값은 결과를 계산하는데 사용된다.

7) 계산 및 검사결과 해석

사용되는 QuantiFERON®–TB Gold IT 전용 분석 프로그램은 raw data를 분석하고, 결과를 계산하는 데 사용되며, CELLESTIS로부터 제공된다.

이 프로그램은 standard curve 발생에 따라 정도 관리 수행, 그리고 The Interpretation of result 부분에서 상술된 것처럼, 개개인의 검사 결과가 제공된다.

QuantiFERON®–TB Gold IT 전용 분석 프로그램 대안으로, 아래의 방법에 따라 결과가 보고된다.

(1) Standard Curve의 생성

(QuantiFERON®–TB Gold IT 분석 프로그램을 사용하지 않을 경우)

한 쌍의 standard 평균 OD값을 결정한다.

이들 계산에서 zero standard는 생략하여 Standard의 IFN-r 농도(IU/mL)의 log(e)(X축)에 대한 log(e)의 평균 OD (Y축)을 좌표에 따라 점을 정하여 log(e)–log(e) standard curve를 그린다.

각 샘플의 OD값을 사용하여, 검사를 수행한 혈장 샘플에 대한 IFN-r의 농도(IU/mL)을 결정하기 위해 standard curve를 사용한다.

이 계산식은 microplate readers기, standard spreadsheet 또는 마이크로 소프트 엑셀과 같은 통계 프로그램으로 이용할 수 있는 프로그램 패키지를 사용하여 수행할 수 있다.

이러한 패키지들은 곡선 회귀 분석, standard에 대한 변이 계수(CV%), 그리고 standard curve의 상관 계수를 계산하는 데 사용하도록 추천한다.

(2) 정도관리

검사 결과의 정확도는 정확한 standard curve의 발생에 기인한다. 그러므로 검사 결과를 해석하기 전에 standard에 유래한 결과를 검토해야 한다.

ELISA 검사 결과가 유효 하려면 다음의 조건을 충족해야 한다.

- Standard 1의 평균 OD값은 0.6 이상이어야 한다.
- Standard 1과 2의 replicate의 OD값에 대한 CV%는 15% 이내여야 한다.
- Standard 3과 4에 대한 replicate OD값은 그들의 평균값으로부터 OD units이 0.040 이상으로 차이가 있어서는 안 된다.
- Standard의 평균 OD값으로 계산된 상관 계수가 0.98 이상이어야 한다.

QuantiFERON®–TB Gold IT 전용 분석 프로그램으로 계산되고 이러한 정도 관리 파라미터들을 보고한다.

만약 위 조건들을 만족하지 못한다면 검사 결과는 유효하지 않으며 검사를 재수행 해야만 한다.

- Zero standard (Green Diluent)의 평균 OD값은 0.15 이하여야 한다. 만약 평균 OD값이 0.15 이상이면 plate washing 과정을 조사해야 한다.

(3) 검사결과 해석

QuantiFERON®–TB Gold IT 결과는 아래의 기준을 따라 보고된다.

- 비고: 활동성 결핵을 진단하거나 이를 배제하거나 잠복결핵감염 가능성을 평가할 때는 QuantiFERON®–TB Gold IT 결과를 해석할 때 고려해야 하는 유행병학적, 환자병력기록, 건강 진단 그리고 진단 결과를 종합하여 보고한다.

표 15-2. Nil과 TB 항원시험관만을 사용하였을 때 적용 값

Nil (IU/mL)	TB Antigen minus Nil (IU/mL)	QuantiFERON®-TB (IU/mL)	Report / Interpretation
≤ 8.0	〈 0.35	Negative	*M. tuberculosis* infection NOT likely
	≥ 0.35 and < 25% of Nil value		*M. tuberculosis* infection likely
	≥ 0.35 and ≥25% of Nil value	Positive[1]	Recults are infection likely
〉 8.0[2]	Any	Indeterminate[3]	Results are indeterminate for TB Antigen responsibeness

1. M. tuberculosis 감염이 의심되지 않을 경우, 처음의 양성 결과는 QuantiFERON®-TB Gold ELISA 수행 시 처음에 수행했던 혈장 샘플을 중복 검사로 재수행하여 확인할 수 있다. 한 번 또는 두 번째 replicates의 재검사에도 양성이면, 검사 결과는 양성으로 고려해야 한다.
2. 임상적 연구에서 보면, IFN-r의 값이 8.0 IU/mL 이상인 경우는 0.25% 이내이다.
3. 가능한 원인에 대해서는 Trouble shooting 지침서를 참조

측정된 IFN-r값의 척도는 감염 단계 또는 정도, 면역반응 정도 또는 활동성 결핵의 진전과 관련될 수 없다.

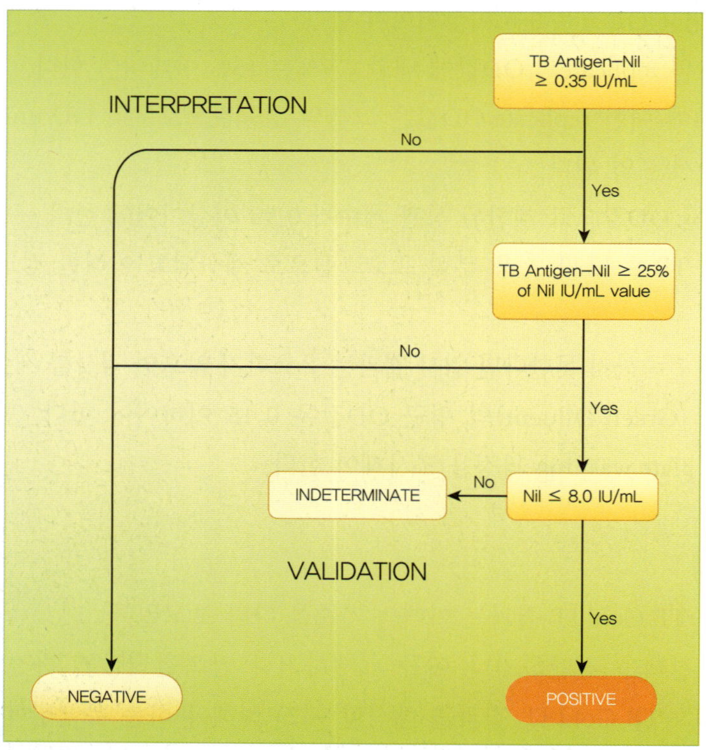

그림 15-5A. NIL, TB ANTIGEN & MITOGEN tubes를 사용하였을 때 해석 순서도

표 15-3. Nil, TB 항원, 마이토젠(Mitogen) 시험관을 사용하였을 때 적용 값

Nil (IU/mL)	TB Antigen minus Nil (IU/mL)	Nitogen minus Nil (IU/mL)[1]	QuantiFERON®–TB (IU/mL)	Report / Interpretation
≤ 8.0	< 0.35	≥ 0.5	Negative	*M. tuberculosis* infection NOT likely
	≥ 0.35 and < 25% of Nil value	≥ 0.5		*M. tuberculosis* infection likely
	≥ 0.35 and ≥ 25% of Nil value	Any	Positive[2]	Recults are infection likely
	< 0.35	< 0.5	Indeterminate[3]	Results are indeterminate for TB Antigen responsibeness
	≥ 0.35 and < 25% of Nil value	< 0.5		
〉8.0[4]	Any	Any		

1. Mitogen 양성 컨트롤(경우에 따라 결핵균 항원)에 반응은 대부분 microplate reader의 범위를 벗어날 수 있다. 이것은 검사 결과에 영향을 미치지 않는다.
2. M. tuberculosis 감염이 의심되지 않을 경우, 처음의 양성 결과는 QuantiFERON®–TB ELISA 수행 시 처음에 수행했던 혈장 샘플을 중복검사로 재수행하여 확인할 수 있다. 한 번 또는 두 번째 replicates의 재검사에서도 양성이면, 검사 결과는 양성으로 고려해야 한다.
3. 가능한 원인에 대해서는 Troubleshooting 지침서를 참조.
4. 임상적 연구에서 보면, IFN-r의 값이 8.0 IU/mL 이상인 경우는 0.25% 이내이다.

측정된 IFN-r 값의 척도는 감염 단계 또는 정도, 면역반응 정도, 활동성 결핵의 진전 가능성과 관련될 수 없다.

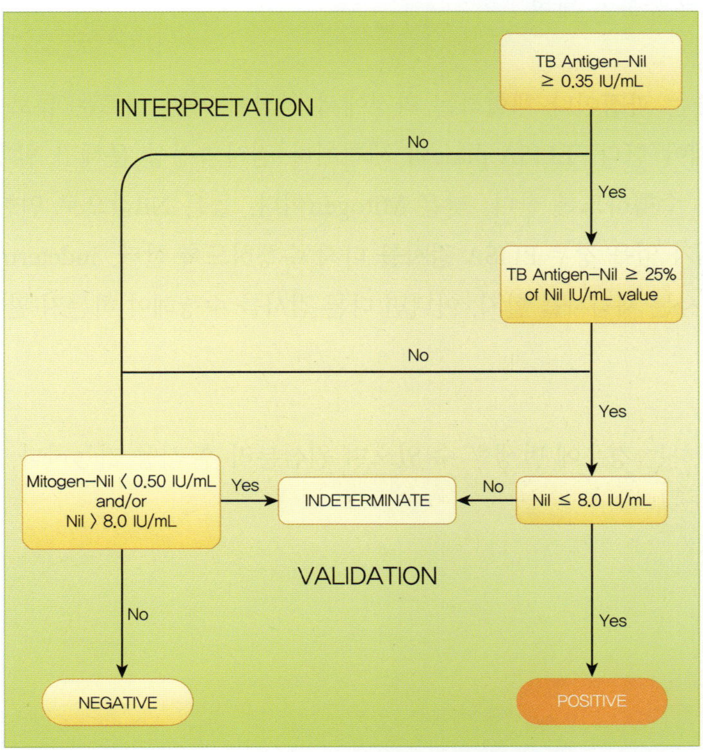

그림 15-5B. NIL, TB ANTIGEN & MITOGEN tubes를 사용하였을 때 해석 순서도

8) 제한사항

QuantiFERON®-TB Gold IT 검사의 결과는 유행병학적 병력, 현재 치료 상태, 그리고 다른 진단 검사결과와 함께 보고되어야만 한다.

Nil값이 8 IU/mL보다 더 높으면 결핵균 항원에 대해 25% 높은 반응은 검사측정 범위를 벗어날 수 있기 때문에 indeterminate로 보고된다.

신뢰할 수 없거나 indeterminate 결과는 다음의 경우에 발생될 수 있다.

- 검사 과정을 지키지 않을 경우
- Heterophile 항체가 있거나 circulation 인터페론 감마의 양이 과도한 경우
- 채혈하고 나서 16시간이 지나서 37℃ 인큐베이터에 배양시킨 경우

9) Technical Information

(1) Indeterminate

Indeterminate 결과는 드물게 발생하며 검사 받는 사람의 면역상태와 관련되어 있으며 다음과 같은 실험오류로 인해 발생할 수 있다.

- 채혈 후 16시간이 지난 상태에서 37℃ 배양했을 경우
- 혈액을 권장하는 온도 범위(22℃±℃)를 넘어서 보관했을 경우
- 채혈 튜브에서 불충분한 혼합
- ELISA plate의 불충분한 세척

혈액 샘플을 다루는 과정이나 채혈하는 과정에서 의심이 가면 새로운 튜브 및 시약으로 다시 검사 샘플을 수집해야 한다. ELISA plate의 세척이나 검사과정상 문제가 발행하였을 경우에도 ELISA 검사를 다시 수행하도록 한다. 낮은 Mitogen이나, 높은 Nil값으로 인한 indeterminate는 ELISA 검사상 문제가 없을 경우 ELISA 검사를 다시 수행하도록 한다. indeterminate 결과는 보고되어야 하며 담당의사는 재검사를 할지, 아니면 다른 검사를 수행해야 하는지 판단하여야 한다.

(2) 혈장의 응집

혈장을 오래 보관하는 경우에 발생할 수 있으며 원심분리 후 사용 가능하다.

(3) ELISA Trouble Shooting

① 비특이적 발색

가능한 경우	해결방안
Plate의 불충분한 washing	Plate의 washing은 400 μL의 wash buffer로 최소 6회 하여야 한다. 기계를 이용한 washing을 할 경우에는 6회 이상의 washing이 필요하다. Washing 시 buffer를 넣고 5초 이상 정지하여야 한다.
ELISA well 간 오염	샘플을 섞는 과정이나 파이펫을 다룰 때 특히 조심해야 한다.
유효기간이 지난 Kit/구성품의 사용	항상 Kit의 유효기간을 확인하고 Standard와 conjugate는 희석 후 3개월 안에 사용하도록 한다.
Enzyme Substrate Solution의 오염	Substrate에 푸른색이 보일 경우 사용하지 말아야 한다.

② Standard에서 낮은 OD값

가능한 경우	해결방안
Standard 희석 오류	사용설명서에 따라 Standard 희석할 것.
파이펫 오류	파이펫 보정하고 사용법에 따라 수행할 것.
낮은 배양온도	ELISA는 상온(22℃±℃)에서 진행해야 한다.
짧은 배양시간	Conjugate와 standard, sample 배양은 120±5분으로 하여 Enzyme Substrate Solution은 30분간 배양하도록 한다.
다른 파장으로 reading	Plate는 450 nm에서 읽어야 하며, reference 파장은 620~650 nm이다.
낮은 온도의 시약 사용	100x conjugate를 제외한 모든 시약은 반드시 실험 전 약 1시간 정도 상온에 꺼내놓아야 한다.
유효기간이 지난 Kit/구성품의 사용	항상 Kit의 유효기간을 확인하고 Standard와 conjugate는 희석 후 3개월 안에 사용하도록 한다.

③ 높은 background 값

가능한 경우	해결방안
Plate의 불충분한 washing	Plate의 washing은 400 μL의 wash buffer로 최소 6회 하여야 한다. 기계를 이용한 washing을 할 경우에는 6회 이상의 washing이 필요하다. Washing 시 buffer를 넣고 5초 이상 정지하여야 한다.
높은 배양 온도	ELISA는 상온(22℃±℃)에서 진행해야 한다.
유효기간이 지난 Kit/구성품의 사용	항상 Kit의 유효기간을 확인하고 Standard와 conjugate는 희석 후 3개월 안에 사용하도록 한다.
Enzyme Substrate Solution의 오염	Substrate에 푸른색이 보일 경우 사용하지 말아야 한다.

④ Non-linear Standard Curve and Duplicate Variability

가능한 경우	해결방안
Plate의 불충분한 washing	Plate의 washing은 400 μL의 wash buffer로 최소 6회 하여야 한다. 기계를 이용한 washing을 할 경우에는 6회 이상의 washing이 필요하다. Washing 시 buffer를 넣고 5초 이상 정치하여야 한다.
Standard 희석 오류	사용설명서에 따라 Standard 희석할 것.
불충분한 mixing	시약을 Plate에 사용하기 전에 뒤집어가며 섞거나 약한 voltexing으로 잘 섞어준다.
파이펫 오류	샘플과 standard의 순서로 진행하며 모든 시약은 실험 전에 준비되어야 한다.

실험과정 요약

1단계 - 혈액 배양

1. 환자 혈액을 채혈튜브에 모아 잘 섞어준다.	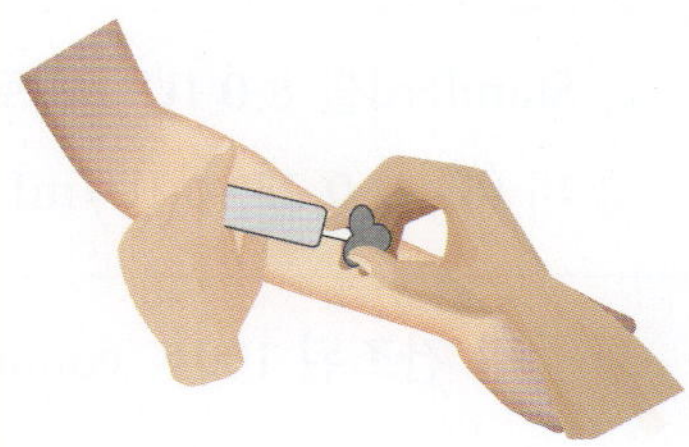
2. 튜브를 세워서 16~24시간 동안 37℃에서 배양한다.	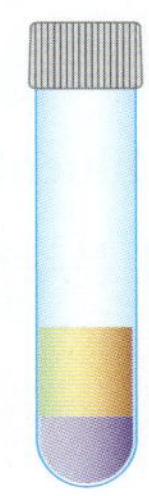
3. 배양이 끝난 혈액은 2,000~3,000 rpm으로 15분간 원심분리하여 혈장을 분리한다.	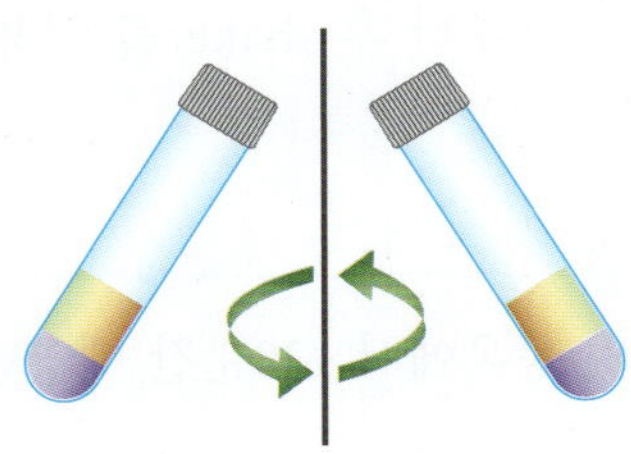
4. 원심 분리 후 ELISA 실험에 사용할 혈장을 수집한다.	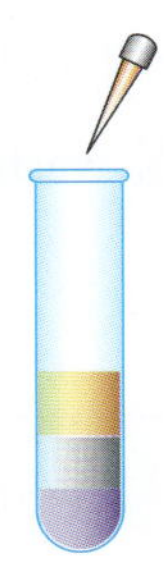

2단계 - IFN-r ELISA

1. 실험하기 적어도 1시간 전에 100× Conjugate를 제외한 나머지 시약을 상온에 꺼내어 놓는다.	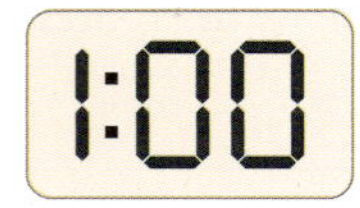
2. Standard를 8.0 IU/mL로 멸균된 증류수로 녹이고, 각 농도의 (8, 4, 0.25, 0 IU/mL) Standard를 준비한다.	
3. 동결 건조된 100× conjugate를 멸균된 증류수로 녹인다.	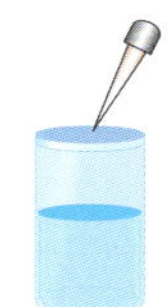
4. Green Diluent를 이용해 1× conjugate로 희석하고 각 well에 50 μL씩 분주한다.	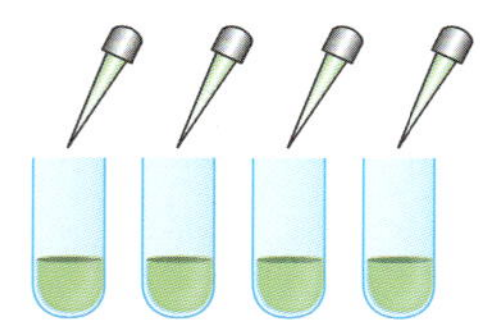
5. 검사할 혈장과 standard 를 순서대로 50 μL씩 필요한 well에 분주한 후 shaker를 이용하여 섞어준다.	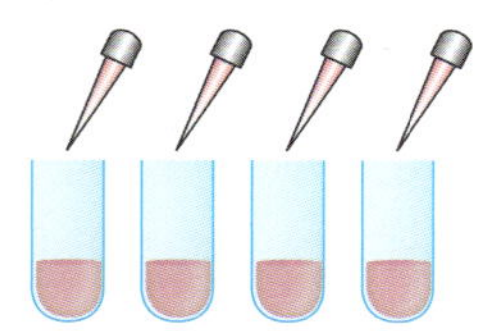
6. 상온에서 120분간 배양한다.	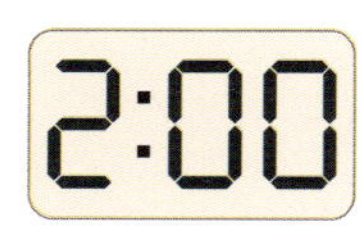
7. Plate의 각 well에 400 μL의 wash buffer를 이용하여 6회 이상 washing한다.	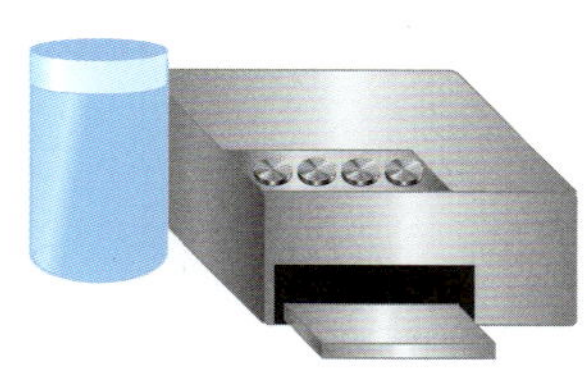

8. 100 μL의 Enzyme Substrate Solution을 분주하고 섞어준다.	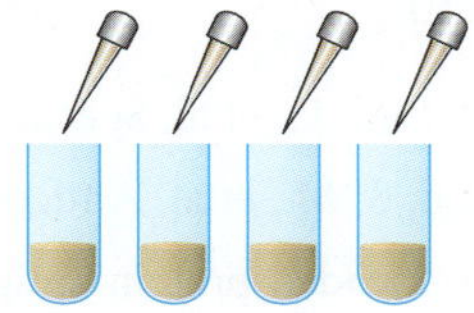
9. 상온에서 30분간 배양한다.	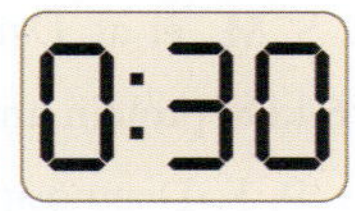
10. 각 well에 50 μL의 Stop Solution을 넣고 섞어준다.	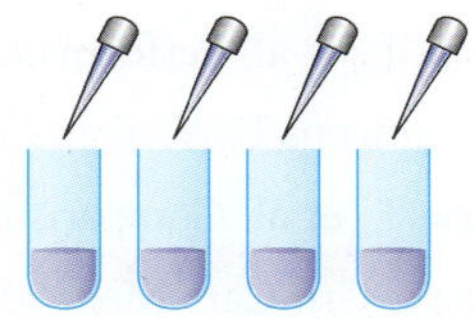
11. 450 nm 파장에서 OD값 측정(reference 파장 620~650 nm)한다.	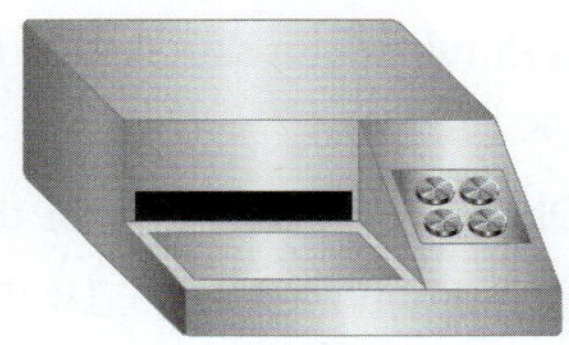
12. QuantiFERON software를 이용한 결과를 분석한다.	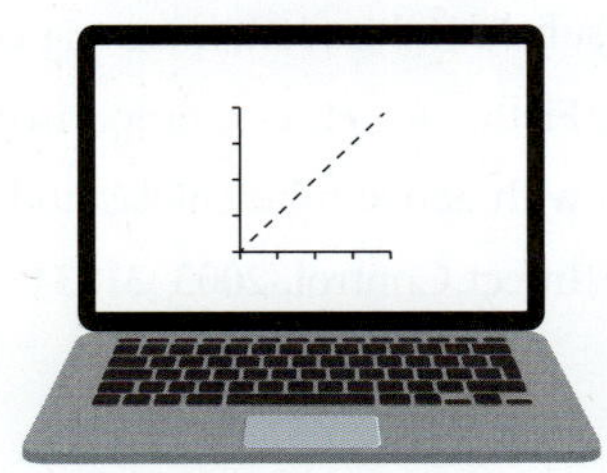

참고문헌

1. Andersen, P., et al. Specific immune-based diagnosis of tuberculosis. Lancet, 2000.356: 1099-104.
2. Arend, S. M., et al. Antigenic equivalence of human T-cell responses to Mycobacterium tuberculosis-specific RD1-encoded protein antigens ESAT-6 and culture filtrate protein 10 and to mixtures of synthetic peptides. Infect Immun, 2000. 68: 3314-21.
3. Arend, S. M., et al. Detection of active tuberculosis infection by T cell responses to early-secreted antigenic target 6-kDa protein and culture filtrate protein 10. J Infect Dis, 2000. 181: 1850-4.
4. Barnes, P. F. Diagnosing latent tuberculosis infection: turning glitter to gold. Am J Respir Crit Care Med, 2004. 170: 5-6.
5. Brock, I., et al. Performance of whole blood IFN g test for tuberculosis diagnosis based on PPD or the specific antigens ESAT-6 and CFP-10. Int J Tuberc Lung Dis, 2001. 5: 462-7.
6. Brock, I., et al. Comparison of tuberculin skin test and new specific blood test in tuberculosis contacts. Am J Respir Crit Care Med, 2004. 170: 65-9.
7. Desem, N. & Jones, S.L. Development of a human gamma interferon enzyme immunoassay and comparison with tuberculin skin testing for detection of Mycobacterium tuberculosis infection. Clin Diag Lab Immunol, 1998. 5: 531-6.
8. Dheda, K., et al. Utility of the antigen-specific interferon g assay for the management of tuberculosis. Curr Opin Pulm Med, 2005. 11: 195-202.
9. Doherty, T. M., et al. Immune responses to the Mycobacterium tuberculosis- specific antigen ESAT-6 signal subclinical infection among contacts of tuberculosis patients. J Clin Microbiol, 2002. 40: 704-6.
10. Fietta, A., et al. Comparison of a whole blood interferon g assay and tuberculin skin testing in patients with active tuberculosis and individuals at high or low risk of Mycobacterium tuberculosis infection. Am J Infect Control, 2003. 31: 347-53.

Chapter

16

세균성 감염질환의 면역검사

매독 진단검사

Test for Syphilis

학습목표

1. 매독의 병기를 구분하여 설명할 수 있다.
2. 매독의 진단법의 종류를 설명할 수 있다.
3. 매독의 면역학적 검사에서 비특이적 검사와 특이적 검사에 대해 설명할 수 있다.
4. 매독의 면역학적 검사 결과에 따른 임상적 의의를 설명할 수 있다.

매독(syphilis)은 성매개질환(sexually transmitted disease, STD)의 하나로 *Treponema pallidium* (*T. pallidium*)이 원인균인 질병이다. *T. pallidium*은 스피로헤타(spirochetes)에 속하고 인공배지에서 배양되지 않으며 일반 광학현미경으로는 관찰하기 어렵다(그림 16-1). 자연상태에서는 사람에만 전염되고 실험적으로는 집토끼, 원숭이에게도 감염증을 일으킬 수 있다. 사람은 만성 전신성 감염증으로 주로 성교에 의해서 전염되나 수혈과 태반을 통한 태아감염, 즉 선천매독 등이 있고, 피부점막을 통한 감염도 알려져 있다.

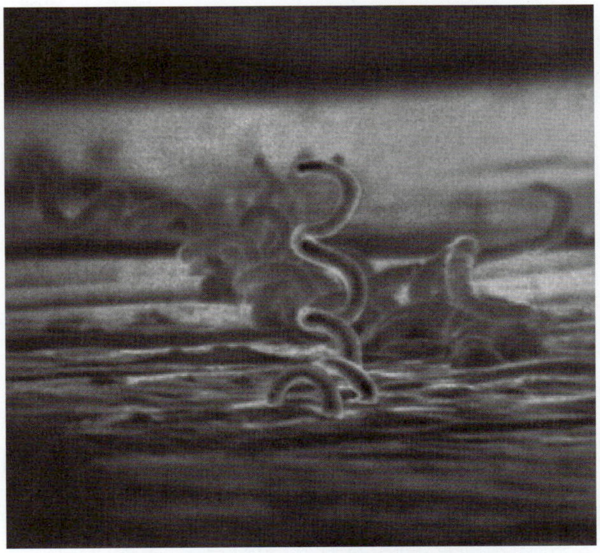

그림 16-1. *Treponema pallidum* 전자현미경 사진

(참고: Centers for Disease Control and Prevention's Public Health Image Library)

성병 매독의 잠복기는 증상 발현 후 10~90일 사이이다. 임상적으로 매독의 병기를 3기로 구분해 볼 수 있다(표 16-1). 매독 1기에서 매독균이 전파되며 1기에서 치료받지 않은 환자의 약 25% 내에서 2기 매독 증상이 나타나난다. 그리고 2기 매독의 증상들이 나타나다 이후 사라지면 매독 잠복기로 진입하게 된다. 1년 미만의 잠복기를 가지면 초기 잠복 매독, 1년 이상의 잠복기를 가지면 후기 잠복 매독이라 한다. 이후 약 40% 이상이 매독 3기로 진행된다(그림 16-2). 후기 매독은 신경 매독과 심혈관계 및 간질 매독이 나타난다. 선천성 매독의 증상은 다양하며 자연유산 및 사산이 유발된다.

지난 2005년부터 2013년까지 1차 및 2차 매독의 발생률은 인구 10만 명당 5.3건으로 증가하고 특히 개발도상국에서 많이 발생되어 치료 및 진단에 대한 연구가 제한적인 경우가 많아 질병의 빠른 확산이 일어난다. 그러므로 신속한 현장 검사(point-of-care testing, POCT)와 같은 진단법의 개발이 시급하다.

표 16-1. 매독의 병기 및 종류에 따른 특성

매독	감염기간	특징 및 증상	진단
제1기	감염~3개월	잠복기 지난 후 감염국소에 초기경결과 궤양이 나타남. 국소림프절이 종창되어 경성하감(hard chancre) 또는 무통성 서혜림프절종창(indolent bubo)이 된다.	감염부위의 하감을 긁어내거나 분비물 또는 궤양 부위의 장액에 서 매독균을 검출한다. 암시야 현미경으로 관찰 가능하다.
제2기	3개월~3년	경성하감이 소실되고, 3개월이 지나면 매독균이 혈행성으로 전신에 전파되어 피부와 점막에 발진을 형성하고, 림프절종창, 관절통을 동반한다.	혈액(정맥혈) 또는 피부 매독에서 매독균 검출, 혈액에서 매독항체를 증명한다.
제3기	3년~15년	제2기에서 3년 후 피부, 점막, 뼈, 각종 장기(심장, 대동맥, 척수)에서 궤양을 형성하고, 말기에는 중추신경이 침범되어 신경매독이 되는 경우가 있다.	매독균은 검출할 수 없고, 혈액 내에 항체 증명이 유일한 진단이다.
만기매독 (변성 매독)		제3기와는 무관하게 중추신경계의 침범으로 마비성 치매(dementia paralytica), 척수로(tabes dorsalis), 진행마비 등이 발생한다.	뇌척수액 검체에서 매독항체를 증명한다.
선천매독		태아가 태반을 통해 감염, 대부분 유산 또는 사산된다. 출산된 신생아도 처음부터 제3기 매독증이 나타난다.	혈액 내에서 매독항체를 증명한다.

매독의 진단은 크게 세균학적 진단과 면역학적 진단으로 구분된다. 세균학적 진단은 직접적으로 매독균을 검출하여 진단하는 것으로 배양 및 일반적인 관찰이 어렵기 때문에 암시야 현미경 검사를 통해 운동성 있는 spirochetes를 검출해야 한다. 이 진단법은 1기, 2기 및 선천성 감염 진단에 유용하고, 직접적으로 병인체를 확인하므로 정확도가 매우 높다.

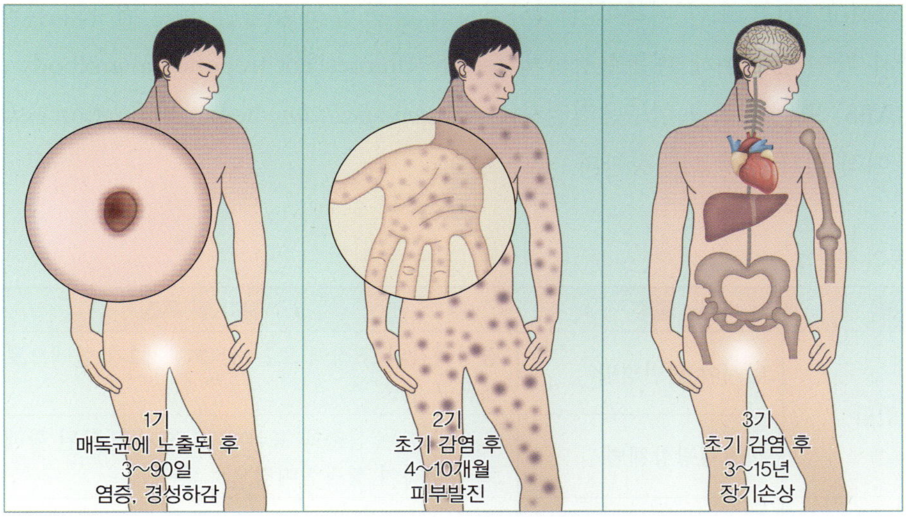

그림 16-2. 매독의 진행단계

이외에도 직접적으로 매독균의 DNA 검출을 위한 PCR 기반 진단법이 있다. 혈청전환이 일어나지 않았거나 암시야 현미경 검사법이 불가능할 때 초기 감염 진단으로 유용하다. 반면 면역학적 진단(immunological test for syphilis)은 매독균과의 면역반응으로 생성된 항체를 이용하여 진단하는 것으로 비매독균 항원을 이용한 비특이적 진단법과 매독균 항원을 이용한 특이적 진단 법이 있다(표 16-2). 비매독균 항원은 카디오리핀(cardiolipin), 콜레스테롤(cholesterol), 레시틴(lecithin)을 조합해서 제조한 항원이다. 진단법마다 매독 병기에 따라 검출 예민도가 나뉜다(표 16-3).

매독혈청 검사는 *Treponema pallidum*의 감염 후 4~5주에 양성으로 나타날 수 있지만 감염 후 4~8주까지는 항체가 검출되지 않는 것이 보통이다. 숙주 내에서 매독균과 반응하여 생성된 면역산물인 리아진(reagin)은 대개 감염 12주 이후에 혈청에 생성되며, 2차 매독기에 그 역가가 최고에 달하고 그 후에는 점차 감소한다. 이때 면역학적으로 reagin을 검사하는 것이 매독 진단법의 대부분을 차지한다.

전통적으로 매독을 면역학적 진단하고 결과 판정을 하기 위해서는 그림 16-3의 A에서 보이는 과정으로 접근하는 것이 표준이었다. 먼저 혈청에서 비특이적 방법으로 비매독균 항체의 역가를 검사하고 그 결과 감염 여부를 판단할 수 있다. 하지만 위양성의 결과가 있을 수 있으므로 다시 특이적 방법으로 매독균 특이 항체 검사를 수행하여 확진한다. 단, 이 접근방법은 아주 초기이거나 후기 잠복매독의 경우 감수성이 낮아 매독 감염을 확인하기 어렵다는 단점이 있다. 그래서 최근에는 이에 대한 해결로 새로운 진단 알고리즘을 채택하고 있다. 그림 16-3의 B에서 보이는 것처럼 우선 특이적 진단법으로 효소면역분석법(enzyme immunoassay, EIA)이나 화학발광면역분석법(chemiluminescent immunoassay, CLIA)을 선별 검사(screening test)로 실시하고 양성이면 이후 비특이적 진단법으로 다시 역가를 측정하여 진단하는 reverse sequence testing algorithm 방식으로 진행하고 있다. 또한 비특이적 검사결과의 경우 앞서 수행한 선별 검사의 결과가 잘못되었는지 다시 확인하기 위해 매독형광항체흡수검사(fluorescent treponemal antibody absorption test, FTA-ABS) 또는 매독균 혈구응집검사(*Treponema pallidum* hemagglutination assay, TPHA)와 같은 특이적 검사 수행을 권장한다.

표 16-2. 매독의 진단법

구분	종류	원리 및 특징
세균학적 진단	암시야 현미경법	경성하감의 조직액 또는 삼출액 제2기 혈액으로부터 직접 매독균 검출
	직접형광항체법	조직액 또는 삼출액 표본에 FITC가 결합된 항매독균 항체로 염색하여 형광현미경으로 관찰
면역학적 진단 - 비특이적 검사	VDRL/RPR	Cardiolipin 항원을 이용하여 혈청 중 reagin과의 면상반응을 관찰하는 진단법
	Wassermann test /Kolmer CF test	항원(cardiolipin)과 환자혈청(매독성 반응체)을 반응시켜 보체결합반응을 관찰
면역학적 진단 - 특이적 검사	TPHA	적혈구에 흡착된 매독균체와 환자혈청과의 반응 후 응집 여부를 관찰하는 진단법
	TP-PA	인공담체에 흡착된 매독균체와 환자혈청과의 반응 후 응집 여부를 관찰하는 진단법
	TPI	매독생균과 환자혈청 반응 후 매독생균의 운동성 정지 여부를 관찰하는 진단법
	FTA-ABS	매독사균과 환자혈청 반응물을 형광항체로 염색하여 형광현미경으로 관찰. 특이성이 매우 좋음
신경매독 진단	Colloidal gold test	뇌척수액 내 단백질의 성분 변화로 진단(현재 사용 안 함)
	VDRL CSF test	뇌척수액을 검체로 한 VDRL 검사법

표 16-3. 매독 진단법의 예민도

검사방법	non-treponemal test	TPHA	FTA-ABS
초기, 제1기	68~76%	50~60%	81~87%
제2기	99~100%	99~100%	99~100%
후기 및 잠복	66~80%	95~100%	95~100%

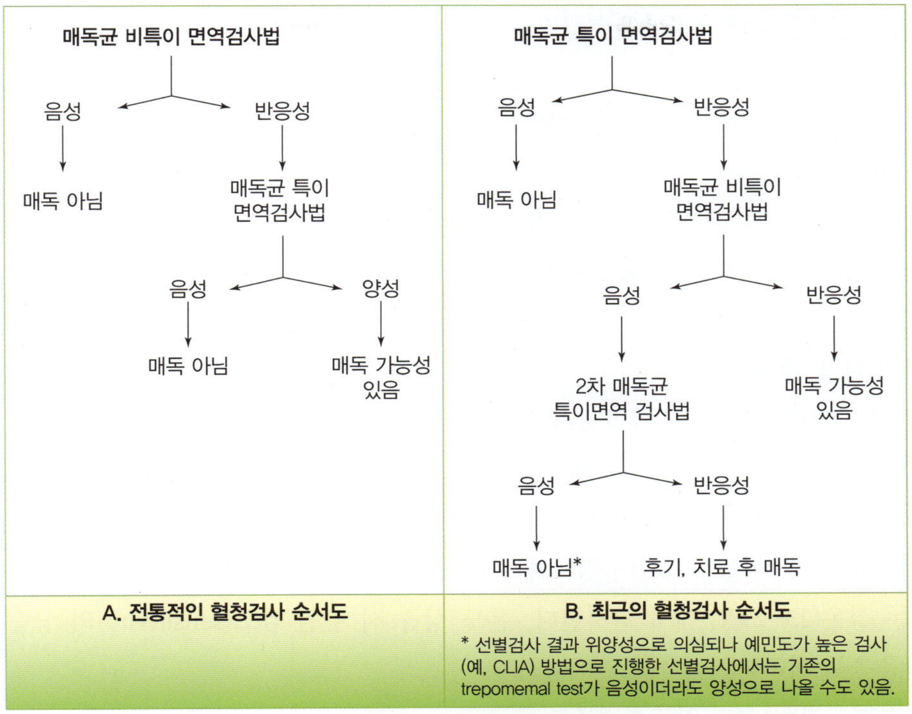

그림 16-3. 매독 검사 순서도

I. 매독 비특이 항원 검사(non-treponemal antigen test)

비특이 매독 항원 검사는 매독 감염 시 혈액 속에 증가하는 레아긴(reagin)과 카디오리핀(cardiolipin)의 결합하는지를 관찰하는 것이다. 레아긴은 매독균에 비특이적인 항체 유사물질로 알려져 있는 것으로 원래의 세균, 즉 *T. palllidum*에 대항하여 생산된 항체는 아니지만, T. pallidium에 의해 손상받은 세포들에서 분비되는 물질로 추정된다. 이 물질은 정상조직의 지방성분과 결합할 수 있어 이 성질을 이용해 매독의 비특이적 진단법을 수행할 수 있다. 특히 매독 진단을 위해 사용되는 지방성분은 소심장근에서 추출한 지질항원인 카디오리핀을 이용한다. 그러나 레아긴은 말라리아, 한센병, 홍역, 전염성단핵구증(infectious mononucleosis), 백신접종, 전신성 홍반성 루푸스, 결절성 다발동맥염, 류마티스 질환 등에서 생성되므로 생물학적 위양성(biological false positive)의 결과를 보일 수도 있다.

비특이적 진단법은 방법이 간단하고 경제적으로 저렴하다는 장점이 있고 감염 치료에 대한 반응을 모니터링하고 추적 관찰하는 데 사용할 수 있는 역가를 검출할 수 있다. 비특이적 진단법에서 양성으로 나오면 대개 활동성 감염을 반영한다. 감염 1기는 약 78~86%, 2기는 약 98~100%, 잠복 감염기는 95~98%, 후기 잠복매독은 71~73% 정도의 검출률을 보인다. 초기 감염과 후기 잠복매독은 위음성으로 나타날 경우가 많다. 또한 전역반응 시에는 위음성으로 나타날 수 있으므로 검체를 희석하여 역가를 관찰해야 한다.

1 면상반응을 이용한 진단법

1) 성병 검사(Venereal Disease Research Laboratory, VDRL test)

(1) 검사원리

환자혈청 내 레아긴이 VDRL 항원(cardiolipin-lecthin-cholesterol Ag)과 결합하여 나타나는 면상반응(flocculation)을 현미경으로 관찰한다(그림 16-4).

(2) 검체 채취 및 주의사항

검체는 용혈, 지혈증이 없는 전혈에서 얻은 혈청을 비동화(56℃, 30분간 방치)시켜 사용한다. 비동화시킨 혈청은 4시간 이내 검사에 사용하고 그렇지 못할 경우에는 재비동화(56℃, 10분간 방치)화여 사용한다. 또한 뇌척수액을 검체로 하여 검사할 수 있다.

① 혈청 비동화 시 온도와 시간이 정확해야 한다.

② 검사는 실온(23~29℃)에서 실시한다. 온도 상승 시 항원 감도(sensitivity)의 상승으로 위양성 반응을 초래한다.

③ 기포나 혈구가 섞이지 않도록 한다.

④ 항체과잉구역 반응(prozone reaction)이 많이 발생한다. 이는 위음성을 초래하며, 약양성(weakly reactive)이나 음성(non-reactive)의 경우는 반드시 정량시험으로 확인한다.

(3) 시약

① VDRL용 항원(cardiolipin 0.03% + cholesterol 0.9% + lecithin 0.2 ± 0.01%)

② VDRL buffer diluent: pH 6.0 ± 0.1

③ 정도관리용 대조혈청

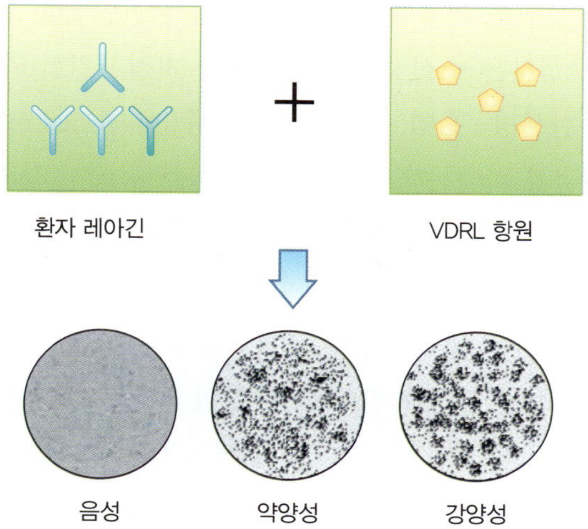

그림 16-4. VDRL 원리

(4) 장비 및 기구

① VDRL slide (Boerner slide, I. D 14 mm)(그림 16-5 A)

② 교반기(180 rpm)(그림 16-5 B)

③ Hemilton syringe (그림 16-5 C)

④ Micropipetters

⑤ 시험관

⑥ 항원 정량용 주사바늘(1 drop: 1/60 mL)

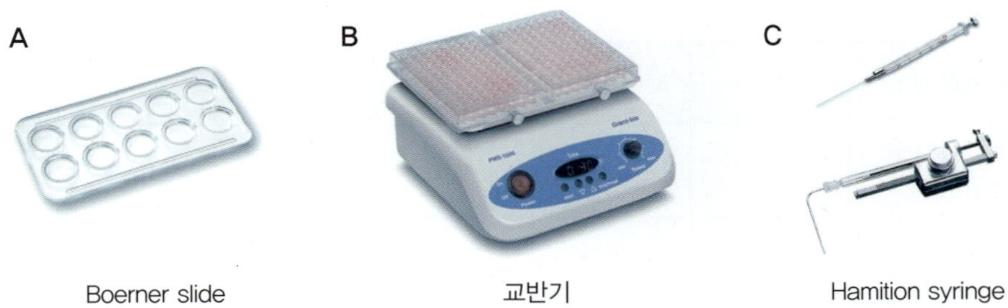

그림 16-5. VDRL 실험용 기구

(5) 정도관리

VDRL 시험 시 사용되는 비매독균 항원은 혈청과 한 방울 희석하게 된다. 이때 항원의 양이 일정해야 검사결과를 신뢰할 수 있다. 그래서 항원 한 방울의 적정량이 일정한지 정도관리를 해야 한다. 정도관리 방법은 항원 적정 기구에 주사바늘(needle)을 끼워 항원 현탁액을 채운 다음 수직으로 세워서 항원 현탁액을 떨어뜨린다. 이후 항원 현탁액 1 mL를 채우기 위해 항원을 60±2방울(drop) 떨어뜨리면 진단에 사용하기 적합한 상태가 된다. 만약 항원 현탁액 1 mL가 60±2 방울이 되지 않는 주사바늘은 사용 금지한다.

(6) 검사방법

① VDRL **정성 검사**

㉠ 슬라이드 각 well에 비동화한 혈청을 50 μL씩 분주하고 항원 조제액을 한 방울(1/60 mL)씩 떨어뜨린다.

㉡ 180 rpm (rotation per minute)으로 조정된 회전자(rotator) 위에 슬라이드를 올려놓고 정확히 4분간 혼합한다.

㉢ 즉시(1분 이내) 현미경 저배율(×100)로 광도를 약간 어둡게 하여 판독한다.

㉣ Weakly reactive나 rough non-reactive 검체는 전역현상의 가능성을 배제하기 위하여 정량 검사를 실시해 본다.

② VDRL 정량 검사

정성시험에서 weakly-reactive, 혹은 reactive 반응을 나타내는 혈청에 대해서 실시하며 reagin 역가를 결정하기 위해 실시한다.

㉠ 시험관 6개를 준비한다.

㉡ 아래 그림과 단계 희석을 한다.

㉢ 그다음 단계 희석한 검체에 각각 항원 희석액을 한 방울씩 가한다.

㉣ 180 rpm으로 4분간 회전 혼합 후 현미경으로 판독한다.

표 16-4. 검체희석

첨가 순서	시험관 No.	1	2	3	4	5	6
1	생리식염수 (mL)	–	0.5	0.5	0.5	0.5	0.5
2	비동화혈청 (mL)	0.5	0.5↗	0.5↗	0.5↗	0.5↗	0.5↗ (버림)
최종 희석비율		1 : 1	1 : 2	1 : 4	1 : 8	1 : 16	1 : 32

(7) 결과판독

① VDRL 정성 검사

현상	결과판정
덩어리가 관찰되지 않는 경우	음성(N)
작은 덩어리가 관찰되는 경우	약양성(W)
중등도 혹은 큰 크기의 덩어리들이 관찰되는 경우	양성(R)

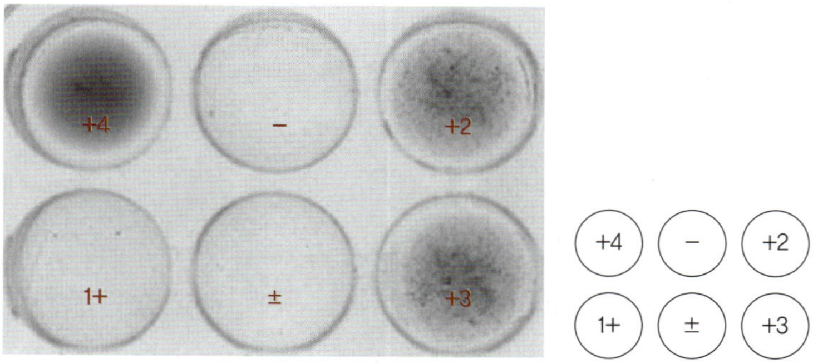

그림 16-6. VDRL 검사결과(현미경 배율 ×100)

② VDRL 정량 검사

Reactive (R) 결과를 보인 최대 희석비율을 역가로 보고한다.

[정량 검사 결과보고 예-1]

검체	희석혈청과의 반응						결과보고
	1:1	1:2	1:4	1:8	1:16	1:32	
1	R	W	N	N	N	N	양성, 원액
2	R	R	W	N	N	N	양성, 1:2 희석
3	R	R	R	W	N	N	양성, 1:4 희석
4	W	W	R	R	W	N	양성, 1:8 희석
5	N(rough)	W	R	R	R	N	양성, 1:16 희석
6	W	N	N	N	N	N	음성, 원액

* N (rough)은 전역 반응을 일으킨 것이다.

* 만일 1:32 이상의 역가를 보일 경우에는 식염완충액을 사용하여 1:64, 1:128, 1:256으로 단계 희석하여 검사를 실시한다.

(8) 참고치

응집반응이 관찰되지 않아야 음성(정상)으로 판정

(9) 임상적 의의

① Reagin은 감염 12주 이후에 혈청에서 나타나고 2차 매독기에 최고 역가(titer)가 된다.

② VDRL 정성 검사는 매독 선별 검사로 사용되어 왔으나 VDRL 정량 검사는 진단 시 또는 치료 후 치료경과 등의 추적 검사로 이용된다.

③ 매독균의 재감염을 파악하는 데 이용된다.

④ 생물학적 위양성(biological false positive, BFP) 질환: 말라리아(malaria), 나병(leprosy), 회귀열(relapsing fever), 전염성 단핵구증(IM), 전신홍반루푸스(SLE) 등

2) RPR (Rapid Plasma Reagin) card test

(1) 검사원리

탄소(carbon) 입자를 흡착시킨 지질항원(cardiolipin + lecithin + cholesterol 항원)에 매독 환자의 혈청(syphilic reagin)을 가하여 반응시키면 플라스틱으로 코팅된 카드 위에 상의 흰 배경 위에 검은 덩어리의 면상 현상을 육안으로 관찰할 수 있다. 민감도가 약 85%로 VDRL 검사법보다 높다.

(2) 검체 채취 및 주의사항

혈청 및 혈장 사용이 가능하고 비동화가 필요 없다. 염화콜린(choline chloride)이 시약에 들어 있어 비동화가 필요없다. 단, VDRL 검사법과는 다르게 뇌척수액을 사용할 수 없다.

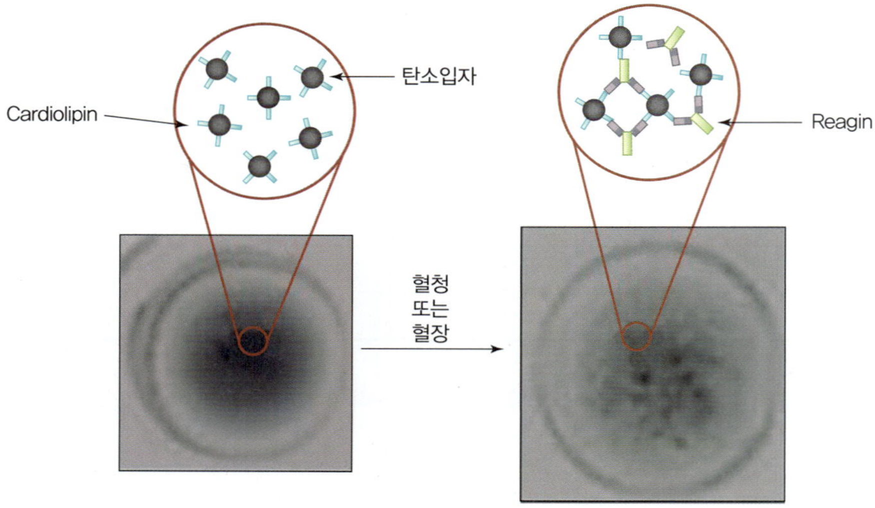

그림 16-7. RPR card test 원리

(3) 시약 및 기구

① RPR card test kit

- 항원(cardiolipin + lecithin + cholesterol)

② RPR card test kit

㉠ 20 gauge 주사바늘(1 drop = 1/60 mL)

㉡ 적하병(dropper)

㉢ Sampler (dispenser)

㉣ Card (18 mm 원이 10개 찍힌 것): SST card

③ Rotator (100 rpm: **수평회전)**

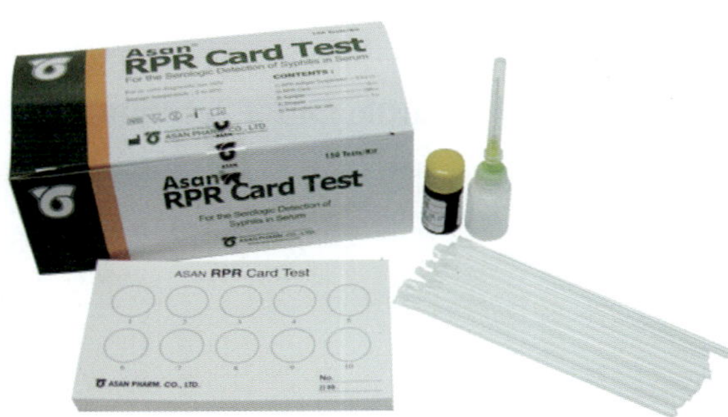

그림 16-8. RPR card test kit, 아산제약 제공

(4) 검사방법

VDRL과 동일하게 정성 검사와 정량 검사방법이 있다. 본 항목에서는 정성 검사에 대한 방법만 간략하게 기술하였다.

① 첨부된 샘플러를 사용하여 검체(혈청 혹은 혈장)를 취한 후 SST-Card 위의 18 mm 환에 한 방울(약 60 μL)을 적하한다.
② 샘플러를 사용하여 원 내에 가득하게 검체를 확산시킨다.
③ 항원액 한 방울(1/60 mL: 약 20 μL)을 각 검체에 적하한다.
④ rotator 위에 card를 올려놓고 100 rpm으로 8분간 회전시킨다.
⑤ 회전 종료 후 1~2분간 방치한 후 응집 유무를 육안으로 관찰한다.

(5) 결과판정

보고	판정
음성(−)	탄말의 대부분이 중심부 집합, 주변에 미세한 탄말이 분산
의양성(±)	음성에 비해 주변에 분산한 탄말은 조금 흐트러지고 약간 응집
양성(+, ++, +++)	주변에 분산한 탄말은 응집이 뚜렷, 강도에 따라 탄말의 응집괴가 커진다.

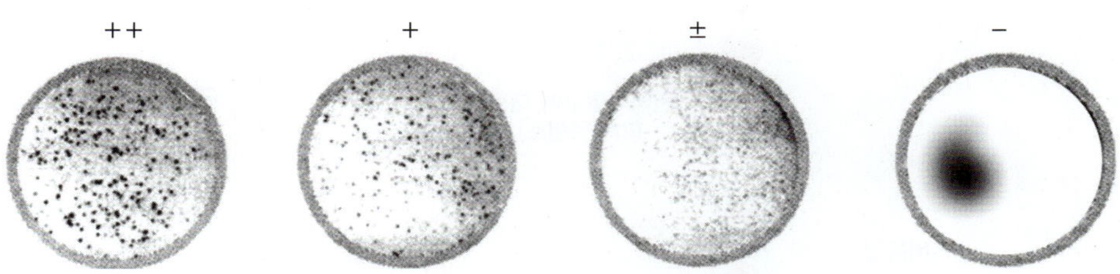

그림 16-9. RPR card test 결과판독

(6) 참고치

응집반응이 일어나지 않아야 한다.

(7) VDRL 검사와의 차이점

① 조작이 간단하며, 육안으로 관찰이 가능해 판정이 용이하다.
② 검체(혈청, 혈장)의 비동화가 필요 없다.

(8) 임상적 의의

VDRL 검사와 동일하다.

2 보체결합 반응을 이용한 진단법

항원(cardiolipin)과 환자혈청(매독성 반응체)을 반응시킨 다음 보체를 넣어 주면 항원-항체 복합체가 형성되면서 보체를 소모시키고 이때 항원-항체에 보체가 결합되었는지의 여부를 간접적으로 용혈계의 용혈 여부로 판정하는 검사법이다. 이 반응의 정량적인 검사는 항체감량법(Kolmer 법), 항원감량법(Wassermann 법), 보체감량법(Browning 법) 등이 있다. 하지만 최근에는 매독 진단 시에 사용하지 않는다.

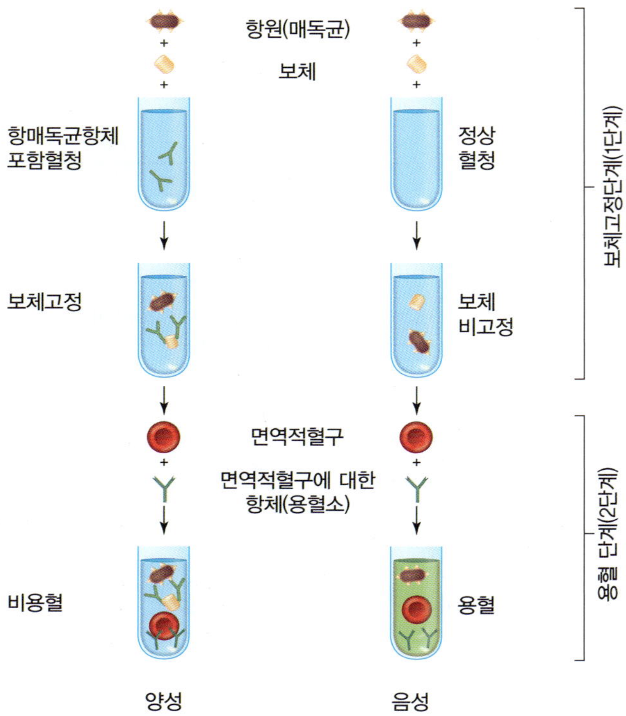

그림 16-10. 보체결합반응 원리

II. 매독 특이 항원 검사(treponemal antigen test)

특이적 진단법은 현재 또는 과거의 감염을 반영한다. 검사의 민감도는 1차(원발성) 감염 시 76~84%, 이차 감염 시 100%, 잠복 감염 시 97~100%를 보여준다. 또한 후기 잠복 매독환자는 수년 동안 매독 특이 항체를 보유하고 있기 때문에 양성률이 높다. 또한 뇌척수액 검체에 대한 FTA-ABS 검사는 CSF-VDRL 검사보다 민감도는 높지만 특이도가 낮은 단점이 있다.

1 매독혈구응집검사(*Treponema pallidum* Hemagglutination assay, TPHA)

1) 검사원리

고정한 면양적혈구에 병원성 *Treponema pallidum* (Nichols 균주)의 균체성분을 흡착시킨(감작 적혈구) 후 이 감작혈구를 환자의 혈청과 반응시켜 혈구의 응집 여부를 관찰, 판독하여 혈청 내의 항 매독균 항체를 검출하는 수동 적혈구응집검사(passive hemagglutination, PHA)법이다.

적혈구–매독균체+항매독균 항체 → 응집

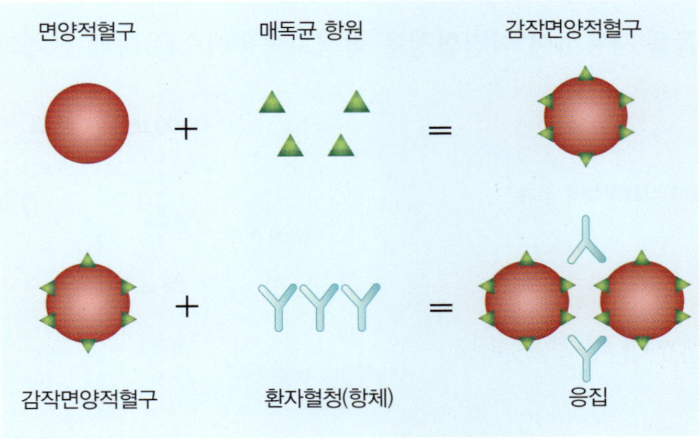

그림 16-11. TPHA 원리

2) 검체채취 및 주의사항

혈청을 사용한다.

3) 시약 및 기구

① 감작혈구(동결건조) – (Nichols주) 감작 고정면양적혈구

② 미감작적혈구(동결건조) – 탄닌산처리 고정면양적혈구

③ 대조혈청 – (Nichols주) 면역혈청

④ HA Tray (microplate)

⑤ Tray 혼합기

⑥ 판독판(Viewer)

4) 정도관리

대조시험을 같이 수행한다.

① 검체마다 피검혈청(80배)에 대하여 미감작혈구가 음성임을 확인한다.

② 혈청희석용액에 대해 감작혈구 및 미감작혈구를 적하했을 때 모두 음성임을 확인한다.

③ 대조용 양성 혈청으로 실험하면 감작혈구와 반응하여 양성임을 확인한다.

④ 미감작혈구를 첨가한 대조군에서 응집이 보이면 피검혈청 흡수실험 후 재검사한다(위양성 요인 배제를 위해 시행함).

5) 검사방법

① 미리 소시험관들을 사용하여 피검혈청을 혈청희석용액으로 아래 단계와 같이 희석한다.

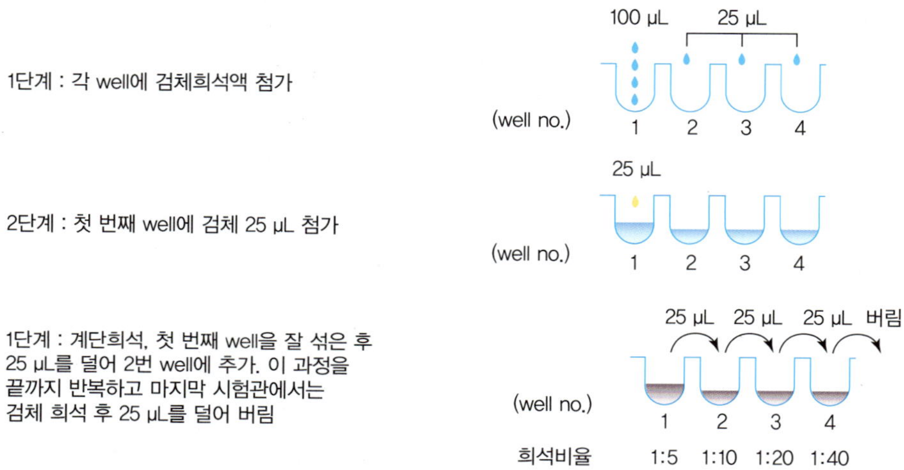

② 미감작혈구와 감작혈구를 흔들어 잘 혼합한 후에 제3 well에 미감작혈구를 그 외 모든 well에 감작혈구를 각각 1 drop (25 μL)씩 적하한다.

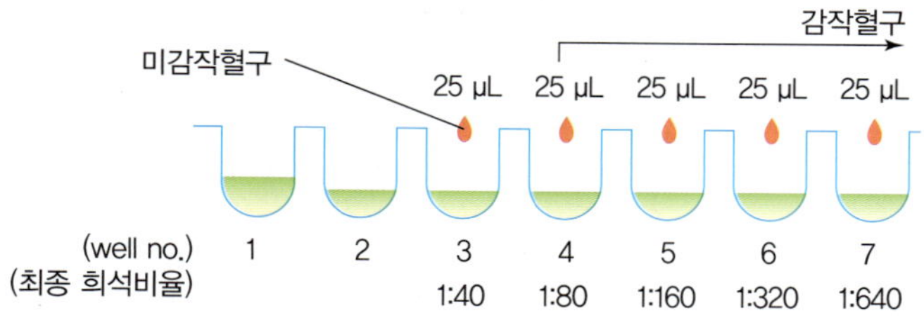

③ Tray mixer 또는 손으로 가볍게 두드려서 각 well 내의 내용물을 잘 혼합한 후, 실온에서 2시간 방치한 후에 1차 판정한다.

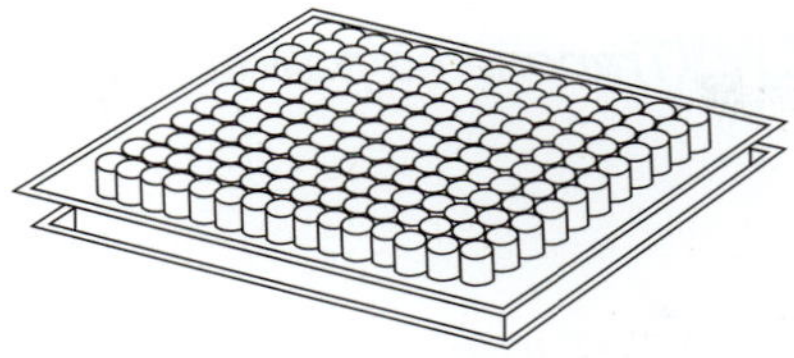

④ 2차적으로 실온(15~25℃)에서 약 18시간 더 방치하여 최종 판정한다.

표 16-5. TPHA 실험과정(요약)

well	1	2	3	4	→
혈청희석배수	1:5	1:10	1:20	1:40	
혈청희석용액(μL)	100	25	25	25	
피검혈청(mL)	25	앞의 well 희석 후 그다음 단계의 well로 25 μL 추가			
최종 희석비율	1:5	1:20	1:40	1:80	

혼합, 실온방치 후 판정

1차 판정: 실온방치 2시간 후 2차 판정: 최종 판정은 약 18시간 후

6) 결과 판독

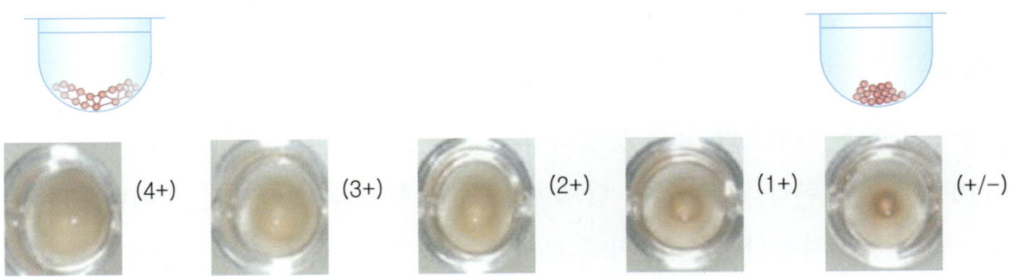

그림 16-12. TPHA 응집 형태

7) 참고치

- 양성: 혈청희석 1:80에서 (+) 이상의 응집을 나타내는 경우

  *항체가(역가): 양성으로 나타내는 혈청의 최고 희석비율

8) 임상적 의의

① 1기 매독을 제외하고 위음성이 나타날 수도 있음

② 2기 및 만기매독 진단 시 FTA-ABS와 90~98%의 상관성을 나타내고 비용도 저렴하고 방법도 단순한 장점이 있다.

③ 감염 후기부터 양성 반응이 나오는 단점이 있다. TPHA가 초기 매독의 검출률이 낮은 이유는 초기항체 IgM과 반응이 약하기 때문이다.

2 매독균 간접입자응집법(*Treponema pallidum* particle agglutination, TPPA)

1) 검사원리

젤라틴을 입자화한 인공담체에 병원성 매독(Nichols 균주) 항원 성분을 흡착시킨 것으로 이 감작입자가 검체 중의 항체와 반응하여 응집되는 것을 응용한 입자응집반응으로 혈청이나 혈장 중의 매독 항체 및 항체가를 측정할 수 있다.

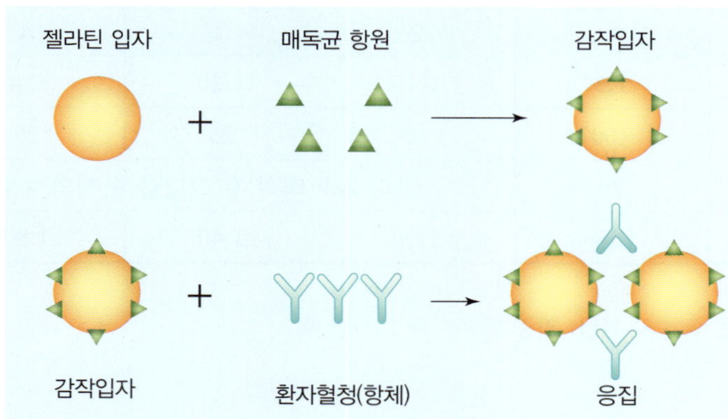

그림 16-13. TPPA 원리

2) 검사방법

검체 및 검사 방법은 TPHA와 모두 동일하다. 다만, TPHA는 혈구에 매독균 항원을 흡착시킨 것이라면 TPPA는 젤라틴과 같은 인공 담체에 매독균 항원을 흡착시킨 것이다. TPHA에 비해 민감도가 조금 더 높고 자동화 검사 장비로 검사를 수행할 수 있다.

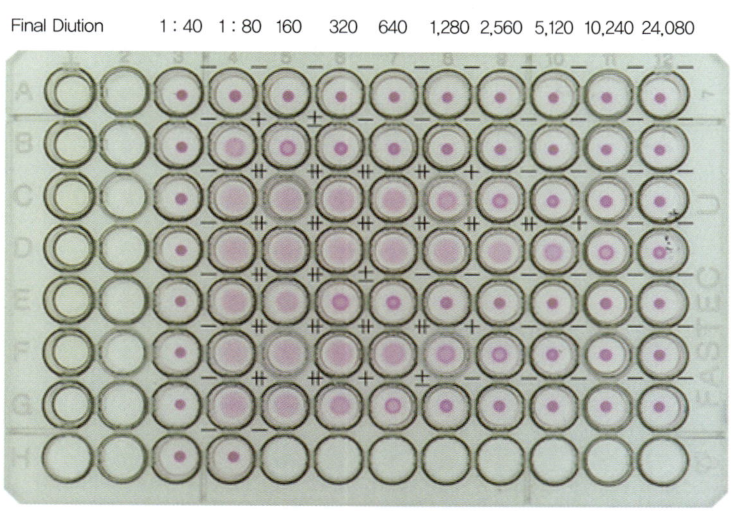

그림 16-14. TPPA 결과 예시(참고: 국립중앙의료원 자료)

3) 결과판정

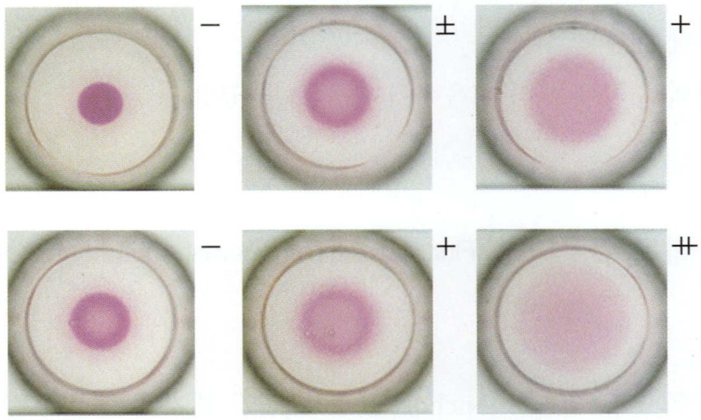

그림 16-15. TPPA 응집 형태(참고: 국립중앙의료원 자료)

4) 참고치

- 양성: 혈청희석 1:80에서 (+) 이상의 응집을 나타내는 경우

3 매독균 보체결합반응(*Treponema pallidum* Complement Fixation test)

매독균을 이용한 보체결합반응으로 RPCF 법과 비슷하다. 매독균은 토끼에 접종하여 얻은 것이다. 이 검사법 역시 현재 거의 사용하지 않는다.

4 매독균 운동정지(부동화) 검사(*Treponemal pallidum* Immobilization test, TPI)

1) 검사원리

매독 환자의 희석혈청(매독균-특이항체)과 운동성이 있는 매독균 부유액을 보체와 함께 반응시키면 매독균의 운동성이 정지된다. 이것을 암시야장치 검경으로 관찰하여 매독균의 운동을 정지시킨 혈청의 최고 희석비율을 환자혈청의 운동정지 항체역가로 보고한다.

매독균 부유액+보체+환자혈청(항체) → 암시야현미경으로 운동성 정지 관찰

2) 검사 시 주의사항

① 매독균을 이용한 검사는 위양성의 염려가 없다.

② 매독항원은 매독균(*T. pallidum*)을 감염시킨 집토끼 고환의 경성하감에서 얻은 매독균 부유액을 사용한다.

③ TPI 검사는 Treponema 병증(Yaws, Pinta, Bejel) 간 구별이 안 된다.
④ 급성기와 잠복기 구별이 곤란하고, 치료지침으로 이용할 수 없다.
⑤ 초기 매독 검출에 이용할 수 없다.
⑥ 검사 전 항생제의 처치에 따라 위음성이 나올 수도 있다.

5 매독 형광항체 흡수 검사법(Fluorescent Treponemal Antibody absorption test, FTA-ABS)

1) 검사원리

슬라이드에 부착시킨 *T. pallidum* (Nichols 균주) 사균을 환자의 혈청과 반응시키고 FITC가 결합된 항 사람글로불린(anti-human globulin)을 결합시켜서 형광현미경으로 관찰하는 간접 면역형광법(indirect immunofluorescence method)이다. 이때 매독균 부착 슬라이드를 반응시키기 전에 환자의 혈장을 흡수액과 반응시켜 비특이적 반응을 제거한다. 흡수액은 비병원성 매독균주(Reiter 균주)를 가압증기 멸균하여 얻은 동결건조 추출물로서 환자혈청 내 비특이적 항체를 제거하기 위해 사용되고 검사의 특이성을 높인다.

2) 검체채취 및 주의사항

① 용혈이 없는 혈청 사용한다.
② 사용 전 비동화가 필요하다.
③ 판독 전 슬라이드 보관은 습윤 상자에 넣어 냉장 보관한다.
④ 보관은 습윤 상자에 넣어 냉장 보관한다.

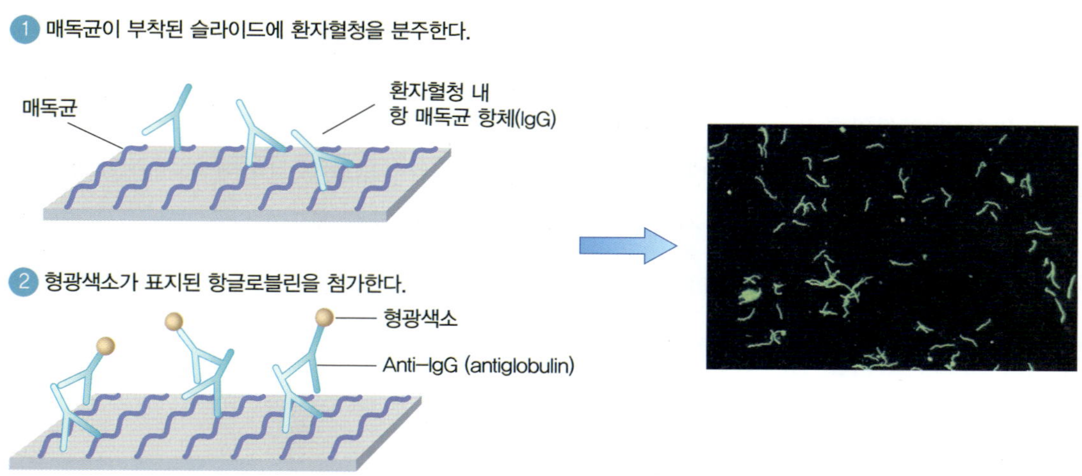

그림 16-16. FTA-ABS 검사 원리

3) 시약과 기구

① *T. pallidum* substrate slides (−20℃ 보관)
토끼의 고환 조직에서 추출한 *T. pallidum* (Nichols) 균주를 배양하여 slide상에 고정
② FITC-labelled rabbit anti-human Immunoglobulin: 접합체(conjugate)
③ 흡수액(sorbent)
④ 형광현미경
⑤ 37℃ 배양기
⑥ 항온수조
⑦ 습윤상자

4) 검사방법

① Reactive (R)와 non reactive (NR) control을 생리식염수(PBS) 또는 흡수액(sorbent) 중 하나를 선택하여 1:5 희석한다.(시험관에 PBS 또는 Sorbent 0.2 mL를 넣고, 양성 대조혈청 또는 음성 대조혈청 0.05 mL를 첨가한다.)
② 환자혈청은 sorbent로 1:5 희석하여 잘 혼합한다.
(0.2 mL sorbent + 0.05 mL 혈청)
③ ②번의 과정을 거친 혈청 0.01 mL를 매독균이 부착된 슬라이드 well에 분주한 다음, 37℃ 습윤상자에 넣어 30분 동안 반응시킨다.
④ PBS로 슬라이드를 씻어낸다. 이때 오염되지 않도록 슬라이드를 기울이고 위에서 아래로 씻어낸다.
⑤ 슬라이드를 염색 그릇에 넣고 PBS로 10분간 2회 세정한다.
⑥ 증류수로 5~10초간 씻어내고 슬라이드를 말린다.
⑦ 각 슬라이드 well에 conjugate를 0.01 mL씩 떨구고 37℃ 습윤상자에 넣어 30분 동안 반응시킨다.
⑧ ④~⑥을 반복한다.
⑨ Well의 두 줄 사이에 소량의 mounting medium (4~5 drops)을 떨구고 coverslip을 덮는다.
⑩ 가능한 한 빨리 형광현미경으로 관찰한다.

5) 결과판정

판독	형광 강도	결과보고
2+~4+	중등도~강한 것	Reactive (R)
1+	1+ 대조와 같은 것	Reactive (R)
<1+	1+보다 약하지만 뚜렷한 것	Borderline (B)
−	안 보이는 것, 또는 희미한 것	Non Reactive (NR)

6) 참고치

① Negative: non-reactive

② Positive: reactive, 각각의 grade (trace~4+)도 함께 표시

③ Borderline: trace (재검사 요구)

7) 임상적 의의

① 매독 감염에 대한 가장 좋은 확인검사 방법이며 특이성과 감수성이 가장 높다.

② 매독 감염 초기부터 양성 반응을 나타낸다.

③ 선천적 매독 진단 시 FTA-ABS 방법으로 혈청 내 IgM을 검출한다.

III. 신경매독 검사법

매독 감염 후기에는 신경매독으로 진행되는 경우가 있다. 이를 진단하기 위해 뇌척수액을 검체로 신경매독 여부를 진단한다. 가장 표준으로 간주되는 검사는 뇌척수액 검체를 이용한 VDRL 검사법(CSF-VDRL)이다. 단, 이 검사법은 매독에 대한 면역학적 검사가 양성인 환자에게 국한되어 관찰해야 하며 CSF 세포 수와 단백질 측정을 같이 진행해야 한다. 신경매독에 대한 특이도는 매우 좋으나 민감도는 매우 좋지는 않다. 매독의 면역학적 검사 시 양성인 환자에게서 CSF 세포 수 5 cells/μL 이상, 단백질 40 mg/dL 이상인 경우에는 CSF-VDRL 검사에서 양성이 나오지 않아도 신경매독으로 진단한다(그림 16-17). 최근에는 뇌척수액에서 *T.pallidum*의 DNA를 추출하여 중합효소연쇄반응(PCR)으로 검출하는 방법도 개발되었다. 또한 신경매독을 진단하기 위해 시행하였던 진단법으로 colloidal gold test가 있다. 하지만, 현재 임상에서 거의 사용하지 않는 추세이다.

1 CSF-VDRL

1) 검사원리

CSF-VDRL 검사법은 정성검사와 정량검사가 있다. 검사원리는 혈청을 이용한 VDRL 검사와 동일하다(앞의 VDRL 검사법 참고). 단, 뇌척수액은 비동화하지 않는다.

2) 검체채취 및 주의사항

요추천자를 시행하여 뇌척수액을 무균적으로 채취해야 한다. 혈구가 섞이거나 용혈이 된 것은 위양성(false positive)을 초래한다.

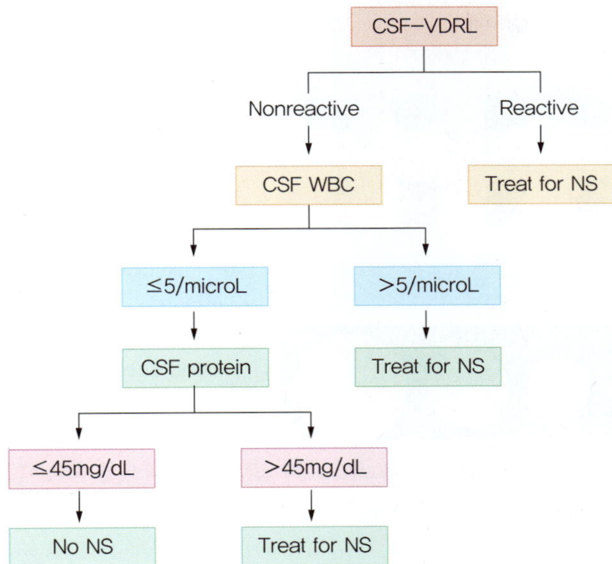

그림 16-17. 신경매독 진단검사 순서도

CSF: cerebrospinal fluid; EIA: syphilis enzyme immunoassay; FTA-ABS: fluorescent treponemal antibody-absorbed test; HIV: human immunodeficiency virus; LP: lumbar puncture; NS: neurosyphilis; RPR: rapid plasma reagin test; TPPA: treponema pallidum particle agglutination test; VDRL: Venereal Disease Research Laboratory test; WBC: white blood cell

2 콜로이드 골드 검사(Colloidal gold test)

1) 검사원리

뇌척수액의 정상 알부민(albumin)과 글로불린(globulin) 비율 변화에 기초를 두고 있으며, 변화 정도는 침전 및 완전 침전에 따른 여러 형태의 반응 곡선으로 나타난다. 또한 계열희석에 따른 시험관의 상청 색깔은 숫자로 표시한다. 무균적으로 채취한 뇌척수액을 콜로이드 골드 용액과 잘 혼합한 다음 실온의 암소에서 24시간 방치 후 판독한다. 현재는 사용되지 않는다.

2) 검체채취 및 주의사항

검사를 위한 뇌척수액은 무균적으로 채취해야 한다. 혈구가 섞이거나 용혈이 된 것은 위양성(false positive)을 초래한다.

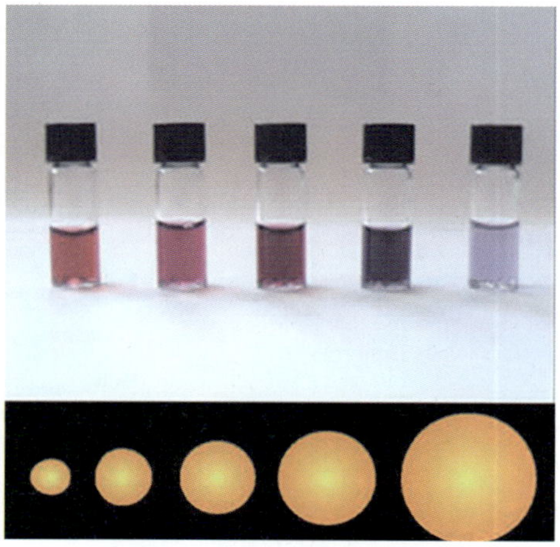

그림 16-18. colloidal gold solution의 입자별 크기에 따른 용액 색깔
(참고: https://commons.wikimedia.org/wiki/File:Gold255.jpg)

3) 시약, 장비 및 기구

① 0.4% Sodium chloride

② Colloidal gold-sol

③ 시험관

④ 파이펫

표 16-6. 검체희석

시험관	1	2	3	4	5	6	7	8	9	10	11
0.4% saline (mL)	1.8	각 시험관에 1.0 mL씩 추가한다.									
척수액(mL)	0.2	전 시험관에서 1.0 mL 덜어 혼합하여 단계 희석한다.									
최종 희석배수	10	20	40	80	160	320	640	1,280	2,560	5,210	–
Colloidal gold solution (mL)	각 시험관에 5.0 mL씩 추가한다.										

4) 결과판독

(1) 정상 (그림 16-19)

(2) 전대 곡선(First Zone Curve) (그림 16-20)

① 일부 tube에서 부분적인 침전 내지 완전 침전을 보인다.

② 중추신경계의 매독 환자(neurosyphilis), 다발성 경화증(multiple sclerosis)에서 나타난다.

(3) 중간대 곡선(Mid Zone Curve) (그림 16-21)

① 4~6번 Tube 사이 색의 변화를 보인다.

② 수막구균 뇌막염(menigococcal meninigitis), 결핵성 뇌막염(TB meningitis)에서 나타난다.

(4) 종대 곡선(End Zone Curve) (그림 16-22)

① 6~10번 Tube 사이 색의 변화를 보인다.

② A/G 증가, 단백질 높은 뇌척수액을 의미한다.

③ 급성 화농성 뇌막염(acute purulent meningitis), 지주막하 차단(subarachnoid block), 지주막하 공간(subarachnoid space)에서 나타난다.

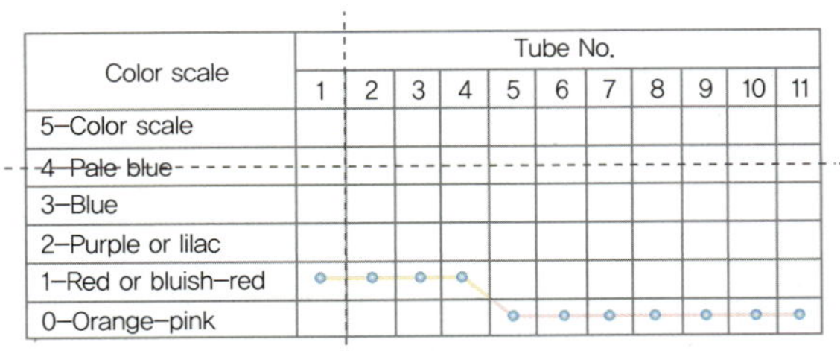

그림 16-19. 정상곡선의 형태

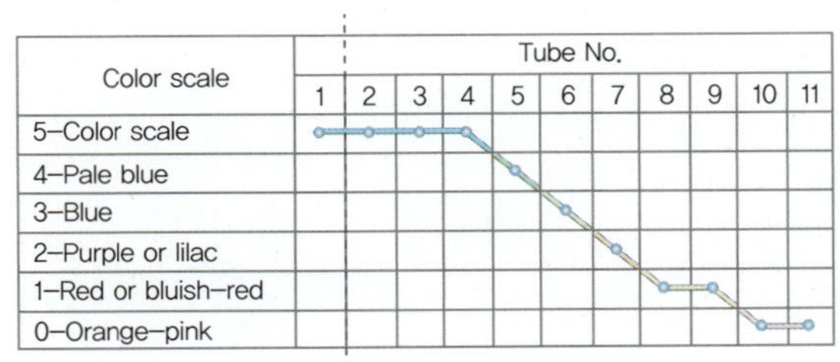

그림 16-20. 전대곡선의 형태

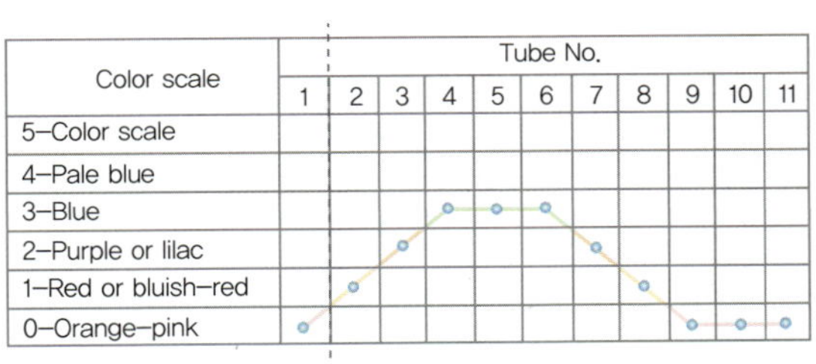

그림 16-21. 중간대곡선의 형태

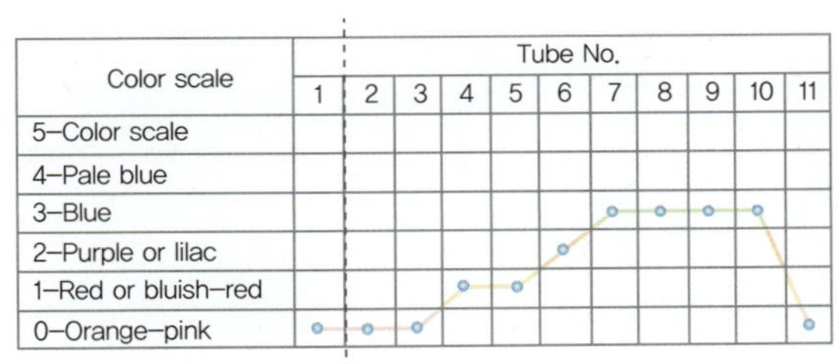

그림 16-22. 종대대곡선의 형태

참고문헌

1. 대한진단검사의학회편. 진단검사의학 제 5판 846-7

Chapter

17

세균성 감염질환의 면역검사

C-반응성 단백 검사

C-Reactive Protein test

학습목표

1. C-반응성 단백증의 병인론, 역학, 징후 및 증상에 대해 설명할 수 있다.
2. C-반응성 단백검사를 수행할 수 있다.
3. C-반응성 단백증의 진단적 임상 응용에 대하여 설명할 수 있다.

C-반응성 단백은 폐렴알균(*Streptococcus pneumoniae*)의 세포벽에 존재하는 비특이적 C 다당체와 반응하는 단백질로 알려져 C 반응성 단백(C-reactive protein, CRP)이라 명명하였다.

C 반응성 단백은 면역전기영동상에서는 베타-글로불린(β-globulin)와 감마-글로불린(γ-globulin) 사이에 위치하며 정상인에게는 극히 미량만이 존재하지만 급성 감염이 일어나면 간에서 많은 양이 생성되는 급성기 반응 물질 중의 하나이다. 급성기 반응 물질이란 염증이나 조직 손상에 비특이적으로 반응하여 혈중 농도가 변하는 물질들을 가르키는 용어로 그중 가장 대표적인 물질이 C 반응성 단백이다. 간세포가 자극을 받은 20~24시간 후부터 2일 동안 일시적으로 증가하며 증가된 C 반응성 단백은 2~3일 후 최고치를 유지하다가 그 후 급격히 떨어져 정상으로 돌아온다.

염증 및 조직의 손상이 클수록 C 반응성 단백 양도 증가한다. C 반응성 단백은 급성 심근경색증(acute myocardial infarction), 급성 류마티스열(acute rheumatic fever), 악성 종양(malignant tumor)에 나타나지만 특히 급성 심근경색증(acute myocardial infarction)에서는 예민하게 반응하며, 급성 류마티스열(acute rheumatic fever)에 있어서 치료의 효과를 측정하는 데 임상적으로 중요하다. 그 외에도 세균감염증, 화상환자의 경과 판정, 바이러스성 간염, 활동성 결핵 등의 질환에서도 반응을 한다. C 반응성 단백은 감염성 질환과 자가면역질환에서 치료 효과를 감시하는 유용한 지표이다. 또한, 심혈관 질환과 CRP 수치가 관련이 있는데 관상동맥 심질환 또는 심혈관 질환을 검사하기 위해서는 더 민감한 검사인 고감도 C 반응성 단백(high-sensitivity C-reactive protein, hs-CRP)를 검사한다. 이때 지질검사(콜레스테롤, 중성지방 등)와 함께 측정하면 심혈관 질환의 위험도를 평가하는데 유용하다.

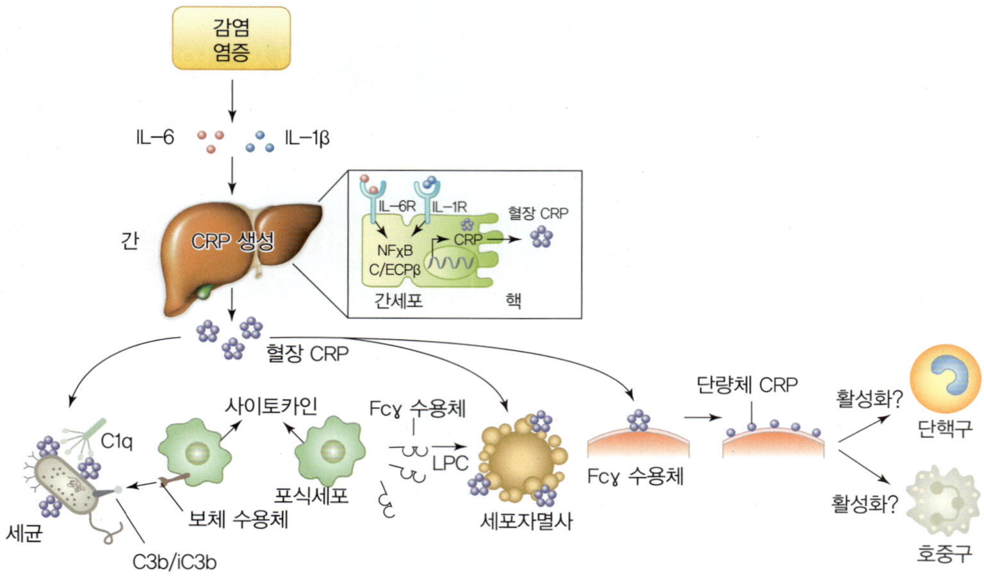

그림 17-1. CRP 생성기전

일반적으로 C 반응성 단백은 적혈구 침강속도(erythrocyte sedimentation rate, ESR) 검사와 염증 상태를 확인하는 데 이용된다. 두 검사 모두 염증반응 시 증가하는 소견을 보이지만 CRP는 급성 반응에서 수치가 증가하였다가 정상범위로 돌아오는 경향이나, ESR은 만성적인 염증의 추이를 보여주므로 수치가 증가될 수 있다.

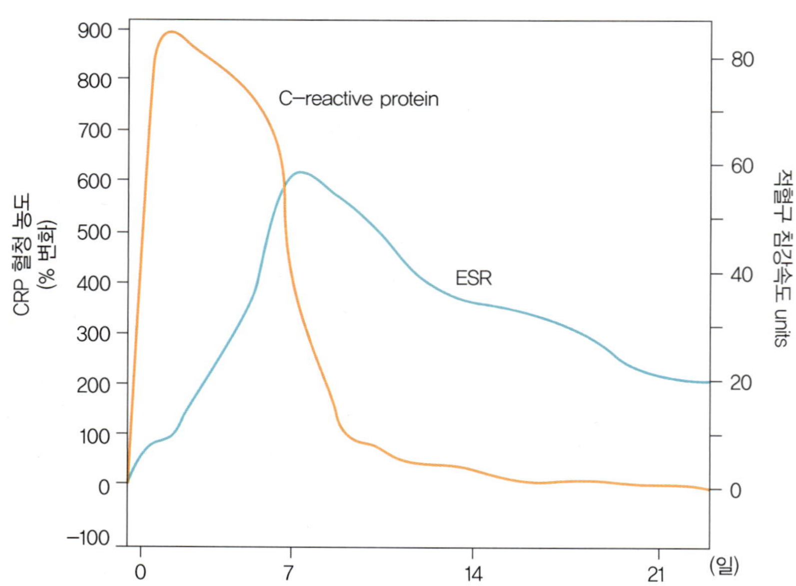

그림 17-2. CRP와 ESR의 반응

1 모세관 침전법(Capillary tube Precipitation Method)

1) 검사원리

CRP를 면역시켜 생산한 항CRP 항체(anti-CRP)와 검체 중의 CRP가 반응하여 침전을 일으키는 원리를 이용한 방법이다.

2) 기구

① 모세관(0.8×90 mm)
② 찰흙 시험관꽂이
③ 측정자
④ 항온기
⑤ 냉장고

3) 시약

① 항 CRP 혈청(CRP를 순수하게 추출하여 토끼에 면역시켜 얻은 항혈청)
② 정도관리 혈청

4) 검사방법

① 시약은 사용 전 30분부터 실온상태로 유지한다.
② 항 CRP 혈청 시약을 모세관 1/3 눈금까지 채운다.
③ 모세관 주위에 묻어 있는 항 CRP 혈청을 거즈로 닦는다.
④ 모세관 상단을 검지로 끝을 막고 검체 혈청을 2/3 지점까지 채운다.
⑤ 모세관 중앙 부분을 수평하게 쥐고 상하로 기울이면서 충분히 혼합시킨다(시약의 푸른색이 충분히 희석이 될 때까지).
⑥ 모세관 하부에 약 10 mm 정도의 공간을 두고 찰흙꽂이에 수직으로 꽂아둔다.
⑦ 37℃ 항온기에서 2시간 반응시킨 다음 냉장고에 overnight 시킨다.
⑧ 다음날 모세관 내의 백색 침전물을 육안으로 관찰하고 그 높이를 mm로 측정한다.

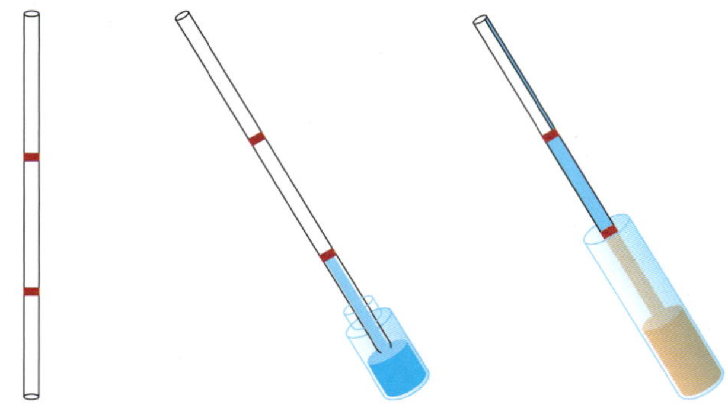

5) 결과판독

① 모세관 내의 백색 침전물을 육안으로 관찰한다.

② 침전물의 높이 mm로 나타낸다.

③ 결과보고

④ 응급 시는 37℃ 2시간 반응 후 정성적으로 보고한다.

표 17-1. 모세관 침전법 검사 결과

침전물의 높이(mm)	보고
0	음성
1 mm 이하	±
1 mm	양성 1+
2 mm	양성 2+
3 mm	양성 3+
4 mm	양성 4+

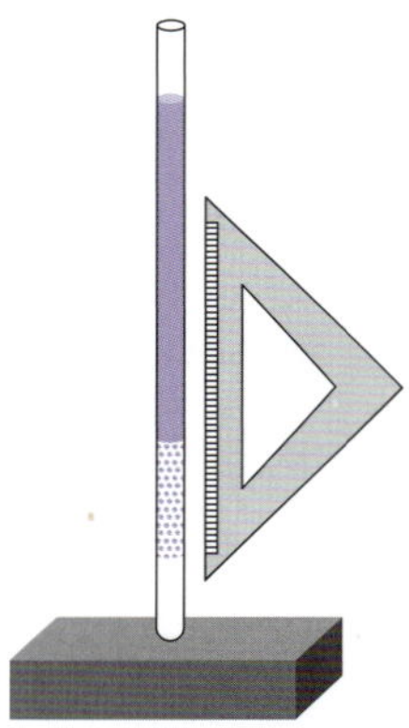

37℃에서 2시간 또는 실온에서 6시간 반응시킨 후 백탁 침전물의 길이(mm)를 측정함

6) 임상적 의의

① 급성 염증, 조직손상

② 급성 심근경색증(acute myocardial infarction), 급성 류마티스열(acute rheumatic fever), 류마티스 관절염(rheumatic arthritis), 골반염증성질환(pelvic inflammatory disease)

③ 세균감염증, 악성 종양, 화상 환자의 경과판정, 바이러스성 간염, 활동성 결핵 등

④ 24~48시간 안에 증가하기 시작하여 정상범위의 2,000배까지도 증가한다.

7) 검사에 영향을 미치는 요인

① 시약 및 검체의 오염

② 심한 용혈 및 지혈이 있는 검체

③ 입자 상태의 물질이 있는 검체

2 라텍스 C 반응성 단백(Latex CRP) 응집검사법

1) 검사원리

항원과 항체의 결합에 의해 응집반응(agglutination)이 나타나는 것을 이용하며, 사람 CRP 에 대한 항체를 폴리스티렌 라텍스(polystyrene latex) 입자에 감작하여 제조한 것으로, 유리판 위에서 환자 혈청 중의 CRP와 항원 · 항체반응을 일으켜 응집 유무로 환자의 혈청 내 CRP 존재를 검사한다.

2) 기구 및 시약

① 혼합용 막대

② 반응판

③ 항CRP-Latex: anti-human CRP가 코팅된 라텍스 입자

④ 양성 대조: 6 mg/L 이상의 CRP를 포함하는 사람 혈청

⑤ 음성 대조: CRP 음성 사람 혈청

⑥ 완충액: Glycerin-saline Buffer

3) 검사방법

① 혈청과 반응판을 실온에 꺼내어 둔다.

② 측정하고자 하는 혈청검체를 반응판의 원내에 한 방울(35 μL) 적하하고, 피펫의 다른 쪽 끝으로 잘 섞은 후 원내에 균일하게 퍼지도록 한다.

③ 실온에 잠시(약 30분) 방치한 라텍스 시약을 거품이 나지 않을 정도로 가볍게 수회 흔든 다음, 혈청 위에 떨어뜨린다.

④ 반응판을 전후좌우로 2분간 회전(mixer 이용 시 100 RPM)시켜 응집반응을 시킨 후 판정은 반응판을 정치한 후 관찰한다.

CHAPTER 17

	양성 대조	음성 대조	검체
slide zone			
양성 대조혈청(drop)	1방울		
음성 대조혈청(drop)		1방울	
환자 혈청(drop)			1방울
라텍스 CRP (drop)	잘 흔들어 현탁액을 1 drop씩 가하고, 잘 혼합한다.		
판독	양성, 음성 대조혈청과 비교하여 육안으로 판독		

4) 결과 판독

① 대조혈청과 비교한다.

② 응집: 양성

③ 비응집: 음성

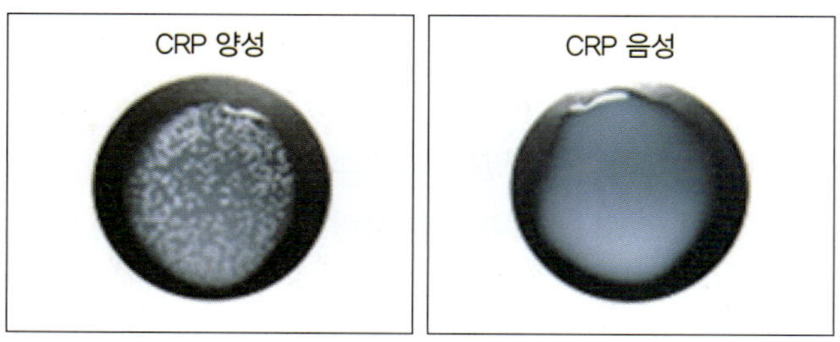

그림 17-3. CRP 검사 결과

5) 임상적 의의

모세관 침전법과 동일하다.

③ 고감도 라텍스 C 반응성 단백(Latex CRP) 응집검사법

1) 검사원리

혈청 내 hs-CPR존재를 검사하는 방법으로 일반 CRP는 10~1000mg/L 범위의 CRP를 측정한다면 hs-CPR는 0.5~10 mg/L 정도의 낮은 농도의 범위를 측정한다. 검사원리는 고감도의 라텍스 응집법으로 Latex CRP응집 검사법과 원리는 동일하고 자동분석기를 통해 측정한다.

2) 검체 채취 및 주의사항

① 정맥혈액을 채취하여 혈청 또는 혈장을 분리한여 검체로 사용한다.

② 지질검사와 함께 시행하는 경우 검체 채취 전 9~12시간 공복이 필요하다.

3) 임상적 의의

미국심장협회(america heart association, AHA)와 미국질병관리청(center for disease control & prevention, CDC)은 hs CRP농도에 따라 심혈관질환의 위험도를 3군으로 분류한다.

표 17-2. CRP와 hs-CPR의 농도에 따른 임상적 의의 비교

CRP	hs-CRP* 농도에 따른 심혈관질환 위험도
1~5 mg/dL: 경미한 염증이나 바이러스 감염	< 1 mg/L (0.1 mg/dL): 저위험
5~20 mg/dL: 활동성 염증이나 세균 감염	1~3 mg/L (0.1~0.3 mg/dL): 평균 위험
>20 mg/dL: 중증의 감염증이나 상해	> 3 mg/L (0.3 mg/dL): 고위험

참고문헌

1. 대한진단검사의학회편. 진단검사의학.
2. 대한임상병리사협회 면역혈청학검사지침서.
3. 면역혈청학. 청구문화사. 2015.
4. 임상혈청학 및 각론. 2판. 고려의학. 2015.
5. Immunology & Serology in Laboratory Medicine. 5th edition. mary louise turgeon.
6. Nature Reviews Rheumatology 7, 282-289 (May 2011).

Chapter

18

세균성 감염질환의 면역검사

열병 응집반응

Febrile Aggutination Reaction

학습목표

1. 위달 응집 검사를 수행할 수 있다.
2. 바일 펠릭스(weil-felix) 검사를 수행할 수 있다.

세균 응집반응은 면역학적 진단에 많이 사용하는 반응 중의 하나이다. 병원균이 숙주에 감염되면 숙주는 그 병원체에 대한 특이항체를 생성하게 되며 이 특이항체를 검출함으로써 이 균에 대한 감염 여부를 진단할 수 있다.

이 항체는 정제된 항원(균체)과 환자의 혈청을 섞어서 반응시킴으로써 환자의 혈청 내에 존재하고 있는 항체가 항원을 응집시키고 이 응집을 관찰함으로써 감염 여부를 진단할 수 있다. 응집반응으로 진단하는 열성질환은 장티푸스, 파라티푸스, 발진티푸스, 브루셀라증, 야토병, 양충병(Tsutsugamushi fever), 록키산열(Rocky mountain spotted fever), 리케차병(Rickettsia disease) 등이 있다.

Typhoid fever (enteric fever)의 원인균은 주로 *Salmonella typhi* 및 *Salmonella paratyphi A*이다. 그러나 다른 Salmonella에 의해서도 유사한 증상을 나타내기 때문에 이 질환의 확진을 원인균을 검출하는 데 있다. Widal 반응은 1896년 Widal에 의해 도입된 Salmonella 증의 면역학적 진단법이다. Salmonella 균(typhus 균, paratyphus 균)에 대한 혈중 항체가를 측정하여 간접적으로 Salmonella 증의 진단에 이용되고 있다. Salmonella 감염은 2~3주 후부터 혈중 항체가는 증가하여 4~5주에 최고치에 달하지만 항체가의 증가를 알기 위해서는 검체를 7~10일 간격으로 채취한다. 그래서 전후의 항원과 항체가가 4배 이상의 항체가로 증가하면 해당 균의 감염증이라 할 수 있는 것이다.

I. 위달 응집 검사(Widal agglutination test)

1 Widal Slide agglutination test

1) 검사원리

Salmonella 균종의 편모성(H) 항원과 균체(O) 항원을 정제하여 환자혈청(항체)과 반응시켰을 때 그것에 대응하는 항체가 존재할 경우 결합하여 응집을 일으킨다.

2) 기구 및 시약

① Micropipette (5~100 μL)
② Rotate
③ Ringed slide
④ Applicator sticks
⑤ 판독판
⑥ 생리식염수
⑦ *Salmonella typhi*의 O, H 항원
⑧ *Salmonella paratyphi A*와 *Salmonella paratyphi B*의 O, H 항원

3) 검사방법

slide ring	1	2	3	4	5
혈청(μL)	80	40	20	10	5
항원(μL)	1 drop	1 drop	1 drop	1 drop	1 drop
① mix with glass rod or applicator stick					
혼합은 1:320배 환으로부터 역으로 시행한다.					
② slide ring을 양손으로 잡고 1분 이내(15~20회)					
천천히 회전시켜 응집반응을 관찰					
혈청희석비율	1:20	1:40	1:80	1:160	1:320

4) 결과판정

① 4+: 100% 응집
② 3+: 75% 응집
③ 2+: 50% 응집
④ 1+: 25% 응집

※ 반정량 검사는 2+의 반응을 일으킨 최고 희석비율을 항체의 역가로 판정한다.

5) 임상적 의의

① 현증 감염: O 응집소가 1:160 이상, H 응집소가 1:40 이하
② 과거감염 및 면역: H 응집소가 1:80 이상, O 응집소가 1:80 이하

③ 보균자: Vi (capsule) 응집소가 1:20 이상

④ 국내 양성 환자: S. typhi O 응집소 1:160 이상, S. typhi H 응집소 1:320 이상

⑤ 장티푸스(typhoid fever)를 앓은 환자의 경우

　㉠ 1주: 약 50% 양성

　㉡ 2주: 약 80% 양성

　㉢ 4주: 90~95% 양성

6) 판독 시 주의사항

① 검체의 채취 시 주의를 요한다.

② 회복기에는 항체가 검출되지 않는 경우도 있다.

③ 백신 투여 시는 O 항체가는 1:80 이하이며, H 항체가는 높다.

④ 기왕반응의 결과로 특이항체가 증가된다.

⑤ 결과가 음성인 경우 적당한 간격을 두고 검사를 실시한다.

⑥ 중감염(multiple infection)인 경우 가장 높은 항체가를 나타내는 원인균의 감염으로 판정한다.

⑦ 항체가는 정상보다 높아야 하며 3~7일 간격으로 반복 검사하여 역가가 점진적으로 현저한 상승이 있을 시 현증으로 진단적 가치가 있다.

2 Widal tube agglutination test

1) 검사원리

slide test에서 나타날 수 있는 위양성이나 전대반응에 의한 명확한 응집을 확인하고 항체가를 측정할 수 있다.

2) 기구 및 시약

① Tube rack

② Test tube (Kahn tube)

③ Pipettes

④ Water bath

⑤ 생리식염수

⑥ *Salmonella typhi* O, H 항원

⑦ *Sal. paratyphi A, B*의 O, H 항원

3) 검사방법

시험관	1	2	3	4	5	6	7	8
생리식염수(mL)	0.9	각 시험관에 0.5 mL씩						
혈청(mL)	0.1	각 희석액 0.5 mL를 다음 tube로 옮기고						대조
		마지막 0.5 mL는 버린다.						
균질한 항원(mL)	각 시험관에 0.5 mL씩							
최종 희석배수(1:)	20	40	80	160	320	640	1,280	−

① 1번 tube에 생리식염수 0.9 mL, 나머지 tube에 각각 0.5 mL를 넣는다.

② 1번 tube에 피검혈청 0.1 mL를 첨가한다.

③ 잘 혼합 후 2번 tube에 0.5 mL를 옮겨서 충분히 혼합한다.

④ 계속해서 7번 tube까지 혈청희석용액을 0.5 mL를 옮기면서 충분히 혼합하고 7번 tube에서 0.5 mL를 취하여 버린다.
8번 tube는 대조(control) tube이다.

⑤ 8개의 tube에 항원 0.5 mL를 각각 첨가하고 충분히 혼합한다.
여기서 최종 희석배수는 각각 1:20에서 1:1,280까지 된다.

⑥ 다음과 같이 각 항원에 따라 water bath에서 반응시킨다.
Salmonella O Ag: 50℃에서 16~18시간
Salmonella H Ag: 50℃에서 1시간

4) 결과판정

① 4+: 상층이 완전히 맑은 완전응집(상층 투명: 100% 응집)

② 3+: 상층이 약간 혼탁된 현저한 응집(75% 응집)

③ 2+: 상층이 약간 혼탁된 중간 정도의 응집(50% 응집)

④ 1+: 상층이 혼탁된 약간의 응집(25% 응집)

⑤ −: 비응집의 흐린 현탁액(항원 대조와 동일)
※ 2+의 응집반응을 일으킨 검체의 최고 혈청희석비율을 항체의 역가로 판정한다.

5) 결과해석

① 검체의 항체역가 보고방법

(slide test)

혈청(mL)	혈청희석비율	반응결과		
		검체 1	검체 2	검체 3
0.08	1:20	3+	4+	4+
0.04	1:40	2+	4+	3+
0.02	1:80	1+	3+	2+
0.01	1:160	–	3+	1+
0.005	1:320	–	1+	–
항체역가 보고		1:40	1:160	1:80

(tube test)

혈청희석비율	검체 1	검체 2	검체 3
1:20	4+	3+	4+
1:40	4+	2+	4+
1:80	3+	1+	4+
1:160	2+	–	4+
1:320	1+	–	3+
1:640	–	–	2+
1:1,280	–	–	1+
항체역가 보고	1:160	1:40	1:640

② 현증 진단 시 약 1주일의 간격으로 반복 검사를 하여 4배 이상의 항체가의 상승이 있으면 의의가 있다.

* 장티푸스 환자: 1주(약 50% 양성), 2주(약 80%), 3주(90~95%)

③ Salmonella 감염에 있어서 진단 참고

㉠ 현증감염 :

O-Ag에 대한 응집소가(항체역가)가 1:160 이상

H-Ag에 대한 응집소가(항체역가)가 1:40 이하

㉡ 과거감염 및 면역 :

O-Ag에 대한 응집소가(항체역가)가 1:80 이하

H-Ag에 대한 응집소가(항체역가)가 1:80 이상

㉢ 보균자 :

Vi-Ag에 대한 응집소가(항체역가)가 1:20 이상

④ 예방접종 시 O 항체가가 높게 상승하나 대개 1:80 이하이며 H 항체가는 높다.
⑤ 중감염(multiple infection)인 경우 여러 항체가 동시에 상승할 수 있으며 그중에 가장 높은 항체가를 나타내는 항원을 원인균의 감염으로 판정한다.
⑥ 기왕반응이나 교차반응이 일어날 수 있으므로 해석에 주의를 요한다.

II. 리케차 검사(Rickettsia test)

1 바일-펠릭스 검사(Weil-Felix test)

1) 검사원리

리케차성 질환에 감염되면 환자의 혈청 중에는 변형균(Proteus)에 대한 응집소가 출현하며 이것은 리케차 외층의 가용성항원이 변형균(Proteus)의 항원과 공통성분을 가지기 때문이다. 이를 이용하여 환자혈청(항체)과 Proteus OX(항원) 균주를 반응시켜 응집을 관찰하고 리케차 진단을 할 수 있다.

2) 시약(항원-부유액)

① Proteus OX−19
② Proteus OX−2
③ Proteus OX-K
※ 방부제는 formaline을 사용

3) 검사방법

기구, 가검혈청, 검사방법은 widal test와 동일

4) 결과 및 해석

① *Proteus vulgaris*의 OX 균주는 Rickettsia와 공통항원성이 있다.
② Proteus OX−19의 응집소가(1:160 이상) 증가: 발진티푸스와 발진열
③ Proteus OX-K의 응집소가(1:40 이상) 증가: 털진드기병
④ Proteus OX−19나 OX−2 응집소가(1:160 이상) 증가: 록키산 홍반열
⑤ 1주일 간격으로 반복 검사를 실시하여 4배 이상의 응집소가 상승이면 현증으로 진단하며 1회 검사로는 진단할 수가 없다.
⑥ 리케차 질환은 감염 2주경에 혈청 최고 항체가를 나타낸다.

(전형적인 Weil-Felix 양성 반응 강도의 비교)

Proteus 균주항원	발진 티푸스	발진열	쯔쯔가무시병
OX-19	+ + +	+ + + or +	−
OX-2	+	+ or + + +	−
OX-K	−	−	+ + +

2 리케차 츠츠가무시 항체 검사(Rickettsia *tsutsugamushi* Ab test)

1) 검사원리: 수동 적혈구응집반응(Passive Hemagglutination, PHA) method

R. Tsutsugamushi 감염증의 원인균주 항원을 유전자 재조합 방법으로 제조 및 정제하여 고정된 면양적혈구에 감작시켜 검체 내에 존재하는 항체와의 응집반응을 통해 *R. Tsutsugamushi* 항체 유무를 측정한다.

2) 검체적정도

① 전혈 2 mL 이상 채혈하여 혈청을 분리한다.

② 검체는 냉동 보관하고 검사 당일 사용한다.

③ 심한 용혈이나 지혈증이 있는 검체는 사용하지 않는다.

④ 검체에 적혈구나 유형 성분 함유 시 원심 분리하여 제거한다.

3) 시약: Genedia Tsutsugamushi PHA II (Green Cross Co.; Korea)

① 건조 *R. Tsutsugamushi* 복합재조합항원 감작 면양적혈구

② 건조 대조혈구(고정면양혈구 부유액)

③ 양성 대조혈청(*R. Tsutsugamushi* 양성 토끼혈청)

④ 용해액(인산염 완충액)

4) 검사기구

① U형-microplate (96 well)

② micropipettes 5~100 μL

③ Tray mixer

5) 검사방법

well–No.	A	B	C	D	E	→	L
검체희석액(μL)	100	25	25				
혈청(μL)	5	–	–				
	혼합 후 25 μL씩 B, C well로 각각 옮기고 다시 혼합 후 25 μL씩 각각 취하여 버린다.						
대조혈구(μL)	–	25	–				
항원감작혈구(μL)	–	–	25				
	Tray mixer로 혼합 후 실온에 2시간 정치시킨 후 응집상 관찰(*) 판독이 어려운 응집상은 overnight 후 최종 판정한다.						

6) 결과보고

① Negative: 감작혈구와 미감작혈구(대조혈구)의 반응이 모두 비응집

② Positive: 미감작혈구(대조혈구)에는 비응집, 감작혈구에는 응집반응

③ 판정보류: 감작(대조)혈구, 미감작혈구 모두 응집반응

7) 임상적 의의

R. Tsutsugamushi 항체(Ab) 검사는 Tsutsugamushi 병(scrub typhus)의 원인인 R. Tsutsugamushi에 대한 항체를 측정하는 것이다.

Tsutsugamushi 병은 급성 발열성 질환의 하나로 특히 가을철 우리나라 농촌지역에서 발생하며 급성 열성 질환의 약 40~50%를 차지하는 토착병이다.

참고문헌

1. Mary Louise Turgeon, Immunology and Serology in Laboratory Medicine. 4th, 2009, Mosby, Inc., an affiliate of Elsevier Inc. USA.

Chapter

19

세균성 감염질환의 면역검사

원발성 비정형 폐렴 검사

Primary Atypical Pneumonia

학 습 목 표

1. 원발성 비정형 폐렴의 원인균을 특징을 설명할 수 있다.
2. 혈액에 나타나는 한냉응집소에 대해 설명할 수 있다.
3. 원발성 비정형 폐렴의 면역학적 진단방법을 설명할 수 있다.
4. 한냉응집소 검출방법을 학습하고 임상적 의의를 설명할 수 있다.

원발성 비정형 폐렴(primary atypical pneumonia, 흉막폐렴)은 급성 발열성 호흡기 질환으로서 주 증상은 화농성 객담을 동반한 기침과 발열, 오한, 두통 등이 있다. 원인균은 Mycoplasma pneumonia, Chlamydia, 바이러스 등이 있으나 그중 Mycoplasma의 감염에 기인하는 경우가 가장 많다. *Mycoplasma pneumonia* (그림 19-1)는 세포막이 없는 세균으로 섬모호흡상피세포에 부착하여 증식하며 주로 건강한 청소년이나 청년에 감염증을 일으키고, 감염된 약 20%에서는 증세가 없으며 증세가 발현된 환자의 약 5~10%에서는 폐렴을 일으킨다.

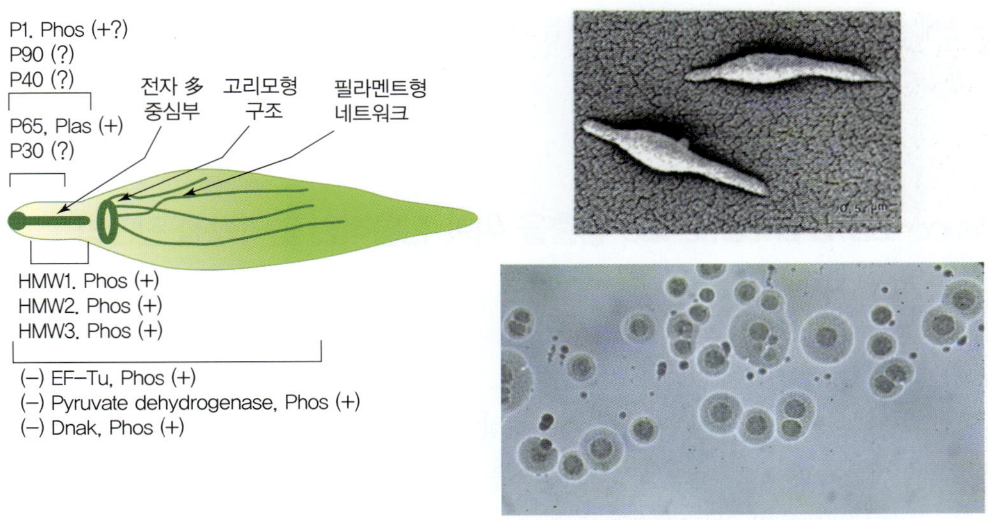

그림 19-1. *Mycoplasma pneumonia* 형태 및 전자현미경 사진

(출처 : Ken B. Waites, and Deborah F. Talkington Clin. Microbiol. Rev. 2004;17:697−728)

*M. pneumonia*에 의한 primary atypical pneumonia 환자의 혈청 속에는 혈액형과는 관계없이 냉장온도에서 혈구와 응집반응을 일으키는 저온응집소(cold agglutinin)가 나타난다. 저온응집소는 IgM type의 면역글로불린의 일종으로 온도가 낮으면 환자 자신의 혈구와도 결합하므로 이 검사에 쓸 혈액은 채혈 즉시 37℃에 보관하여 응고시키고 원심분리를 통한 혈청분리 등 모든 조작을 20℃ 이상에서 실시하여야 한다. 이 응집반응은 가역적 응집반응으로, 20℃ 이하에서는 응집이 일어나지만 37℃에 가까워지면 응집이 다시 풀리고, 온도를 낮추면 다시 응집하는 것이 특징이다.

또한 *M. pneumonia*는 지질과 단백질 항원을 다 가지고 있어 인체 감염 후 약 1주 후 항체 생성을 유도할 수 있으며 감염 3~6주에 혈청 항체가가 최고에 도달하기 때문에 면역학적 검사방법으로 감염 여부를 확인할 수 있다. 하지만 감염 여부를 정확히 확인하기 위해 3~4주 간격으로 채취한 혈청을 IgM과 IgG로 나누어 역가 관찰을 해야 최근 감염 또는 현재진행형 감염인지를 구별할 수 있다. 그리고 연속적으로 항체 역가를 검사하였을 때 처음의 **4배 이상** 상승하였으면 현재진행형 감염으로 판단한다. IgM은 감염 약 3주 후에 혈청 최고치에 이르지만 감염 몇 주에서 수개월 동안 지속될 수 있다. 그러므로 IgM과 IgG 등 다양한 형태로 진단하는 것이 필요하다. 또한 *M. pneumoniae*는 주로 점막 표면에 존재하므로 감염 초기 IgA의 생성을 급격히 유도한다. IgA의 짧은 반감기 때문에 감염 초기를 제외하면 빠르게 혈청 중에서 감소하므로 혈청 IgA를 확인하는 것은 급성 감염을 파악하는 데 유용하다. 하지만 IgA는 IgM으로 진단하는 것에 비해 검출률이 높지 않아 실제적으로 이용되지 않는다.

원발성 비정형 폐렴의 전통적인 면역학적 진단 검사로 혈청 내 저온응집소가(저온응집소 역가, cold agglutinin titer)를 증명하는 방법과 *Streptococcus* MG 균주와 응집을 일으키는 응집소를 검출하는 방법 등이 있다. 이전에는 *M. pneumoniae* 감염의 대표적인 진단방법으로 보체결합반응(complement fixation, CF)을 사용하였으나 IgM 이외의 항체군은 검출하지 못하고, 낮은 민감도 때문에 더 이상 상업적으로 이용되지는 않는다. 현재는 CF 방법을 대신하여 다양한 면역학적 진단방법이 개발되었다(표 19-1).

1 *Mycoplasma pneumoniae* 검출을 위한 전통적인 면역학적 진단법

1) 저온응집소 검사(Cold agglutinin test)

(1) 검사원리

흉막폐렴 환자의 혈청 내에 존재하는 저온응집소(cold agglutinin)와 사람의 O형 혈구나 자신의 적혈구와 냉장온도(4℃)에서 반응시켜 응집을 관찰한다. 4℃에서 혈구와 가장 반응을 잘하며 37℃에서는 거의 반응하지 않는다(그림 19-2).

표 19-1. *Mycoplasma pneumonia* 감염 확인을 위한 주요 면역학적 진단법

검사방법	검출대상	내용
EIA	IgM, IgG, IgA	*Mycoplasma pneumonia*의 항원을 흡착시킨 plate에 혈청을 반응시켜 항체의 양을 측정한다. *M. pneumoniae*의 특이항체를 isotype별로 나누어 검출할 수 있다.
Membrane EIA	IgM, IgG	항원이 피막된 막 또는 여과지에 혈청을 처리하여 여과지에 발색 여부를 확인하여 항체를 검출한다. POCT로 신속하며 정석적으로 항체의 유무를 확인한다.
PA	IgM, IgG	항원이 코팅된 간접입자(담체; 라텍스 또는 젤라틴 주로 이용)와 혈청 중 항체와의 응집 유무로 항체를 검출한다.
IFA	IgM, IgG	슬라이드에 항원을 피막시킨 다음 혈청 중 항체와 반응시키고 이후 형광이 표지된 항체를 추가로 반응시켜 형광의 유무를 형광현미경으로 검출하는 방법이다.

참고: Manual of molecular and clinical laboratory immunology

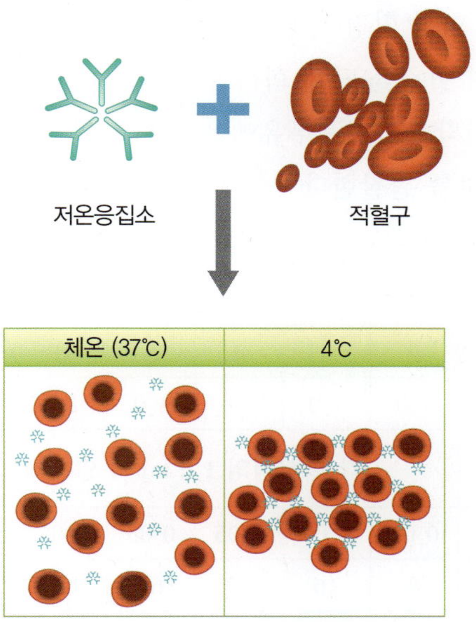

그림 19-2. 저온응집소 검사 원리

(2) 검체 채취 및 주의사항

① 채혈용 주사기와 시험관은 37°C에서 보온한다.

② 채혈 즉시 37°C 항온기에 넣어 혈액을 응고시킨 후 혈청 분리한다.

③ 분리된 혈청은 냉장 보관하며 비동화하지 않는다.

④ 저온응집소는 자기혈구에도 흡착되기 때문에 전혈은 냉장고에 보관해서는 안 된다.

(3) 시약 및 기구

① 2% O형 사람적혈구(혹은 환자 자신의 혈구): 당일 사용한다.
② 식염수
③ 시험관
④ 냉장고(4°C)
⑤ 37°C 항온수조기
⑥ Viewer (응집 판독판)

(4) 검사방법

① 1번 시험관에는 생리식염수 1.5 mL을 넣고 나머지 시험관에는 각 1.0 mL의 생리식염수를 넣어둔다.
② 검체인 혈청을 1번 시험관에 0.5 mL 넣어 잘 혼합하여 1:4의 비율로 희석한다.
③ 잘 혼합한 1번 시험관의 희석 혈청 1.0 mL을 덜어 2번 시험관에 넣고 잘 혼합한다.
④ 잘 혼합한 2번 시험관의 희석 혈청 1.0 mL을 덜어 3번 시험관에 넣고 잘 혼합한다.
⑤ 이 과정을 계속 반복하여 혈청을 단계 희석한다.
⑥ 단계 희석한 시험관에 각각 2% 혈구부유액을 0.05 mL 넣어 잘 혼합한 다음 4°C(냉장고)에서 하룻밤 두고 응집 여부를 관찰한다.

표 19-2. Cold agglutinin test 검사방법

시험관	1	2	3	4	5	6	7	8	9	10
생리식염수(mL)	1.5	1.0	1.0	1.0	1.0	1.0	1.0	1.0	1.0	1.0
혈청(mL)	0.5	각 희석액의 1.0 mL씩 연속적으로 배수 희석								대조혈청
2% 혈구부유액(mL)	–	0.05	0.05	0.05	0.05	0.05	0.05	0.05	0.05	0.05
최종 희석배수	4	8	16	32	64	128	256	512	1024	

→ 잘 혼합 후 parafilm으로 막아 4°C 냉장고에서 하룻밤 둔다.

(5) 결과 판정

반응 24시간 후 냉장고에서 꺼내어 응집 유무를 즉시 판독하고 응집이 확인되면 다시 37°C에서 반응시켜 용해될 경우 저온응집소가 혈청 내 있다고 판단한다. 응집이 일어난 최대 희석배수를 역가로 보고한다(그림 19-3).

① PAP 음성: 4°C에서 비응집
② PAP 양성: 4°C에서 응집 → 37°C에서 응집 용해
③ 비특이 응집: 4°C에서 응집 → 37°C에서 여전히 응집

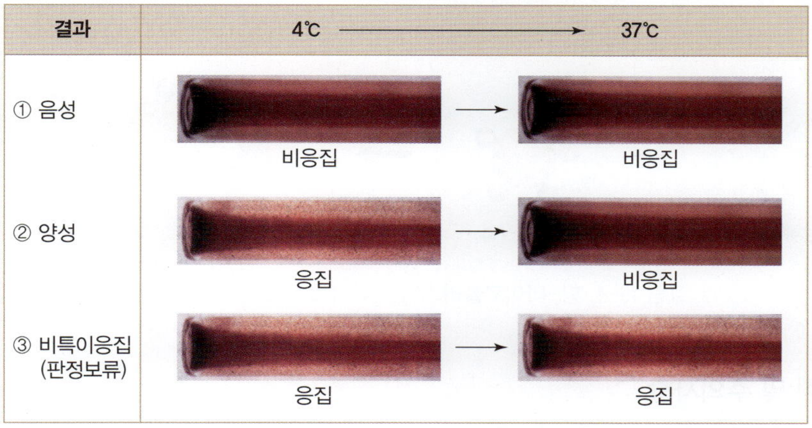

그림 19-3. cold agglutinin test의 응집 형태

(6) 참고치

음성: 응집역가 1:8 이하

(7) 임상적 의의

① *M. pneumonia* 환자의 약 55%가 저온혈구응집반응 양성을 보인다.

② *M. pneumonia*의 감염 시 발병 2주부터 상승, 3~4주에 최고치, 4~6주부터는 저하한다. 감염 초기에는 저온응집소 역가(cold agglutinin titer)가 낮기 때문에 1~2주마다 반복 검사하여 4배 이상의 상승이 있으면 유의 항체가로 볼 수 있다.

③ 원발성 비정형 폐렴 이외의 저온응집소 고역가 질환: 트리파노소마 감염증, 림프구성 백혈병, 용혈성 빈혈, 인플루엔자 등의 호흡기질환과 전염성 단핵구증, 포도구균성 패혈증 등

2) 항마이코플라스마 항체 검사(Anti-Mycoplasma Antibody test)

(1) 검사원리

PAP 환자에서 *M. pneumonia*에 대한 항체가 감염 2주부터 검출되기 시작하고 감염 4주 때 최고치에 달한다. 그래서 혈청 중의 *M. pneumonia*에 대한 항체를 검출하여 PAP를 진단한다. 검사 원리는 *M. pneumonia*의 한계막 성분을 감작시킨 인공담체(젤라틴 입자화한 것)와 사람 혈청 중의 항마이코플라스마 항체(anti-mycoplasma)를 반응시켜 항마이코플라스마 항체가를 측정하는 간접 입자응집반응이다(그림 19-4).

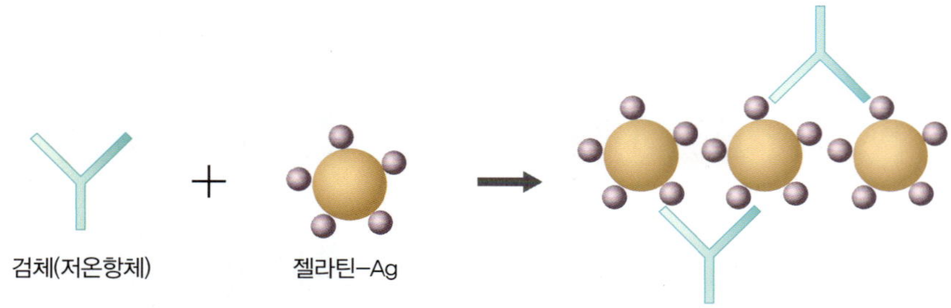

그림 19-4. 항-마이코플라스마 원리: Particle agglutination

(2) 검체 채취 및 주의사항

① 심한 용혈이나 지혈증이 없는 검체를 사용한다.

② 피검혈청은 비동화(56℃, 30분)한다.

(3) 결과 판정

반응상	판독	판정
입자가 중앙에 단추 모양으로 모이고 주변에 균일한 원형이 보인다.	−	음성
입자가 작은 링을 형성하고 링의 주변이 균일한 원형을 보인다.	±	
입자의 링이 분명하게 크고 그 주변이 불균일하게 응집을 보인다.	+	양성
응집이 균일하게 일어나고 응집의 입자가 전체적으로 막상을 보이며 넓다.	++	

① 미감작입자와 가검혈청과 반응시켰을 때 응집이 나타나면 가검혈청의 흡수 조작 후 재시험을 한다.

② 흡수조작이 필요한 검체 처리방법 미감작입자와 가검혈청을 혼합한 후 실온에 방치한다. 30분 이후 원심분리하여 상층액을 새 시험관으로 옮겨 보관하고 이후 본 시험에 사용한다.

2 분자생물학적 진단법

임상검체에서 *M. pneumonia* 검출을 위해 핵산증폭법(PCR)을 시행할 때는 *M. pneumonia*의 유전자 표적을 16S RNA, *P1*, tuf, *par*E, *dnak, pdh*A, ATPase operon, CARDS 독소유전자(*mpn* 372) 등을 사용한다. 또한 *M. penumoniae* RNA를 검출하기 위해 real-time nucleic acid sequence based amplification (NASBA)을 주로 사용했다. 이후 유전자 검출을 표적으로 한 상업화된 진단키트가 다양하게 개발되었다. 그중 루프매개 등온증폭검사(loop-mediated isothermal amplification assay, LAMP)는 thermocycler 없이 추출한 DNA를 1시간 이내 검출할 수 있다(그림 19-5). 또한 여러 개의 임상검체에서 동시다발적으로 검사하여 결과를 분석할 수 있다. 하지만

검체 내에서 핵산 추출 및 핵산 정제에 다양한 변수가 있어 항상 PCR 결과가 면역학적 결과와 일치하는 것은 아니고 현재 거의 사용을 하지 않고 있다.

LAMP을 수행하기 위해서는 2~3쌍의 프라이머가 필요하며, 각 프라이머들은 주형 가닥에 특이적으로 부착되어 증폭된다. 프라이머가 부착되는 부위는 총 6군데로, 주형 가닥의 B1, B2, B3 부위이며 상보적인 가닥의 F1, F2, F3이다. 프라이머 쌍은 기본적으로 F3, B3 프라이머(inner primer) 쌍, FIP, BIP 프라이머(outer 프라이머) 쌍으로 구성되며 증폭 효율을 상승시키기 위해 Loop (LF, LB) 프라이머 쌍을 추가하여 수행되기도 한다. 안쪽(inner)에서 작용하는 프라이머인 FIP와 BIP 프라이머는 각각 F1c, F2 부위와 B1c, B2 부위의 서열을 포함하고 있으며 후기의 증폭 과정에서는 오로지 이 두 프라이머만이 사용된다. 각 프라이머가 부착되는 위치와 증폭 원리는 그림 19-5에 나타나 있다. Inner 프라이머인 FIP 프라이머가 주형 가닥의 F2c 부위에 결합되어 상보적인 서열을 합성하며, outer 프라이머인 F3 프라이머가 F3c 부위에 느리게 부착되어 FIP 프라이머가 부착된 가닥이 방출된 DNA 가닥의 합성이 시작된다. 여기서 방출된 FIP 프라이머 부착 DNA 가닥은 한 말단에서 환형의 구조를 형성할 수 있다. 이러한 단일 가닥의 DNA는 BIP 프라이머에 의해 시작되는 DNA 합성과 그 다음의 B3 프라이머가 부착된 가닥의 합성을 위한 주형 가닥으로써 작용하며 dumb-bell 모양의 산물을 형성한다. 자가 부착된 DNA의 생성은 stem-loop 모양으로 빠르게 전환된다. 이러한 stem-loop 모양의 DNA는 LAMP cycle의 주요한 시작 물질로 활용된다.

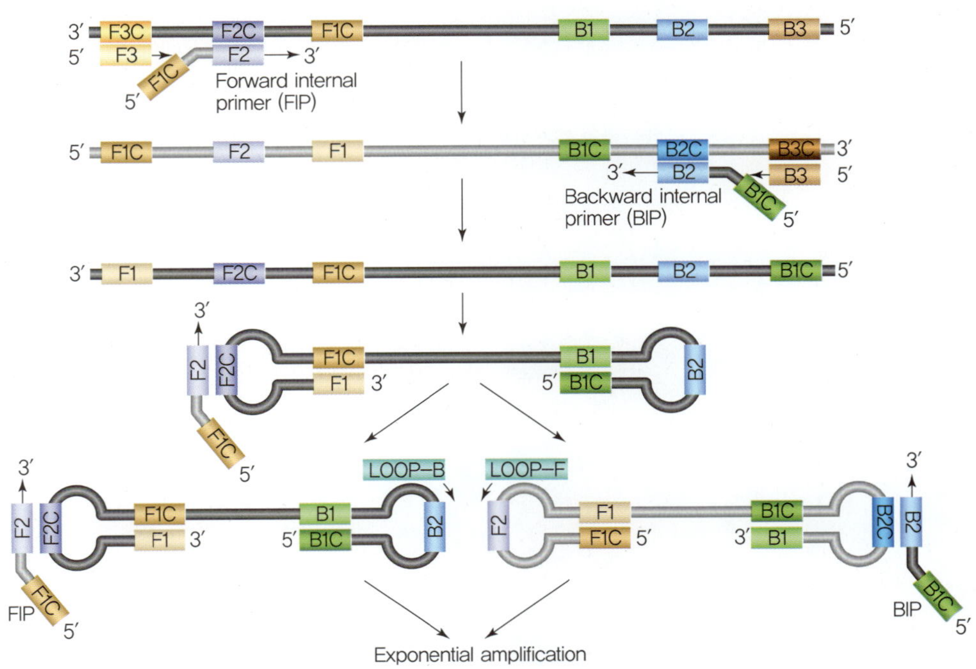

그림 19-5. LAMP 원리

참고: Journal of life science. 2016. 26(5):620–631 DOI:10.5352/JLS.2016.265.620

Chapter 20

세균성 감염질환의 면역검사

그룹 A β-용혈사슬알균 감염 검사

β-Hemolytic Streptococcus group A

학습목표

1. ASO 역가 검사를 수행할 수 있다.
2. AHT 검사를 수행할 수 있다.

그룹 A β-용혈사슬알균(β-hemolytic Streptococcus group A)은 사구체신염, 성홍열, 급성 편도선염, 류마티스열 등의 원인균이다. 이 균이 생성하는 항원성 물질로는 용혈독소(streptolysin O, streptolysin S), 발적독소(erythrogenic toxin), 그리고 다양한 효소(streptokinase, streptodornase, hyaluronidase) 등이 있다. 감염 시 이러한 항원에 대한 여러 종류의 항체가 생성되므로, 이를 검출하여 감염 여부를 진단할 수 있다.

Streptolysin O (SLO)는 Streptococcus group A, C, G가 생성하는 용혈독소로, 사람과 토끼의 적혈구를 용혈시키는 성질을 가진다. 또한, 산소에 불안정(oxygen labile)하여 공기 중에 방치되면 산화되어 불활성화되지만, 환원되면 다시 활성화되어 용혈성을 회복할 수 있다. SLO는 체외독소 중 하나로 강한 항원성을 가지므로, 연쇄상구균 감염 시 이에 대한 항체인 anti-streptolysin O (ASO)가 생성되며, 감염된 숙주에서는 ASO 역가가 상승하게 된다. 반면, Streptolysin S는 산소에 안정하지만 항원성은 없다.

그룹 A β-용혈연쇄상구균 감염증의 면역학적 진단법으로는 SLO에 대한 ASO 역가(titer) 검사, antihyaluronidase (AHT) 역가 검사, 그리고 antistreptokinase (ASK) 역가 검사가 있다.

I. 항스트렙톨라이신-O 역가 검사(antistreptolysin-O titer test)

1 랜츠 랜달법(Rantz-Randall method)

1) 검사원리

환자 혈청 내에 존재하는 ASO (antistreptolysin O)와 SLO (streptolysin O)를 반응시킨 후, 이를 O형 적혈구와 다시 반응시키면 용혈이 억제된다(용혈 억제 반응).

환자혈청(ASO) + SLO 항원 + O형 혈구 → 비용혈(항체 有)

환자혈청(정상) + SLO 항원 + O형 혈구 → 용혈(항체 無)

2) 기구 및 시약

① Test tube (wassermann tube)

② Pipettes

③ ASO buffer solution (pH 6.5~6.7)

NaCl ········ 7.4 g

KH_2PO_4 ········ 3.17 g

Na_2HPO_4 ········ 1.82 g

DW ········ 1,000 mL

NaOH

* 냉장고 보관(2~6℃)

④ 생리식염수

⑤ 5% O형 적혈구

* O형 사람 적혈구 또는 토끼적혈구

* 최종 세척과 혈구부유 시 ASO buffer solution으로 한다.

⑥ SLO reagent

* 동결건조된 시판 제품: Nissui, Difco, BBL-Co. 등에서 제조 · 판매된다.

* 사용 방법: 제품에 명시된 지시 사항에 따라 지정된 용량의 증류수로 용해하여 사용한다.

3) 검체

① 공복 시 채혈이 원칙이며, 혈청 분리 후 비동화 여부는 무관하다.

② 고지혈증이 심하면 혈청이 탁해져 판독에 영향을 줄 수 있다.

③ 과도한 응고는 섬유소 잔여물을 남겨 용혈 반응을 방해하거나, 시약-항체 반응을 차단할 수 있다.

④ 검체에서 용혈이 발생하면 적혈구 성분이 유출되어 광학적 판독 오류를 초래할 수 있다.

⑤ 섬유소원 농도가 높으면 탁도가 증가하여 용혈 반응 판독이 어려워질 수 있다.

4) 검사방법

(1) ASO test를 위한 혈청희석

시험관	1	2	3
ASO buffer (mL)	4.5	9.0	8.0
환자 혈청(mL)	0.5	–	–
희석 혈청(mL)	–	1:10로 희석한 혈청에서 1.0	1:100로 희석한 혈청에서 2.0
최종희석배수	10	100	500

잘 혼합 후 ASO titer test를 실시한다.

(2) ASO titer test

시험관	1	2	3	4	5	6	7	8	9	10	11	12	13	14
희석혈청	1:10		1:100					1:500					양성 대조	음성 대조
희석혈청(mL)	0.8	0.2	1.0	0.8	0.6	0.4	0.3	1.0	0.8	0.6	0.4	0.2	–	–
완충용액(mL)	0.2	0.8	–	0.2	0.4	0.6	0.7	–	0.2	0.4	0.6	0.8	1.5	1
가볍게 흔들어 혼합														
SLO (mL)	각 시험관에 0.5 mL씩 분주												–	0.5
가볍게 흔들고, 37°C 항온수조에 45분간 반응														
5% O형혈구(mL)	각 시험관에 0.5 mL씩 분주													
최종희석배수	12.5	50	100	125	166.7	250	333.3	500	625	833.3	1,250	2,500	양성	음성

① 각 시험관을 가볍게 흔들어 검사 반응액을 섞은 후, 37°C 항온수조에 45분간 잠복시킨다.

② 반응이 끝난 모든 시험관은 1,500 RPM에 1분간 원심하고 상층의 용혈상태를 관찰한다.

5) 결과판정

① 최종 역가는 완전히 용혈이 저지된 희석배수로 한다.

② ASO titer는 Todd's unit으로 보고하며, 이 단위는 중화된 혈청의 최종 희석 비율로 나타낸다.

③ 1 Todd-unit은 5% 혈구 부유액(0.5 mL)을 용혈시킬 수 있는 최소량(minimum hemolytic dose, MHD)의 SLO를 중화할 수 있는 ASO의 양을 의미한다.

④ 단일 검체로 500 Todd unit 이상이면 의의가 있고, 250~333 Todd unit이면 의심스럽다.

6) 참고치

166 Todd units 이하

7) 임상적 의의

① ASO 역가 상승이 관찰될 수 있는 질환 및 감염 상태

- 급성 류마티스열(63~100%), 급성 사구체신염(60~100%), 성홍열(33~89%), 급성 편도선염(50~100%), 사슬알균 인후 보균자(35~75%), 류마티스 관절염(7~55%)
- 기타 Group A β-용혈성 연쇄상구균 감염에 의한 질환

② ASO 역가의 비특이적 상승이 나타날 수 있는 경우

- 세균 감염: *Bacillus subtilis*, *Pseudomonas fluorescens*, *Pseudomonas aeruginosa* 등
- 면역 질환 및 기타 질환: 간염, 폐렴구균 폐렴, 디프테리아, 백혈병

2 Latex agglutination method

1) 검사원리

SLO로 코팅된 라텍스 시약과 검체 내 ASO를 반응시킨 후, 응집 여부를 육안으로 판독한다.

2) 기구 및 시약 [제조원: PULSE SCIENTIFIC INC. (CANADA)]

① slide glass ② 혼합 스틱
③ 교반기 ④ micropipettes
⑤ dropper ⑥ 시험관
⑦ 생리식염수 ⑧ 일회용 pipette
⑨ SLO Latex: streptolysin O로 감작된 라텍스 입자(사용 전 충분히 혼합)
⑩ ASO 양성 대조혈청: 200 IU/mL 이상의 ASO가 들어 있는 사람혈청
⑪ ASO 음성 대조혈청: ASO 음성인 사람혈청(200 IU/mL 이하)

3) 검사방법

(1) 정성 검사

① 시약, control, 검체를 실온에 방치한다.
② 일회용 pipette을 이용하여 희석되지 않은 검체를 slide-ring에 1방울 적하한다.
③ 양성, 음성 control을 각각의 ring에 1방울 적하한다.
④ SLO Latex 시약을 잘 혼합 후 각 검체와 control에 1방울씩 적하한다.
⑤ 혼합 스틱이나 일회용 피펫 팁을 이용하여 잘 혼합한다.
⑥ 교반기를 이용하여 정확히 2분간 혼합시킨다.
⑦ 대조혈청과 비교해서 응집 유무를 판독한다.

slide zone	음성 대조	검체	양성 대조
음성 대조혈청	한 방울		
검체		한 방울	
양성 대조혈청			한 방울
SLO-Latex 시약	각각 한 방울씩 가하고 혼합(면봉 이용)		
교반기에서 2분간 혼합시킨 후 판독			

(2) 반정량 검사

① 최소 6개 정도의 시험관을 준비한다.

② 생리식염수를 사용하여 검체를 희석한다(2배 계단 희석).
(1:1, 1:2, 1:4, 1:8, 1:16, 1:32)

③ 희석한 검체를 사용하여 정성법과 같은 방법으로 검사한다.

4) 결과 판정

(1) 정성 검사

① 양성: 음성 대조와 비교 시 응집이 있을 경우(ASO 농도: 200 IU/mL 이상)

② 음성: 응집이 없을 경우(ASO 농도: 200 IU/mL 이하)

(2) 반정량 검사

① 양성(응집)이 나타나는 최종 희석배수를 항체 역가(antibody titer)로 한다.

② 항체가 계산

검체의 ASO 농도 = 최종 희석배수 × ASO 환산 인자 200 IU/mL

- SLO로 코팅된 라텍스 시약과 검체 내 200 IU/mL 이상의 ASO 항체가 반응하면 가시적인 응집이 생성된다. SLO로 코팅된 라텍스 시약과 검체 내 ASO가 반응하여 응집이 관찰되려면 ASO 농도가 200 IU/mL 이상이어야 한다. 즉, ASO 역가가 200 IU/mL 이하이면 응집이 나타나지 않으며, 200 IU/mL 이상이면 응집 반응이 확인된다. 반정량 검사에서 최종 희석배수에 200 IU/mL을 곱하는 이유는, 이 농도가 응집이 발생하는 기준 농도이기 때문이다.

응집이 일어난 최종 희석비율	ASO 농도(IU/mL)
1:1	200
1:2	400
1:4	800
1:8	1,600
1:16	3,200
1:32	6,400

5) 주의사항

① 용혈, 고지질혈증, 높은 탁도 또는 오염된 검체는 위양성을 초래할 수 있다.
② β-lipoprotein 또는 cholesterol 농도가 상승하면 ASO 역가가 억제될 수 있다.
③ 검사는 2분 후 즉시 판독해야 하며, 시간이 지연되면 위양성이 발생할 수 있다.
④ 검체는 반드시 신선한 혈청을 사용해야 한다.

3 자동분석법(Nephelometer)

1) 검사원리

SLO가 흡착된 폴리스티렌 입자(polystyrene particle)와 혈청 내 ASO가 반응하여 형성된 항원-항체 복합물에 광선을 조사하여, 산란광의 강도를 측정하여 혈청 내 ASO 농도를 정량할 수 있다.

II. Antihyaluronidase titer 검사(AHT titer test)

1) 검사원리

사슬알균 그룹 A 또는 C (Streptococcus group A or C)는 히알루론산분해효소(hyaluronidase)를 생성하며, 이 효소는 항원성을 가지므로 Streptococcus 감염 시 hyaluronidase에 대한 항체(anti-hyaluronidase)가 생성된다.

Hyaluronidase는 히알루론산 칼륨(potassium hyaluronate)을 가수분해하는 능력을 가지며, anti-hyaluronidase는 이 능력을 중화하는 성질이 있다. 이 원리를 이용한 검사가 AHT titer test이다. 즉, 환자 혈청 내 항체(AHT)가 hyaluronidase의 가수분해 능력을 중화하면, potassium hyaluronate가 아세트산(acetic acid)과 결합하여 광학적 탁도 변화나 겔 형성을 일으키며, 이는 가시적인 침전물(precipitate)로 관찰된다. 이 과정에서 비공유결합에 의해 겔이 형성되지만, 역사적 관례에 따라 “점액 응괴(mucin clot)”라는 용어를 유지한다.

- 환자혈청(AHT) + hyaluronidase + pot.hyaluronate + 2N-acetic acid → 침전물(점액 응괴) 형성(항체 有)
- 정상혈청 + hyaluronidase + pot.hyaluronate + 2N-acetic acid → 침전(점액 응괴) 없음 (항체 無)

2) 기구 및 시약[Difco. (USA)]

① Test tube ② Tube rack ③ Pipettes

④ Bacto-AHT enzyme (hyaluronidase): 히알루론산분해효소(hyaluronidase)를 동결건조한 제품으로, 2~10℃에서 보관한다.

⑤ Bacto-AHT substrate: 표준화된 히알루론산 칼륨(potassium hyaluronate)으로, 냉장 보관한다.

⑥ Bacto-AHT standard: 표준 antihyaluronidase 대조 혈청(antihyaluronidase titer 128 unit)

⑦ 2N-acetic acid

3) 검체 적정도

① 검체는 무균적으로 채취한다.

② 용혈된 검체, 세균에 오염된 검체, 유미(chylous, 우유색 체액) 또는 혼탁한 혈청은 사용을 금한다.

③ 검체인 혈청은 비동화 처리한다(56℃에서 30분간).

* 비특이적 hyaluronidase 저해 물질을 제거하기 위한 목적이다.

4) 검사방법

① 검체준비: 환자혈청 0.1 mL에 증류수 3.1 mL 가하여 혼합한다(1:32).

② 과정

<table>
<tr><th>시험관</th><th>1</th><th>2</th><th>3</th><th>4</th><th>5</th><th>6</th><th>7</th><th>8</th><th>9</th><th>10</th><th>11</th><th>12</th><th>13</th><th>14</th></tr>
<tr><td></td><td colspan="7">환자혈청</td><td colspan="5">AHT 대조</td><td>음성 대조</td><td>양성 대조</td></tr>
<tr><td></td><td></td><td></td><td></td><td></td><td></td><td></td><td></td><td></td><td></td><td></td><td></td><td></td><td>AHT 효소</td><td>AHT 기질</td></tr>
<tr><td>증류수</td><td>0</td><td colspan="6">각 시험관에 0.25 mL씩</td><td>0</td><td colspan="4">각 시험관에 0.25 mL씩</td><td>0.25</td><td>0.5</td></tr>
<tr><td>희석혈청</td><td colspan="7">각 희석액 0.25 mL씩 분주
계단 희석</td><td colspan="5">각 희석액 0.25 mL씩 분주
계단 희석</td><td>0</td><td>0</td></tr>
<tr><td>희석배수</td><td>32</td><td>64</td><td>128</td><td>256</td><td>512</td><td>1,024</td><td>2,048</td><td>32</td><td>64</td><td>128</td><td>256</td><td>512</td><td>0</td><td>0</td></tr>
<tr><td>AHT 효소</td><td colspan="7">각 시험관에 0.25 mL씩 분주</td><td colspan="5">각 시험관에 0.25 mL씩 분주</td><td>0.25</td><td>0</td></tr>
<tr><td colspan="15">잘 혼합 후 37℃ 항온수조에 15분 방치 후 냉장고에 10분 냉각</td></tr>
<tr><td>AHT기질</td><td colspan="14">각 시험관에 0.5 mL씩 분주</td></tr>
<tr><td colspan="15">잘 혼합 후 37℃ 항온수조에 20분 방치 후 냉장고에 30분 냉각</td></tr>
<tr><td>2N− acetic acid</td><td colspan="14">각 시험관에 0.1 mL씩 분주</td></tr>
</table>

③ 잘 혼합한 후, 침전(점액 응고) 여부를 관찰한다.

5) 결과판정

① 점액 응괴가 형성된 시험관 중 가장 높은 혈청 희석배수를 antihyaluronidase titer로 하며, 단위(unit)를 붙여 보고한다.

② AHT-enzyme 대조(13번 시험관)에서는 점액 응괴가 형성되지 않으며, AHT-substrate 대조(14번 시험관)에서는 점액 응괴가 형성된다.

③ AHT standard는 128 unit로 설정된다.

④ 양성 대조: 점액 응괴가 형성되며, 시험관 상층은 투명하다.
음성 대조: 점액 응괴가 형성되지 않으며, 시험관 내 혼탁이 유지된다.

6) 참고치

- AHT titer: 256 unit 이하

7) 임상적 의의

① 1,024 unit 이상의 역가: 류마티스열, 사구체신염에서 관찰될 수 있다. 류마티스열, 사구체신염은 그룹 A β-용혈성 사슬알균(*Streptococcus pyogenes*) 감염 이후에 발생하는 면역학적 합병증이다.

② Streptococcus 감염 시 ASO titer의 검출률은 80%, AHT 검사의 검출률은 90%이다.

③ SLO를 생산하지 않는 연쇄상구균 감염 시 ASO titer는 상승하지 않지만, AHT는 상승할 수 있다.

참고문헌

1. Mary Louise Turgeon, Immunology and Serology in Laboratory Medicine. 4th, 2009, Mosby, Inc., an affiliate of Elsevier Inc. USA.

Chapter 21

바이러스 감염질환의 면역검사

간염 바이러스 검사

Hepatitis Virus Test

학습목표

1. 간염 바이러스를 구분하여 특징을 설명할 수 있다.
2. 혈액 및 검체에 나타나는 간염의 면역학적 마커를 설명할 수 있다.
3. 간염의 면역학적 진단을 학습하고 임상적 의의를 설명할 수 있다.
4. 간염의 분자생물학적 진단을 학습하고 임상적 의의를 설명할 수 있다.

간염(hepatitis)의 원인은 바이러스, 약물, 독소, 알코올 등이며, 그중 바이러스성 간염은 전 세계적으로 가장 흔한 간질환이다. 간염을 유발하는 바이러스는 두 가지 주요 그룹으로 분류되며, 원발성(1차) 간염 바이러스에는 A형, B형, C형, D형, E형이 있고, 속발성(2차) 간염 바이러스에는 엡스타인-바 바이러스(Epstein-Barr virus, EBV), 거대세포 바이러스(Cytomegalovirus, CMV), 포진 바이러스(Herpes virus) 등이 있다.

원발성 간염 바이러스는 간염 환자의 약 95%에서 원인으로 작용하며, 주로 간을 공격하기 때문에 원발성 간염 바이러스로 분류된다. 이 바이러스들은 일부 다른 장기나 조직에도 직접적인 영향을 미칠 수 있다. 반면, 속발성 간염 바이러스는 주로 다른 신체 조직을 감염시킨 후, 간에도 2차적인 손상을 유발할 수 있다.

임상적으로 간염은 급성 또는 만성 형태로 나타날 수 있으며, 증상과 징후는 매우 다양하다. 바이러스성 간염의 임상 경과는 일반적으로 네 가지 유형으로 구분된다(표 21-1 참조). 현재 만성으로 진행되며 간암을 유발하는 것으로 밝혀진 것은 B형과 C형 간염 바이러스이다.

일반적으로 간질환은 급성 간염 → 만성 간염 → 간경화 → 간암의 순서로 진행된다. 급성 간염 환자의 약 10%가 만성 간염으로 발전하며, 만성 간염 환자의 약 50%는 간경화로 진행될 가능성이 있다. 또한, 간경화 환자의 약 절반은 간암으로 발전할 위험이 있다.

간염 바이러스(hepatitis virus)의 종류와 주된 특성을 보면 표 21-2와 같다. HAV와 HBV는 백신이 있으며, HEV 백신은 2012년 중국에서 유전자재조합 백신(HEV 239 vaccine, Hecolin®)이 승인되었지만, 아직 FDA 승인을 받은 E형 간염 백신은 없다. 반면, HCV와 HDV에 대한 백신은 현재까지 개발되지 않았다.

표 21-1. 간염의 일반적 형태

질병 형태	임상 증상
급성 간염	• 황달
중증 간염	• 간기능 부전을 동반한 심한 감염 • 높은 치사율
무증상 간염	• 황달 및 임상증상 없음 • 혈청 내 항체 검출 가능 • 주로 HEV에 의해 유발
만성 간염	• 6개월 이상 지속되는 간염 • HBV(연령에 따라 다름) 및 HCV에 의해 유발 • 간에 만성 염증을 유발하며, 괴사, 섬유증, 간세포암종(hepatocellular carcinoma, HCC) 발생 위험 증가 • HEV의 만성 감염은 특정 환자 그룹에서만 발생

표 21-2. 간염바이러스의 종류 및 특성

	HAV	HBV	HCV	HDV	HEV
잠복기	2~7주	1~6개월	2주~6개월	3주~3개월	2주~2개월
핵산	RNA	DNA	RNA	RNA	RNA
만성화율	없음	5~10%	50%	중복 감염 시 만성화율 증가	없음
전염원	오염된 식수, 어패류, 오물(수인성)	수혈, 신체 접촉(타액, 정액 등), 수직 감염	수혈(90%), 장기 이식, 수평 및 수직 감염	혈액	오염된 물, 음식(수인성)
감염경로	경구 감염(주로 급성 발병)	비경구감염	수혈감염	HBV 감염자에서 증식, 중복 감염 시 전격성 간염 유발 가능	경구감염
백신 개발	O	O	×	×	△

간염 바이러스 검사법은 검사의 민감도와 개발된 순서에 따라 1세대, 2세대, 3세대 등으로 분류된다(세계보건기구 기준).

① **1세대 검사법 (낮은 감도, HBsAg 검출 한계:** 1~10 μg/mL)

– 겔확산법(Ouchterlony method)

– 면역확산법(immunodiffusion method)

② **2세대 검사법 (감도 개선, HBsAg 검출 한계:** 0.1~1.0 μg/mL)

– 방사면역측정법(radioimmunoassay, RIA)

– 효소면역측정법(enzyme immunoassay, EIA)

– 일부 보체결합반응(complement fixation reaction, CFR)
– 라텍스 응집반응(latex agglutination test, LAT)

③ 3세대 검사법 (고감도 검사법, HBsAg 검출 한계: 0.1~10 ng/mL)
– 역수동 적혈구응집법(reverse passive hemagglutination assay, RPHA)
– 고감도 효소면역흡착측정법(enzyme-linked immunosorbent assay, ELISA)
– 고감도 방사면역측정법(RIA)
– 전기화학발광면역측정법(electrochemiluminescence immunoassay, ECLIA)

④ 분자생물학적 진단법 (HBV DNA 직접 검출 가능, 극미량 감지)
– 중합효소 연쇄 반응(polymerase chain reaction, PCR)
– 역전사 중합효소 연쇄 반응(reverse transcription PCR, RT PCR)
– 실시간 중합효소 연쇄 반응(real-time PCR) 또는 정량 PCR (quantitative PCR, qPCR)
– 중첩 중합효소 연쇄 반응(nested PCR)
– 디지털 중합효소 연쇄 반응(digital PCR)

간염 증상이 나타나 바이러스 감염이 의심될 경우, 가장 흔한 간염 바이러스에 대해 급성 바이러스성 간염 검사를 시행한다. 정식 명칭은 "급성 바이러스성 간염 면역학적 패널 검사"이며, 혈청 내 A형 간염 항체(anti-HAV IgM), B형 간염 표면항원(HBs Ag), B형 간염 코어 항체(anti-HBc IgM), C형 간염 항체(anti-HCV)를 검출하는 검사가 포함된다. 필요에 따라 전체 패널 검사 또는 개별 검사를 선택하여 시행할 수 있다.

표 21-3. 급성 바이러스성 간염 면역학적 패널 검사결과의 임상적 의의

anti-HAV IgM	HBs Ag	anti-HBc IgM	anti-HCV	임상적 의의
+	–	–	–	급성 A형 간염
–	–	+	–	급성 B형 간염 초기
–	+	+	–	급성 B형 간염
–	+	–	–	만성 B형 간염
–	–	–	+	급성 또는 만성 C형 간염

참고: 대한진단검사의학회 LAB TESTS ONLINE

I. A형 간염

A형 간염 바이러스(hepatitis A virus, HAV)는 1973년 분변에서 처음 발견된 이후, 오염된 음식이나 물을 통해 전파되는 경구 감염 바이러스로 확인되었다. HAV는 단일 가닥의 선형 RNA를 가진 27~32nm 크기의 작은 이십면체 구조의 바이러스이다(그림 21-1). 이 바이러스는 전 세계적으로 널리 퍼져 있으며, 특히 개발도상국에서는 인구의 약 90% 이상이 이미 HAV에 노출되었을 가능성이 있다. 인간 HAV 균주는 면역학적으로 단일 혈청형(serotype)에 속하지만, 유전적 특성에 따라 6개의 유전자형(genotype I~VI)으로 분류된다. 이 중 유전자형 I형이 가장 흔하며, 특히 IA 유전자형이 가장 많이 발견된다.

A형 간염 바이러스(HAV)는 15~45일(평균 30일)의 잠복기를 가진다. 임상 증상이 나타나기 전, 특히 잠복기 후반부터 대변을 통해 배출되기 시작하며, 증상이 나타나기 직전에 바이러스 배출량이 가장 많아진다. 이후 몇 달 동안 대변에서 바이러스가 검출될 수 있다. HAV의 주요 감염 경로는 오염된 물이나 식품을 통한 경구 감염이며, 위생 상태가 좋지 않을 경우 감염 위험이 증가한다. 바이러스가 간에 도달하면 간세포에서 급격한 복제가 이루어지며, 다량의 바이러스가 생성되어 간세포가 손상된다. 이에 따라 ALT, AST와 같은 생화학적 표지자가 혈청으로 방출된다. 전구증상 기간은 보통 4~6일이며, 주요 증상은 급성 바이러스성 간염의 형태로 나타난다. 이 시기에 전신 불쾌감, 구토, 복통, 식욕 부진, 두통 등 비특이적 증상이 발생하며, 이러한 증상은 황달이 시작되면 점차 사라진다. 10세 이전 감염자는 무증상으로 지나가는 경우가 많지만, 연령이 증가할수록 증상이 심해지고, 심한 경우 전격성 간부전(fulminant hepatic failure 또는 급성 간부전, acute liver failure)으로 진행될 경우 치명적일 수 있다.

바이러스혈증(viremia)은 급성 간염 초기 및 그 직전 시기에 나타나며, 혈청 내 ALT와 AST 수치가 가장 높을 때와 일치한다. 또한, 바이러스 배출량은 대변에서 가장 높은 수준을 보이며, 이 시기는 2차 감염 위험이 가장 높은 시기이다(그림 21-2). 따라서 잠복기 2~7주(평균 4주) 후 또는 증상 발생 2주 전이 전염력이 가장 높은 시기이며, 주변인에게 바이러스가 전파될 가능성이 크다.

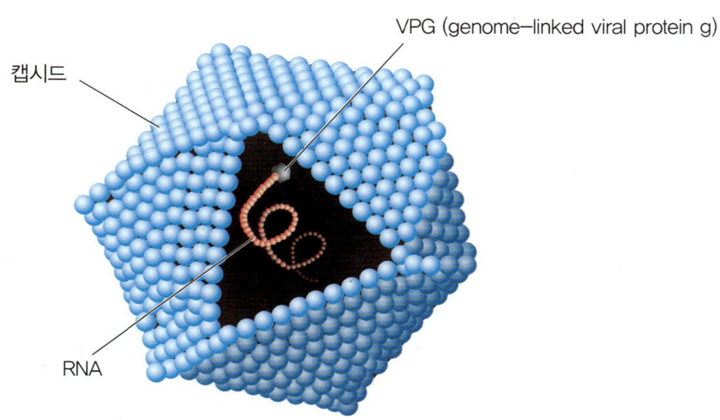

그림 21-1. A형 간염 바이러스 구조

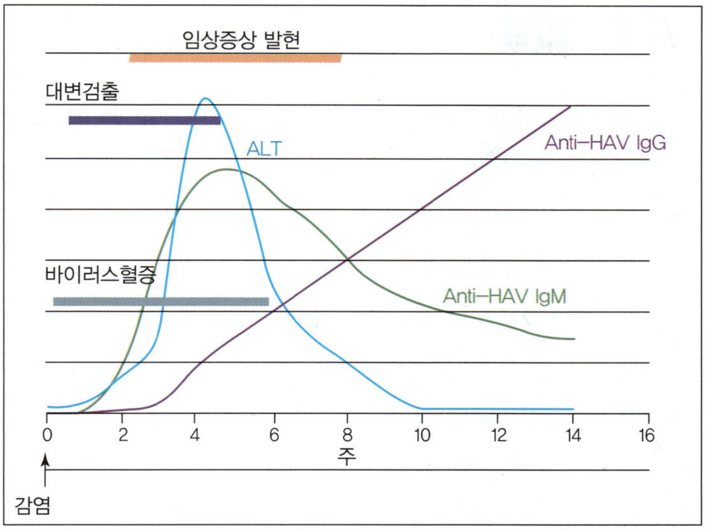

그림 21-2. 혈청 내 바이러스 검출 지표

1 면역학적 검사방법

면역학적 검사는 HAV 감염에 의한 간염과 다른 바이러스 감염 또는 비감염성 원인에 의한 간염을 감별하는 데 유용하다.

A형 간염 바이러스에 감염되면, 전형적으로 감염 후 2~3주 후부터 anti-HAV IgM 항체가 생성되며, 약 2~6개월간 지속되다가 점차 감소한다. 하지만, A형 간염이 재발하는 경우 최대 1년까지 검출될 수 있다. 반면, anti-HAV IgG 항체는 IgM 항체 생성 후 1~2주 뒤부터 나타나며, 수년간 혈청 내에서 일정한 수준을 유지한다. 일반적으로 식욕 부진, 구토, 발열, 황달 등의 급성 증상이 있는 경우 anti-HAV IgM 항체 검사를 시행한다. Anti-HAV IgG 항체도 IgM 항체와 유사한 시기에 검출되지만, 두 항체의 검출 여부를 비교하는 것은 진단적으로 큰 의미가 없다.

※ Anti-HAV IgM의 임상적 의의

① 양성: 급성 감염 또는 최소 6개월 이내의 감염을 의미함

② 음성: 무감염

*음성이라도 급성 A형 간염의 가능성을 완전히 배제할 수 없음

: 검사시약의 민감도 차이 및 감염초기 위음성의 결과 나타남

: 면역기능이 매우 저하된 환자에게 IgM 생성이 불충분함

③ 음성으로 검출되더라도 임상적으로 A형 간염이 의심될 경우 1~2주 이내 반드시 재검사하여 혈청전환 여부를 확인해야 함

2 분자생물학적 검사방법

분자생물학적 검출 방법은 실시간 중합효소 연쇄 반응(real-time PCR) 기법을 이용해 바이러스 RNA를 증폭하여 검출하는 방식이다. 이 검사는 면역학적 검사에서 혈청 내 anti-HAV IgM 항체의 역가가 매우 낮거나 검출되지 않아 HAV 감염 여부가 불확실한 경우 추가적으로 시행된다. 또한, 역학 조사 시에도 널리 활용된다.

현재 HAV-RNA 검출에는 WHO 국제 표준을 따르며, 제3 WHO 국제 표준(NIBSC code 15/276)이 유전자형 IA형 검출을 위한 기준으로 사용된다. HAV RNA 증폭을 위한 최적의 타깃 부위는 HAV의 5′ 비번역영역(5′UTR)이다. HAV 검출을 위한 검사 방법 중 RealArt HAV 분석(QIAGEN Diagnostics)은 유전자형 IA형 검출에서 일부 제한이 있을 수 있는 반면, LightCycler HAV 정량 분석법(Roche Diagnostics)은 높은 민감도를 보이지만, 현재 분자진단용으로 공식 등록되지 않은 상태이다. 또한, 현재까지 FDA 승인을 받은 상용화된 HAV 분자진단법은 없으나, 일부 연구실에서는 자체 개발한 검사법(laboratory developed test, LDT)을 활용하고 있다.

표 21-4. 진단표지자의 임상적 의의

검체	anti-HAV IgM	anti-HAV IgG	임상적 의의
혈액	−	−	현재 또는 과거에 HAV 감염력 없음
			HAV에 대한 면역력 없음 필요한 경우 예방접종 권장
	+	−	급성 HAV 감염
	−	+	현재 활동성 HAV 감염 없음
			회복기 또는 예방접종/과거 감염으로 인한 면역 형성
혈액/대변	HAV RNA 검출		HAV 급성 감염 확진(임상 증상과 함께 해석 필요)

II. B형 간염

B형 간염 바이러스(HBV)는 1964년 미국에서 Dr. Blumberg에 의해 처음 발견되었다. 그는 여러 차례 수혈을 받은 혈우병 환자의 혈청이 오스트레일리아 원주민의 혈청과 반응하는 것을 확인하고, 이를 “Australia 항원”이라고 명명하였다. 이 항원은 현재 B형 간염 표면항원(HBsAg)으로 알려져 있으며, Dr. Blumberg는 이 발견으로 1976년 노벨 생리학 · 의학상을 수상하였다.

1970년, 영국의 바이러스학자 David Maurice Surrey Dane은 HBsAg 양성 혈청을 전자현미경으로 관찰하여, 직경 약 42nm의 이중 껍질(double-shelled) 구조를 가진 완전한 감염성 B형 간염 바이러스 입자를 발견하였다. 그는 이 입자를 “데인 입자(Dane particle)”라고 명명하였으며, 이는 HBV의 감염성과 바이러스 복제에 중요한 역할을 하는 구조로 확인되었다. 이후 1971년,

Almeida에 의해 B형 간염 e항원(HBeAg)이 발견되었으며, 현재 HBeAg는 Dane 입자의 핵(core) 내부에 존재하는 것으로 알려져 있다. 연구 결과, HBeAg는 모자간 수직 감염과 밀접한 관련이 있음이 밝혀졌다. 데인 입자는 B형 간염 바이러스(HBV)의 완전한 감염성 바이러스 입자를 의미하며, 외부에는 HBsAg(B형 간염 표면항원)을 포함하고 있고, 내부에는 HBV 핵심항원(HBcAg), e항원(HBeAg), 부분 이중가닥 DNA(HBV DNA), 그리고 DNA polymerase가 존재하여 바이러스의 복제와 감염을 가능하게 한다. 이 발견은 HBV의 구조적 특성과 감염 기전을 이해하는 데 중요한 전환점이 되었으며, 이후 B형 간염 진단 및 백신 개발에도 기여하였다.

B형 간염을 정확히 이해하려면 먼저 바이러스의 구조를 명확히 파악하는 것이 중요하다. B형 간염 바이러스(HBV)는 외부에 HBsAg(표면항원)을 포함하고 있으며, 내부에는 코어 단백질을 갖춘 이중 껍질(double-shelled) 구조를 가진 DNA 바이러스이다.

B형 간염 바이러스는 주로 혈액 및 체액을 통해 감염되며, 감염 경로로는 수혈을 통한 혈액 및 혈액 제제, 주사 바늘의 재사용, 성 접촉, 감염된 면도기 공유 등이 있다. 반면, 실험적 연구에 따르면 소변이나 대변을 통한 감염 가능성은 매우 낮은 것으로 보고되었다. HBV 감염 시 나타나는 주요 증상으로는 황달(jaundice), 우상복부 통증(right upper quadrant pain), 간비대(hepatomegaly), 비장비대(splenomegaly) 등이 있다. 급성 B형 간염에서는 혈청 내 AST 및 ALT 수치가 증가하며, 증상이 나타나기 시작할 때 HBsAg, HBeAg, DNA polymerase 등이 검출된다. HBeAg과 DNA polymerase는 약 4~6주 동안 지속되다가, 간 손상이 최고조에 이르는 시점에서 소실된다. HBeAg이 감소하기 직전, Anti-HBe 항체가 생성되면서 혈청전환(seroconversion)이 일어난다. HBeAg은 2~3개월간 지속되다가 사라지며, 이와 함께 AST 및 ALT 수치도 감소한다. 한편, HBsAg은 임상 증상이 소실된 후에도 몇 주에서 몇 개월 동안 지속될 수 있다.

Anti-HBc는 증상이 나타나기 전부터 혈청에서 검출되며, 급속히 증가한 후 오랜 기간 유지되지만, 시간이 지나면서 감소하여 수년 후에는 검출되지 않을 수도 있다. 면역 형성이 이루어진 경우, anti-HBs가 생성되며 이는 B형 간염에 대한 면역력을 나타내는 표지자(immune marker) 역할을 한다. 증상이 있는 환자의 약 50%에서 HBsAg이 소실된 후, 수주에서 수개월 또는 길게는 1년 후에 anti-HBs가 생성된다. 그러나 5~10%의 경우 HBsAg이 소실된 후에도 Anti-HBs가 생성되지 않을 수 있다. 일반적으로 anti-HBs가 존재하는 동안에는 B형 간염에 대한 면역력을 가지며, 재감염이 일어나지 않는다. 급성 B형 간염 환자의 5~10%는 만성 감염으로 진행되며, 만성 간염 환자의 혈청에서는 HBsAg이 지속적으로 검출될 수 있다. 또한, HBeAg과 DNA polymerase는 5년 이상 지속될 수 있으며, 이 기간 동안 ALT 수치도 상승한 상태를 유지할 수 있다. 하지만 시간이 지나면서 HBeAg이 소실되고, ALT 수치도 정상으로 회복될 수 있다.

B형 간염 감염자의 약 50%에서는 임상 증상이 나타나지 않는 무증상 감염(asymptomatic HBV infection)이 나타날 수 있다. 이 경우 혈청에서 HBsAg과 HBeAg이 짧은 기간 동안 검출될 수 있으며, AST와 ALT가 일시적으로 증가한 후 정상으로 회복된다. 또한, Anti-HBc는 낮은 역가로 존재하거나 짧은 기간 동안만 검출되는 반면, anti-HBs는 높은 역가로 장기간 지속될 수 있다.

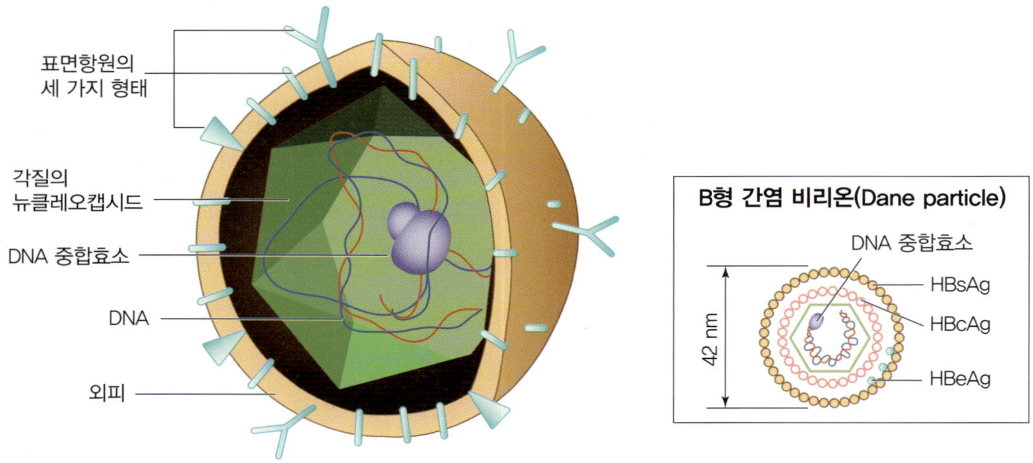

그림 21-3. B형 간염 바이러스 구조

표 21-5. 간염의 증상 및 생화학적 증가율

간염	기간	증상	AST, ALT 증가율
급성 간염	1~6개월	약~중	10~20배 증가
만성 간염	1~20년	약	2~10배 증가
건강보균자	10년 이상	없음	2배 이하

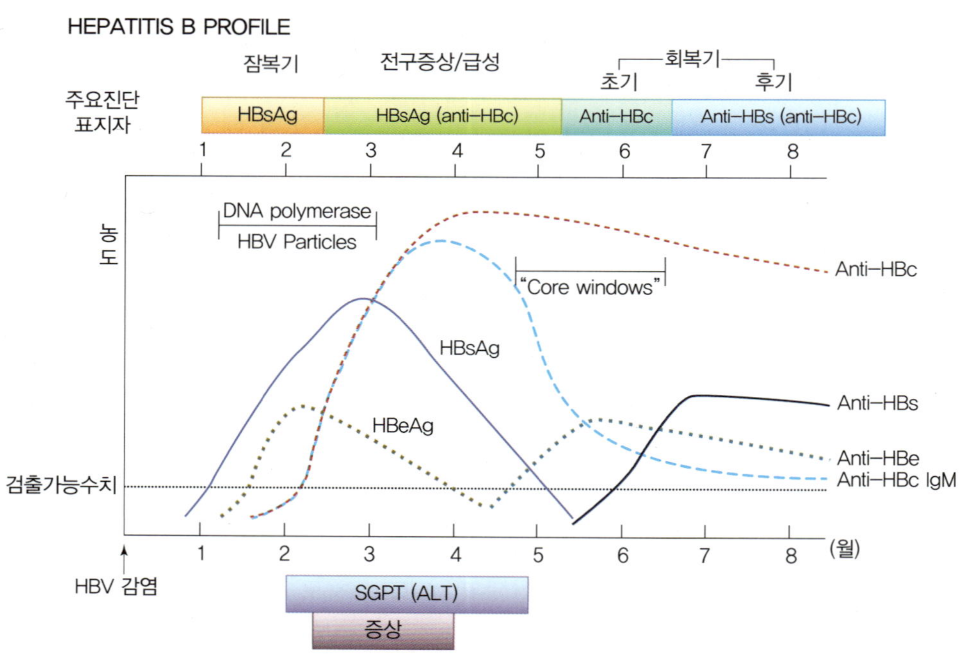

그림 21-4. B형 간염의 혈청 진단 표지자의 변화

표 21-6. HBV 표지자의 임상적 의의

표지자	잠복기	급성 간염	만성 감염	최근 감염 후 회복	과거 감염 후 회복	건강 보균자	HBV 백신접종
HBs Ag	+	+	+	−	−	+	−
Anti-HBs Ab	−	−	−	++	+/−	−	++
Anti-HBc Ab (IgM)	−	+	+/−	+/−	−	+/−	−
Anti-HBc Ab (IgG)	−	+/−	+++	++	+/−	+++	−
HBe Ag	+/−	+	+	−	−	−	−
Anti-HBe Ab	−	−	−	+	−	+	−

※ HBs Ag
- 감염 초기 진단의 지표로 제일 처음 검출
- 감염이 진행되고 있음을 반영

※ Anti-HBs (HBs 항체)
- 면역 형성(immunity)되었음을 반영
- 임상적으로 회복되었을 때 나타남
- 회복기 추적검사에 사용
- 백신 효과가 양성임을 나타내는 지표

※ HBc Ag
- 혈청 중에서는 검출 안 됨
- 간조직에서만 검출, 감염 상태(infection)를 의미

※ Anti-HBc (HBc 항체)
- 혈청에 생성된 후 수년 후에나 소멸
- B형 간염 바이러스에 감염 노출(exposure)되었는지를 확인할 수 있음(과거 또는 현재)
- IgM type은 급성 간염의 지표
- IgG type은 만성적으로 HBV에 노출되었거나 노출되었다 제거된 지 얼마 되지 않음을 반영

※ HBe Ag
- 현재 진행형 감염을 나타냄
- HBV의 지속적인 복제를 반영
- 혈청 중에 존재할 때 전염성이 강함
- 항바이러스 치료 시 치료의 지표로 사용

※ Anti-HBe (HBe 항체)
- HBe antigen의 혈청 중 소실을 의미
- 회복을 의미하는 좋은 예후임

1 B형 간염의 면역학적 검사법

1) 수동 적혈구응집반응(Passive Hemagglutination, PHA)

각 성분의 항원에 대한 항체 검사에 모두 적용 가능, 대표적으로 anti-HBs 항체를 검출하는 경우를 아래에 설명한다.

(1) 검사원리: anti-HBs 항체 정량검사

고정한 닭 적혈구에 고순도로 정제한 간염 바이러스 항원을 흡착시킨 것으로 이 감작혈구가 혈중의 항체에 의한 혈구응집반응을 일으키는 것을 응용한 수동 적혈구응집반응(passive hemagglutination, PHA)법이다.

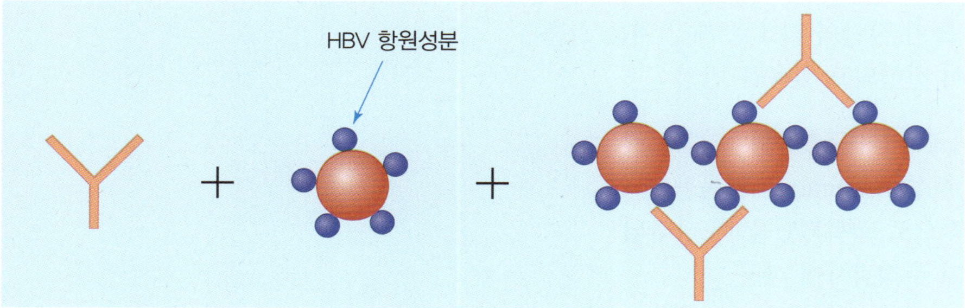

그림 21-5. PHA 원리

(2) 검체 채취 및 주의사항

혈청은 비동화를 할 필요가 없다.

(3) 시약

① 혈청희석용액(토끼 및 guinea pig의 혈청을 함유한 인산완충용액) 환자혈청 희석 시, 감작혈구, 대조혈구 복원 시 사용

② 항원감작혈구(동결건조): 불활성화한 HBs 항원 감작고정 닭 적혈구

③ 대조혈구(동결건조): 사람의 혈장성분 흡착 고정 닭 적혈구

④ 양상 대조혈청: 정제 HBs 항원면역 동물혈청

⑤ HA 흡수제(흡수용 적혈구): 고정한 닭 적혈구

(4) 장비 및 기구

① U형 microplate/시험관

② 희석액 25 μL

③ Dropper 25 μL

⑤ 판정용 viewer

(5) 검사방법

① 먼저 혈청을 단계 희석한다.

㉠ 혈청희석 용액을 1번 시험관에 50 μL 넣고, 그 이후 시험관에는 각 25 μL씩 넣는다.

㉡ 피검혈청을 1번 시험관에 5 μL 넣어 잘 혼합한다.

㉢ 혼합한 1번 시험관 혈청을 25 μL 덜어 2번 시험관에 넣고 잘 혼합한다.

㉣ 잘 혼합한 2번 시험관의 희석혈청을 25 μL 덜어 3번 시험관에 넣고 잘 혼합한다.

㉤ 앞의 과정을 계속 반복하고 마지막 시험관에서 잘 혼합한 다음 25 μL 덜어 버린다.

② 단계 희석한 혈청이 든 시험관에 각 미감작혈구 또는 감작혈구를 25 μL씩 추가하여 잘 혼합한다.

③ 1시간 방치 후 응집 여부를 관찰한다.

표 21-7. PHA 검사순서

Well No	1	2	3	4	5	−
혈청희석용액(μL)	45	25	25	25	25	−
피검혈청(μL)	5	1번 시험관에서 25 μL 덜어 다음 시험관에 추가, 이후 단계 희석함				
혈청 희석비율	1:10	1:20	1:40	1:80	1:160	−
항원 미감작혈구(μL)	25					
항원 감작혈구(μL)		25	25	25	25	−
최종 희석비율	1:20	1:40	1:80	1:160	1:320	−
1분간 잘 혼합하여 1시간 방치						
판정						

(6) 결과 판독

표 21-8. 결과 판독방법

판독	판정	반응상
−	음성	혈구가 단추 모양으로 모이고 외연은 매끄러운 원형을 나타낸 것
		혈구가 대소의 링 모양으로 모이고 링의 외연은 매끄러운 원형을 나타낸 것
+	양성	혈구의 링이 미감작보다 명백히 크고 링의 두께도 얇고 거칠며 주변에 많은 과립상 침전이 있는 것
++		혈구응집이 균일하게 일어나고 막 모양이 된 것
+++		응집상의 일부가 중심으로 향하여 slip 상태를 나타내는 것
±	판정유보	혈구 링이 미감작과 같든가 약간 크고 매끄럽지만 주변에 약간의 응집상을 볼 수 있는 것

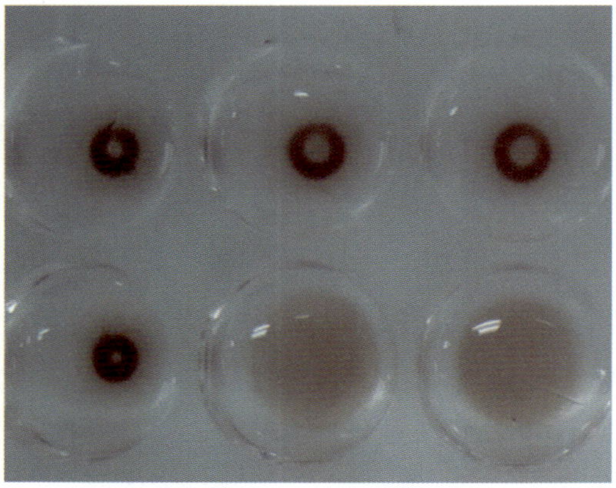

그림 21-6. PHA 결과 형태

(7) 참고치

대조혈구	항원감작혈구	판정
−	−	음성
−	+	양성
+	−	음성
+	+	비특이 혈청(흡수시험)

2) 역수동 적혈구응집반응(Reverse Passive Hemagglutination, RPHA)

각 성분의 항원 검출 검사에 모두 적용 가능, 대표적으로 HBs 항원을 검출하는 경우를 아래에 설명한다.

(1) 검사원리 – HBs항원 정량 검사

고정한 닭 적혈구에 고순도로 정제된 간염 바이러스 특이항체를 흡착시킨 것으로 감작혈구가 혈액 중의 간염 바이러스 항원과 반응하여 혈구응집을 일으키는 것을 이용하는 역수동 적혈구응집반응(reverse passive hemagglutination, RPHA)법이다(그림 21-7).

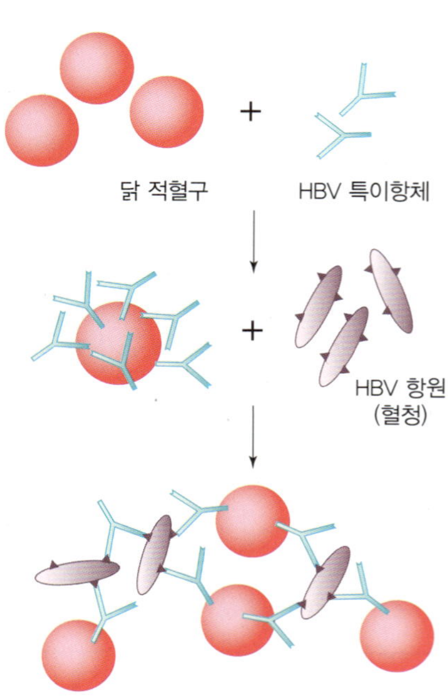

그림 21-7. RPHA 검사원리

(2) 검체 채취 및 주의사항

혈청을 사용한다.

(3) 시약과 기구

① 혈청(항원) 희석용액(토끼 및 guinea pig의 혈청을 함유한 인산완충용액) 환자혈청 희석, 항체감작혈구, 대조혈청의 복원에 사용한다.

② 항원감작혈구(동결건조): HBs 항체를 흡착시킨 고정 닭 적혈구

③ 대조혈구(동결건조): 건강한 guinea pig IgG를 흡착시킨 닭 적혈구

④ 양성 대조혈청: 불활성처리 HBs 항체양성 사람혈청

⑤ HA 흡수제(흡수용 적혈구): 고정한 닭 적혈구

⑥ U형 microplate/시험관

⑦ 희석액 25 μL

⑧ Dropper 25 μL

⑨ 판정용 viewer

(4) 검사방법

① 먼저 혈청을 단계 희석한다.

㉠ 혈청희석용액을 1번 시험관에 50 μL 넣고, 그 이후 시험관에는 각 25 μL씩 넣는다.

㉡ 피검혈청을 1번 시험관에 5 μL 넣어 잘 혼합한다.

㉢ 혼합한 1번 시험관 혈청을 25 μL 덜어 2번 시험관에 넣고 잘 혼합한다.

㉣ 잘 혼합한 2번 시험관의 희석혈청을 25 μL 덜어 3번 시험관에 넣고 잘 혼합한다.

㉤ 앞의 과정을 계속 반복하고 마지막 시험관에서 잘 혼합한 다음 25 μL 덜어 버린다.

② 단계 희석한 혈청이 든 시험관에 각 미감작혈구 또는 감작혈구를 25 μL씩 추가하여 잘 혼합한다.

③ 1시간 방치 후 응집 여부를 관찰한다.

표 21-9. RPHA 검사순서(요약)

Well No	1	2	3	4	5	–
혈청희석용액(μL)	45	25	25	25	25	–
피검혈청(μL)	5	1번 시험관에서 25 μL 덜어 다음 시험관에 추가, 이후 단계 희석함.				
혈청 희석비율	1:10	1:20	1:40	1:80	1:160	–
항체 미감작혈구(μL)	25					
항체 감작혈구(μL)		25	25	25	25	–
최종 희석비율	1:20	1:40	1:80	1:160	1:320	–
1분간 잘 혼합하여 1시간 방치						
판정						

(5) 결과 판독

RPHA 결과 판독방법(참고치)을 참고한다.

(6) 참고치

대조혈구	항체감작혈구	판정
−	−	음성
−	+	양성
+	−	음성
+	+	비특이 혈청(흡수시험)

3) 효소면역검사법(Enzyme Immuno Assay, EIA)

각 성분의 항원 및 그에 대한 항체 검출 검사에 모두 적용 가능하다. 또한 용해성 입자를 검출할 수 있는 동시에 비용해성 입자에 대한 검출도 가능하다. micro-bead를 이용하는 방법도 있고 microplate와 같이 고정된 벽에 항원 또는 항체를 부착시켜 검출하는 방법인 효소결합면역흡착법(enzyme linked immunosorbent assay, ELISA)이 있다.

(1) HBs 항원 검사

① 검사원리

항체(anti-HBs)를 microplate에 부착시킨 뒤 HBs 항원(환자 검체)을 항체와 반응시킨 후 다시 효소 표지 항체(peroxidase-conjugated antibody)를 반응시키고 여기에 기질(H_2O_2)액 및 발색소(OPD)를 가하여 효소의 작용에 의한 발색반응을 측정함으로써 가검혈청 내의 항원을 검출하는 샌드위치 효소결합면역흡착측정법(sandwich ELISA)이다(그림 21-8). EIA에 사용하는 효소 및 기질은 다양하다(표 21-10).

표 21-10. EIA에 사용하는 효소

효소 (Enzyme)	기질 (Substrate)	최종 반응색 (End color)	흡광도 (Absorbance)
Alkaline phosphtase (AP)	pNPP (p-nitrophenyl phosphate)	노랑	405 nm
Horse radish peroxidase (HRP)	TMB (3,3′,5,5′−tetramethylbenzidine)	노랑 (파랑)	450 nm (652 nm)
	OPD (o-phenylene diamine)	초록 (주황)	490 nm (450 nm)
	ABTS [2,2′-azino-bis(3-ethylbenzothiazoline-6-sulfonate)]	초록	410 nm (650 nm)
β-Galactosidase	ONPG (o-nitrophenyl-β−D-galactopyranoside)	노랑	410 nm

* 감도강화: 효소에 avidin-biotin 또는 NAD−결합계 첨가

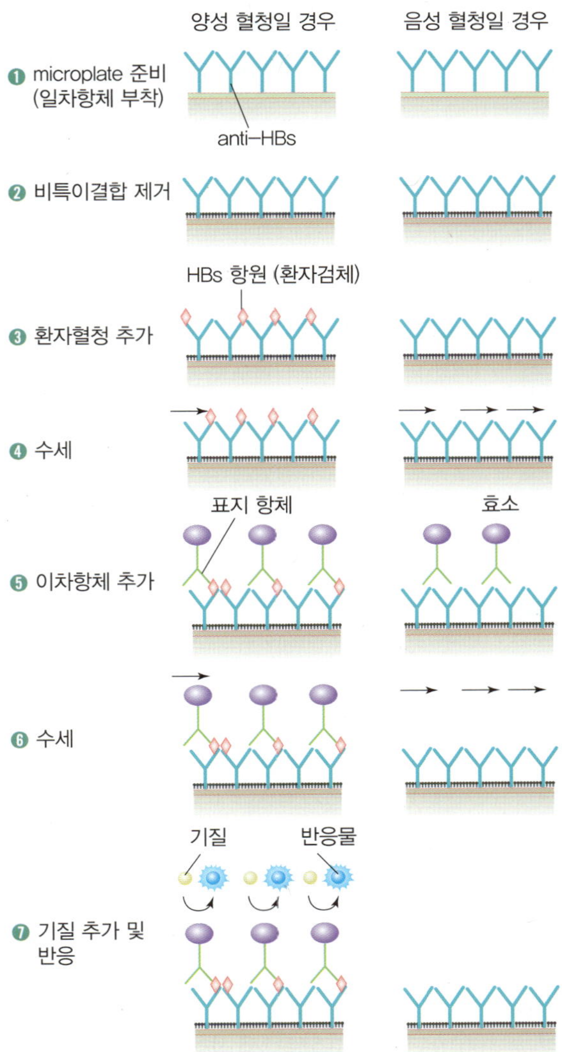

그림 21-8. HBs 항원 양성 혈청과 음성 혈청과의 반응 차이

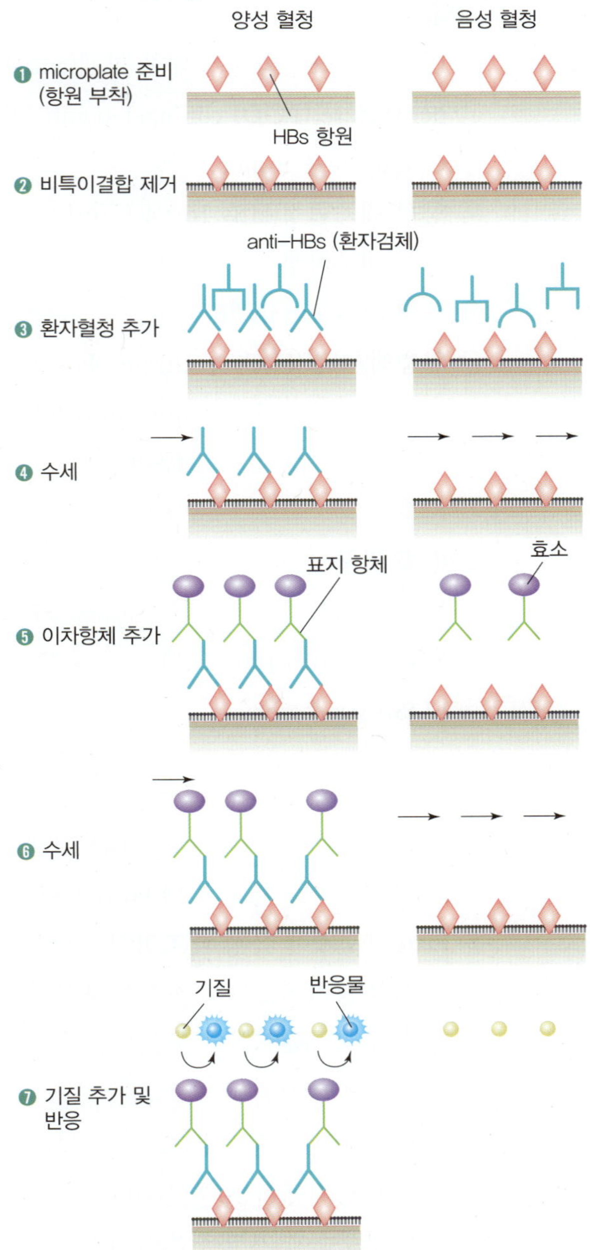

그림 21-9. Anti-HBs 양성 혈청과 음성 혈청과의 반응 차이

② 검사 특징

- 장점: 처리 속도 향상(자동화)
- 단점: – 효소의 특성에 따라 분석계 자체가 복잡하다.
  – 반응시간이 길다.

③ 검채 채취 및 주의사항

- 혈청 또는 혈장을 사용한다.

④ 시약

㉠ B형 간염 표면항원에 대한 항체(anti-HBs: 면양)가 부착된 검사용 microplate

㉡ peroxidase (POD) conjugated anti-HBs (토끼)

㉢ Conjugate용 Buffer

㉣ 양성 대조혈청(HBs 16±4 U/mL)

㉤ 음성 대조혈청

㉥ 세척액(Tween in PBS)

㉦ 완충액/기질(H_2O_2 in citrate-phosphate buffer solution)

㉧ 발색소(o-phenylendiamine dihydrochloride)

㉨ 반응 정지 시약(0.5N H_2SO_4)

⑤ 장비 및 기구

㉠ 원심분리기

㉡ 37°C water bath

㉢ Micropipette (100 μL용)

㉣ Kahn tube

㉤ ELISA processor

⑥ 검사방법

㉠ 검사 전 모든 시약은 검사 30분 전에 실온에 꺼내 놓는다.

㉡ Anti-HBs 항체가 코팅된 96 well plate를 준비한다.

㉢ Plate의 well에 음성 대조혈청, 양성 대조혈청, 검체를 100 μL씩 분주한다.

㉣ 37°C 배양기에 2시간 동안 반응시킨다.

㉤ 반응 후 각 well의 내용물을 흡입한 후 세척액을 300 μL씩 분주하여 세척한다. 이 과정을 3회 반복한다.

㉥ 희석된 HRP 접합 항체를 희석액을 각 well에 100 μL씩 분주한다.

㉦ 37°C 배양기에서 90분간(40°C, 60분간) 반응시킨다.

㉧ 미리 발색소에 기질을 혼합해 암소에 둔다(제조 후 1시간 이내에 사용해야 한다).

㉨ 반응 후 각 well의 내용물을 흡입한 후 세척액을 300 μL씩 분주하여 세척한다. 이 과정을 3회 반복한다.

㉩ 미리 준비한 발색소-기질 완충액 용액을 각 well에 100 μL씩 분주한다(파란색 발색반응이 나타난다).

㉪ 약 30분 후 반응 정지 용액(H_2SO_4)을 100 μL씩 분주하면 파란색이 노란색으로 즉시 변한다.

㉫ 파장 492 nm 파장의 흡광도 기기에서 판독한다.

⑦ **결과판독**

- 음성 대조혈청과 양성 대조혈청의 OD(흡광도) 값과 검체의 OD 값을 비교한다.
- 만약 음성 대조혈청의 OD 값이 0.05 이하이면 0.05로 판독한다.
- 음성 대조혈청의 OD 값이 0.1을 넘어서는 안 된다.
- 양성 대조혈청의 OD 값이 1.0 이하여서는 안 된다.
- 양성: 검체 OD 값/음성 대조혈청 ≥ 컷오프값
- 음성: 검체 OD 값/음성 대조혈청 < 컷오프값

⑧ **참고치**

- 음성: 컷오프값보다(검체 OD 값 / 음성대조혈청 OD 값)이 낮아야 한다.

* 컷오프값(cut-off value): 음성 대조혈청 흡광도 + 0.05 (absorbance unit)

(2) anti-HBs 검사

Microplate에 HBs 항원을 부착시킨 뒤 혈청 내 항체와 반응시키는 부분을 제외하면 원리는 위의 HBs 항원 검사와 동일하다(그림 21-9). 또한 검사방법, 결과판독, 참고치도 위의 방법과 동일하다.

4) 자동분석법

(1) 미세입자 효소면역 측정법(microparticle enzyme immunoassay, MEIA)

각 성분의 항원 및 그에 대한 항체 검출 검사에 모두 적용 가능, 대표적으로 HBs 항원을 검출하는 경우를 아래에 설명한다.

① **검사원리**

검체(HBs-Ag)는 anti-HBs 흡착 미세입자와 바이오틴(biotin)이 흡착된 anti-HBs와 결합하여 antibody-antigen-antibody complex를 형성한다. 미세입자가 결합된 복합체(Ab-Ag-Ab)는 glass fiber matrix로 이동 결합되고 결합되지 않은 다른 물질은 Matrix cell 사이의 구멍으로 흘러나가게 된다. 이 복합체에 alkaline phosphatase conjugate (alkaline phosphatase + anti-biotin)와 형광기질제 MUP를 가하면 효소작용에 의해 형광물질이 생성되고 이 형광생성물을 측정함으로써 혈청 내의 HBs-Ag을 검출할 수 있는 방법이다.

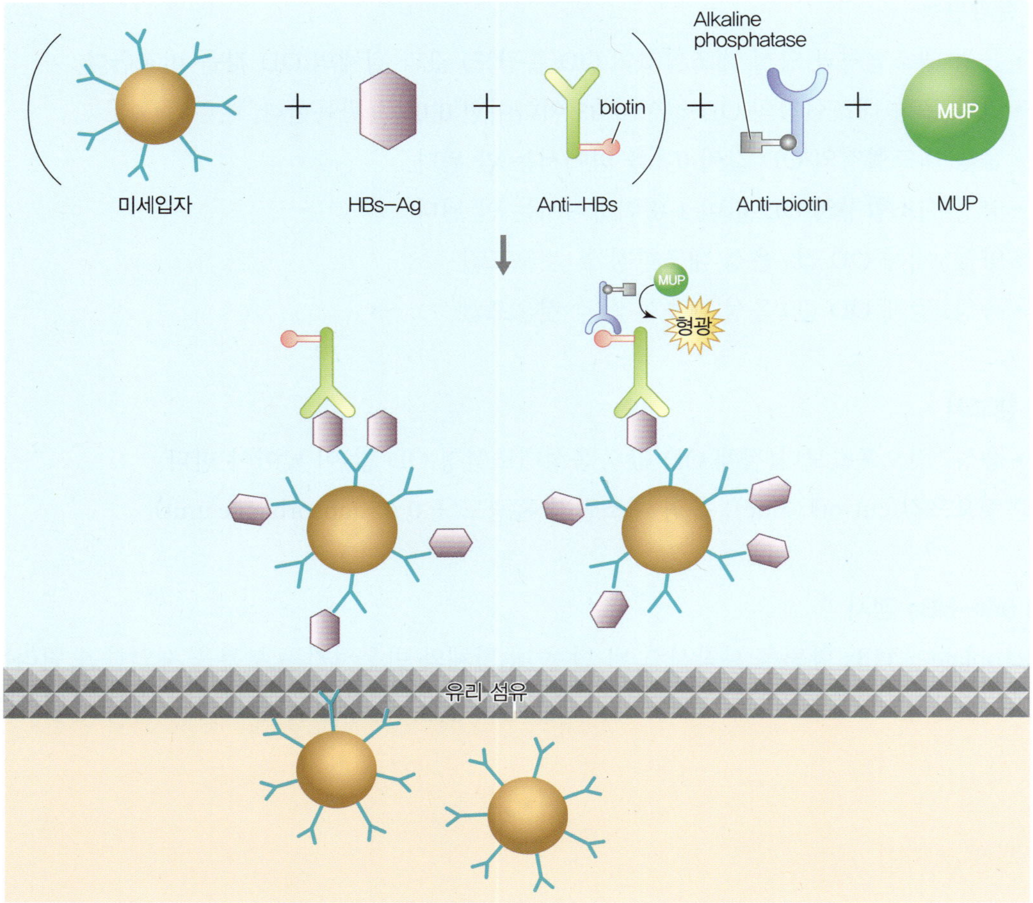

그림 21-10. MEIA 검사원리-HBs antigen 검출법

② **검체 준비 및 주의사항**

㉠ 전혈 5 mL 이상 채혈한다.

㉡ 검체용기: 진공 또는 일반 시험관, 위의 항응고제 용기를 사용한다.

㉢ 검체보관: 1주 냉장보관 가능 그 이상 보관 시 −20℃ 냉동보관한다.

㉣ 검체에 미립자, 적혈구 보일 시 검사하기 전 원심분리해서 사용한다.

㉤ 열에 의해 불활성화된 검체는 사용치 않는다.

㉥ 검체는 냉동과 해동을 반복하지 않는다.

③ **시약(Abbott-Co 제품) 및 검사장비**

㉠ HBs-Ag reagent pack

- Anti-HBs (mouse, monoclonal-IgM)로 표면처리된 미세입자
- Anti-biotin (rabbit): alkaline phosphatase + anti-biotin
- Biotinylated anti-HBs (goat, IgG)
- HBs-Ag index calibrator

㉡ HBs-Ag control: negative, positive

㉢ AxSYM probe cleaning solution: Tetraethylammonium hydroxide (TEAH)

㉣ MUP: 4-Methylumbelliferyl phosphate and 0.1% sodium azide

※ 시약보관: 2~8°C

㉤ Abbott-Co. AxSYM system (USA)

㉥ Sample cup adaptor

㉦ 원심분리기

㉧ Microtube

㉨ Micropipettes, pipette tips

④ 검사방법

㉠ 검사 시약과 환자 검체를 준비한다.

㉡ anti-HBs로 표면 처리된 미세입자, HBs-Ag (sample), 바이오틴이 결합된 anti-HBs 용액을 incubation well에 옮긴다.

㉢ 혼합물이 반응하는 동안, 검체 내 HBs Ag은 anti-HBs로 표면 처리된 미세입자 및 바이오틴이 결합된 anti-HBs와 결합하여 항체-항원-항체(Ab-Ag-Ab) 복합체를 형성한다.

㉣ 형성된 Ab-Ag-Ab 복합체는 유리섬유 기질(glass fiber matrix)로 이동하여 결합된다.

㉤ 알칼리성 포스파타제가 결합된 항-바이오틴 항체(alkaline phosphatase-conjugated anti-biotin)를 매트릭스(matrix)에 분주하여, 항체-항원-항체 복합체와 결합시킨다.

㉥ 매트릭스(matrix)을 세척하여 결합되지 않은 물질을 제거한다.

㉦ 형광 기질인 4-Methylumbelliferyl phosphate (MUP)를 매트릭스(matrix)에 첨가하면, 효소 반응을 통해 형광 생성물이 형성된다.

㉧ 매트릭스(matrix)에서 생성된 형광 신호를 측정하며, 그 강도는 검체 내 항원의 농도에 비례하여 항원의 양을 정량적으로 분석할 수 있다.

(2) 화학발광 미세입자 면역법(chemiluminescent microparticle immunoassay, CMIA)

각 성분의 항원 및 이에 대한 항체를 검출하는 검사에 모두 적용할 수 있으며, 대표적으로 anti-HBs 검출 과정을 아래와 같이 설명한다.

① 검사원리

발광체(chemiluminescent)는 산화 반응을 통해 에너지가 방출되며 원래의 기저 상태로 돌아가는 과정에서 빛을 방출하는 물질을 의미한다. 가장 널리 사용되는 발광 물질로는 루미놀(luminol), 아크리디늄 에스터(acridinium ester), 루테늄 유도체(ruthenium derivatives) 및 니트로페닐 옥살레이트(nitrophenyl oxalate) 등이 있다. 이러한 산화 반응은 과산화수소(hydrogen peroxide)와 촉매 효소 등에 의해 유도된다. 발생한 빛 에너지는 발광 측정기(luminometer)를 사용해 정량적으로 측정할 수 있으며, 이를 화학발광 면역측정법(chemiluminescent immunoassay, CLIA)라고 한다. 한편, 화학발광 미세입자 면역법(chemiluminescent microparticle immunoassay, CMIA)은 CLIA와 동일한 화학발광 반응 원리를 기반으로 하지만, 항체 또는 항원을 미세입자(microparticle)에 결합시켜 반응의 효율과 민감도를 더욱 향상시킨다는 차이가 있다.

HBV 감염 진단 검사에서 혈청 중 HBs Ag을 CMIA로 검출하려면 anti-HBs Ag 항체(capture antibody)가 코팅되어 있는 plate에 검체(혈청, HBs Ag)와 반응시키고 항원-항체 복합체에 결합할 수 있는 HRP 접합 항체(detection antibody)를 반응시킨다. 이후 발광체 기질을 처리하여 발광된 빛을 측정하면 검체 내 HBs Ag을 확인할 수 있다.

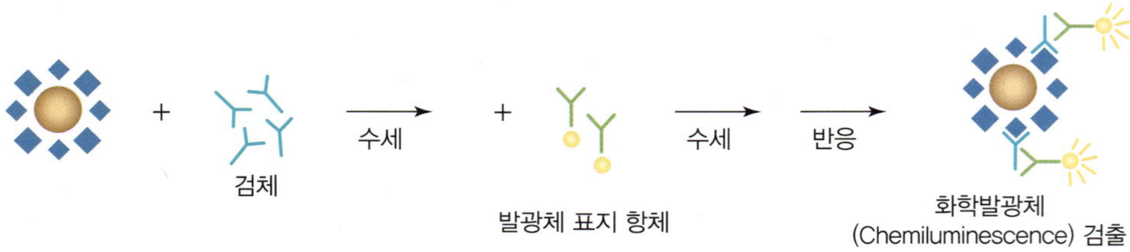

그림 21-11. CMIA 검사원리–anti–HBs 항체 검출법

② 검체 준비 및 주의사항

• 혈청을 사용한다.

③ 검사 특징

㉠ EIA나 RIA보다 민감도가 좋다. 그러므로 아주 소량의 시약들을 이용하여 경제적이다.
㉡ 사용 시약이 형광이나 방사성 물질들에 비해 안정적이고 독성이 없다.
㉢ 다른 검사들에 비해 검사시간이 단축된다.
㉣ 검체가 소변이나 혈장일 경우 함유되어 있는 생물학적 물질들에 의해 빛 에너지를 방출하는 데 방해를 할 수 있어 위음성의 결과가 나올 수도 있다.

5) 면역 크로마토그래피법(immunochromatography assay, ICA)

각 성분의 항원 및 그에 대한 항체 검출 검사에 모두 적용 가능, 대표적으로 HBs 항원을 검출하는 경우를 아래에 설명한다.

(1) 검사원리

본 HBs Ag 검사는 검체인 혈청과 함께 HBs Ag이 먼저 니트로셀룰로오스(nitrocellulose)로 된 검체패드에 흡수된 후 모세관 현상에 의하여 위로 움직이다가 콘쥬게이트 패드(conjucate pad)에 녹아 있는 단클론 항 B형 간염표면항원(anti-HBs) gold-colloid 결합체와 항원항체 결합체를 형성하게 된다. 이 결합체는 이어서 니트로셀룰로오즈 막에 미리 코팅되어 있는 또 다른 다클론 anti-HBs와 샌드위치 결합을 하여 선을 나타내는 one-step 면역크로마토그래피법을 이용한 제품으로 특별한 기기를 필요로 하지 않고, 간단한 조작으로 대량의 검체를 신속히 측정할 수 있는 간편한 HBs Ag 검출용 진단시약이다.

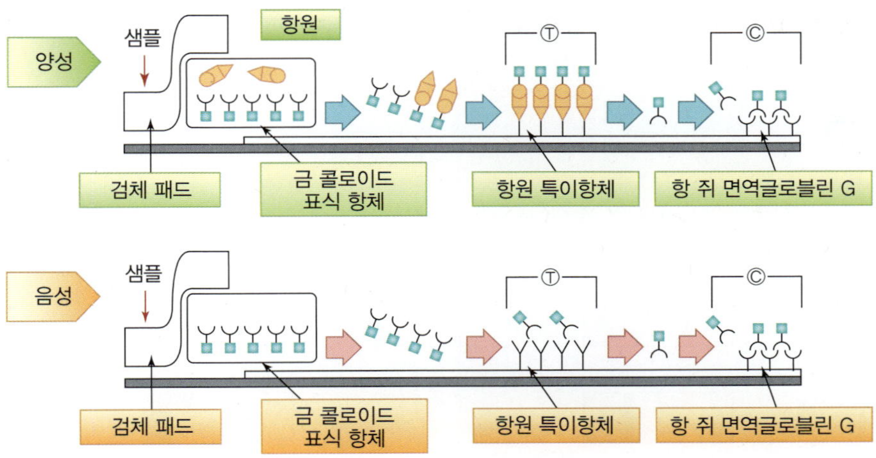

그림 21-12. ICA 검사원리 – HBs antigen 검출법

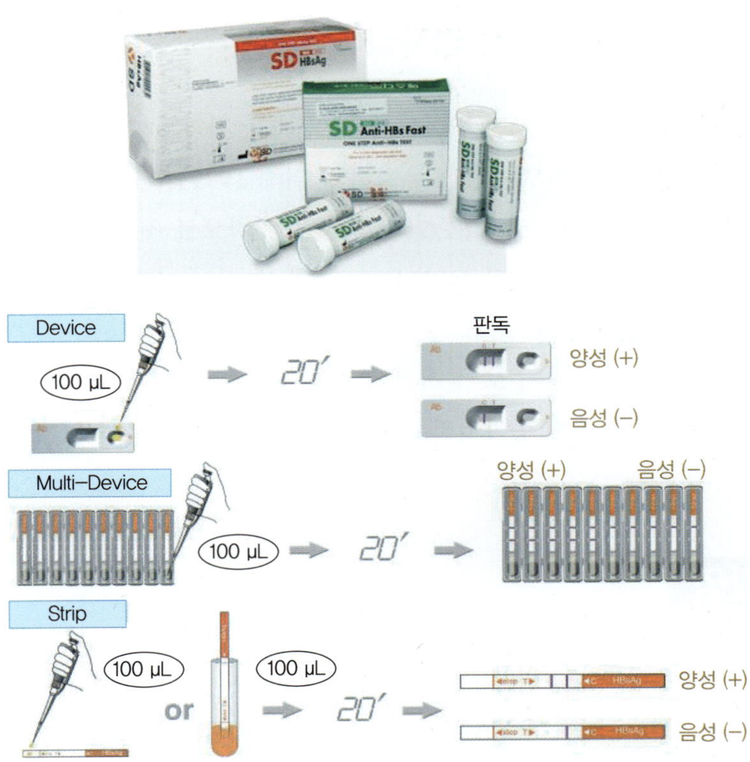

그림 21-13. ICA kit (SD 제품) 및 사용법

(2) 검사 특징

① ELISA 결과와 동등하다.
② One-step B형 간염표면항원 진단시약이다.
③ 20분 안에 결과를 판독하므로 신속하다.
④ 혈청을 희석할 필요가 없으며 혈청의 적하만으로 실험 조작이 완료된다.
⑤ 검사를 위해 고가의 특정장비가 필요 없다.

(3) 결과 판독

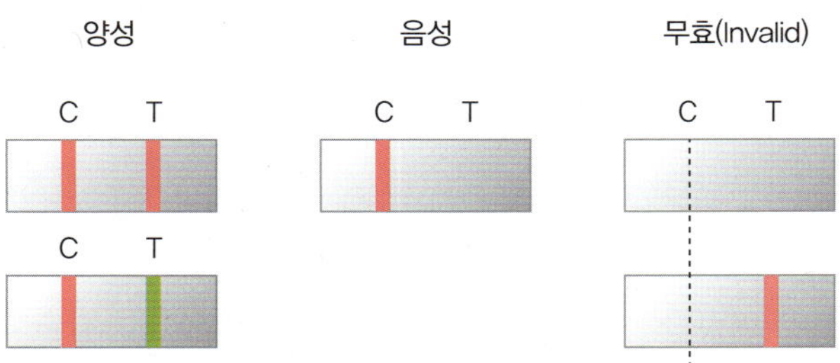

그림 21-14. ICA 결과 형태 및 판독

2 B형 간염의 분자생물학적 검사법

HBV DNA 검출은 항바이러스 요법을 받는 환자의 치료 경과를 모니터링하는 데 중요한 진단 방법이다. WHO는 검사 결과의 일관성을 유지하기 위해 1999년, 100만 IU/mL의 역가를 가진 HBV DNA 유전자형 A형(NIBSC 코드 97/746) 샘플을 기반으로 첫 번째 국제 표준 물질을 확립하였다. 이후 보다 정밀한 진단을 위해 HBV DNA 표준 물질이 여러 차례 갱신되었으며, 최근에는 2023년 5번째 국제 표준(NIBSC 코드 22/120)이 확립되었다.

현재, HBV DNA 검출을 위해 주로 실시간 중합효소연쇄반응(real-time PCR) 방법이 사용되며, 높은 민감도와 특이도로 인해 항바이러스 치료 모니터링에 효과적으로 활용되고 있다.

III. C형 간염

바이러스성 간염 중에서 A형, B형 간염 바이러스와 같은 기존 바이러스가 원인이 되어 발생하는 간염 이외의 나머지를 총칭하여 NANB형 간염(non-A, non-B hepatitis)이라 한다. NANB형 간염에는 혈액을 통해 전파되는 NANB형 간염(post-transfusion non-A, non-B hepatitis)과 경구적으로 감염되는 NANB형 간염(epidemic non-A, non-B hepatitis)이 있다.

현재에는 전자를 C형 간염 바이러스(hepatitis C virus, HCV)이라 하고 후자를 E형 간염 바이러스(hepatitis E virus, HEV)이라 호칭하고 있다. 1989년 미국 Chiron-Co.의 연구진(Choo, Kuo etc.)은 NANB형 간염 바이러스에 감염된 침팬지의 혈청에서 바이러스의 RNA를 추출하여 C형-DNA (cDNA)를 클로닝(cloning)하는 데 성공하였고 이것을 C형 간염 바이러스(HCV)로 명명하였다. 또한 연구진들은 혈청에서 이 바이러스에 대한 항체를 검출하는 방법을 개발하여 수혈 후 간염 환자의 혈액에서 anti-HCV의 존재를 확인함으로써 HCV가 수혈 후 간염의 주원인 Virus임을 입증하였다.

HCV 유전자는 약 9.4 Kb 크기의 RNA virus로 3개의 구조단백(structural protein)과 5개의 비구조 단백(non structural protein)으로 구성되어 있고 코어(core, C), 외피(envelope, E), NS1, NS2, NS3, NS4, NS5 순으로 배열되어 있다. C와 E, NS1 유전자는 바이러스 구성 입자를 coading 하고 있으며, NS2~NS5 유전자는 바이러스의 구성 입자를 암호화(coading)하고 있지는 않지만 바이러스가 합성될 수 있도록 보조역할을 하는 유전자이다. 진단법의 발전에 따라 표적으로 하는 유전적 구조도 조금씩 바뀌었다.

HCV 감염경로는 수혈로 인한 감염이 대표적이며 그 외에 수직감염, 성접촉을 통한 감염, 약물복용에 의한 기회감염 등이 있다. HCV의 잠복기간은 2~26주이지만 대부분은 4개월 이내가 대부분이다. 산발성 C형 간염은 A, B형 간염에 비하여 특이한 임상증상은 없고 수혈 후 감염된 C형 간염은 무황달인 경우가 많고 발열, 소화기 증상 등과 같은 자각증상의 출현빈도가 낮으며 그 정도도 경미한 것이 특징이다.

간경변증과 간암 환자에서 anti-HCV 및 HCV-RNA의 양성률이 유의하게 높은 것으로 보고되고 있으며 특히 anti-HCV 양성인 간암 환자에서 HBs-Ag이 동시에 양성인 경우가 많은 것으로 보아 HCV가 HBV와의 중복감염 또는 혼합감염을 일으킬 때 더 빠른 속도로 암이 발생될 가능성이 높은 것으로 추정된다.

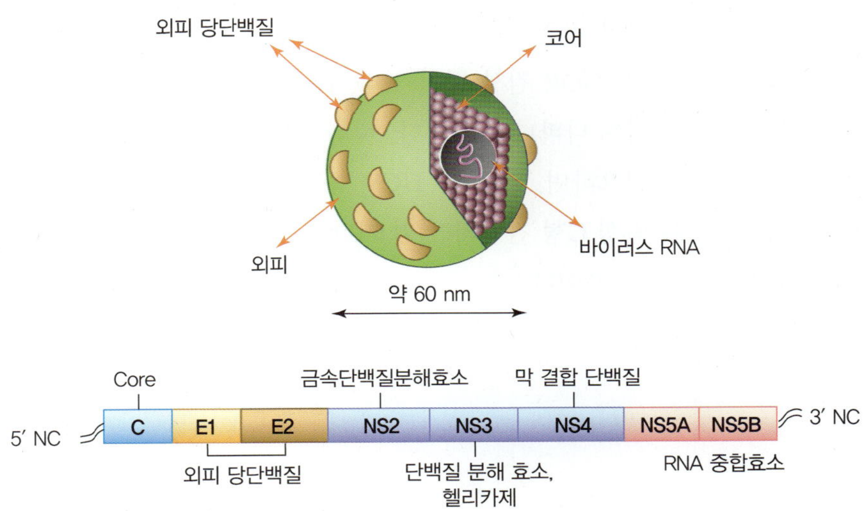

그림 21-15. C형 간염 바이러스의 구조 및 유전자

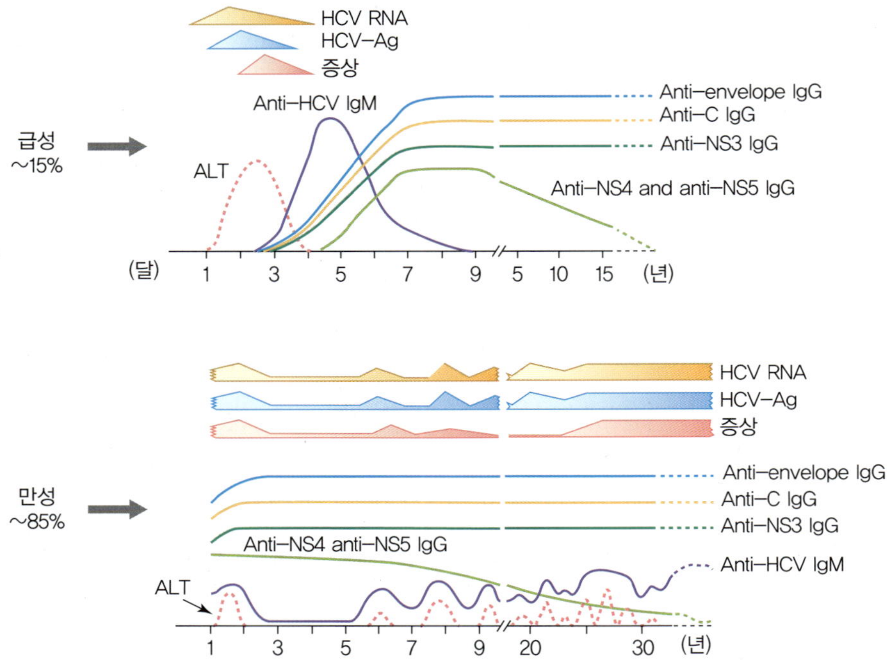

그림 21-16. C형 간염(급성 및 만성 간염)의 혈청 진단표지자의 변화

C형 간염 진단은 HBV 진단법과 검사원리가 같지만 HBV는 혈청 중에 항원 및 항체를 검출하여 각각의 임상적 의의를 판단하여 진단하지만 HCV 진단에는 항체 검사와 HCV 유전자 검사가 있다. Anti-HCV 항체 검출에 사용되는 항원인 C100-3은 HCV 유전자 중 비구조 단백 부위(non structural protein region)의 NS3~NS4 부위에 해당하며 이에 대한 항체인 anti-HCV (anti-C100-3)가 혈액 내에 있는 사람은 HCV에 감염되었음을 의미한다. 즉, anti-HCV는 중화항체가 아니고 HCV의 증식과 감염성을 반영한다.

제1세대 진단방법인 C100-3에 대한 항체 검사법은 HCV 감염 초기에는 항체 검사가 음성으로 나오는 문제점이 있다. 따라서 간염의 조기 진단을 위해서는 다른 C형 간염 항체진단법, 즉 제2세대, 제3세대 및 그 외 N14, GOR 검사 등이 있다. HCV 감염 시 항체(anti-HCV) 형성기간이 길어서 급성기의 감염시기에는 나타나지 않는다. 따라서 HCV 감염을 조기에 진단할 수 있는 HCV-RNA를 검출하는 것이 필요하며, 혈액 중 HCV 농도는 극히 낮기 때문에 PCR 법을 사용하고 있다. PCR 법은 급성과 만성 C형 간염의 감염 기간 동안 혈청에서 HCV-RNA를 검출할 수 있는 가장 민감하고 믿을 만한 지표이다.

종류	검사명
1	항 HCV 항체검사 • 급성 및 만성 HCV 감염 선별검사(EIA)
2	Recombinant Immunoblot Assay (RIBA) • 항 HCV 항체 확진검사
3	HCV RNA 검사 • HCV 감염의 확진 • 치료반응 예측 • 치료반응 모니터링
4	HCV Genotyping • 치료방침 수립 • 치료반응 예측

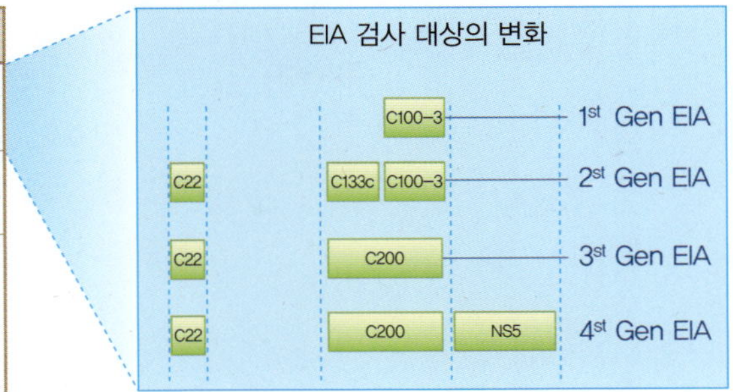

그림 21-17. C형 간염의 면역학적 진단검사 종류 및 변화

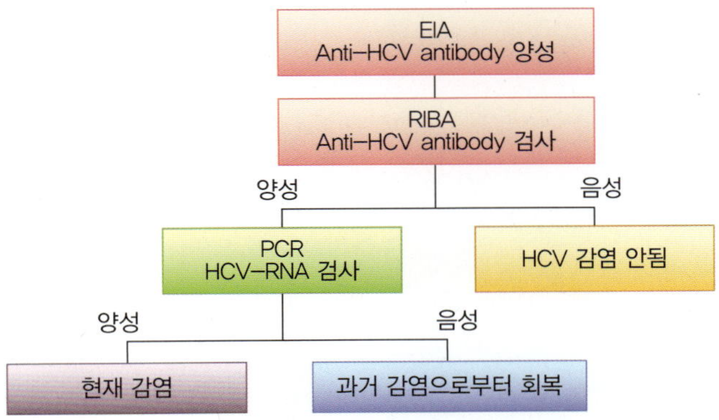

그림 21-18. C형 간염의 검사 진행 순서

C형 간염의 각 검사 결과에 따른 임상적 의의는 표 21-11에 나타나 있다.

표 21-11. HCV maker의 임상적 의의

anti-HCV	HCV RIBA	HCV-RNA	임상적 의의
-	-	-	HCV 감염력 없음 감염 초 항체가 충분히 생성되지 않은 경우
+	-	-	HCV 감염력 없음 Anti-HCV의 결과는 위양성일 가능성이 높음
+	+	-	과거 감염 감염은 되었으나 HCV 농도가 매우 낮은 상태
+ / ±	+	+	HCV 활성 감염 상태

참고: 대한진단검사의학회 LAB TESTS ONLINE

Chapter

22

바이러스 감염질환의 면역검사

중증급성호흡기증후군-코로나바이러스 2(SARS-CoV-2) 검사

학습목표

1. 중증급성호흡기증후군-코로나바이러스 2(SARS-CoV-2)의 일반적 특성을 이해한다.
2. SARS-CoV-2 항원 검출 면역검사의 기본 원리를 이해한다.
3. SARS-CoV-2 항체 검출 면역검사의 기본 원리를 이해한다.

1 SARS-CoV-2의 일반적 특성

1) 서론

코로나바이러스과의 바이러스는 단일가닥 (+) sense RNA를 가진 외피 보유 바이러스로 직경이 약 120~160 nm로 숙주세포의 세포질에서 복제된다. 이 바이러스는 태양의 "corona"를 닮은 클럽 모양의 표면 스파이크 단백질을 가진다.

중증급성호흡기증후군-코로나바이러스2(severe acute respiratory syndrome coronavirus 2, SARS-CoV-2)는 Coronaviridae에 속하며 COVID-19 판데믹(pandemic) 대유행의 원인이 되는 코로나바이러스의 변종바이러스이다. 바이러스의 전파는 사람들 간의 호흡, 기침, 재채기 또는 대화를 통해 입, 코 또는 눈으로 바이러스를 포함한 비말이 다른 사람들에게 전파되어 감염될 수 있으며, 바이러스에 오염된 표면을 통해 전파될 수도 있다. 감염된 사람들은 최대 2주 동안 전염성이 있으며, 증상이 없더라도 바이러스 전파가 가능하다. SARS-CoV-2 감염에 의한 COVID-19의 증상은 일반적으로 발열, 기침, 피로, 호흡곤란 및 후각과 미각 상실의 증상이 나타나며, 감염된 사람의 면역력과 생리학적 조건과 특성에 따라 증상이 다를 수 있고 시간이 지남에 따라 증상이 바뀔 수 있다. SARS-CoV-2의 잠복기는 평균 4~5일이지만 유증상 자의 대부분은 감염 후 2~7일 이내에 증상을 경험하게 된다.

2 SARS-CoV-2 진단검사를 위한 면역검사법

1) SARS-CoV-2 항원 검출 검사

SARS-CoV−2 항원 검출 진단검사는 현재의 바이러스 감염을 나타내는 특정 바이러스 항원의 존재를 검출하는 면역검사법이다(그림 22-1). 항원 검사는 현재 비인두, 비강 면봉 또는 타액 표본에서 분석의 추출 완충액 또는 시약에 직접 배치되는 용도로 사용되고 있다. 현재 식약처로부터 사용이 승인된 항원 검사에는 현장 검사(point-of-care testing, POCT)와 임상 검사실 기반의 진단검사가 포함된다.

SARS-CoV−2 항원 검출 검사는 약 15~30분 이내로 신속하게 결과를 산출할 수 있으며, 대부분 현장 검사(POCT)로 활용 가능하다. SARS-CoV−2 항원 검출 진단검사는 일반적으로 바이러스 핵산의 존재를 감지하고 증폭하는 실시간 역전사 중합효소연쇄반응(reverse transcription polymerase chain reaction, RT-PCR) 및 기타 핵산 증폭(nucleic acid amplification test, NAT)보다 덜 민감하다(그림 22-2). 하지만, NAT는 초기 감염 후 몇 주에서 몇 달 동안 검사에서 양성으로 유지 될 수 있으며, 바이러스를 배양 할 수 없는 경우에도 바이러스 핵산의 수준을 감지 할 수 있으므로 바이러스 핵산의 존재가 항상 전염성을 나타내는 것은 아니다.

SARS-CoV−2 항원 검출 검사와 NAT는 COVID−19 의심자의 정확한 임상 관리와 검진에 사용될 때 감염자를 확인하기 위해 적절한 해석이 필요하다. 진단검사의 임상적 성능은 주로 사용되는 상황에 따라 다르게 나타난다. 항원 검출 검사와 NAT는 모두 증상이 있을 때 검사를 받는 경우 가장 잘 수행된다.

항원 검출 검사는 일반적으로 NAT에 비해 분석적 민감도가 낮지만, SARS-CoV−2 감염을 검출하거나 배제하기 위해 무증상자를 대상으로 한 선별검사로 이러한 검사를 사용하도록 안내하는 데 도움이 된다. 항원 검출 검사는 요양원, 기숙사, 노숙자 쉼터 및 교정 시설과 같은 집결 환경에서 COVID−19에 대한 선별검사에 사용되고 있으며, 신속한 검사 처리 시간이 중요한 경우 항원 검출 검사로 즉각적인 결과를 제공할 수 있다는데 가치가 매우 높다. 증상이 나타나기 전이나 감염 과정 후반에 채취한 검체에 포함된 바이러스 항원의 수치는 검사의 검출 한계치(limit of detection, LOD) 미만일 수 있으며, 이로 인해 위음성 검사 결과가 유도 될 수 있으며, 민감도가 더욱 높은 NAT에서 대부분 양성 결과로 전활될 수 있는 가능성이 있다. 하지만, 임상검체 내

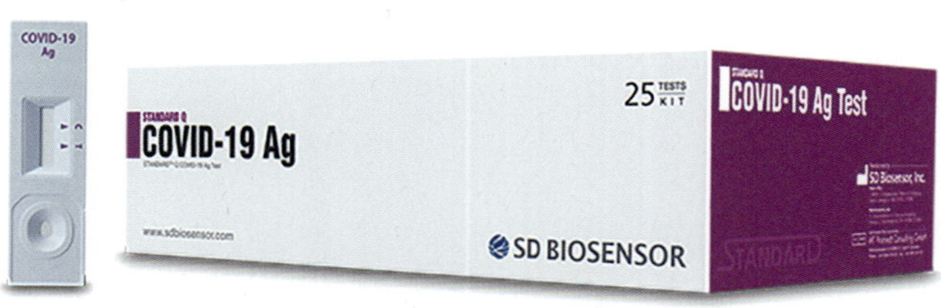

그림 22-1. SARS-CoV-2 항원 검출을 위한 면역검사 키트(SD biosensor 제공)

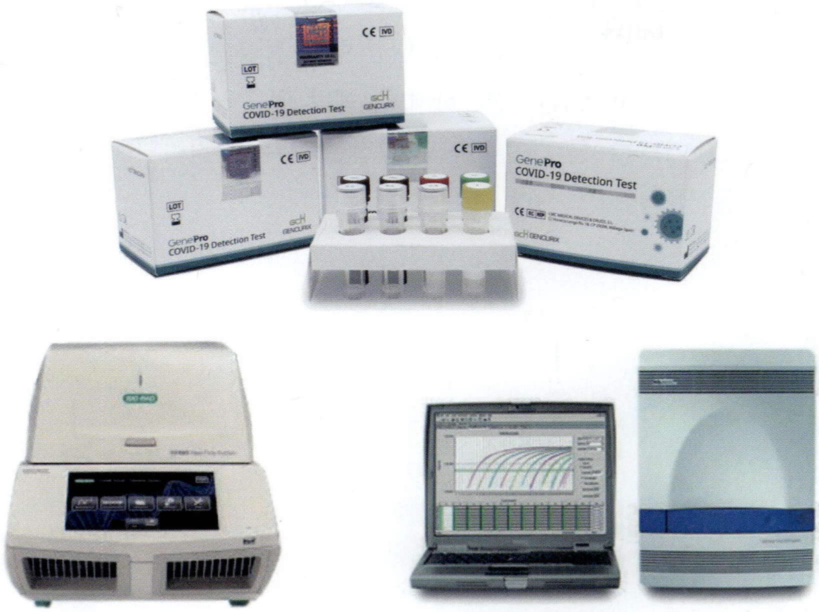

CFX96 (Bio-Rad) ABI 7500 (Applied Biosystems)

그림 22-2. SARS-CoV-2 항원 검출을 위한 분자진단 검사(핵산증폭검사, NAT) 키트와 검사 수행을 위한 Real-time PCR 장비(gencurix, bio-rad, Applied Biosystems 제공)

에 많은 수의 바이러스 항원을 포함하고 있어서 전염성이 가장 높을 시기에는 항원 검출 검사와 NAT의 민감도가 유사하게 나타나는 것으로 알려져 있다. SARS-CoV-2 항원 검출 검사의 특이도는 NAT와 비슷하며, 이는 항원 검출 검사가 제조업체의 지침에 따라 사용될 때 위양성 검사 결과가 거의 나오지 않는다는 것을 의미한다.

2) SARS-CoV-2에 대한 항체 검출 면역검사

SARS-CoV-2에 의한 감염은 뉴클레오 캡시드(N) 단백질 및 스파이크(S) 단백질과 같은 특정 바이러스 항원에 대한 항체를 생산하는 세포매개 및 체액성 면역 반응을 시작하게 된다. 스파이크의 S1 서브유닛 단백질 및 수용체 결합 도메인(receptor binding domain, RBD)을 표적으로 하는 항-S (Anti-S)가 이 반응에 포함된다(그림 22-3). SARS-CoV-2에 대한 항체 검출 검사는 급성 감염 후 수일에서 몇 주 이내에 혈청에서 바이러스에 특이적인 항체의 존재를 검출 할 수 있다(그림 22-4). 하지만 급성 SARS-CoV-2 감염을 진단하기 위해 항체 검출 검사를 사용해서는 안된다. 항체 검출 검사는 SARS-CoV-2 감염을 해결하거나 과거 감염자를 확인하는데 사용될 수 있으므로, SARS-CoV-2의 역학적 특성을 이해하는데 활용될 수 있다.

면역학적 진단검사법은 COVID-19을 모니터링하고 대응하기 위한 공중보건학적 가치와 환자에 대한 치료를 제공하는 임상적 유용성을 가지고 있다. 항체 검출 검사는 바이러스 항원 검출 검사를 대체할 수 없으며, 급성 SARS-CoV-2 감염의 유무를 입증하는 데 사용해서는 안된다.

정성적(qualitative), 반정량적(semi-quantitative) 또는 정량적(quantitative) 결과를 산출하는 항체 검출 검사가 사용 가능하다. SARS-CoV−2에 대한 항체 검출 검사는 현재 COVID−19 예방접종 후 SARS-CoV−2에 대한 면역력을 평가하거나, 예방 접종을 받지 않은 사람의 예방 접종 필요성을 평가하거나, COVID−19를 가진 사람과 밀접한 접촉 후 격리의 필요성을 결정하기 위해 권장되지는 않고 있는 상황이다.

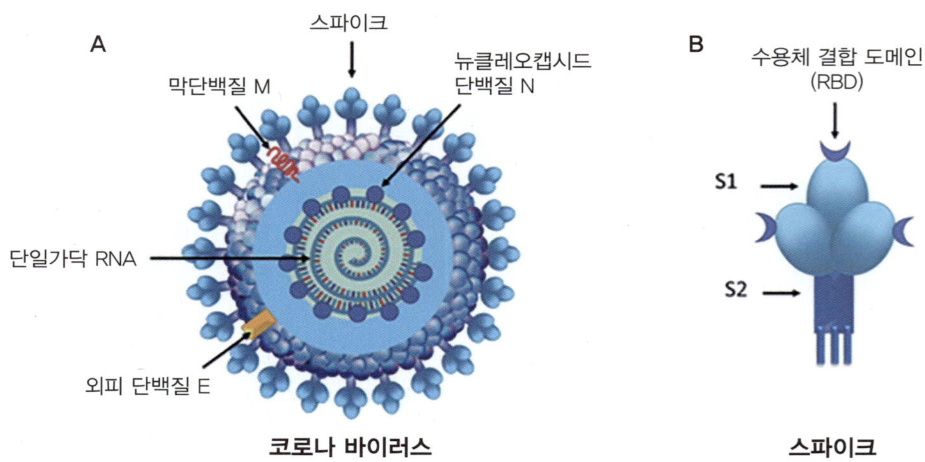

그림 22-3. SARS−CoV−2의 기본구조(A) 및 스파이크 단백질의 미세 구조(B)

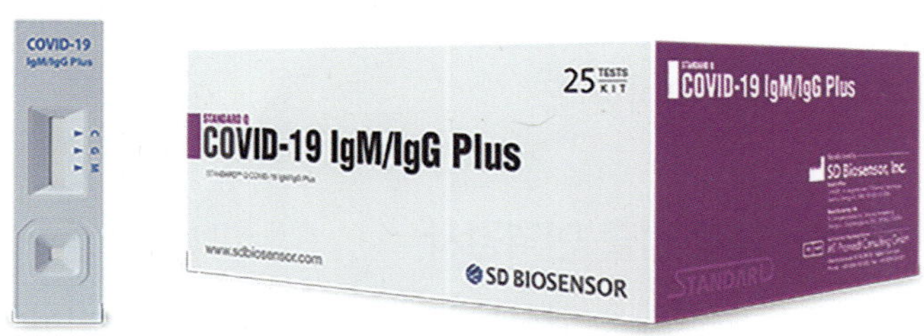

그림 22-4. SARS−CoV−2에 대한 항체(IgM/IgG) 검출을 위한 면역검사 키트(SD biosensor 제공)

Chapter 23

바이러스 감염질환의 면역검사

인간면역결핍 바이러스(HIV) 검사

HIV Test

학습목표

1. 사람면역결핍바이러스(HIV)의 병인론과 바이러스의 특징을 설명할 수 있다.
2. 사람면역결핍바이러스(HIV)의 진단법을 수행할 수 있다.
3. 사람면역결핍바이러스(HIV)의 진단적 평가와 면역학적 표지자에 대하여 설명할 수 있다.

후천성 면역결핍증(acquired immune deficiency syndrome, AIDS)은 1981년 건강하던 젊은 남성 동성연애자 중에서 원생생물인 *Pneumocystis carinii* 감염에 의한 폐렴과 Kaposi 육종(sarcoma)이 미국 내 질병관리센터에 보고되면서부터 관심을 끌기 시작하여 역학적 조사가 시작되어 원인 병원체가 인간면역결핍 바이러스(human immunodeficiency virus, HIV)로 밝혀졌다.

표 23-1. HIV와 SIVagm의 감염력과 병인성

바이러스	감염 동물	감염	AIDS 유발
HIV−1	사람 침팬지	+ +	+ −
HIV−2	사람 침팬지	+ +	+ −
SIV-agm	African green monkey, Rhesus monkey	+ +	− +

1983년 프랑스 파스퇴르 연구소의 Montagnier 박사 팀은 남성 동성연애자로부터 Retrovirus를 분리하여 LAV (lymphadenopathy associated virus)라 명명하였고, 1984년 미국의 National Cancer Institute (NCI)의 Gallo 박사 팀도 환자(AIDS)로부터 Retrovirus를 분리하는 데 성공하여 Human T-cell lymphotropic virus, typeIII (HTLV-III)로 명명하였다.

그러나 이 분리 병원체가 LAV와 동일하다는 것이 확인되어 이를 총칭하는 LAV/HTLV-III로 명명되었다가 1986년에 국제 바이러스 분류위원회에서 HIV (human immunodeficiency virus)로 정식 명명되었다.

HIV는 두개의 단일 나선 RNA를 가지는 Retrovirus에 속하고 HIV-type 1, HIV-type 2로 구

분되며 HIV-type 1, HIV-type 2 감염에 의한 임상증상은 구별할 수 없으나 이들의 유전자 구성과 항원성은 현저히 다르다.

HIV 입자는 직경이 약 100 nm 정도 되는 구형(sphere)의 구조로서 2층의 지질로 이루어진 인지질 2중막(phospholipid bilayer)과 당단백질이 존재하는 외피(envelope)와 코어(core) 부분으로 구성된다(그림 23-1). 코어 부분은 2개의 동일한 RNA를 가지며 각각 한 분자의 역전사 효소(reverse transcriptase)를 가지고 있다. 각 RNA 가닥은 p7과 p9 단백과 연계되어 있으며 이들은 안쪽에 p24 그리고 바깥쪽에 p17/18로 싸여 있다. 또한 외피는 gp120과 gp41이 일정한 간격으로 막 사이에 끼여 있는 구조를 하고 있다.

HIV는 gag, env, pol 유전자 및 vif, tat, rev, nef, vpu, vpx 유전자를 가지고 있다. gag 유전자는 core 단백인 p7, p9, p17/18, p24 , env 유전자는 당단백인 gp41, gp120, 그리고 pol 유전자는 virus 증식에 필요한 효소 단백인 역전사효소(gp64, gp51), 단백분해효소(gp10) 등을 합성하는 데 관여한다.

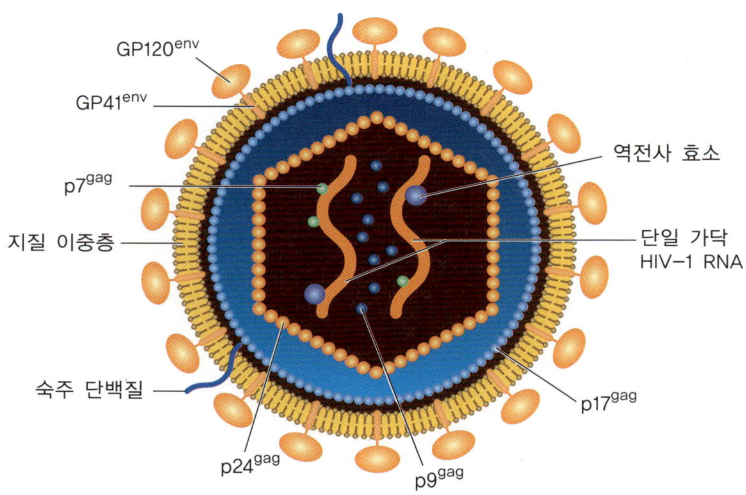

그림 23-1. HIV-1 virion 모형도

HIV가 감염되기 위해서는 우선 바이러스의 gp120 단백이 표적세포의 세포표면 수용체에 결합되어야 한다. 표적세포로는 면역계 세포는 물론 다른 세포들도 포함된다. Th 세포의 CD4 분자가 HIV의 주요 수용체로 작용하므로 CD4 Th 세포는 물론 소량의 CD4 분자를 표현하고 있는 대식세포, 랑게르한스세포, 단핵세포, 수지상 세포 등에도 감염이 가능하다.

HIV-1의 CD4에 대한 친화력은 HIV-2보다 25배 정도 강하며 이러한 성질이 HIV-2가 HIV-1에 비하여 낮은 병원성을 보이는 원인으로 생각된다. gp120의 가르복실기 끝부분의 397-439 아미노산 부위가 CD4 분자와 결합하는 부위이다. 표적세포에 결합된 HIV는 gp41에 의해 HIV 외피와 표적세포의 세포막이 융합된다. 융합 후 HIV core가 세포 안으로 들어가게 되고 뉴클레오캡시드(nucleocapsid)가 벗겨지면서 핵산이 노출되어 바이러스 증식이 가능하게

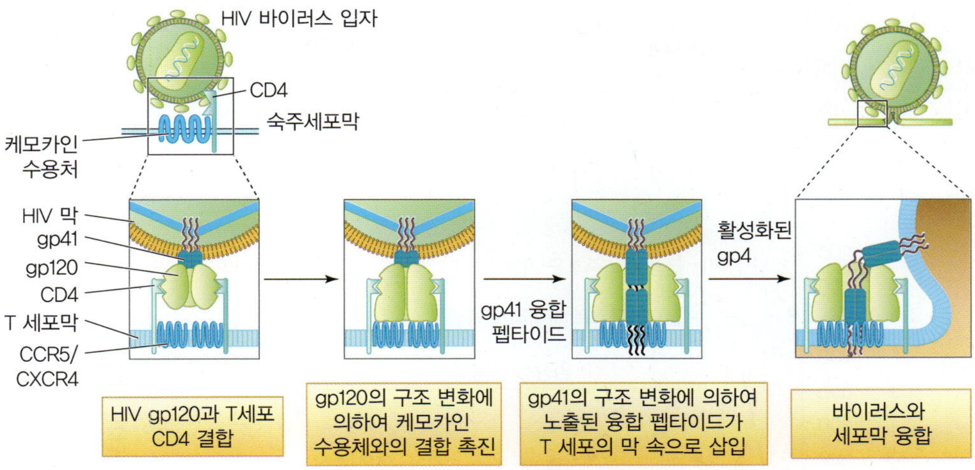

그림 23-2. 세포 진입 과정.
모형도를 통하여 HIV-1과 숙주세포막의 융합을 촉진시키는 gp120과 gp41의 순차적 구조 변화를 표현하였다.

된다.

HIV RNA는 자신의 역전사효소를 이용하여 DNA를 복제하고 이 HIV DNA는 표적세포의 게놈 내로 삽입된다. 이렇게 생성된 프로바이러스는 잠복상태로 존재하면서 표적세포분열과 같이 분열되어 다음 세대 세포로 전파된다.

HIV 프로바이러스가 활성화되어 바이러스 구조단백을 만드는 유전자가 전사 mRNA를 만들고 이들이 번역되어 바이러스 구조단백을 합성하게 된다. 합성된 gp41이 세포 원형질막에 끼어들어 변형된 막을 만들게 되고 끼어든 gp41에 gp120이 작용한다. 바이러스 RNA가 캡시드 단백과 조립된 후 원형질막에 gp41이 끼어들고 gp120과 작용하여 변형된 막을 쓰고 발아된다. 발아가 심하게 일어나는 세포들은 파괴되나 서서히 발아되는 경우에는 세포는 계속 생존하게 된다. HIV에 감염된 대식세포는 대부분 파괴되지 않고 살아남으며 이들이 HIV 운반자로 작용하여 여러 장기로 바이러스를 옮기는 역할을 한다.

프로바이러스로 존재하는 상태를 잠복기라 하며 잠복기는 HIV 감염의 특징으로 10년 이상도 지속되고 이 시기에는 대부분 임상증상 없이 지낸다. 프로바이러스가 활성화되어 증식이 되어 잠복감염에서 용해 감염(lytic infection)으로 들어가면 급격하게 CD4 T-cell 숫자가 감소하기 시작하면서 임상증상이 나타난다.

임상증상은 면역결핍에 의한 증상과 중추신경계 손상에 의한 증상으로 대별되며 일부 악성 종양이 HIV 감염과 연관되어 발생한다. 면역결핍의 주원인은 CD4 T-cell 수의 감소에 의한 것으로 항원 자극에 의한 림프구 증식 반응 감소, IFN-γ와 IL-2 생성 감소, NK 세포 활성감소, 단핵세포, 화학주성 감소 등이 생긴다. HIV에 감염되면 도움 T-림프구(helper T cell 혹은 T4)는 감소되고, 세포독성(cytotoxic T-cell 혹은 T8)의 수는 그대로 유지된다. T4/T8 ratio가 정상인은 1.7 : 1 정도인데 AIDS 환자와 AIDS 관련질환자의 T4/T8 ratio는 0.5 : 1 정도로 감소한다.

HIV 감염 후의 면역반응에서 항체 형성시기는 대체적으로 6~12주 후에 형성되며 HIV에 감염된 시기이지만 보통 0~6주 사이의 항체가 탐색되지 않는 기간을 항체 미형성기라 한다. 이 항체 미형성기의 초기 감염 진단에 HIV-IgM 검사는 진단에 효과적 방법이 될 수 있다. HIV-1 감염 경로는 바이러스 감염자와의 성적 접촉이나 혈액(제재, 주사기, 바늘 감염), 수직감염(감염된 산모의 임신이나 분만 도중 혹은 감염된 수유를 통해)이 주된 경로이다.

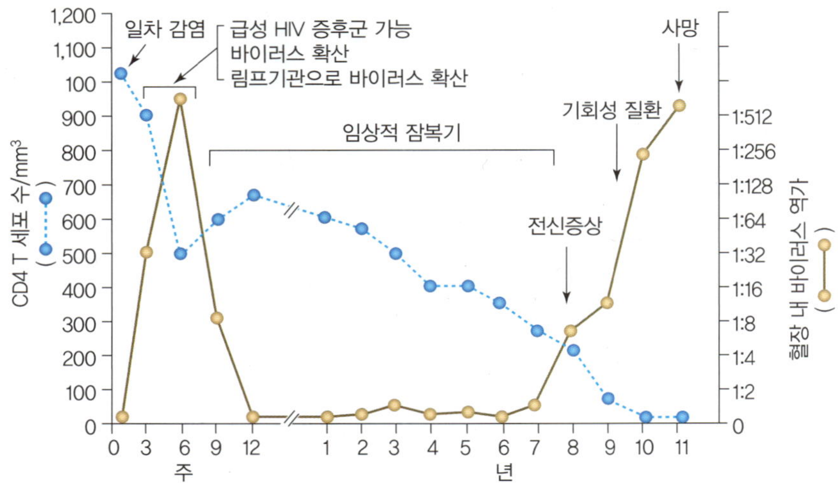

그림 23-3. 일반적인 HIV 감염 과정

I. HIV 감염질환 경과단계 분류

1) 미국 Centers for Disease Control (CDC) 분류법

Group 1	급성 감염
Group 2	무증상 감염
Group 3	지속성 전신성 림프선증(PGL)
Group 4	Symptomatic HIV disease(증상이 동반된 HIV 질환)

Subgroup A Constitutional disease(전신질환)
* 감염원인 없이 14일 이상 열 지속
* 원인 없이 10% 이상 체중 감소
* 원인 없이 30일 이상 설사 계속

Subgroup B Neurologic disease(신경성질환)
* 치매, 척수병증, 말초신경병증

Subgroup C Secondary infectious diseases(기회감염)
* 표 참조

Subgroup D Secondary cancers
* Kaposi's sarcoma
* Primary lymphoma of the brain

Subgroup E HIV 감염에 의한 기타 임상증상
* organ-specific syndrome

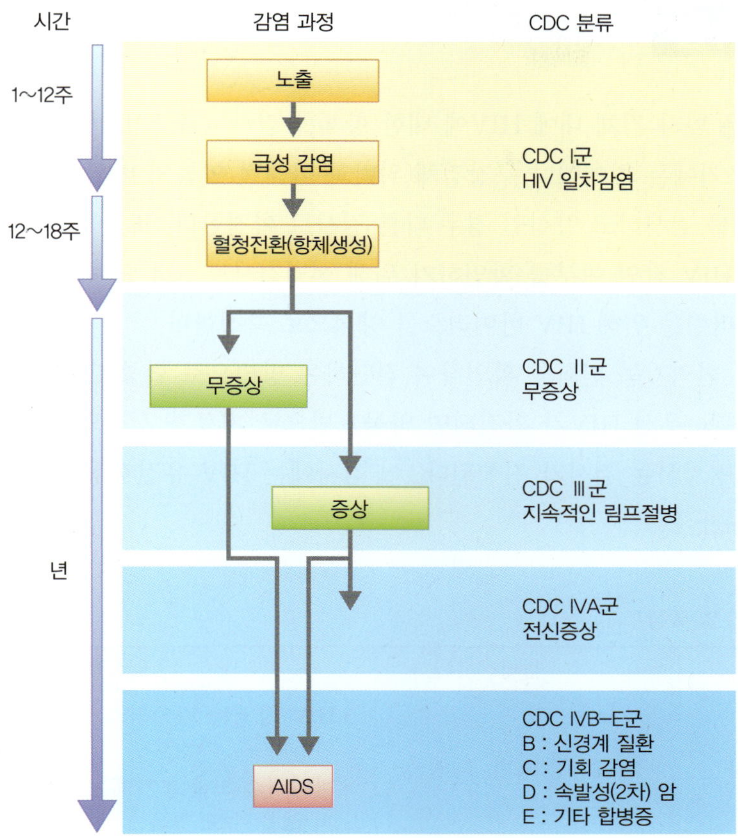

그림 23-4. CDC 분류

2) 기회감염질환

구분	병원균	질환
기생충류	*Pneumocystis carinii* *Toxoplasma gondii* *Cryptosporidium*	PCP 폐렴 CNS 감염증 Cryptosporidiosis
곰팡이류	*Candida albicans* *Cryptococcus neoformans*	칸디다증 CNS 관련 증상
세균류	*Mycobacterium tuberculosis avium* *Streptococcus pneumoniae*	결핵 폐렴
Virus	Cytomegalovirus (CMV) Herpes Zoster Herpes simplex Epstein Barr virus	망막염, CNS 관련 질환 대상포진 단순포진 임파선종, 감염성 질환

II. HIV 검사법

HIV 감염진단은 환자 검체 내에 HIV에 대한 항체를 검사하거나 바이러스를 직접적으로 검출하여 진단한다. 초기에는 혈액이나 구강검체(위턱과 아래턱 잇몸의 바깥 전체 부위에서 채취)에서 anti-HIV 항체를 검사하고 양성인 경우 다른 검사로 확진한다. 또한 HIV 초기감염을 확인하고 혈액제제들의 HIV 감염 여부를 확인하기 위해 선별검사로 p24 단백질 검사를 진행한다. 이후 주기적인 모니터링을 위해 HIV 바이러스를 양적으로 측정한다.

그 외에 환자의 면역기능 변화를 확인하여 진단하는 방법으로 혈중 CD4 T 림프구의 수를 측정하는 검사가 있다. 우선 HIV가 확진되면 약물요법으로 치료가 시작되는데 이때 약물에 대한 HIV의 저항성을 평가하는 검사가 진행된다. 이 검사에는 HIV 유전자형 내성검사, 표현형 내성검사가 있다(표 23-2).

표 23-2. HIV 검사방법 및 특징

검사명	검체	임상적 의의
HIV 항체 검사	정맥혈액, 소변, 타액 등	• HIV 항체는 바이러스 노출 후 약 3~8주에 검출 가능함 • 바이러스 노출 초기에는 항체 수치가 낮아 검출되지 않을 수도 있음
p24 단백질 검사	정맥혈액, 모세혈	• HIV 항체 미생성기에 조기감염을 확인함 • HIV 감염 후 약 1~4주까지 검출가능함 • HIV 항체가 생성되면 p24 항원은 음성으로 나타남
HIV 바이러스 정량 검사	정맥혈액	• HIV 질환상태 모니터링에 사용함 • HIV-RNA을 검출하는 것임 • 치료 시작 후 2~8주, 치료기간 동안 3~4개월마다 검사를 시행함 • 일반적으로 CD4 T 림프구수 진단검사와 같이 시행함
CD4 T 림프구수 검사	정맥혈액	• HIV 환자의 면역체계 변화를 확인함 • CD4/CD8 T 림프구의 비율 변화를 검사함
HIV 내성 유전자형 검사	정맥혈액	• 항-레트로바이러스 약물(anti-retroviral drugs, ARVs) 치료 경과를 확인함 • ARV에 내성을 일으키는 유전자의 돌연변이나 변화 여부를 확인하기 위해 HIV 유전자 코드를 분석함
HIV 내성 표현형 검사	정맥혈액	• 환자의 HIV가 여러 농도의 ARV에서 발육할 수 있는지 확인하는 검사방법임

1) HIV 항체 검사법

(1) 선별검사: Particle agglutination (PA), Enzyme-linked immunosorbent assay (ELISA), Microparticle enzyme immunoassay (MEIA), Immuno-chromatography법

(2) 확정 검사: Western blot 검사, Indirect fluorescent antibody (IFA) 검사

(3) 미결정 보조 검사: Radioimmunoprecipitation assay (RIPA), Line immunoassay (LIA)

2) HIV-p24 항원 검사: EIA 이용

(1) 감염초기(항체미형성기) 진단용

(2) HIV 항원 검사대상

① 항체미형성기 환자

② HIV 감염 산모로부터 수직감염 의심되는 신생아

③ AIDS 말기 환자 중 HIV 항체 소실자

3) HIV 핵산증폭 검출법

RT-PCR, Nucleic acid sequence based amplification (NASBA)

(1) 확인 검사 및 잠복기 감염 진단용

(2) 특징

① HIV 농도(입자 수) 결정에 이용

② 감염자의 병 진행 예후 및 치료관찰용: AIDS 진행 예측

③ 혈청 존재 HIV 입자 수는 혈청변환기(항 HIV 항체 생성) 바로 전에 가장 높다.

④ HIV 신생아 감염의 진단

⑤ 항체 음성자 확인: HIV 잠복 및 1차 감염 의심자(초기 감염 진단)

1 간접 입자응집법(Particle-Agglutination, PA)에 의한 HIV 항체 검사법

1) 검사원리

본 실험은 젤라틴을 입자화시킨 새로운 인공담체(젤라틴 입자)에 HIV를 계면활성제로 처리하여 얻은 불활성화 처리 항원을 흡착시킨 것으로, 이 감작입자가 혈중의 HIV 항체에 의해 응집하는 것을 응용한 입자응집반응(particle agglutination, PA) 시약이다.

2) 기구 및 시약

(1) SERODIA-HIV Kit (FUJIREBIO, 아산제약)

① Microplate U plate

② Diluter 25 μL (0.0025 mL)용

③ Dropper 25 μL (0.025 mL)용

④ 25 μL, 50 μL용 Micropipette: 1 mL, 5 mL, 10 mL용 Micropipette

⑤ Dropper 25 μL용(입자액 적하용)

⑥ Tray Mixer

⑦ 판정용 viewer

3) 검사방법

(1) 정성법(표 참조)

① Microplate에 혈청희석용액을 Dropper로 제1 well에 75 μL (3방울), 제2, 3well에 25 μL (1방울)씩 적하한다(표 23-3).

② Micropipette으로 피검혈청을 25 μL 취하여 제1 well에 넣고, 제1 well에 Diluter를 세워서 회전 교반하여 제2, 3 well까지 2n 희석을 실시한다.

③ 첨부한 Dropper로 제2 well에 미감작입자, 제3 well에 감작입자를 1방울(25 μL)씩 적하한다.

④ Microplate를 Tray mixer에 장치하여 내용물을 잘 혼합한 후 뚜껑을 하여 실온(15~25℃)에 수평으로 방치하고, 2시간 후에 판정한다.

표 23-3. 정성법

Well No.	1	2	3
혈청희석용액(μL) 피검혈청(μL)	75 25 ⟩↘	25 25 ⟩↘	25 25 ⟩↘
혈청 희석비율	1 : 4	1 : 8	1 : 16
미감작입자(μL)		25	
감작입자(μL)			25
최종 희석비율		1 : 16	1 : 32
Tray Miter로 잘 혼합 후, 뚜껑을 덮어 2시간 방치			
판정			

(2) 정량법(표 24-4 참조)

정성법에서 양성으로 판정된 피검혈청에 대해서는 확인하는 의미에서 정량법을 실시한다.

① Microplate에 혈청희석용액을 Dropper로 제1 well에 75 μL (3방울), 제2, 3well에 25 μL (1방울)씩 적하한다.

② Micropipette으로 피검혈청을 25 μL 취하여 제1 well에 넣는다.

③ 제1 well에 Diluter를 넣고 최종 well까지 2n 희석을 실시한다.

④ 첨부한 Dropper로 제2 well에 미감작입자, 제3 well에 감작입자를 1방울(25 μL)씩 적하한다.

⑤ Microplate를 Tray mixer에 장치하여 내용물을 잘 혼합한 후 뚜껑을 하여 실온(15~25℃)에 수평으로 방치하고, 2시간 후에 판정한다.

CHAPTER 23

표 23-4. 정량법

Well No.	1	2	3	4	5	6	10	11	12
혈청희석용액(μL) 피검혈청(μL) 용양성 혈청(μL)	75 25 ↘	25 25 ↘	25 25 ↘	25 25 ↘	25 25 ↘	25 25 ↘	25 25 ↘	25 25 ↘	25 25 ↘
혈청 희석비율	1:4	1:8	1:16	1:32	1:64	1:128	1:2,048	1:4,096	1:8,192
미감작입자(μL)		25							
감작입자(μL)			25	25	25	25	25	25	25
최종 희석비율		1:16	1:32	1:64	1:128	1:256	1:4,096	1:8,192	1:16,384

이하 정성법과 동일한 조작을 합니다.

4) 결과 판독

판정용 viewer(간접 투과광선 이용)에 microplate를 살며시 놓고 입자의 반응상을 육안으로 판정한다. 반응의 판독은 medium 대조의 반응상과 대비하여 표 23-5의 판정기준에 따라 판정한다.

표 23-5. 판정기준

반응상	판독	판정
입자가 단추 모양으로 보이며, 테두리가 균등한 매끄러운 원형을 나타내는 것	−	음성
입자가 작은 고리 모양으로 모이며, 테두리가 균등한 매끄러운 원형을 나타내는 것	±	
입자고리가 분명히 크며, 테두리가 불균등하게 거칠어 주변에 응집을 보이는 것	+	양성
응집이 균일하게 일어나고, 응집입자가 바닥 전체에 막 모양으로 퍼져 있는 것	++	

5) 판정 기준

본 시험에서 미감작입자가 음성(최종 희석비율 1:16)으로, 감작입자(최종 희석비율 1:32 이상)가 응집반응을 나타내는 것을 양성으로 하고, 정량법에서는 양성을 나타낸 최종희석배수를 항체가로 한다.

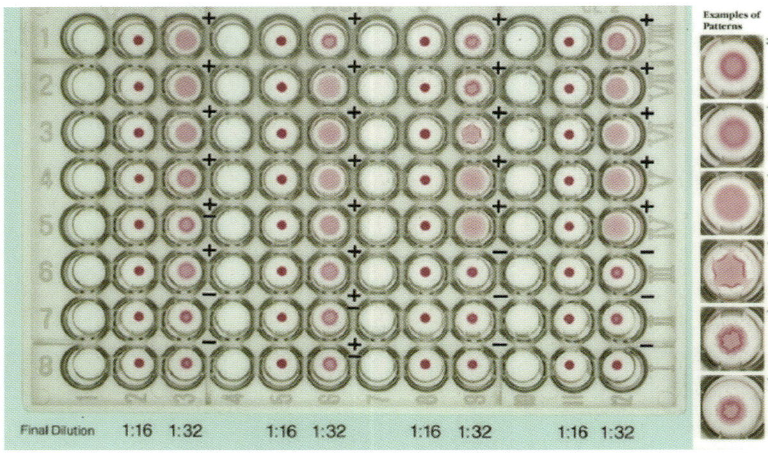

그림 23-5. 결과 판독

2 효소결합면역흡착측정법(Enzyme Linked Immunosorbent Assay, ELISA)에 의한 HIV 검사법

1) 검사원리

검체 혈청 내의 anti-HIV 항체(환자 항체)와 peroxidase(POD)-conjugated anti-HIV 항체(시약)를 microplate에 부착된 HIV 항원과 경쟁적으로 반응시킨 후, 기질(H_2O_2)과 발색 시약(O-phenylendiamine dihydrochloride, OPD)을 첨가하여 효소 반응에 의한 발색 정도를 측정함으로써 검체 혈청 내의 항체를 검출하는 효소결합면역흡착측정법(enzyme-linked immunosorbent assay, ELISA)이다. 경쟁적 반응을 사용하므로, 발색 반응의 흡광도는 검체 혈청 내 항체 농도와 반비례한다.

2) 시약 및 기구

① HIV 항원(HIV Ag)이 코팅된 검사용 microplate

② peroxidase-conjugated anti-HIV

③ 양성 대조 혈청

④ 음성 대조 혈청

⑤ 세척액(PBS에 Tween 함유, PBS-T)

⑥ 완충액/기질(H_2O_2가 포함된 시트르산–인산 완충액)
⑦ 발색 시약(O-phenylendiamine dihydrochloride, OPD)
⑧ 반응 정지 시약(0.5N H_2SO_4)
⑨ 부착 필름
⑩ 원심분리기
⑪ 37℃ 항온수조(water bath, 37℃)
⑫ 100 μL용 마이크로파이펫(micropipette, 100 μL)
⑬ Kahn 튜브(Kahn tube)
⑭ ELISA 분석 장비(ELISA processor)

3) 검사방법

(1) 검사 전 준비

① 모든 시약은 검사 30분 전에 실온에 꺼내 놓는다.
② Washing bottle에 세척액을 증류수로 20배 희석하여 둔다.

(2) 검사실시

① 1번 well, 2번 well, 3번 well, 4번 well에 음성 대조 혈청을 25 μL씩 분주하고, 5번 well에 양성 대조 혈청을 25 μL 분주한 후, 6번 well부터 검체를 25 μL씩 분주한다.
② 각 well에 peroxidase-conjugated anti-HIV를 25 μL씩 분주한다.
③ 필름을 덮고 37℃ 항온수조에서 1시간 동안 반응시킨다.
④ 항온수조에서 꺼내 필름을 떼어내고 각 well을 흡입한 후, 세척액을 300 μL씩 분주하고 흡입하는 방식으로 4회 세척한다.
⑤ 미리 발색 시약(chromogen, OPD)을 완충액/기질용으로 10배 희석하여 기질 용액을 만든 후, 암소에 둔다.
⑥ 미리 준비한 발색 시약–완충액/기질 용액을 각 well에 100 μL씩 분주한다(황색 반응이 나타난다).
⑦ 필름을 덮고 실온에서 암소에 30분 동안 반응시킨다(푸른색 반응이 나타난다).
⑧ 필름을 떼어내고 각 well에 반응 정지 용액(H2SO4)을 100 μL씩 분주한다(황색 반응이 나타난다).
⑨ 파장 492 nm(측정용), 659 nm(대조용)에서 1시간 이내에 판독한다.

4) 결과판독

① 신뢰 한계

- 음성 대조 혈청의 흡광도 값은 0.200 이하여야 한다.
  각 음성 대조군 값의 흡광도가 0.200을 초과하면, 해당 값은 버리고 나머지 값들만 사용하여 평균을 다시 계산해야 한다. 만약 두 개 이상의 값이 0.200을 초과하는 경우에는, 실험을 다시 반복해야 한다는 의미이다. 음성 대조 혈청의 흡광도가 0.200을 초과하면 위양성 결과가 발생할 수 있다.
- 양성 대조 혈청의 흡광도 값은 0.700 이상이어야 한다. 세척 절차 및 세척기 설정이 잘 이루어졌는지 확인한다. 외부 오염이 발생하지 않았는지 확인한다. 만약 양성 대조 혈청의 흡광도가 0.700 미만이라면, 위음성 결과가 발생할 수 있다.
  * 검사 kit마다 음성 기준값과 양성 기준값은 다를 수 있다.

② 컷오프값 계산(calculation of the cutoff) : 음성 대조 혈청의 흡광도 평균치 + 0.125

③ 결과 해석 기준

- 검체 혈청의 흡광도 ≤ 컷오프값 : 이 경우에는 음성(negative) 결과로 판별된다.
- 검체 혈청의 흡광도 > 컷오프값 : 이 경우에는 양성(positive) 결과로 판별된다.

④ 결과가 컷오프값 근처(약 ±10%)일 때에는 반드시 재검한다.

* 검사 kit마다 음성 기준값, 양성 기준값, cutoff 계산값은 다를 수 있다.

5) 검사 시 주의사항

① 동일한 제품번호(Lot number)를 사용한다.
② 분주 시 tip이 각 well의 기벽에 닿지 않도록 주의한다.
③ 항온기의 온도를 수시로 점검한다.
④ 시약은 중금속 이온이나 산화제가 닿지 않는 곳에 보관한다.
⑤ 발색시약을 조제하는 데 사용하는 플라스틱 병은 사용 후 잘 세척해 둔다.

3 미세입자 효소면역 측정법(microparticle enzyme immunoassay, MEIA)에 의한 HIV 검사법

1) 검사원리

검체(anti-HIV)는 HIV-Ag (HIV−1/HIV−2 recombinant) 흡착 미세입자와 바이오틴화한(biotinylated) HIV-Ag과 결합하여 항원−항체−항원 복합체(Ag-Ab-Ag 복합체)를 형성한다.

미세입자가 결합된 복합체(Ag-Ab-Ag)는 glass fiber matrix로 이동 결합되고 결합되지 않은 다른 물질은 세척 제거된다. 이 복합체에 alkaline phosphatase conjugate와 형광기질제 MUP (4-methylumbelliferyl phosphate)를 가하면 효소작용에 의해 형광물질을 생성케 되고 이 형광생성물을 측정하므로써 혈청 내의 anti-HIV를 검출할 수 있는 미세입자 효소면역 측정법(microparticle enzyme immunoassay, MEIA)이다.

2) 시약 및 장비[Abbott Diagnostics (USA)]

(1) 시약

① AxSYM HIV-1/HIV-2 reagent pack

② AxSYM HIV-1/HIV-2 controls: human plasma
Negative: 0.20~0.75 S/CO, Positive: ≥ 1.00 S/CO

③ AxSYM probe cleaning solution

④ Solution 1 (MUP)

⑤ Solution 3 (matrix cell wash)

⑥ Solution 4 (line diluent)

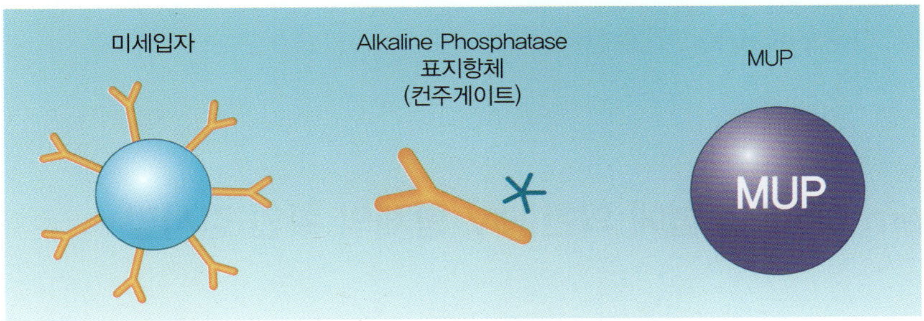

그림 23-6. MEIA에 필요한 시약

(2) 정도관리

① Index calibration은 제품번호(lot number)가 바뀔 경우, control 데이터에 지속적인 이상결과를 보일 때 실시한다.

② Control 데이터는 그날의 control과 환자 sample 3개와 동시에 실시하여 데이터를 비교한다.
Control range → Negative: 0.2~0.75 S/CO, Positive:: 1.0~8.0 S/CO

(3) 검사 장비

① Abbott사 AxSYM system ② 원심분리기

③ Sample cup adaptor ④ Primary tube

⑤ Microtube ⑥ Pipettes과 pipette tips

3) 실험 방법 및 결과 판독

① 검체는 검체 희석액 용기에 넣어 희석하여 준비한다.

② 검체 준비하는 동안에 실온에서 항원이나 항체가 결합한 microparticle (paramagnetic microparticle)을 준비한다.

③ 희석한 검체와 microparticle를 반응용기에 넣는다.

④ 검체 안에 항체나 항원이 존재할 때 microparticle과 결합하여 면역복합체를 형성한다.

⑤ 반응혼합물은 glass fiber matrix로 옮겨서 결합시킨다. 결합하지 않은 반응혼합물은 세척하여 완전히 제거한다.

⑥ 반응혼합물을 alkaline phosphatase conjugate과 2차 반응을 가한다.

⑦ 세척 후 형광기질제 MUP (4-methylumbelliferyl-phosphate)기질액을 사용하여 형광 산물을 측정한다.

4) 보고방법

Negative 와 Positive로 보고한다.

① < 1.0 S/CO은 negative로 간주한다(단 S/CO값이 0.90~0.99이면 1주일 후에 재검한다).

② ≥ 1.0 S/CO은 positive로 간주한다.

4 Western Blotting 법에 의한 HIV 항체의 확인 검사법

1) 원리

HIV 유래의 단백 항원을 검출해서 SDS-폴리아크릴아마이드 젤 전기영동으로 분리한 뒤 니트로셀룰로오스 막에 전사해두고 여기에 검체(HIV 항체)를 반응시키면 대응 항원과 항원-항체반응을 일으키고, 반응이 일어나지 않는 단백은 세척하여 제거한 후 효소로 표지한 항사람 IgG를 반응시킨 후 다시 효소기질을 가해서 발색시키면 대응하는 항체가 존재하는 항원 band만 가시적으로 검출된다.

참고사항

Western blotting법이란 SDS polyacrylamide gel 전기영동으로 분리한 단백을 nitrocellulose 막에 전사한 후 각종 방법으로 전사된 단백성분을 검출하는 방법이다.

2) 기구 및 시약

① Applicator
② Microplate
③ Try mixer
④ Pipette
⑤ 핀셋
⑥ 타이머
⑦ 음성 및 양성 대조혈청
⑧ 세척용액
⑨ 기질용액
⑩ Conjugate
⑪ Non-fat dry milk

3) 검사방법

① Tray home에 세척, 희석 용액을 미리 가하고 환자혈청을 가한다.
② 실온에서 30분간 흔들어 주면서 반응시킨다.
③ Tray상의 세척, 희석용액을 제거한 다음 다시 동일 액을 가하고 진탕시키면서 반응시킨다.
④ Tray상의 각 home에 존재하는 희석액을 진공 또는 capillary pipette을 사용하여 제거한 후 효소표지 항사람 IgG 용액을 가한다.
⑤ 용액을 제거하고 세척, 희석용액을 각각의 home에 가한 다음 덮고 10분간 tray mixer 위에서 반응시킨다.
⑥ Tray상의 각 home으로부터 용액을 제거하고 기질용액을 가한 다음 뚜껑을 덮고 적당 시간 반응시킨다.
⑦ 용액을 제거한 다음 tray상의 home에 증류수에 다시 가하고 덮은 후 적당 시간 반응시킨다.
⑧ Strip을 꺼내어 판독한다.

4) 임상적 의의

① p24와 p41에 대한 항체는 비교적 조기에 나타난다.
② AIDS 관련증후군(ARS), AIDS로 진행하면 p24항체가는 감소하기 때문에 병세에 진단에 유용하다.
③ EIA를 포함해서 항체양성인 점은 AIDS와 ARS의 진단에 반드시 결정적인 것은 아니다.

5) 결과와 해석

① gp 120 및 gp 41 항체가 나타나면 양성, 항체 중 p18만 나타나면 음성으로 해석한다.

② p34, p18+55, p25, p18+p25+p40, p18+p25+p55, p18+p25+p40=p55 등에 대한 항체가 나타나면 가능성이 높은 것으로 해석한다.

③ 제조회사 및 기관의 판정기준에 따르며 차이가 있다.

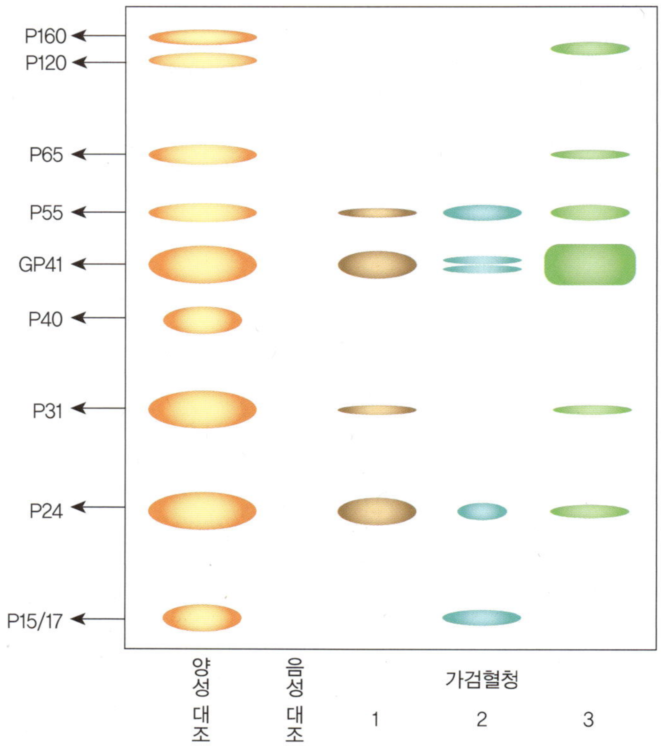

그림 23-7. Westem bloting pattern

표 23-6. HIV 양성 해석기준

제조회사 및 기관	판정기준
미국 질병관리센터(CDC) 미국 식품의약국(FDA) 공인	p24, gp41, gp120/gp160 가운데 2개 band
Du pont-co. HIV 진단제	p24, p31, gp41 혹은 gp120/gp160
Retrovirus 면역학적 표준협회	적어도 2개의 band
	p24 혹은 p31 + gp41 혹은 gp120/gp160
세계보건기구(WHO)	적어도 2개의 env band 이상

6) 진단

① 항HIV 항체 검출(항LAV/HTLV III 항체) 증명

㉠ 추정시험: EIA test

㉡ 확진시험

- 간접 형광항체법(IFA)
- Western blot법

② 세포면역 부전의 증명

㉠ Th/Tc 증명

㉡ OK4/OK8

㉢ T4/T8

㉣ Leu3/Leu2

정상인의 경우는 1.0 이상이나 AIDS인 경우는 1.0 이하이다.

5 간접 면역형광 검사(Indirect Immunofluorescent Assay, Indirect IFA)법

IFA 시험은 HIV 감염의 확인시험으로 많이 이용되고 있으며 원리는 ELISA 검사법과 유사하며 몇 가지 특징을 가지고 있다. 면역형광법에는 직접법과 간접법이 있다. 직접법은 형광항체와 항원 또는 형광항원과 항체와의 결합에 의한 것이다. 간접법은 항원에 대한 항원에 특이적인 1차항체를 우선 결합시킨 후에 1차항체에 대한 2차 형광항체를 결합시킨다. 간접법은 직접에 비해 형광량이 증대되어 검출감도가 높아 응용범위가 넓다.

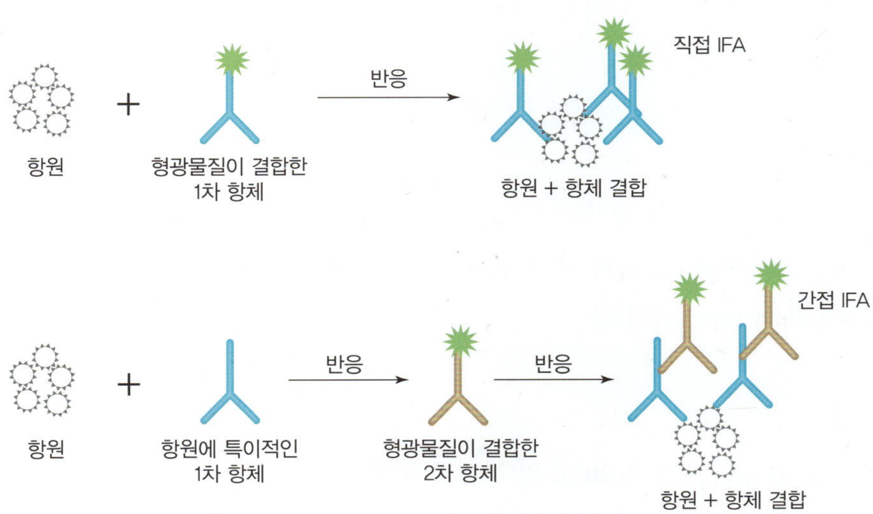

그림 23-8. 면역형광 검사 원리

1) 검사 원리 및 과정

HIV 감염 T 세포 (well slide상 고정) + 검체(anti-HIV)

↓

형광색소-표지 conjugate (FITC + anti-human-IgG)

↓

형광 발색
(*) IFA-slide; 밀봉상태로 보관.
사용하기 바로 전 실온에서 개봉(고정세포 응축 파괴 방지)

2) IFA 시험의 장단점

장점	단점
1. IFA는 수행하기 쉽다(짧은 시간 안에 수행 가능) 2. 비용이 적게 든다 3. 판독이 용이 4. 실험이 간편하다 5. 민감도, 특이도 ; 웨스턴블롯법과 대등	1. 고가의 형광현미경 필요 2. 숙련된 실험자 필요 (결과해석 판독 시) 3. 많은 가검물을 동시에 시험하는 경우 시간이 많이 소요

6 Line Immunoassay (LIA)

1) 원리

본 시험방법은 합성한 항원을 Western blot 방법에서 사용하는 전기영동법 대신에 니트로셀룰로오스 스트립에 부착시킨 키트를 사용한다. 이 방법은 반응을 저해하거나 위양성, 위음성을 유발할 수 있는 항원의 간섭현상이 적어서 Western blot 방법보다 정확한 결과를 얻을 수 있다는 보고가 나오고 있다.

2) 기구 및 시약

① SD HIV-1/2 3.0 Kit (SD 제약)
이 키트에서 사용하는 Capture 항원: p24, gp41, gp36

② 알콜솜, capillary pipette(전혈)

3) 검사방법

① 혈장, 혈청은 10 μL, 전혈은 20 μL의 검체를 'S'에 적하한다.

② 희석시약을 4방울 떨구고 10~20분간 방치한 후 결과를 판독한다.

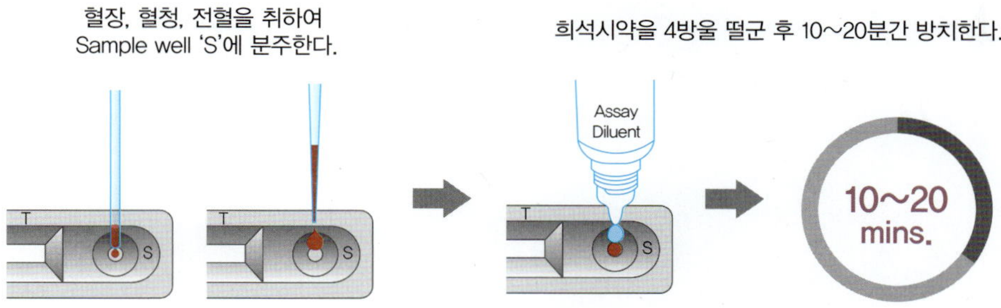

그림 23-9. 실험 절차 추가

4) 결과판독

① 음성: 대조선(C)에 한 개의 띠만 보이고,
검체선(T)에는 색 띠가 보이지 않는 경우

② 양성: 대조선(C)과 검체선(T)이 각각 색띠를 보일 경우

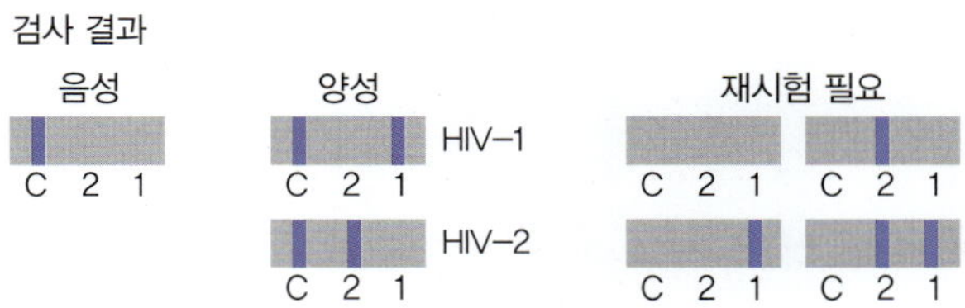

그림 23-10. 결과 판독

참고문헌

1. 대한진단검사의학회편. 진단검사의학.
2. 대한임상병리사협회 면역혈청학검사지침서.
3. 면역혈청학. 청구문화사. 2015.
4. 아산제약 SERODIA-HIV Kit (FUJIREBIO).
5. 임상혈청학 및 각론. 2판. 고려의학. 2015.
6. Abbott Diagnostics. Architect i2000SR
7. Immunology & Serology in Laboratory Medicine. 5th edition. mary louise turgeon.
8. SD BIOLINE RAPID DIAGNOSTIC TEST.
9. https://www.labome.com/method/Methods-for-Rapid-Virus-Identification-and-Quantification.html
10. https://www.globaldiagnosticsb.com/Data/Documents/6hd6a54y/45/KAPDHIV96-192-480---HIV-AbAg-Combo-ELISA---200310-1.pdf

Chapter

24

바이러스 감염질환의 면역검사

로타 바이러스 검사

Rotavirus

학습목표

1. 로타 바이러스(rotavirus)의 병인론과 바이러스의 특징을 설명할 수 있다.
2. 로타 바이러스의 진단적 평가와 면역학적 표지자에 대하여 설명할 수 있다.
3. 로타 바이러스 진단 검사를 수행할 수 있다.

로타 바이러스(rotavirus)는 유아와 어린 동물 등에서 설사를 일으키며 위장염의 주원인이 되는 병원체로 알려져 있다. 로타 바이러스는 소장의 융모에 감염을 일으켜, 이들 세포의 세포질에서 증식되며 흡수장애를 유발하게 된다. 손상세포들은 소장에서 탈락된다. 감염세포의 세포용해로 장내로 다량의 바이러스가 방출되며 이 결과로 분변 내에서 바이러스가 검출된다. 로타 바이러스 감염은 주로 겨울철에 가장 많으며 잠복기간은 2~4일이다. 대부분 생후 6개월에서 12세에 이르는 어린이에서 감염 증세를 나타내고 전파는 분변 → 구강의 전염경로를 취한다.

로타 바이러스는 ds DNA virus로서 내층에 공통항원을 갖고 있으며, 이 항원은 라텍스 응집법, 면역형광법, 전자현미경 등으로 검출할 수 있다.

1 라텍스 슬라이드(Latex slide) 응집 검사법

1) 검사원리

로타 바이러스에 대한 특이 단클론 항체(monoclonal antibody)가 감작된 라텍스 입자와 **검체(환자의 대변)** 내의 상응하는 항원이 일으키는 응집반응을 slide 위에서 관찰하는 간접입자응집 시험이다.

2) 시약 및 기구

① Latex Rotavirus

② 음성 대조용 latex reagent

③ 양성 대조(Rota virus 항원부유액)

④ 희석완충액(pH 7.2)

⑤ Pipette (50 μL용)
⑥ Test tube
⑦ Slide glass
⑧ 원심분리기
⑨ Vortex mixer

3) 검사방법

(1) 검체처리

① 희석용 완충액 2 mL에 대변 2 g을 잘 혼합한다.
② 실온 7분 정도 방치 후 800 g에서 10분간 원침하여 상층액을 검사에 사용한다.

(2) 검사실시

① 라텍스 시약 및 음성 대조용 라텍스 시약을 잘 흔들어 섞는다.
② Slide에 Rota virus 라텍스 시약 시약 및 음성 대조용 라텍스 시약을 각각 한 방울씩 떨어뜨린다.
③ 준비된 검체를 한 방울 옆에 떨어뜨려서 잘 혼합한다.
④ Slide를 2분간 서서히 rotate 시킨 후 응집 유무를 판독한다.

4) 결과판정

① Positive: 응집이 생긴다.
② Negative: 현탁액으로 남아있다.

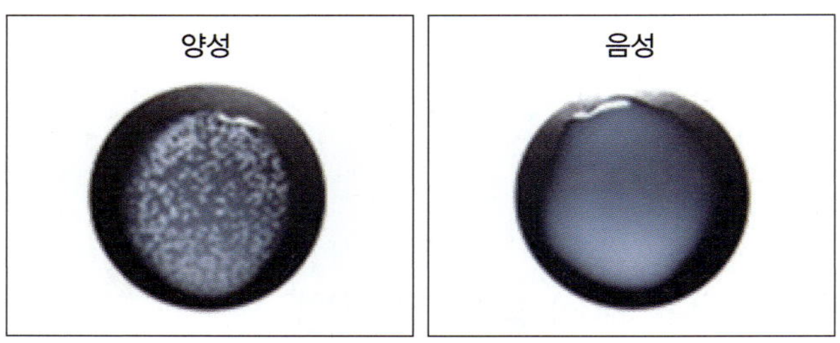

그림 24-1. 라텍스 응집법 결과

5) 임상적 의의

① 대변 내에 존재하는 세균 및 바이러스는 반응을 일으키지 않는다.
② 양성이면 Rota virus에 의한 급성 위장염으로 생각할 수 있다.

2 효소면역분석법(Enzyme Immunoassay, EIA) test

1) 검사원리

환자 대변(stool) 내 Rotavirus와 시약 내 anti-Rotavirus-particle은 반응하고 여기에 효소결합 anti-Rotavirus를 가하고 기질을 반응시켜 발색 여부를 확인하는 효소면역분석법(EIA)이다.

2) 시약 및 기구(검사장비)

(1) 시약조성: TEST PACK ROTAVIRUS [Abott Lab.]

① 시약 1: 희석완충액

② 시약 2: Anti-Rotavirus가 코팅된 미세입자액

③ 시약 3: Alk + anti-Rotavirus

④ 시약 A: Rotavirus 세척액

⑤ 시약 B: 클로모겐 시약

⑥ 시약 C: Rotavirus 세척액

(2) 시약보관: 2~8℃의 냉장고 보관, 사용 30분 전 실온보관

① Test pack Rotavirus

② 시계

3) 검체

① 검체 적정도: 발병 8일 이전에 채취된 대변검체

② 검체량: 약 0.1 mL, 0.1 g

③ 보관: 검사 전 24시간까지는 냉장보관, 희석하지 않은 검체는 −20℃에서 1년 보관

4) 검사방법

① 검체 희석 cup에 분주기를 사용하여 시약 1을 분주기의 흰 선까지 채운다.

② 검체 0.1 mL (0.1 g)을 검체 희석용 cup에 넣고 조심스럽게 흔들어 섞는다.

③ 여과 tube를 검체처리 cup에 넣고 여과 tube가 완전히 들어갈 때까지 천천히 조심스럽게 누른다.

④ 시약 2를 잘 혼합한 후 검체액이 들어 있는 여과 tube에 3방울 첨가한다.

⑤ 시약 3을 검체액이 들어 있는 여과 tube에 3방울 첨가 후 5분간 방치한다.

⑥ 반응판을 꺼내 자색포커스를 제거하지 않은 상태로 여과용 튜브 내용물을 포커스 중심에 부은 후 완전히 스며들 때까지 기다려 포커스를 제거한다.

⑦ 분주기로 시약 A를 흰 선까지 채우고 반응판에 부어 완전히 스며들도록 한다.
⑧ 시약 B를 3방울 첨가 후 2분 동안 발색되게 방치한다.
⑨ 분주기로 시약 C를 흰 선까지 채우고 그것을 반응판에 붓고 완전히 스며들도록 한 후 결과를 판독한다.

5) 결과판독

① Positive: 양성 부호가 나타날 때 수직선이 수평선보다 흐리더라도 양성으로 해석한다.
② Negative: 음성 부호가 나타나며 음성임을 의미한다.

6) 임상적 의의

라텍스 응집법과 동일하다.

3 면역크로마토그래피법(Immunochromatographic assay)

1) 원리

검체(대변)를 플라스틱-Kit의 적하창에 적하하면, 대변 중의 Rotavirus A를 확인하는 방법이다.

2) 기구 및 시약

SD BIOKINE Rotavirus Kit (SD 제약)

3) 검사방법

① 검체를 2배 희석하여 반응판을 실온에 꺼내어 둔다.
② 측정하고자 하는 변검체를 반응판의 적하창(S)에 3~4방울 적하한다.
③ 검체의 적하 후 변검체가 반응판의 끝부분까지 확산될 때까지 기다린다. 약 10~20분 정도 걸린다.

4) 결과판독

① 음성: 대조선(C)에 한 개의 띠만 보이고, 검체선(T)에는 색 띠가 보이지 않는 경우
② 양성: 대조선(C)과 검체선(T)이 각각 색 띠를 보일 경우

검사 결과

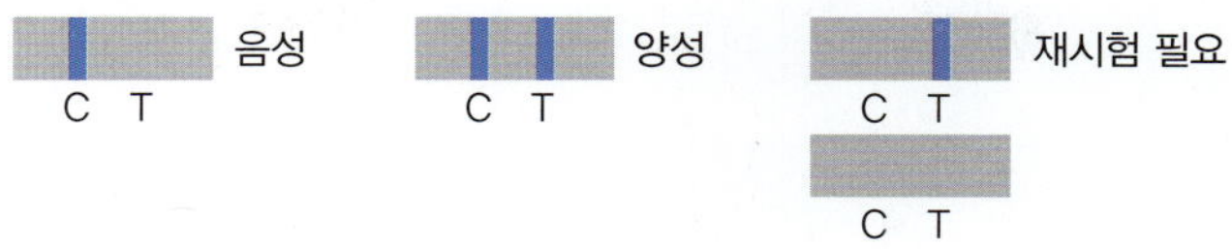

참고문헌

1. 대한임상병리사협회 면역혈청학검사지침서.
2. 대한진단검사의학회편. 진단검사의학.
3. 면역혈청학. 청구문화사. 2015.
4. 임상혈청학 및 각론. 2판. 고려의학. 2015.
5. ABBOTT LABORATORIES.
6. Immunology & Serology in Laboratory Medicine. 5th edition. mary louise turgeon.
7. Standard Diagnostics, inc (SD) Bioline Rotavirus.

Chapter

25

바이러스 감염질환의 면역검사

전염성 단핵구증 검사

Test for Infectious Mononucleosis

학습목표

1. 전염성 단핵구증의 병인론, 역학, 징후 및 증상에 대해 설명할 수 있다.
2. 이호성 항체를 포함하는 전염성 단핵구증의 면역학적 증후를 설명할 수 있다.
3. EBV의 면역학적 성분과 진단법을 수행할 수 있다.

전염성 단핵구증(infectious mononucleosis, IM)은 엡스타인-바 바이러스(Ebstein-Barr virus, EBV) 또는 거대세포 바이러스(cytomegalovirus, CMV) 감염으로 인해 발생되는 림프증식성 질환이다. 혈액 중에 비정형적 활성화 T 림프구가 출현한다.

EBV는 전 세계 인구의 95% 정도가 바이러스에 노출되어 있어 사람에게 알려진 가장 흔한 바이러스 중 하나이며, 우리나라에서는 전염성 단핵구증이 생기는 15~25세 이전에 대부분이 EBV에 노출되었지만 무증상 감염을 보여 이후 EBV에 감수성이 있는 사람은 거의 없다. EBV 감염된 사람의 대부분이 이상 징후를 겪지 않으며, 신생아는 전형적으로 무증상 감염을 보인다. 하지만, 주로 청소년기에 EBV에 처음 감염된 경우에 전염성 단핵구증으로 진행되는 질병이다.

EBV는 경구적으로 감염되고, 숙주에 침범한 후, 타액선 상피세포에서 복제를 하며, 이어서 B 림프구로 들어간다. 이 병균은 혈액을 통하거나 혹은 감염된 B 림프구의 확산에 의해서 전신으로 퍼진다. 항체가 출현함에 따라서 혈중 바이러스는 사라지고 항원에 대한 IgM과 IgG가 증명된다. 감염 후 약 2주 후에 절정을 이루며 이는 일생 동안 남게 된다.

또한 일시적으로 이호성(Paul-Bunnell) 항체가 나타나는데 이 항체는 면양적혈구, 기니아피그 조직, 그리고 별로 관계가 없는 생물학적 제제에서 발견되는 비슷한 항원에 대해서도 친화성을 가진 항체라고 생각된다. 이호성 항체의 면역글로불린 M (IgM)은 보통 전염성 단핵구증(infectious mononucleosis)을 가진 사람의 90% 정도가 양성을 나타내지만, 항독소가 함유된 말혈청을 주사받은 사람 중 혈청병으로 진행된 사람의 혈청에서도 항체가 생성된다. 또한 정상인의 혈청 속에도 아주 낮은 역가(titer)이기는 하나 이호성 항체의 일종인 포르스만 항체(Forssman antibody)가 있다.

전염성 단핵구증의 이호성 항체의 특징은 다음과 같다.

- 항원(말, 황소, 면양적혈구)과 교차반응한다.
- 소 적혈구 항원(beef erythrocyte, BE)에 흡수된다(항원과 결합한다).
- 기니피그 신장세포항원(guinea pig kidney, GPK)에 의해 흡수되지 않는다.
- EBV-특이항원과 반응하지 않는다.

전염성 단핵구증(infectious mononucleosis)의 혈액학적 소견은 백혈구 증가가 두드러지며, 그 중 95%가 림프구이다.

전염성 단핵구증의 진단 검사법으로 총 이호성 항체 검사인 선별시험(Paul-Bunnell test)과 후 감별시험(Davidsohn differential heterophil test), 그리고 항체의 신속 검사법(monoslide test), 그 이외의 EBV 특이항체 검사법이 있다.

1 선별시험(Davidsohn' s presumptive heterophile test)

1) 검사원리

전염성 단핵구증(infectious mononucleosis, IM) 환자의 혈청 내에 존재하는 IgM형의 이호성 항체가 면양적혈구에 반응하면 혈구 응집을 일으키는 원리를 이용한다. 환자의 혈청 희석액과 면양적혈구를 반응시켜 환자 혈청 내 이호성 항체 역가를 검사하는 비특이 혈구응집반응이다(Paul Bunnell test). 선별시험은 전염성 단핵구증의 이호성 항체 이외에도 혈청병(serum sickness)이나 포르스만 항체(Forssman antibody)의 이호성 항체도 양성이므로 감별 검사를 실시하여 구별한다.

2) 기구 및 시약

① Pipettes
② Test tube
③ 원심분리기
④ 56°C water bath
⑤ 생리식염수
⑥ 2% 혈구부유액

3) 검사방법

시험관	1	2	3	4	5	6	7	8	9	10
생리식염수(mL)	0.4	0.25	0.25	0.25	0.25	0.25	0.25	0.25	0.25	0.25
비동화혈청(mL)	0.1↗	0.25↗	0.25↗	0.25↗	0.25↗	0.25↗	0.25↗	0.25↗	0.25↗	×
			10	20	40	80	160	320	640	대조
혈청 희석배수	5	10	20	40	80	160	320	640	1,280	×
2% 면양혈구부유액 (mL)	각 시험관에 0.1 mL씩 가한다.									
반응량(mL)	전체 반응용량 0.35 mL									
최종 희석배수	7	14	28	56	112	224	448	896	1,792	×
	실온에서 2시간 방치									
판독	혈구응집을 나타낸 최고 희석배수를 응집역가로 보고									

※ 1) 혈청은 검사 전에 56℃에서 30분간 비동화시킨다.
각 희석액의 0.25 mL씩 연속배수 희석한다.
9번 시험관은 혼합 후 0.25 mL를 버린다.

※ 1번 시험관 최종 희석배수 계산
5 (혈청 희석배수) × (0.25+0.1/0.25) = 5 × (0.35/0.25) = 5 × 7/5 = 7 (희석비율 1:7)

4) 결과판독

① 음성: 1:56 이하

② 감별시험 필요: 1:56 ~ 1:112

③ 양성: 1:448 이상

포르스만 항체나 혈청병의 경우는 높게 나타나지 않고 1:56 혹은 1:112 정도로 나타나므로 감별시험을 진행한다. 말 혈청제재를 맞은 경험이 없는 사람으로서 1:448 이상이 나오면 감별시험을 할 필요 없이 전염성 단핵증을 의심한다.

2 감별시험(Davidsohn differential heterophile test)

선별 검사가 양성 결과를 나타내어 3가지 이호성 항체(전염성 단핵구증, 포르스만 항체, 혈청병)의 감별이 필요한 경우 실시한다. 감별 검사의 특징은 면양과 소의 적혈구에는 기니피그의 신장세포에는 존재하지 않는 몇몇 일반적인 항원이 존재한다는 사실을 기초로 한 방법으로 흡수와 측정의 2가지 과정을 거쳐서 감별한다.

1) 기구 및 시약

① Pipettes ② Test tube
③ Tube rack ④ 생리식염수
⑤ 2% 면양적혈구 부유액
⑥ 20% GPK (guinea pig kidney) 부유액
⑦ 20% BE (beef erythrocyte) 부유액

2) 검사방법

(1) 흡수시험

이호성 항체는 표 25-1과 같이 선별적으로 기니피그의 세포(GPK)와 소의 적혈구(BE)로 표기하고 1개씩의 시험관에 아래와 같이 혼합한다. 이호성 항체가 존재하는 환자혈청과 포르스만 항원이 풍부한 기니피그의 세포(GPK) 항원과 포르스만 항원이 적게 포함된 소의 적혈구(BE) 항원과 반응시키면 선택적으로 항원항체 흡착작용이 일어나게 한다.

① 실험 방법: 4개 시험관을 준비하여 2개씩 GPK, BE로 표기하고, 1개씩의 시험관에 아래와 같이 혼합한다.

시험관	GPK tube	BE tube
20% GPK 항원	1 mL	
20% BE 항원		1 mL
비동화 혈청	0.2 mL	0.2 mL

혼합 후 15분 간격으로 mix. 실온 60분 방치한다.
원심분리(1,500 RPM/10 min)한다.
침전물이 생기지 않도록 조심스럽게 상층액을 다른 GPK, BE 표기 시험관에 옮겨 감별시험에 이용한다.

② 결과판독

이호성 항체가 존재하는 환자혈청은 GPK 항원이 존재하는 시험관에서는 이호성 항체가 흡수되지 않고, BE 항원이 존재하는 시험관에서는 이호성 항체가 흡수된다. 이후 이 과정을 거친 혈청으로 면양적혈구와의 응집반응을 관찰한다.

(2) 감별시험

흡수 시험 후 원심분리하여 흡수된 항체를 제거한 다음 상층액으로 면양적혈구와 반응시켜 응집반응을 관찰한다. 이 검사는 이호성 항체가 전염성 단핵구증이나 혈청병 혹은 포르스만 항원과 관련된 것인지 감별할 수 있다.

① 실험 방법

GPK 시험관	1	2	3	4	5	6	7	8	9	10
BE 시험관	1	2	3	4	5	6	7	8	9	10
생리식염수	×	각 시험관에 0.25 mL씩								
1:5 흡수혈청(mL)	0.25	0.25	각 희석액의 0.25 mL를 다음 시험관으로 옮긴다.							
혈청 희석배수	5	10	20	40	80	160	320	640	1,280	×
2% 면양혈구	각 시험관에 0.1 mL씩									
반응량(mL)	전체 반응 용량 0.35 mL									
최종 희석배수	7	14	28	56	112	224	448	896	1,792	×
판독	잘 혼합 후 실온에 2시간 방치 후 혈구응집을 판독한다.									

3) 결과판독

① 전염성 단핵구증(infectious mononucleosis)에 대한 이호성 항체는 GPK 항원에 흡수되지 않고 BE 항원에 흡수되므로 이에 해당하는 혈청을 양성으로 판정한다.

② GPK 항원은 포르스만과 혈청병 항체를 흡수하므로 GPK 항원에 노출시킨 환자 혈청 중에 해당 항체가 존재하면 항원에 흡수되므로 이후 면양 적혈구와 반응하더라도 응집반응이 일어나지 않아 전염성 단핵구증의 이호성 항체와 감별이 가능하다.

③ 선별시험이나 감별시험의 응집관찰은 15분 후부터 판독한다.

④ 전대반응이 있을 수 있다.

⑤ 증상이 나타나면 1주일 간격으로 반복 검사를 실시한다.

표 25-1. 이호성 항체와 흡수항원과의 반응 양상

이호성 항체의 종류	기니피그신장세포(GPK) 항원에 흡수	소 적혈구(BE) 항원에 흡수
전염성 단핵구증(Infectious mononucleosis)	음성	양성
Forssman	양성	음성
Serum sickness	양성	음성

4) 검사결과에 미치는 요인들

① 시약 및 검체의 오염

② 오래된 면역적혈구 사용

③ 면양적혈구에 대한 농도 부적합(2%)

④ 용혈된 면양혈구 사용

5) 임상적 의의

① Paul-Bunnel test는 전염성 단핵구증에 대한 감수성과 면역 여부를 알기 위해 실시하는 검사로 전염성 단핵구증의 이호성 항체 외에도 혈청병이나 포르스만과 같은 이호성 항체도 양성으로 나타나므로 감별 검사를 실시하여 구별한다.

② EBV는 아프리카 버킷 림프종(Burkitt lymphoma)및 비인두 악성 종양의 원인으로 작용한다.

3 Ebstein-Barr virus의 Capsid 항원에 대한 IgM 항체 검사법(EBV VCA-IgM Ab test)

1) 검사원리

EBV에 감염된 B 림프구는 바이러스에 의해 암호화되는 다양한 종류의 새로운 항원을 나타낸다. EBV 감염은 바이러스 캡시드 항원(VCA), 초기항원(EA) 및 핵항원(NA)의 발현을 유발하며 항체의 반응이 뒤따른다. 이러한 EBV 항원에 IgM, IgG 항체가 검사에 사용된다. EBV 특이적 면역학적 연구는 면역상태를 결정하는 데 유용하며, EBV 발현시기는 질환의 단계를 나타낸다.

검사용 plate의 well에 부착된 EBV의 VCA 단백과 가검혈청을 반응시킨 후 효소(alkaline phosphatase)가 결합된 항 human IgM 항혈청을 반응시키고 여기에 기질(p-NPP)을 가하여 효소의 작용에 의한 발색반응을 405 nm 파장에서 측정함으로써 가검혈청 내의 EVB VCA-IgM 항체를 검출하는 효소결합면역흡착측정법(ELISA)이다.

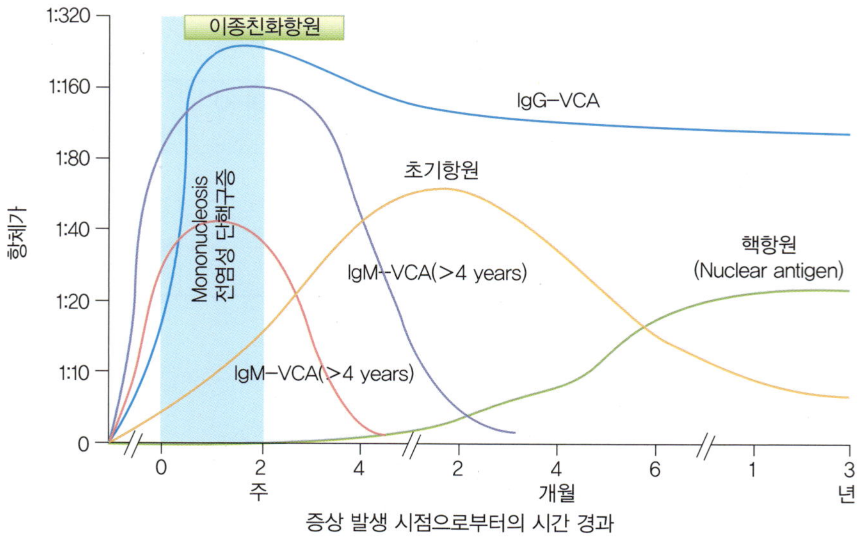

그림 25-1. 전염성 단핵구증의 기간 동안 EBV 항체의 반응

2) 시약 및 기구

① VCA 단백이 흡착된 검사용 microplate
② Anti-human IgM-alkaline phosphatase conjugate
③ 양성 대조혈청
④ 음성 대조혈청
⑤ Ovalbumin (혈청 희석액 제조시 사용)
⑥ 기질(p-NPP) 정제
⑦ 기질용해용 완충액(DEA)
⑧ 반응 정지 시약(3N NaOH)
⑨ 세척용액
⑩ 부착 필름
⑪ Plate 세척기
⑫ 37℃ water bath
⑬ Micropipette (10~100 μL용)
⑭ Plate 판독기
⑮ 시약 조제용 용기

3) 검사방법

(1) 검사 전 준비

① 모든 시약은 검사 30분 전에 실온에 꺼내 놓는다.
② 혈청희석액: ovalbumin을 세척용액으로 1:200 희석하여 둔다.
③ Conjugate 용액: 혈청희석액으로 1:200 희석한다.

(2) 검사실시

① Blank용 2 well, 음성 대조용 2 well 및 검체용 well에 혈청희석액을 200 μL씩 분주한다.
② 양성 대조용 4 well 중 1번 well에 혈청희석액을 200 μL, 2~4번, well에는 150 μL씩 넣는다.
③ Blank에는 아무것도 넣지 않는다.
④ 음성 대조용 2 well에 음성 대조혈청을 각각 20 μL씩 넣고 잘 혼합한다.
⑤ 양성 대조용 1번 well에 양성 대조혈청을 10 μL 넣어 혼합한 후 50 μL씩 차례로 다음 well로 옮겨 4번 대조혈청을 연속 4배수 희석하고 4번 well에는 50 μL를 버린다(각 well의 최종 희석배수는 1:20, 1:80, 1:320, 1:1,280).
⑥ 검체용 well에는 검체를 10 μL씩 분주한다.
⑦ 필름을 덮어서 37℃ 항온수조에 30분 동안 반응시킨다.

⑧ Plate를 6회 세척한다.
⑨ 미리 준비한 효소-conjugate 용액을 각 well에 100 μL씩 분주한다.
⑩ 사용 직전에 기질용액을 조제한다.
⑪ 기질용해 완충액(DEA) 1 mL + reagent grade water 4 mL → 혼합 후 → + 기질 정제 1알 → 완전 용해 후 사용한다.
⑫ Plate를 6회 세척한다.
⑬ Well의 잔류액체를 완전히 없앤다.
⑭ 기질액을 각 well에 200 μL씩 분주한다.
⑮ 필름을 덮어서 37℃ 항온수조에 30분 동안 반응시킨다.
⑯ 필름을 떼어내고 각 well에 반응정지 용액(3N NaOH)을 50 μL씩 분주한다.
⑰ 발색 정도를 파장 405~410 nm(측정용), 620~630 nm(대조용)에서 흡광도를 측정한다.

4) 결과판독

① Blank well의 흡광도(optical density, OD) 중 낮은 값을 모든 검체에서 빼준다.
② 음성 대조혈청 2 well의 흡광도의 평균값을 구한다.
※ 10.000 ≦ 흡광도 < 0.120의 범위에서 벗어나는 흡광도는 제외의 흡광도 평균치 ≧ 0.070
③ 컷오프값(cut-off value): 음성 대조혈청의 흡광도 평균치 ×2 값과 0.150 중에서 큰 값으로 정한다.
④ 가검혈청 흡광도 ≧ 컷오프값: positive
가검혈청 흡광도 < 컷오프값: negative

5) 임상적 의의

EBV VCA 항원에 대한 항체는 EBV 일차감염 초기부터 출현하여 거의 평생 지속된다.
EBV VCA IgM 항체는 급성 1차 EBV 감염증을 검출하는 데 가장 좋은 지표이다.

표 25-2. 전염성 단핵구증 항체 형성 특징

척도	VCA IGM	VCA IgG	EA-D	EA-R	EBNA IgG	이호성
노출된 적 없음	−	−	−	−	−	−
최근(급성) 감염	+	+	±	−	−	+
감염 후(회복) 기간	−	+	−	−	+	−
잠복감염의 재발	±	+	±	±	+	±

VCA, 바이러스 캡시드 항원; EA-D, 초기항원-확산; EA-R, 초기항원-제한; EBNA, 핵항원; IgG, 면역글로불린 G.

6) 검사 시 주의사항

① 혈청 내 rheumatoid 인자(IgM Ab) 존재 시 VCA-IgG 항체에 반응하여 위양성을 초래한다(VCA-IgG 항체는 대부분 혈청에 존재한다).

② 혈청 내 낮은 농도의 VCA-IgM 항체와 매우 낮은 농도의 VCA-IgG 항체가 존재할 경우 IgG 항체가 검출하고자 하는 IgM 항체와 경쟁하여 위음성이 나타날 수 있다.

참고문헌

1. 대한진단검사의학회편. 진단검사의학.
2. 서울대학교병원 검사정보.
3. 서울아산병원 검사정보.
4. 임상혈청학 및 각론. 2판. 고려의학.
5. Immunology & Serology in Laboratory Medicine. 5th edition. mary louise turgeon.

Chapter

26

바이러스 감염질환의 면역검사

사이토메갈로바이러스 검사

Cytomegalovirus, CMV

학습목표

1. Cytomegalovirus 병인론과 바이러스의 특징을 설명할 수 있다.
2. Cytomegalovirus의 진단적 평가와 면역학적 표지자에 대하여 설명할 수 있다.
3. Cytomegalovirus의 진단법을 수행할 수 있다.

사이토메갈로바이러스(cytomegalovirus, CMV 또는 거대세포 바이러스)는 산재하는 바이러스성 병원체이며, Herpes과에 속하는 바이러스이다. 인간 Herpes과에는 5가지 형태의 단순포진바이러스 I (Herpes simplex virus I, HSV-I), 단순포진바이러스 II (Herpes simplex virus II, HSV-II), 수두대상포진바이러스(Varicella zoster virus, VZV), 엡스타인-바 바이러스(Ebstein-Barr virus, EBV) 및 거대세포 바이러스(CMV) 등이 있다.

모든 Herpes 바이러스는 상대적으로 크고 외피를 가지는 DNA 바이러스로서 핵 내에서 DNA 발현과 뉴클레오캡시드(nucleocapsid)가 결합하는 복제주기를 나타낸다. 이 바이러스는 핵막을 통하여 출아할 때 외피를 갖추고 그다음 특이 바이러스 항원을 표면에 발현시킨다.

CMV 감염증은 전 세계적으로 유행하여 특정한 경로 없이 구강, 비말, 성적 경로 등으로 전파될 뿐 아니라 신선한 혈액의 수혈이나 장기이식 같은 비경구적인 경로를 통해서도 전파된다.

CMV의 진단평가는 혈액학적 검사에서 백혈구 수 증가현상이 나타나며, 유아인 경우 혈소판 수의 감소(thrombocytopenia), 간기능 이상, 침전물의 백혈구 내 봉입체 존재유무, 소변 및 혈액검체에서 바이러스 분리, CMV 특이 IgM, IgG 항체역가 증가 등이 있다.

CMV 진단 검사법으로는 CMV-IgM 측정법으로 간접면역형광측정법, 간접 효소결합면역흡착측정법(ELISA) 등이 있고 CMV 조기 진단법으로 바이러스 배양을 통한 직접형광항체법(direct fluorescent antibody, DFA)이 있다. 특히 CMV-IgM 측정은 일차 감염을 진단하는 데 유용하다. 라텍스응집법, 간접혈구응집법도 일차 검사에 유용한 검사법이다. 그 외 진단면역세포학적 방법인 APAAP법으로 CMV-antigen (pp65)을 직접 검출하는 방법도 있다.

1 라텍스 응집 검사법

1) 검사원리

감작된 라텍스 입자(CMV 항원 도포)와 검체(혈청)를 혼합하여 육안으로 응집을 관찰한다. 항체 존재 시 육안응집이 관찰된다.

2) 시약 및 기구

① KIT

㉠ 라텍스 항원: 불활성 처리된 CMV 항원을 도포시킨 라텍스 입자 용액

㉡ 희석액: 인산염 완충액(pH 7.4), 소혈청 알부민과 NaN_3 (0.02%) 포함

㉢ Test card

㉣ Plastic 막대

② 원심분리기

③ Micropipetter (5~100 μL용, 25~125 μL용)

④ Rotator (100 RPM)

⑤ Vortex mixer

3) 검체 준비사항

① 혈액(최소 2 mL) 채취 후 혈청을 분리한다.

② 지방혈증, 용혈, 세균오염 검체는 사용할 수 없다.

③ 24시간 이내 검사 시 2~8℃ 보관, 그 이상 보관 시 −20℃ 이하 냉동보관한다.
검체 해동 시 37℃에 즉시 해동, 냉동과 해동을 반복하지 않는다.
혼탁검체는 원심분리하여 사용하거나 여과한다.

4) 정도관리

① 대조액(양성): Human serum (0.1% NaN_3 포함)

② 대조액(약양성): Human serum (0.1% NaN_3 포함)

③ 음성 대조액: Human serum (0.1% NaN_3 포함)

2 사이토메갈로바이러스 항체(IgM) 검사법

1) 검사원리(EIA)

Microwell-plate (CMV AD169 strain)에 희석검체를 가하여 반응시키면 검체 중의 CMV-IgM이 microwell-plate에 도포된 항원과 결합한다. 세척한 후 conjugate는 CMV 항원에 결합된 CMV-IgM 항체에 결합한다. 결합이 안 된 conjugate를 제거하기 위해 세척한 후 기질액(p-nitophenyl phosphate hexahydrate)을 반응시킨다. 파장 405 nm에서 흡광도(optical density, OD)를 측정한다. 흡광도는 검체 내에 존재하는 항체량(CMV-IgM)에 비례한다.

2) 시약 및 기구

① KIT

㉠ 항원−microwell-plate: AD169 strain CMV 항원을 도포된 것

㉡ 희석액(pH 7.5): NaN_3 (0.1%) 보존제 함유

㉢ Well holder

㉣ Conjugate: Goat-anti-human IgM 결합 alk. phosphatase

㉤ 기질액: Disodium. p-nitrophenyl phosphate hexahydrate 함유(pH 9.6)

㉥ 반응정지액(pH 12.0): 실온보관

② 원심분리기

③ Micropipetter (5~100 μL용, 25~125 μL용)

④ Rotator (100 RPM)

⑤ Vortex mixer

3) 결과판독

① DW 사용 405 nm에서 OD를 0으로 조절한다.

② Blank OD 측정하여 다시 0으로 조절한다.

③ 검체, Calibrator OD 측정한다.

④ DMV-IgM 농도는 calibrator OD에 대한 백분율로 표시한다.

> **예) 검체 OD: 0.35**
> Calibrator OD: 0.70
> CMV−IgM 농도 백분율: 0.35/0.71 × 100 = 50%

4) 결과해석

① 30% 이상: CMV-IgM 양성, 현재 감염 및 재발감염 가능성

② 검체 OD가 calibrator OD보다 높은 값을 나타낼 경우: 검체 희석하여 재검이 필요하다. 얻어진 OD에 희석배수를 곱한다.

③ 위양성 원인: CMV-IgM 농도가 낮은 경우. CMV-IgG, IgM의 경쟁작용 초래 시

④ 위음성 원인: RF (IgM), virus 감염 시, 이호성 단핵구증 환자혈청

참고문헌

1. 대한진단검사의학회편. 진단검사의학.
2. 면역혈청학. 청구문화사. 2015.
3. 서울대학교병원 검사정보.
4. 임상혈청학 및 각론. 2판. 고려의학. 2015.
5. Immunology & Serology in Laboratory Medicine. 5th edition. mary louise turgeon.

Chapter

27

바이러스 감염질환의 면역검사

단순포진 바이러스 검사

Herpes simplex virus

학습목표

1. Herpes simplex virus 병인론과 바이러스의 특징을 설명할 수 있다.
2. Herpes simplex virus 진단적 평가와 면역학적 표지자에 대하여 설명할 수 있다.
3. Herpes simplex virus 진단법을 수행할 수 있다.

산전검사 항목으로 TORCH 검사는 주요 항목의 이름을 따서 붙여진 이름으로 톡소플라즈마(*Toxoplasma gondii*) 검사, 풍진(rubella virus) 검사, 거대세포바이러스(cytomegalovirus, CMV), 단순포진 바이러스(herpes simplex virus) 검사의 첫 글자로 모두 합쳐 부르는 검사항목이다.

그중 단순 포진 바이러스(herpes simplex virus, HSV)는 1형 단순포진 바이러스(Herpes simplex virus I, HSV−1)와 2형 단순포진 바이러스(Herpes simplex virus II, HSV−2)의 두 종류가 있다. 단순포진 바이러스에 감염되면 피부 점막에 생기는 물집과 같은 가벼운 증상에서부터 뇌염과 같은 중증 질환까지 다양한 증상이 나타난다. 단순포진 바이러스는 대상포진 바이러스와 마찬가지로 한 번 감염되면 평생 동안 사람의 몸속에 존재하는데, 평소에는 잠복상태로 있기 때문에 증상이 나타나지 않지만 자극에 의해 바이러스가 다시 활성화되면 증상이 재발할 수 있다.

HSV는 건강인의 1% 정도는 인두에서 채취되고 임신하지 않은 무증상 성인 여성의 생식기 내에서 채취된다. HSV는 전 세계적으로 확산되어 있으며, 인간은 HSV의 유일한 자연숙주이거나 최소한 감염의 저장소이다. 잠복기는 2~12일이며 45세 이상의 연령이면 거의 100% 혈청반응 양성을 나타낸다.

성인에서 HSV 감염 유병률은 높지만, 신생아 감염은 드물다. 그러나 산모가 임신 시에 HSV1 또는 HSV2에 감염된 경우 신생아에게 영향을 미칠 수 있다. Type-specific한 항체검사가 가능하나 HSV−1이나 HSV−2 IgM 항체검사는 민감도나 특이도가 낮기 때문에 일차감염의 진단에 이용하기 어렵다. 신생아 뇌척수액이나 수포병변에서 HSV DNA PCR 검사가 배양검사보다 민감도가 높다. Anti-HSV IgG 생산은 Anti-HSV IgM 생산 후에 시작되어 지속적으로 낮은 역가로 검출된다. 산전검사로 4개 검사를 동시에 검사하는 방법이 있으며, HSV 면역형광법(immunofluorescence)검사, HSV EIA microplate 검사항목 등을 사용한다.

1 단순포진 바이러스 항체(IgM) 검사법

1) 검사원리

검사용 plate의 well에 부착된 바이러스 항원과 가검혈청을 반응시킨후 효소(alkaline-phosphatase)가 결합된 항사람글로불린(anti-human globulin, AHG) IgG 혹은 IgM 각각을 반응시키고 여기에 기질(P-NPP)을 가하여 효소의 작용에 의한 발색반응을 405 nm 파장에서 측정하므로써 가검혈청 내의 항체를 검출하는 효소결합면역흡착측정법(ELISA)이다.

2) 시약 및 기구

① 각 바이러스에 대한 특이 항원이 흡착된 검사용 microplate
② 양성 대조혈청
③ Anti-human IgM (or IgG)/AP conjugate
④ 기질(P-NPP) 정제
⑤ 기질용해용 완충액
⑥ 희석용 완충액
⑦ 반응 정지 용액(2N-NaOH)
⑧ 세척용액
⑨ 원심분리기
⑩ 37°C water bath
⑪ Micropipetter (5~100 μL용, 25~125 μL용)
⑫ Kahn tube
⑬ ELISA processor

3) 결과판독

HSV−1 혹은 HSV−2 IgM 항체의 존재는 활동성 혹은 최근 감염을 의미한다. HSV−1 혹은 HSV−2 IgG 항체의 존재는 이전 감염을 의미한다. 단순포진 바이러스 IgG 항체가 급성기와 회복기 검체와 비교해서 상당히 증가할 경우, 이는 현재 혹은 최근 감염을 의미한다. 단순포진 바이러스 항체의 음성결과는 이전에 HSV에 노출된 적이 없거나 HSV 항체의 생산을 할 시간이 없었다는 것을 의미한다.

참고문헌

1. 대한진단검사의학회편. 진단검사의학.
2. 면역혈청학. 청구문화사. 2015.
3. 서울대학교병원 검사정보.
4. 임상혈청학 및 각론. 2판. 고려의학. 2015.
5. Immunology & Serology in Laboratory Medicine. 5th edition. mary louise turgeon.

Chapter

28

바이러스 감염질환의 면역검사

풍진 바이러스 검사

학습목표

1. Rubella virus 병인론과 바이러스의 특징을 설명할 수 있다.
2. Rubella virus의 진단적 평가와 면역학적 표지자에 대하여 설명할 수 있다.
3. Rubella virus 진단법을 수행할 수 있다.

풍진(rubella)은 독일홍역(German measles)이나 3일 홍역이라고도 불렸으며, 그 원인균인 풍진 바이러스는 1962년에 처음 분리되었다. 이 바이러스는 Togaviridae과에 속하며 외피가 있는 단일 나선 RNA 바이러스이다. 풍진 바이러스는 인간에게 만연되어 있으며 매우 전염성이 강하고 호흡기계 분비물을 통하여 전파된다. 현재는 예방주사를 통하여 어른의 경우 면역을 갖추었기 때문에 주로 면역이 완전히 성립되지 않은 아동기에 감염된다.

예방주사를 통한 획득면역이 전파를 차단할 수 있으며 특히 면역이 완전히 성립되지 않은 아동기(미취학 및 취학 아동), 가임기 여성, 결혼예정 여성 등은 풍진에 대한 면역상태를 지속적으로 검사하여 면역력이 없을 경우 예방주사를 실시하는 것이 필요하다.

검사법은 1차 선별 검사로 혈구응집억제법(hemagglutination inhibition, HAI), 수동혈구응집법(passive hemagglutination, PHA), 라텍스응집법(latex agglutination, LA) 등이 있고 반정량법으로 효소면역측정법(enzyme immunoassay, EIA), 형광면역측정법(fluorescence Immunoassay, FIA) 등이 있다.

1 풍진 바이러스 항체(IgM) 검사법

1) 검사원리

IMx Rubella IgM 분석은 1차 감염의 진단에 도움을 주며, 사람의 혈청(serum)과 혈장(plasma)에서 풍진 바이러스에 대한 IgM 항체를 검사하는 것으로 미세입자효소면역검사(microparticle enzyme immunoassay, MEIA)이다.

2) 시약 및 시험장비

- 제조회사: Abbott Diagnostics (USA), IMx (Abbott)
- IMx Rubella IgM reagent pack, 100 Tests

① 1 bottle (8 mL) Rubella virus로 처리된 미세입자와 단백 안정제를 넣은 완충액

② 1 bottle (5 mL) Anti-Human IgM (μ-specific) (Goat): alkaline phosphatase conjugate와 단백 안정제를 넣은 완충액
최저농도: 0.2 μg/mL. 보존제: 0.1% sodime azide

③ 1 bottle (7 mL) MUP (4−methylumbelliferyl phosphate)를 넣은 완충액
최저농도: 1.2 mM. 보존제: 0.1% sodime azide

④ 1 bottle (20 mL) assay diluent와 단백 안정제를 넣은 완충액

3) 검사방법

IMx Rubella IgM 분석은 미세입자효소면역검사(microparticle enzyme immunoassay, MEIA) 기술에 근거한다. IMx Rubella IgM 시약과 검체는 다음 차례에 따라 reaction cell에 첨가된다.

① Probe/electrode assembly는 검체와 MEIA #2 diluent buffer를 reaction cell의 predilution well에 옮긴다.

② Rubella virus로 표면 처리된 미세입자와 희석된 sample의 일부는 incubation well에 첨가된다.

③ Rubella 항체는 Rubella virus로 표면 처리된 미세입자와 결합하여 antigen-antibody complex를 형성한다.

④ Assay diluent은 반응 혼합물에 첨가되고 antigen-antibody complex의 일부는 glass fiber matrix로 이동된다. 미세입자들은 비가역적으로 glass fiber matrix와 결합한다.

⑤ Matrix는 세척되어 결합되지 않은 물질은 제거된다.

⑥ Anti-Human IgM: ALP conjugate는 matrix에 분주되고, antigen-antibody complex와 결합한다.

⑦ Matrix는 세척되어 결합되지 않은 물질은 제거된다.

⑧ 형광기질제인 MUP (4−methylumbelliferyl phosphate)는 matrix에 첨가되고, 형광 생성물은 MEIA optical assembly에 의해 측정된다.

4) 결과판독

Index 값이 0.8 미만인 경우 Negative

5) 임상적 의의

성인이나 소아에서는 무증상 또는 발열을 동반한 발진을 나타내나, 산모가 초기에 감염 시는 수직감염으로 인하여 선천적으로 이상이 있는 아기를 출산할 위험이 있다.

선천적 이상에서 선천성 백내장, 심장기형, 청력장애를 주증상으로 하며 이것을 선천성 Rubella 증후군(congenital rubella syndrome, CRS)이라고 부른다. 임신 6개월 이후에 이환되거나 감염된 경우에는 CRS를 일으키지 않는다.

① IgM: 발진 후 1~2일 후부터 나타나 10일째 최고치를 나타내며, 5~6주 후에는 거의 사라지나, 선천성 감염 시는 출생 후 3~6개월 동안 지속된다. 재감염 시는 IgM이 나타나지 않으며, 산모 감염 시도 태아에게 선천성 감염을 일으키지 않는 것으로 되어 있다.

② IgG: 발진 후 3~4일 후부터 나타나 14일째 최고치를 나타내며, 자연감염 시는 평생 지속되나, 백신 후에는 수년 동안만 지속된다.

2 면역크로마토그래피법(Immunochromatographic assay)

1) 원리

혈청 또는 혈장 내에 존재하는 Rubella IgG와 IgM를 검출한다.

2) 기구 및 시약

One step Rubella IgG/IgM test (SD 제약)

3) 검사방법

① 검체를 5 μL와 반응판을 실온에 꺼내어 둔다.

② 측정하고자 하는 검체를 반응판의 적하창(S)에 3~4방울 적하한다.

③ 검체의 적하 후 검체가 반응판의 끝부분에 확산될 때까지 기다린다.
약 10~20분 정도 걸린다.

4) 결과판독

① 음성: 대조선(C)에 한 개의 띠만 보이고, 검체선(T)에는 색 띠가 보이지 않는 경우

② 양성: 대조선(C)과 검체선(T)이 각각 색 띠를 보일 경우

검사 결과

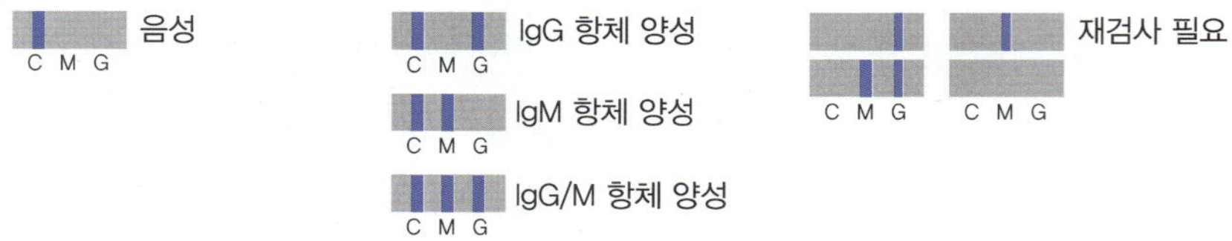

참고문헌

1. 대한임상병리사협회 면역혈청학검사지침서.
2. 대한진단검사의학회편. 진단검사의학.
3. Immunology & Serology in Laboratory Medicine. 5th edition. Mary Louise Turgeon.
4. Insert manual from IMX Rubella IgM/IgG (Abbott, USA).
5. SD Bioline Rubella IgG/IgM (Standard Diagnostics, Inc, Korea).

Chapter

29

기생충과 진균 감염 면역검사

기생충 감염증 진단을 위한 검사

Test for parasite infection

학습목표

1. 기생충 감염증 진단을 위한 면역검사의 필요성 및 기본 원리에 대해 설명할 수 있다.
2. 톡소플라즈마증 진단을 위한 면역검사의 기본 원리를 이해하고 수행할 수 있다.
3. 지알디아 및 크립토스포리디움 감염증 및 말라리아 진단을 위한 면역검사의 기본 원리를 이해하고 수행할 수 있다.
4. 기생충 감염증 진단법의 한계점을 이해하고 임상 현장에 적용할 수 있다.

기생충 및 진균 감염의 검출 및 진단은 환자의 임상적 징후 및 증상, 의료 기록, 지리적 위치 및 여행 기록뿐만 아니라 검사실 진단검사에 의존하고 있다. 기존의 검사실 진단검사는 임상검체에 포함되어 있는 원인체를 현미경으로 관찰하고 진균의 경우 배양액 및 배지로부터 원인체를 분리 배양해 내는 방법을 기반으로 진단에 활용하고 있다. 진단검사 기술의 진보로 인해 기생충 및 진균 감염의 검출을 위한 기존의 고전적 진단검사 방법에 비해 개선된 새로운 방법들이 시도되고 있다. 직접 항원 검출, 분자진단학적 분석, 그리고 새로운 면역검사가 도입되어 사용되고 있다. 기생충 및 진균 감염에 대한 면역검사법의 민감도와 특이도는 수년간 개선되었지만, 해당 검사에 사용되고 있는 항원은 세균 및 바이러스 감염 진단검사에 사용되고 있는 항원에 비해 특이도와 민감도가 낮은 상황이다.

새로운 진단검사법의 개발에도 불구하고, 기생충과 진균 감염의 진단은 여전히 어려운 과제로 남아 있다. 대부분의 경우 임상적 징후 및 증상이 질환마다 겹치거나 비특이적이다. 여러 속과 종의 항원성이 공유되고 있기 때문에 면역검사법의 원리에 기초한 특정 원인물질을 정확히 구별할 수 없는 경우가 종종 존재한다. 많은 진균 감염은 면역력이 떨어지거나 약화되어 있는 사람들에게서 발생하는 기회감염성 질환이다. 이러한 사람들은 체액성 면역반응인 항체 면역 반응을 유발시킬 확률이 낮기 때문에 면역검사법의 활용이 제한적일 수 있다. 게다가, 많은 기생충 감염들은 개발도상국에서 발생한다. 해당 국가들은 진단검사를 위한 환경과 관련 전문지식이 부족하기 때문에 면역검사법의 개발과 임상적 적용이 제한적이다. 또한, 면역검사법은 치료제에 대한 반응 및 모니터링에는 사용할 수 없다는 제한점을 지니고 있다.

1 기생충 감염증 진단검사 개요

다양한 임상검체를 포함한 생물학적 시료 및 조직 검체에서 기생충 감염을 입증할 수 없는 경우 면역검사법은 최적의 표준 진단검사법으로 활용될 수 있다.

면역검사법은 기생충 항원을 검출하는 방법과 기생충 감염에 대해 생성된 숙주의 기생충 특이 항체를 검출하는 방법으로 구분할 수 있다. 이를 분석할 수 있는 진단검사법은 ELISA, 간접면역형광측정법, 간접혈구응집법, 원생동물 체세포 또는 항원을 코팅한 입자 응집반응, 신속진단검사(rapid diagnostic test, RDT) 등이 있다.

과거에는 이러한 분석의 대부분이 비특이적이면서 순도가 높지 않은 항원을 사용했기 때문에, 민감도와 특이도에 대한 제한점이 존재했다. 면역화학과 분자진단학적 분석법의 발전은 진단검사법의 민감도와 특이도를 현저하게 향상시킬 수 있었다. 하지만, 이러한 새로운 진단검사법은 검사 비용이 많이 소요되었기 때문에 기생충 감염이 빈번하게 발생하는 국가에서는 널리 사용되지 못하는 제한점을 가지고 있었다.

ELISA를 기반으로 한 면역검사법은 아메바증, 바베시오증, 근증, 피부 및 내장 리슈만편모충증, 낭포충증, 에키노코쿠스증, 말라리아, 주혈흡충증, 톡소카리아증, 톡소플라스마증 및 트리오파충증과 같은 사람 및 동물에서 감염을 일으키는 기생충의 항원을 검출하는 데 사용되고 있다.

장내 기생충 감염과 같은 일부 기생충 감염 질환은 분변 검체 등 임상검체에서 원인 물질을 입증함으로써 쉽게 진단되지만, 다른 부위에 감염하는 톡소플라스마증 같은 기생충 감염의 경우 항원 검출이 어려운 경우가 많다. 이 경우 면역검사법이 매우 유용할 수 있다.

면역검사법이 일부 기생충 감염 질환을 진단하는데 큰 도움이 되지 않을 수 있지만, 기생충 감염에 대한 역학조사 시에는 매우 중요한 역할을 할 수 있다.

2 톡소플라스마증(Toxoplasmosis) 진단을 위한 면역검사

일부 기생충 감염질환의 진단을 위한 면역검사법이 개발되었지만, 상용화된 ELISA 기반 검사는 여전히 민감도와 특이도가 제조사에 따라 다양하게 나타난다. 그러한 예 중 하나는 원생동물의 감염에 대한 숙주의 항체를 검출하는 검사에서 많이 나타난다. *T. gondii*는 전 세계적으로 높은 발병률을 보이며, 모든 동물과 조류에 감염될 수 있다. 전체 인구의 약 20% 정도가 이 기생충에 감염되어 있는 것으로 알려져 있으며, 일반적으로 이 기생충은 휴면상태로 체내에 존재한다. 숙주가 면역억제나 저하 상태가 되면 휴면상태인 기생충의 재활성화가 발생할 수 있다. 고양이과에 속하는 동물들은 *T. gondii*의 최종숙주 역할을 하고 있다.

*T. gondii*의 생활사는 크게 세 단계로 구분할 수 있다. 중간숙주(예: 사람)와 최종숙주(예: 고양이)의 비장관 상피세포에서 빠르게 증식하는 톡소포자충, 조직낭종을 형성하는 브래디조이트,

난모에서 발견되는 포자소체가 이에 해당된다. *T. gondii*가 사람에게 잠재적으로 감염되는 경로 또한 세 가지로 알려져 있다. 감염된 육류에 형성된 낭종을 충분히 익히지 않은 형태로 섭취한 경우(예: 돼지고기, 양고기 또는 야생동물) *T. gondii*에 감염될 수 있으며, 토양에 포함되어 있는 고양이의 배설물에 존재하는 난모낭을 섭취할 때 감염이 발생할 가능성이 있다. 마지막으로, 일차 감염 동안 관찰되는 타키조이트(tachyzoites)는 태반을 통해 산모로부터 태아에게 전달될 수 있다. 면역력이 완전한 사람들은 초기 톡소플라스마 감염증의 대부분은 무증상 또는 경미한 림프절병변으로 나타난다. 건강한 사람의 면역력은 일반적인 휴면기의 *T. gondii* 잠복감염을 억제하기에 충분하다.

톡소플라스마증은 면역저하자의 뇌와 기타 장기의 선천성 감염 후 발달 중인 태아에 심각한 증상을 유발할 수 있다. HIV 감염, 악성 종양 또는 면역 억제 약물에 의해 면역이 억제된 상태가 되면, 톡소플라스마증이 재발할 수 있다. *T. gondii* 감염은 면역력이 저하된 사람들의 중추신경계(CNS)에 침입하여 뇌염을 유발할 수 있으며, 사례의 95% 이상이 잠복감염의 재활성화에 의해 발생한다. 임신 전 산모가 감염되어 있을 경우 모체에 형성된 항체로 인해 태아를 보호할 수 있다. 그러나 임신 직전이나 임신 중 감염될 경우 태아에게 선천적 감염을 유발할 수 있다. 선천성 톡소플라스마증은 이후 유산, 사산, 정신결핍을 초래할 수 있으며, 감염된 임산부의 절반 정도는 태반을 통해 *T. gondii*를 전파시킬 수 있다.

톡소플라스마증의 진단은 색소조직 검체나 뇌척수액(CSF)에서 기생충 감염을 입증 할 수 있지만, 진단은 보통 면역학적 방법을 통해 시행된다. 최근에 *T. gondii*에 감염되었는지 또는 과거에 감염이 되었는지를 판단하기 위해 여러가지 검사를 병행해야 한다. 상용화된 진단검사 키트의 민감도와 특이도는 제조사에 따라 매우 다양하며, 특히 IgM 항체의 존재와 임상적 유의성을 판단할 때 결과가 잘못 해석될 수 있다는 가능성이 있다. IgM 항체는 *T. gondii*에 감염된 후 최대 18개월 동안 지속 될 수 있다. FDA에서는 톡소플라스마에 대한 IgM 항체검사의 결과를 주의깊게 해석해야 하며, 단일 분석 결과만 가지고 최근 감염을 결정해서는 안 된다고 권고하고 있다. IgM 항체 진단 검사의 가장 큰 가치는 여성의 최근 감염 여부를 확인하는 것이다. IgM 항체가 검출되지 않고 IgG만 검출될 경우 임신 전 최근 감염에서 제외된다. 진단검사에서 IgM 항체만 검출될 경우 추가 진단검사를 수행해야 한다. 두 번째 혈액검체는 첫 번째 샘플 채 후 1차 검사가 완료된 2주 후에 환자로부터 채취하여 추가 검사를 시행해야 한다. 첫 번째 샘플이 감염 초기에 채취된 경우 두 번째 샘플은 높은 수준의 IgM 및 IgG 항체를 나타내게 된다. 두 검체 모두 IgM이 존재하지만 IgG가 없는 경우, IgM 결과는 위양성으로 간주해야 한다. IgM과 IgG 항체가 모두 검출된 임산부의 경우 IgG 정량검사를 수행해야 한다. 높은 IgG의 존재는 과거 감염을 나타내며, 낮은 IgG 항체는 보다 최근의 감염을 나타낸다.

3 지알디아(Giardia)와 크립토스포리디움(*Cryptosporidium*) 감염증 및 말라리아 진단을 위한 면역검사

신속 항원 검출 시스템(rapid antigen detection system, RDTS)은 면역크로마토그래피 항원 검출법을 기반으로 하며 많은 검사실에서 널리 사용되고 있다. RDTS는 나이트로셀룰로오스(nitocellulose) 막 스트립에 포함된 항체들의 결합 능력을 통해 검출 하고자 하는 항원 단백질을 감지하여 검출하게 된다. 임상 검체를 스트립 위에 반응시킨 후 표지 항체를 통해 항원-항체 복합체가 형성되어 나타내는 착색 띠를 막에서 관찰 할 수 있다. 대부분의 측정법은 실온에서 안정적이며, 검사 수행 및 해석이 용이하며, 비용이 합리적이다. 많은 임상검사실에서 ELISA 분석법을 RDTS 진단검사법으로 대체되고 있는 상황이다. Remel 사의 Xpect Giardia/Cryptosporidium 분석이 대표적인 예이다(그림 29-1).

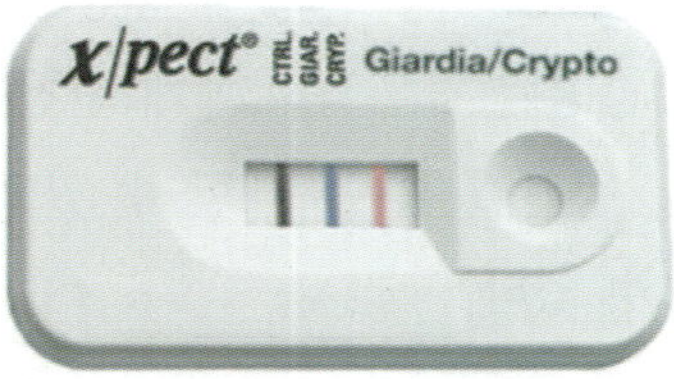

그림 29-1. 지알디아(Giardia)와 크립토스포리움(*Cryptosoridium*) 감염증 진단을 위한 신속 항원 검출 시스템(RDTS)
(Thermo Fisher Scientific 제공)

RDTS의 다양한 장점으로 인해 개발도상국 및 산업화가 덜 되어 있는 외각 지역에서도 널리 사용되고 있다. RDTS를 이용한 말라리아 신속 진단검사법 또한 개발되어 널리 사용되고 있다. 분석은 현장에서 사용할 수 있으며, 보다 치명적인 *Plasmodium falciparum*과 *P. vivax*를 구별할 수 있다. Alere 사의 말라리아 신속 진단검사법의 경우 상대적으로 치명률이 높은 *P. falciparum* (*P.f.*)에 특이적인 히스티딘이 풍부한 단백질 II(HRP II)과 치명률이 낮은 인체 감염성 말라리아 3종인 *P. malaria*, *P.vivax* (*P.v.*), *P. ovale* (*P.o.*)에 존재하는 범 말라리아 공통 항원을 이용해 진단에 사용되고 있다(그림 29-2).

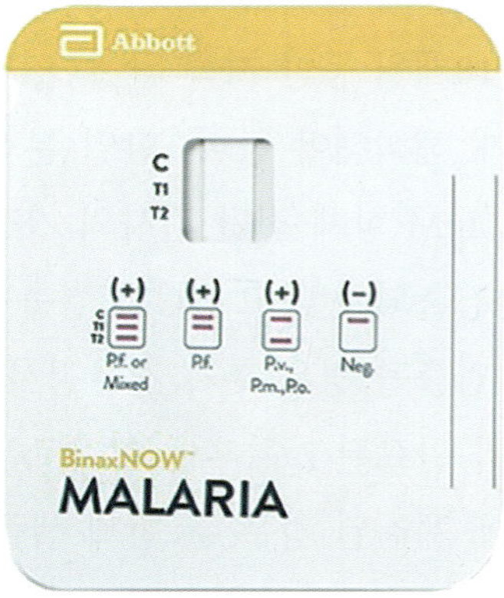

그림 29-2. 말라리아 신속검사 판독표
(abbott 회사 홈페이지 인용)
https://www.globalpointofcare.abbott/ko/product-details/binaxnow-malaria.html

4 기생충 감염 진단을 위한 면역검사법의 한계점

모든 검사실 진단검사법과 마찬가지로 각 진단검사법은 간편하게 수행이 가능하고, 비용 면에서도 효율적인 검사법을 사용하는 것이 중요하다. 이와 더불어 진단검사법의 특이도와 민감도 또한 매우 중요한 고려점이다. 현재 기생충 감염 진단을 위한 면역검사법은 톡소플라스마증 진단 및 말라리아 진단검사법 외에는 많이 사용되고 있지 않다.

기생충 항원의 복잡성으로 인해 환자가 항체를 형성하게 된 원인 항원과 검사에 사용되는 항원이 다를 경우 기생충에 대한 항체가 존재함에도 불구하고 검출되지 않을 수 있는 가능성이 있다. 또한 진단검사법의 민감도는 환자의 질병 단계와 유형에 따라 달라질 수 있다. 예를 들어 말라리아를 유발하는 *Plasmodium* 종의 항원에 대한 항체 생성은 급성감염 시 급속히 증가하지만, 간에서 잠복하거나 휴면 시 감소하게 된다. 마찬가지로, 기생충 감염에서 형성된 항체의 교차반응(cross reactivity) 가능성 때문에 양성 결과는 주의하여 해석해야 한다.

참고문헌

1. Da-Won Ma, Myoung-Ro Lee, Sung-Hee Hong, Shin-Hyeong Cho, Sang-Eun Lee. Molecular Prevalence and Genotypes of Cryptosporidium parvum and Giardia duodenalis in Patients with Acute Diarrhea in Korea, 2013-2016. Korean J Parasitol Vol. 57, No. 5: 531-536, October 2019.
2. https://www.fishersci.co.uk/shop/products/ remel-xpect-giardia-cryptosporidium-control-kit.
3. https://www.globalpointofcare.abbott/ko/ product-details/binaxnow-malaria.
4. Gayeon Kim, Hyo-Lim Hong, So Yeon Kim, Hye Ryun Lee, Dong Geun Kim, Seungman Park, Hyoung-Shik Shin, Bum Sik Chin, and YeonJae Kim. Mixed Infection with Plasmodium falciparum and Plasmodium ovale in a Returned Traveller: the First Case in Korea. J Korean Med Sci. 2019 Jan 21;34(3):e23.

Chapter 30

기생충과 진균 감염 면역검사

진균 감염증 진단을 위한 검사

Test for fungal infection

학습목표

1. 진균 감염증 진단을 위한 면역검사의 필요성 및 기본 원리에 대해 설명할 수 있다.
2. 아스페르길루스 감염증 진단을 위한 면역검사의 기본 원리를 이해하고 수행할 수 있다.
3. 칸디다 감염증 진단을 위한 면역검사의 기본 원리를 이해하고 수행할 수 있다.
4. 크립토콕쿠스 감염증 진단법의 한계점을 이해하고 임상 현장에 적용할 수 있다.

1 진균 감염증 진단검사 개요

면역억제자의 수가 증가함에 따라 심각한 치사율 및 사망률 유발과 관련된 침습성 진균 감염증의 발병률이 최근 빠른 속도로 증가하고 있다. 많은 경우에 진균 감염의 임상적 진단은 어려운 상황이다. 임상의사는 진균 감염증의 원인을 파악할 때, 환자의 증상, 과거 또는 현재의 타 감염 병력, 치료 이력, 환자의 직업, 거주지 및 여행 기록을 고려해야 한다. 진균 감염 진단를 위해 사용되는 검사실 진단검사법은 진균의 분리, 침입에 따른 조직병리학적 증거, 피부 반응 검사, 항원 또는 항체를 검출하는 면역검사법을 포함하고 있다.

전통적인 검사실 표준 진단검사법은 진균 원인체를 분리 검출하는 것이다. 하지만, 자주 분리되지 않는 진균 종은 원인체의 분리검출이 어려운 경우가 많다. 또한 진균 원인체가 분리된다 하더라도, 전통적인 진균 종의 동정법은 느린 성장으로 인해 몇 주가 소요될 수 있다. 항체 및 항원 검출을 포함한 비배양 기반의 검사실 진단검사법은 임상 검사실에서 일반적으로 발생하는 진균 병원체 감염증 진단에 사용될 수 있다. 대표적인 진균 종은 *Candida albicans*, *Aspergillus* 종, *Cryptococcus neoformans* 및 이형진균(dimorphic fungi)인 *Histoplasma capsulatum* 및 *Coccidioides immitis* 이다.

진균에 대한 체액성 면역반응이 진균 감염에 대한 주요 방어기전은 아니지만, 침입한 병원체에 대해 특이적으로 생성된 항체는 쉽게 감지될 수 있으며 현재 또는 과거에 병원체에 노출되었음을 입증하는 데 사용할 수 있다. 하지만, 많은 진균 감염증이 기회감염성 질환이라는 점에서 면역이 억제되거나 약화된 경우 급성감염 동안 항체를 안정적으로 생산하지 못하기 때문에 면역검사법을 여러 번 수행하더라도 진단적 가치가 없게 된다.

특정 진균류가 지리적으로 풍토병인 지역에서 진균 원인체에 대한 항체를 검출하는 면역검사는 그 지역에 거주하는 대부분의 사람들이 항체에 대해 양성 반응을 보일 것이기 때문에 진단적 가치가 매우 낮다. 최근에는 진균 감염의 검출 및 진단에 분자진단학적 분석의 사용이 증가하고 있다.

대표적인 예로, 혈액배양에서 *Candida* 종의 동정을 위한 펩타이드 핵산-형광제자리부합법(PNA-FISH, peptide nucleic acid-fluorescence in situhybridization), 기관지 세척액에서 *Aspergillus* 종 및 *P. jirovecii* 의 검출을 위한 정량 실시간 중합효소연쇄반응(real-time PCR) 분석, 비드(bead) 표면에 검출 탐색자(probe)를 결합시켜 사용하는 동시 다중 분석법, 기관지 세척액 또는 혈액에서 수 많은 종의 진균을 동시 검출하기 위한 어레이(array) 기법 등이 있다.

2 아스페르길루스(Aspergillus) 감염증 진단을 위한 면역검사

*Aspergillus*는 전 세계적으로 아주 흔하게 발견되는 진균 종이다. *Aspergillus* 속에는 185종 이상의 종이 포함되어 있으며 토양과 식물로부터 주로 분리된다. *Aspergillus* 속의 포자(분생자)는 실내 공기 환경에서 분리 될 수 있다. *A. fumigatus* 는 가장 일반적으로 흔히 분리되는 종이며, *A. flavus* 와 *A. niger* 또한 자주 분리되는 종이다. *Aspergillus* 는 사람에서 주로 다양한 감염을 일으키는 기회감염성 병원체이다. 면역력이 높은 사람에서의 감염은 외이도와 귓바퀴(외이염)의 표재성 감염을 유발하기도 하고, 이러한 감염의 대부분은 *A. niger* 에 의해 발생한다. 또 다른 감염 형태는 허파안에서 *Aspergillus* 가 성장하여 고형 균사 덩어리를 형성하는 아스페르길루스증(Aspergillosis)이 있다. 허파 아스페르길루스증은 일반적으로 흉터나 손상이 유발된 부위의 허파 조직이나 결핵 등으로 인한 과거 감염으로 인한 허파 손상 부위에서 주로 발생한다. 일부 진균 항원은 *Aspergillus* 에 대한 알레르기 반응을 유발하여 알레르기성 아스페르길루스증(allergic bronchopulmonary aspergillosis, ABPA)를 유발하여 장기적인 알레르기 반응을 유발할 수도 있다.

아스페르길루스증의 진단은 일반적으로 균사 또는 배양에서 양성을 나타내는 조직의 생검을 기반으로 한다. 비배양 기반의 진단검사법을 사용한 침습성 아스페르길루스증의 진단 또한 가능하다. 면역 억제자 및 면역저하자는 침습성 진균 감염증이 존재하더라도 항체 면역반응을 유발하지 못하기 때문에 면역학적 진단검사의 유용성이 매우 제한적일 수 있다.

효소면역측정법(enzyme immunoassay, EIA)을 기반으로 한 혈청 내 갈락토만난(galactomannan) 검출은 침습성 아스페르길루스증의 진단 효율을 높여주고 있다. 이 분석은 보다 규모가 큰 검사실이나 진균 표준 검사실에서 제공하고 있다. 아스페르길루스증을 포함한 침습성 진균 감염증을 검출하기 위한 또 다른 분석법은 혈청에서 β-D-글루칸(beta-D-glucan, BDG)을 측정하는 방법이다. BDG는 대부분 진균의 세포벽을 구성하는 요소로써, 이 분석법은 미국 식약처의 승인이

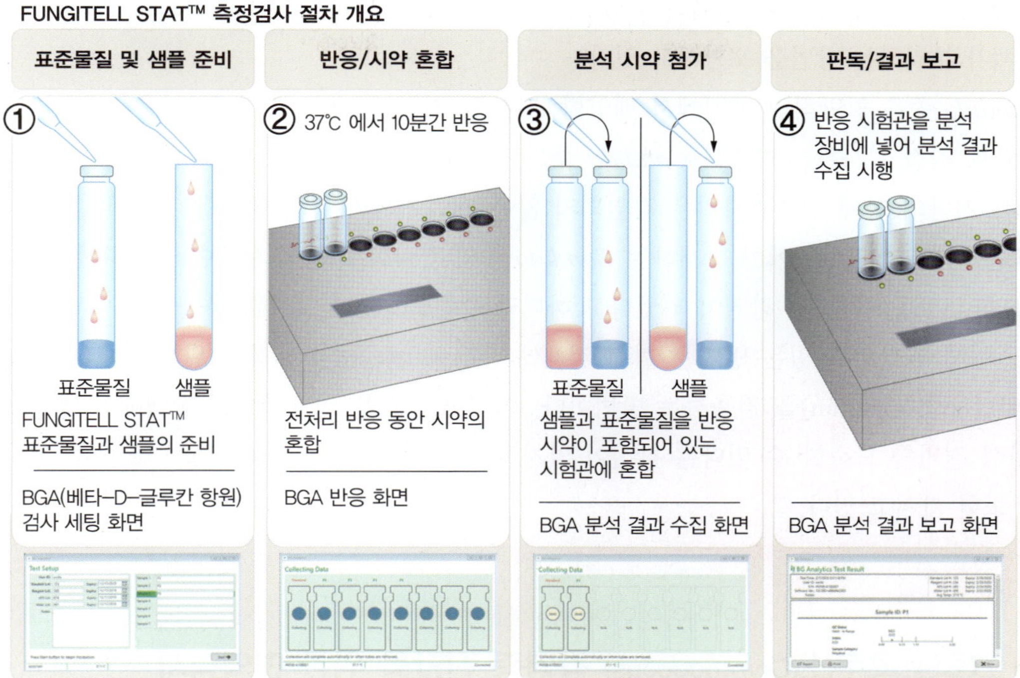

그림 30-1. Aspergillus 의 β-D-글루칸(BDG) 항원 검출을 위한 면역 검사법(FUNGITELL 제공)

완료되어 사용 중에 있으며, 침습성 진균 감염증의 임상 진단을 위한 최신 진단 기준에도 포함되어있는 방법이다(그림 30-1).

면역검사 기반의 항원 검출법의 민감도에 대한 제한점으로 인해 침습성 아스페르길루스증의 진단검사법에 대한 개선 요구가 대두되었으며, 이를 위해 *Aspergillus* 종 검출을 위한 PCR 검사법 기반의 분자진단 진단검사법이 개발되고 있는 추세이다.

3 칸디다(Candida) 감염증 진단을 위한 면역검사

Candida 종은 인간 숙주에서 공생 유기체로 존재할 수 있는 단세포 효모양 진균이다. 일반적으로 피부, 위장관(GI tract) 및 여성의 생식기에서 주로 발견된다. 150종 이상의 *Candida* 균 중에서 일부 종만 사람에서 병원성을 나타내는 것으로 알려져 있다. *C. albicans*가 인체감염의 주요 원인체이며, 그 외에도 *C. guilliermondii*, *C. krusei*, *C. parapsilosis, C. tropicalis, C. pseudotropicalis, C. lusitaniae, C. dubliniensis* 및 *C. glabrata* 등이 사람에 감염되는 것으로 알려져 있다.

항생제 도입 이후 미국에서는 칸디다 감염증이 급격하게 증가하였으며, 최근 수십 년 동안 *Candida* 종은 입원환자의 혈액에서 분리된 병원체 중 네 번째로 많이 분리되는 병원체로 확인되었다. 면역억제치료의 사용, 생명 유지 요법의 사용 및 HIV-1 감염 발생률의 증가는 모두 칸디다 감염증의 발생률 증가에 기여하고 있다. 칸디다 감염증의 진단은 일반적으로 임상검체로부터 원인체가 분리하는 방법을 포함하고 있다.

Candida 종은 일반적인 배지에서 배양할 경우 잘 자란다. 10% KOH를 사용하여 임상검체를 대상으로 직접 검사하는 방법도 *Candida* 종을 검출하는 데 사용할 수 있다. 칸디다 감염증의 면역검사 기반의 항체 진단검사법은 감염되지 않은 개인에서의 항체 생산을 자극할 수 있는 위장관 또는 기타 신체 부위에서 상재하는 *Candida* 종의 집락화로 인해 사용이 극히 제한적일 수 있다. 또한, 면역 저하자는 감염이 되었다고 하더라도 검출 가능한 항체반응을 나타내지 않을 수도 있다. 현재 권장되고 있는 방법은 혈청 검체에서 *Candida* 종의 동정을 위한 만난(mannan) 및 항-만난(anti-mannan)을 검출하는 방법이다. 이러한 분석은 평균적으로 혈액배양 양성 6일 전에 양성 결과를 도출할 수 있다는 장점이 있지만, 음성 예측치가 85% 이상으로 매우 높다는 제한점 또한 가지고 있다.

4 크립토콕쿠스(Cryptococcus) 감염증 진단을 위한 면역검사

Cryptococcus 속에는 19종의 협막을 지닌 효모양 진균이 포함되어 있다. *C. neoformans* 는 면역 저하 자가 증가함에 따라 주요 인체 기회감염성 병원체로 인식되고 있다. *C. neoformans* 는 자연에서 죽거나 부패한 유기물로부터 영양을 얻는다. 이 진균종은 특정 나무의 썩은 부위에 서식하며 비둘기와 같은 새의 분변에 오염된 토양에서 자주 분리된다. *C. neoformans* 는 숙주의 허파를 통해 감염되며, 감수성 숙주의 중추신경계(CNS)를 침범하는 경향이 있다. 허파 감염이 흔하지만 치명적인 크립토콕쿠스성 뇌수막염(*Cryptococcal myeloencephalitis*)으로 발달하기도 한다. AIDS가 출현하기 이전에는 연간 10만 명당 0.8건의 발병률을 나타냈으나, 1992년 AIDS의 유행이 정점에 도달했을 때에는 미국의 여러 대도시에서 연간 10만 명당 5건의 발병률을 기록할 만큼 감염이 크게 늘었다.

이 진균종의 독성 및 병원성에 기여하는 가장 중요한 특징은 협막의 보유이다. 협막은 xylosyl 및 β-glucuronyl 기로 치환된 alpha-1,3-linked mannose 단위의 비분지 사슬을 포함하는 다당류로 구성되어 있다. *Cryptococcus*의 협막(capsule)은 숙주에게 다음과 같은 여러 가지 영향을 미치게 된다. 탐식작용의 회피, 보체의 고갈, 항체에 대한 무반응 생성, 사이토카인의 분비 조절 장애, 항원제시의 방해, HIV의 복제 증가를 위한 장벽 역할이 포함된다. 대부분의 *Cryptococcus* 감염은 무증상으로 나타나며, 이는 면역학적 진단검사 및 고민감도 진단검사에서 *Cryptococcus* 감염증의 실제 발병률보다 더 높게 나타난다는 사실을 통해 알 수 있다. *Cryptococcus* 감염의 대부분은 면역체계가 손상된 숙주에서 발생한다. 호흡기 증상은 무증상 기도의 집락화에서부터 급성 호흡곤란 증후군을 유발하는 치명적인 폐렴까지 다양하다. 중추신경계에 침입할 경우 일반적으로 아급성 뇌수막염을 나타낸다.

주요 증상으로 몇 주에 걸친 두통, 발열, 혼수 및 기억 상실이 포함되며, 일부 환자에서는 급성 수막염을 유발한다.

Cryptococcus 감염의 검사실 진단은 임상검체를 이용한 직접적인 현미경 검경, 진균종의 배양 또는 면역검사를 수행할 수 있다. 진균종의 현미경 검사는 뇌척수액(CSF)과 같은 액상 검체에 먹물(india ink)을 혼합하여 수행할 수 있다. 포자가 형성된 효모균은 첨가해준 먹물에 영향을 받지 않고 진균종 세포 주위에 광학현미경의 광원으로 인해 밝은 빛을 형성하게 된다(그림 30-2). 이 검사는 수행 방법과 결과 해석이 용이하고, 검사의 특이도가 매우 높지만, 민감도가 50~80% 수준으로 낮다. 혈청 및 뇌척수액 검체에서 *Cryptococcus* 다당류 항원의 검출은 라텍스 응집법(LA) 및 효소면역측정법(EIA)으로 수행 가능하다. 두 검체를 이용할 경우 모두 90% 이상의 민감도와 특이도를 나타낸다.

라텍스 응집법을 이용한 진단검사법은 *Cryptococcus* 감염증의 진단을 위해 신속하고 신뢰도가 높은 면역검사법이지만, 거짓양성(false positive)의 확률이 높다는 제한점이 존재한다. 라텍스 응집법의 거짓양성 결과는 류마티스 인자(rheumatoid factor) 또는 기타 간섭 인자들에 의해 발생될 수 있다. 최근에는 측방 유동 면역크로마토그래피(lateral flow immunochromatography)의 원리를 이용한 분석법이 뇌척수액 및 혈청검사에서의 *Cryptococcus* 항원 검출을 위해 미국 식약처(U.S. FDA)의 승인을 받아 상용화되어 사용하고 있다(그림 30-3). 이 분석법을 통해 15분 이내에 *Cryptococcus* 항원 검출이 가능하며, 이 분석법은 혈청 검체를 이용하였을 때, 100%의 민감도와 99.8%의 특이도를 나타냈다. 뇌척수액 검체를 이용하였을 경우에도 99.3%의 민감도와 99.1%의 특이도를 보였다. *Cryptococcus* 항원은 성공적인 치료 이후 몇 개월 후에도 검출될 수 있으므로, *Cryptococcus* 항원 검출법을 사용하여 치료에 대한 방향성을 제시하는 것은 주의하여야 한다.

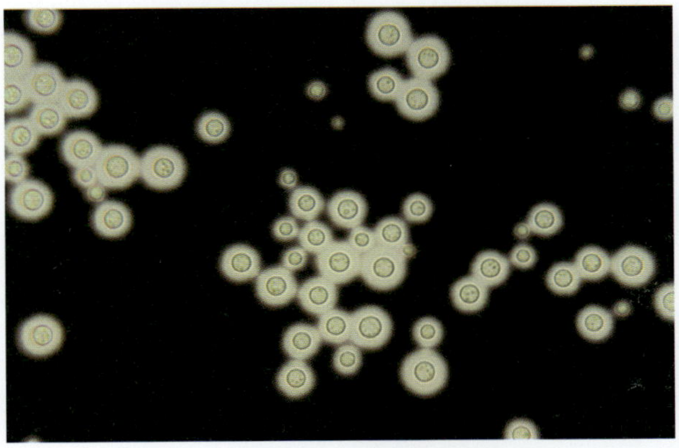

그림 30-2. *Cryptococcus* 감염 진단을 위한 먹물(India ink) 검사 결과

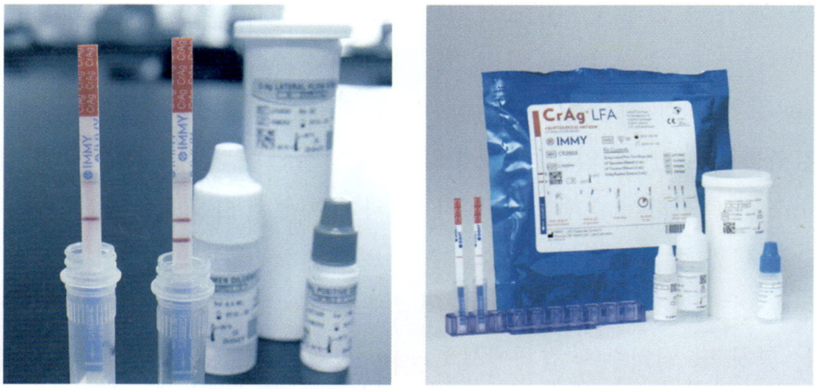

그림 30-3. *Cryptococcus*의 다당류 항원 검출을 위한 측방 유동 면역크로마토그래피 검사 키트(IMMY 제공)

참고문헌

1. 배미현, 남궁승, 안동희, 김미나, 김성한, 박기호, 이승규. 단독 크립토코쿠스 뇨증과 파종 크립토코쿠스증으로 발현한 크립토코쿠스 뇨증 2예. 대한임상미생물학회지 2011;14:148-152.
2. D'Ordine RL, Garcia KA, Roy J, Zhang Y, Markley B, Finkelman MA. Performance characteristics of Fungitell STATTM, a rapid (1→3)-β-D-glucan single patient sample in vitro diagnostic assay. Med Mycol. 2021 Jan 4;59(1):41-49. doi: 10.1093/mmy/myaa028. PMID: 32400855; PMCID: PMC7779209.
3. https://en.wikipedia.org/wiki/Cryptococcus_neoformans#/media/File:Cryptococcus_neoformans_using_a_light_India_ink_staining_preparation_PHIL_3771_lores.jpg
4. https://www.alphalabs.co.uk/diagnostic-products/microbiology/mycology-testing/cryptococcal-antigen-crag-assays/cr2003
5. https://www.fishersci.co.uk/shop/products/remel-xpect-giardia-cryptosporidium-control-kit/13205629
6. https://www.fungitell.com/fungitell_stat
7. https://www.globalpointofcare.abbott/ko/product-details/binaxnow-malaria.html

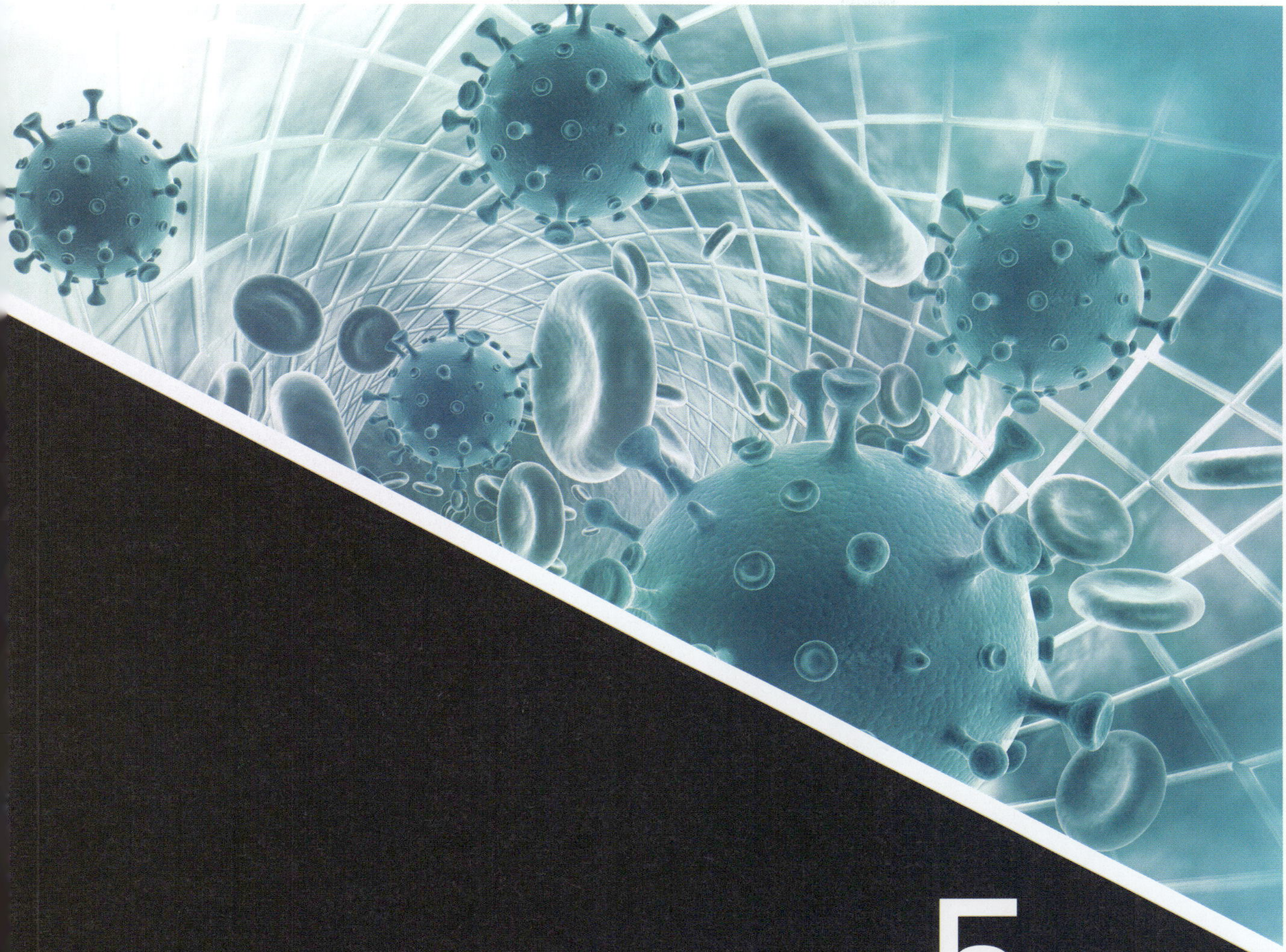

제 5 부

기타 면역질환 검사법

Chapter 31

암표지자 항원 진단 검사

Tumor marker test

학습목표

1. 암표지자의 종류를 설명할 수 있다.
2. 면역학적 검사로 암표지자를 검출할 때 이에 따른 임상적 의의를 설명할 수 있다.

암표지자 항원(tumor marker)은 다양한 암 환자의 혈액, 소변, 조직에서 발견되거나 그 양이 급격히 증가하는 것으로 암을 진단하는 데 바이오마커(biomarker)로 이용된다. 암표지자 항원은 암이 발생하였을 경우 암세포나 정상세포에 의해 직접적으로 생산되어 분비되는 것으로 암의 진행단계나 암 치료의 효과를 판정할 때 자료로 이용된다. 하지만 암 진단을 확정하는 확진 검사로는 일반적으로 사용하지 않고 암의 발생 유무를 선별 검사할 때 주로 쓰인다. 암 진단의 확진 검사는 대부분 생검(biopsy)으로 확인한다.

암표지자 항원은 주로 혈청 중 농도를 확인하는 것으로 진단 검사방법은 면역크로마토그래피 분석(immunochromatography assay, ICA)법(그림 31-1)이나 면역측정법(immunoassay) 원리를 이용한 자동화 분석법이 대부분이다. 본 교재에서 소개하는 기기는 abbott사의 i4000SR(그림 31-2)로 검사원리는 CHEMIFLEX™ (CMIA)이다(그림 31-3). CMIA는 화학발광 자기면역검사(chemiluminescent magnetic immunoassay, CMIA)로 19장에서 소개한 미세입자효소면역검사(microparticle enzyme immunoassay, MEIA)와 검사원리가 유사하다.

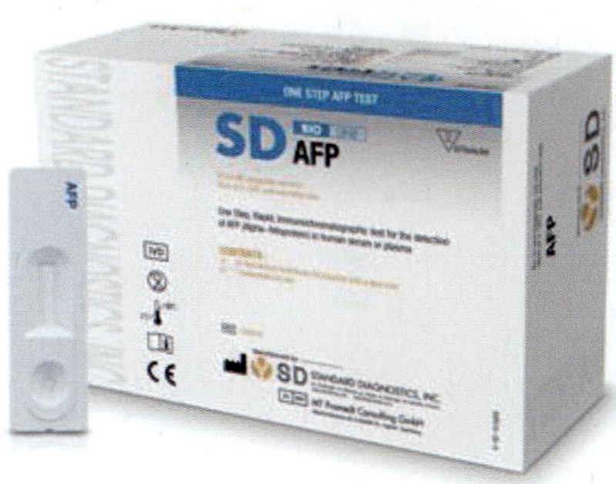

그림 31-1. ICA 원리를 이용한 암표지자 검사 키트(SD사의 AFP test kit)

CMIA 원리는 간단히 요약하자면 표적물질의 항체가 결합되어 있는 마그네틱 입자에 검체를 반응시키고 이후 아크리디늄(acridinium)과 같은 화학발광체(chemiluminescent)가 표지되어 있는 항체와 결합하게 한다. 그다음 산화반응 유도 물질(trigger)에 의해 발광체에서 빛 에너지가 방출되면서 그 세기를 측정한다.

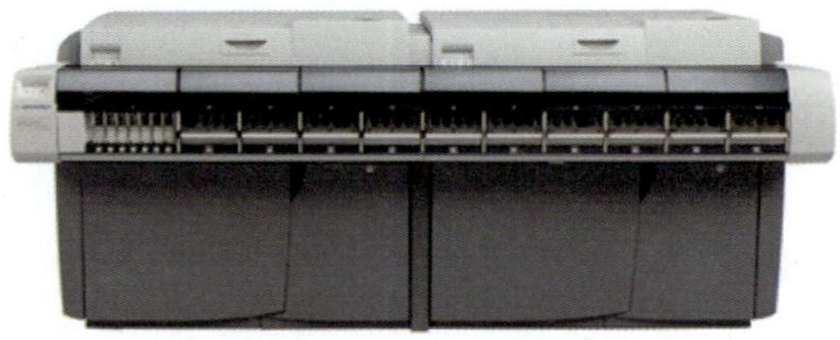

A. 자동화 기기(Abbott, ARCHITECT *i*4000SR)

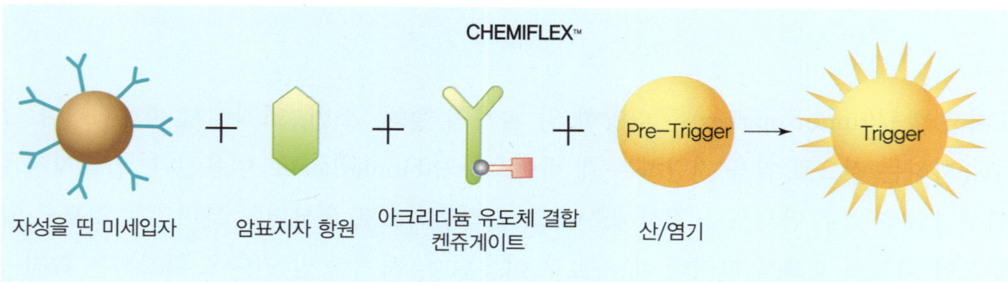

B. 자동화 기기의 검사원리 – CMIA

그림 31-2. CMIA 원리를 이용한 자동화 기기

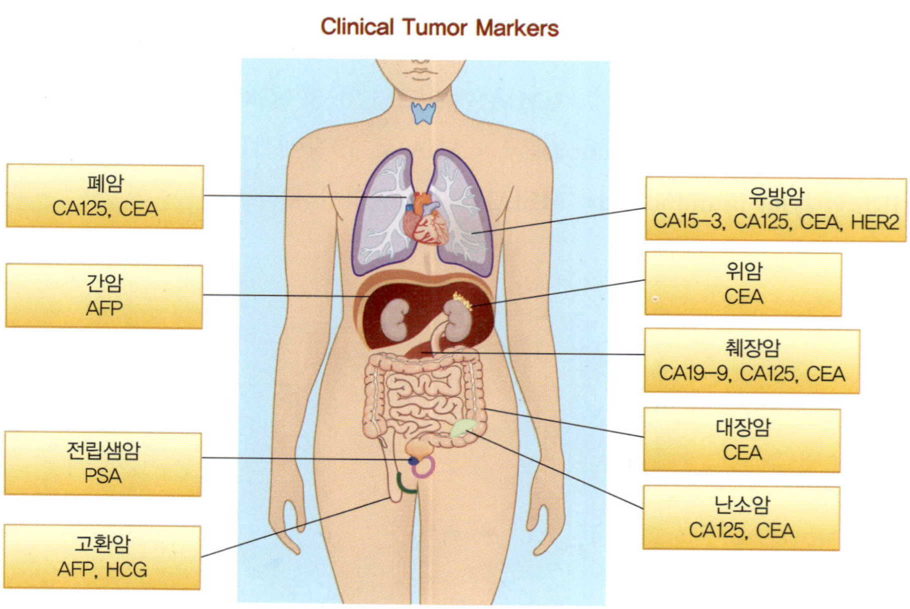

그림 31-3. 대표적 암 발생 부위 및 관련 암표지자

I. 암표지자 항원의 종류

1 알파태아단백질(α-fetoprotein, AFP)

대표적인 암표지자 항원으로 알파태아단백질(α-fetoprotein, AFP)가 있다. AFP는 태아의 간 및 난황막에서 생산되는 태아성 단백의 하나이며 분자량 약 65,000~75,000 dalton의 4%의 탄수화물이 포함된 당단백으로 태아의 혈청, 양수 등의 체액에 높은 농도로 존재하고 출생 직후에도 10~100 μg/mL로 상당히 높지만 분만 후 급속히 감소하여 생후 약 1년에 성인치와 마찬가지로 10 ng/mL 정도로 감소한다. AFP의 태생기 초기에는 yolk sac에서, 태생 후 간장에서 합성되며 태생기의 혈청단백의 주성분으로 그 성상은 알부민과 흡사하다. AFP는 1963년 Abelve가 동물의 간암 때 혈중에 나타나는 것을 발견하였고, 1964년 Tatarinov가 이와 같은 물질이 사람의 간암에서도 발견된다고 보고하여 암태아성 단백으로서 주목된 이래 간세포암의 진단 마커로서 널리 이용되고 있다. 혈청 AFP 측정의 의의는 원발성 간세포암의 태아성 암(yolk sac 종양)의 진단과 병상경과(치과효과 및 수술 후 재발)의 감시(monitoring)에 있다. 임신 혈청 AFP 측정은 임신 경과의 지표로도 사용된다. 무뇌증, 척추파열, 수두증 등의 이상태아, 다태아 임신의 경우에 모체혈청 AFP 농도는 증가하고 모체 내 태아의 사망인 경우에 감소한다.

2 Carcinoembryonic antigen (CEA)

발암배아성항원(carcinoembryonic antigen, CEA)라는 단백질은 1965년 Gold와 Freedman이 정상태아의 대장조직과 대장암 조직 추출액에서 밝혀낸 당단백(glycoprotein)으로 분자량은 20만 dalton 정도이며 점액분비상피세포에서 분비되고 종양 특히 대장암, 직장암 등의 진단에 사용된다. CEA 측정은 암 환자의 경과관찰 및 치료효과의 판정의 지표가 된다. CEA 수치가 높은 경우는 암의 전이나 재발이 발생한 경우이고, 특히 간 전이의 경우는 현저하게 높게 나타난다. 원발성 간암일 때는 AFP의 상승이 보이지만 CEA는 상승하지 않으므로 원발성 간암과 전이성 간암의 감별에 유용하다. 궤양성 대장염과 염증성 질환에서도 CEA 상승을 보이고 있으며 암질환 중 폐암, 직장암, 췌장암, 간암, 간담도암 등은 특히 높은 양성률을 보인다. 이렇듯 암의 명확한 진단을 위해서는 다른 종양 관련 인자들을 병행하여 측정하고 판정하는 것이 중요하다.

3 Cancer antigen 125 (CA-125)

CA−125는 원형질막에 존재하는 200 kDa 이상의 고분자 당 단백질로 19번 염색체의 *MUC*16 유전자에 암호화되어 있다. 임신, 월경, 자궁 내막증 등에서도 CA−125 수치가 높게 검출되기도 하지만 난소암의 80% 이상에서 특이적으로 증가하는 암표지자 항원이다.

4 전립샘특이항원(Prostate specific antigen, PSA)

전립샘특이항원(PSA)은 human kallikrein 3 (hK3)로 알려져 있는 28 kDa 크기의 물질로 전립샘 상피세포에서 분비된다. 또한 PSA는 전립샘암의 질병 진단 및 치료 반응을 모니터링 하는 데 관찰된다. 하지만 전립샘 특이 물질이긴 하지만 양성 전립샘 비대증이나 전립샘염 등에서도 증가할 수 있다. 그래서 전립샘암의 표지자로서 특이성을 높이기 위해 다양하게 연구되어 왔다.

면역이 활성화된 환자혈청의 대부분의 PSA는 단백분해효소 억제제인 α1−antichymotrypsin에 결합하고 나머지 10~30% 정도는 결합하지 않아 유리형 PSA (free PSA)라고 불린다. 전체 PSA에서 유리형 PSA가 높은 비율로 있는 남성은 암 발생률이 낮다. 반면, 유리형 PSA가 낮은 비율로 있는 남성은 암 발생률이 높다. 또한 유리형 PSA는 암 특이적인 proPSA와 양성 종양(benign)에 특이적인 BPSA의 두 isoform으로 구분된다. 이후 proPSA를 검출하기 위해 자동화된 면역측정법을 개발하였고 FDA에도 승인이 되었다.

그 외에 주로 사용되는 암표지자 항원을 표 31−1에 정리하였다. 이외에도 베타−2 마이크로글로불린(β2−microglobulin, B2M), chromogranin A (CgA), 에스트로겐 수용체, 프로게스테론 수용체, 단클론성 면역글로불린, 방광 종양 항원(bladder tumour antigen, BTA), CA 72−4 (cancer antigen 72−4), DCP (des-gamma-carboxy prothrombin), EGFR (epidermal growth factor receptor, Her−1), 뉴런 특이에놀라제(neuron specific enolase, NSE), NMP22 (nuclear matrix protein 22), 전립선 특이 막 항원(prostate specific membrane antigen, PSMA), 전립선 산성 인산 분해효소(prostatic acid phosphatase, PAP), S−100, SMPR (soluble mesothelin related peptides), TA−90 등이 있다.

표 31-1. 암표지자 항원의 종류 및 임상적 의의

Tumor marker	정상범위	(주)검사목적
Alphafetoprotein (AFP)	20↓ ng/mL	간암, 간세포암
Carcinoembryonic antigen (CEA)	2.5↓ ng/mL	대장암, 직장암, 요도암
Cancer antigen (CA19−9) = Carcinoma antigen 19−9 = Carbohydrate antigen 19−9	21↓ ng/mL	췌장암
Cancer antigen 125 (CA−125) = Carcinoma antigen 125 = Carbohydrate antigen 125	35↓ ug/mL	난소암
Tissue polypeptide antigen (TPA)	120↓ ug/L	다양한 형태의 암종, 수막종
Human chorionic gonadotropin (hCG)	3.0↓ mIU/mL	생식세포종, 융모막암종, 임신영양막병
CA15-3, Prolactin	25↓ ng/mL	유방암
Thyroglobulin (TG)	60↓ ng/mL	갑상선암
Ferritin	10~300 ng/mL	백혈병
Squamous cell carcinoma (SCC)	2.0↓ ng/mL	자궁경부암
Prostate specific antigen (PSA)	3.5↓ ng/mL	고환암, 전립샘암
Neuron specific enolase (NSE)	10 ng/mL	폐암
β_2−microglobulin	1.1~2.4 μg/mL	다발성골수종

CHAPTER 31

Chapter 32

임신반응 검사
Pregnancy Test

학습목표

1. 임신반응 진단의 원리를 설명할 수 있다.
2. 임신반응 진단법을 수행할 수 있다.
3. 태반성 생식선자극호르몬을 설명할 수 있다.

태반은 생식샘자극호르몬(gonadotrophin)을 분비하여 황체를 유지하고 증식시킨다. 생식샘자극호르몬은 성선자극호르몬의 총칭으로 뇌하수체 유래의 난포자극호르몬(Follicle stimulating hormone, FSH), 황체형성호르몬(leuteinizing hormone, LH)과 사람 융모막 생식샘자극호르몬(Human chorionic gonadotrophin, HCG)의 3종류의 호르몬이 포함된다.

특히 임산부 요에서 분비되는 HCG는 태반의 세포 친화성 세포(cytotrophoblast cells)에서 분비되는 당단백으로 α (분자량; 18,000)와 β (분자량; 32,000) 폴리펩티드 두 사슬로 구성되어 있다. HCG는 임신 후 빨리 상승하므로 최후의 정상 월경 제1일부터 계산하여 24일경에 검출할 수 있으며 호르몬은 60~70일 사이에 최고에 달하고 임신 120일 이후에는 5~10 IU/mL로 일정하게 유지하며, 정상 분만 후 24~72시간 후 급격히 떨어져 검출되지 않는다. 정상 분만 후에도 2~3주간 계속 양성을 나타내면 융모 상피종(chorionepithelioma)이나 지속적인 기태(persistent mole)의 가능성을 의심할 수 있으며, 융모상피종과 같은 악성 종양일 때 정량검사를 실시한다. 또 임신 중 이 검사가 음성일 때는 일반적으로 태아의 사산을 의미한다.

검사방법에는 혈구응집저지반응, 라텍스 응집억제반응, 혈구응집반응(배란 후 12~14일 진단 가능), 라텍스 응집반응(배란 후 24일 월경 예정일 10~14일 경과 후 검출), RIA(배란 12~14일 진단 가능) 등이 있다.

1) 임상적 의의

(1) 정상 임신

(2) 자궁외 임신

(3) 임신의 조기진단, 유산 여부 판정 치료지침 등

(4) 고농도 HCG가 검출되는 경우

① 융모막암종(choriocarcinoma)

② 포상기태(hydatidiform mole)

③ 융모막 요소를 포함하고 있는 기형종(teratoma containing chorionic elements)

④ 쌍둥이나 세쌍둥이

1 Plano 검사법(latex agglutination inhibition)

1) 검사원리

항체(anti-HCG)와 임신부의 요를 혼합하면 항체는 중화되어 HCG를 피막한 라텍스 입자를 가해도 응집하지 않는 응집 저지 반응이다. 항 HCG 혈청과 HCG 감작 라텍스를 섞으면 응집이 일어나나, 항혈청에 임신 요를 가하고서 HCG 감작 라텍스를 가해도 항 HCG 항체는 임신 요의 HCG에 의하여 소비되었기 때문에 응집은 일어나지 않는다. 그러나 임신하지 않은 여성의 요 중에는 HCG가 없으므로 항 HCG 혈청과 비임신부의 요를 섞은 후, HCG 감작 라텍스를 가할 때에는 응집이 일어나는 원리로 시험관 내에서 임신의 진단이 가능하다.

2) 기구 및 시약

① Slide

② 혼합용 막대

③ 항-HCG: HCG를 토끼에게 면역하여 얻은 항혈청

④ 라텍스-HCG: 정제한 HCG를 피막한 latex 입자

3) 검사방법

슬라이드 영역	양성 대조	음성 대조	검체
	○	○	○
항-HCG	1방울	1방울	1방울
양성 대조혈청	1방울		
음성 대조혈청		1방울	
환자 요			1방울
혼합용 막대로 원형을 넘지 않게 잘 혼합한다.			
라텍스-HCG	1방울	1방울	1방울
잘 혼합한 후 2분간 슬라이드를 기울이면서 반응시킨다.			

4) 결과판독

① 2분간 슬라이드를 기울이면서 응집 유무를 육안으로 관찰

② 응집: HCG가 검출할 수 없을 정도의 양

③ 비응집: HCG 함유

5) 참고치

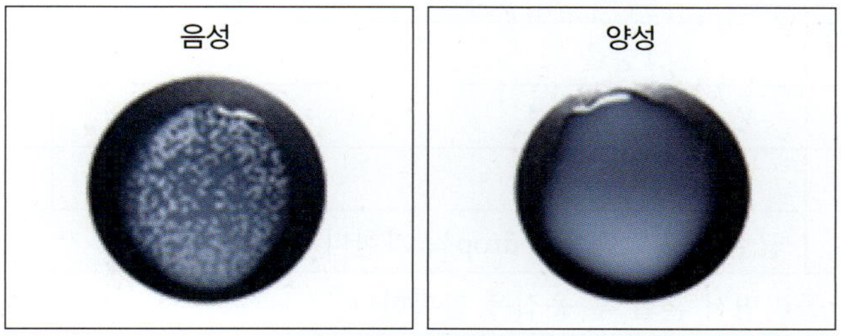

그림 32-1. 검사 결과

6) 임상적 의의

① 정상 임신

② 자궁외 임신

③ 영양막 종양(trophoblastic tumor)의 진단 치료지표

④ 비영양막 종양(non-trophoblastic tumor)의 평가

⑤ 임신의 조기진단, 유산 여부 판정 치료지침, 예후 추정, 섬모성 질환, 이소성 HCG 생산종양의 진단 및 치료효과

2 라텍스 응집 검사법

1) 검사원리

정제된 anit-HCG가 부착된 폴리스틸렌 라텍스(polysterene latex) 입자에 HCG가 함유된 요를 반응시키면 응집을 일으키는 간접 응집반응이다.

2) 기구 및 시약

① Slide

② Pipette

③ 항 hCG가 부착된 Latex 현탁액

④ 양성 대조 요
⑤ 음성 대조 요

3) 검사방법

슬라이드 영역	양성 대조	음성 대조	검체
	○	○	○
양성대조 요	1방울		
음성대조 요		1방울	
환자검체 요			1방울
라텍스 현탁액	균질한 현탁액을 1 drop씩 가한다		
검사 슬라이드를 2분간 돌리면서 혼합 후 응집을 판독한다			

4) 결과판독

① 음성: 비응집
② 양성: 응집

5) 검체 적정도

① 아침 첫 요를 사용
  * 비중이 너무 낮은 요는 결과에 영향을 미친다.
② 요 검체는 실온 보관 시 채취 후 12시간 이내 검사되어야 한다.
③ 검사가 지연되면 검체는 냉장되거나(2~8℃) 동결 보존되어야 한다. 요 검체는 48시간까지 냉장될 수 있다.
④ 동결검체를 녹일 때 충분히 흔들고 과도한 침전물은 사용 전에 원심 분리하여 제거시킨 후 사용한다.
⑤ 검체가 수송된다면 요에 0.1% sodium azide, 0.01% thimerosal을 첨가하고 가능한 한 가장 빠른 수단으로 보낸다.
  보존제를 첨가한 요의 HCG는 실온에서 1주일 안정하다.

3 면역학적 검사법(Immunoassay)

혈청검사에 이용되는 면역학적 검사방법으로는 혈구응집법, 라텍스 응집법 또는 효소면역법 등이 있는데 이 중 혈구응집법은 검사결과가 몇 시간 정도 걸리므로 사용이 많지 않고 주로 Latex 응집법이 많이 이용되고 있다.

그러나 라텍스 응집법의 경우에는 그 민감도가 낮으므로 사용에 한계가 있으며 최근에는 효소면역법의 원리를 이용하여 민감하고 특이적인 검사결과를 얻을 수 있다.

1) 총 β-HCG: Beta Human Chorionic Gonadotropin

(1) 검사원리

검체(total β-HCG)는 ALP 결합 HCG 항체(alkaline phosphatase conjugate Anti-HCG)와 Anti β-HCG가 코팅된 미세입자와 결합하여 항원-항체 복합체가 형성된다. 항원 항체 결합체는 matrix cell상에 견고히 부착되고 결합되지 않은 물질은 제거된다. matrix cell상에 부착된 항원 항체에다 형광 기질제를 가해 효소작용으로 total β-HCG를 정량적으로 측정하는 미세입자효소면역검사(microparticle enzyme immunoassay, MEIA)이다.

(2) 임상적 의의

임신 1주부터 감지되기 시작하여 마지막 월경 주기 후 약 8~10주 동안 지속적으로 증가하고, 임신 12주 이후, 태반이 스테로이드 호르몬을 생성하기 시작하면서 농도가 감소한다. 그러나 자궁외 임신이나 절박유산 시는 HCG의 정상 증가 속도를 보이지 않는다. 또한 임신 이외에도 융모막 암종과 같은 임신성 융모성 질환(gestational trophoblastic disease) 시도 증가하므로 이들의 종양표지자 검사 및 추적 검사 시에도 이용된다.

2) Human chorionic gonadotrophin (HCG) test

(1) 원리

검체(요)를 플라스틱-키트의 적하창에 적하하면, 요 중의 HCG는 모세관 현상에 의하여 셀룰로즈 막을 통과하면서 단클론 골드 접합 HCG 항체(gold conjugate Anti-HCG)와 결합한다.

검체선(T)에는 (산양 유래)항 IgG 항체가 있어 gold conjugate와 결합한 HCG와 반응하여 적자색의 띠를 형성한다.

- 요(HCG 함유) + 단클론 골드 접합 HCG 항체 + 항 HCG[검체선] → 적색 띠
- 요(정상) + 단클론 골드 접합 HCG 항체 + 항 IgG[검체선] → 반응 없음

CHAPTER 32

(2) 기구 및 시약

SD One step Human chorionic gonadotropin (HCG) test (SD)

(3) 검사방법

① 검체와 검사키트를 실온에 꺼내어 둔다.

② 측정하고자 하는 요검체를 반응판의 적하 창(S)에 3~4방울 적하한다.

③ 검체의 적하 후 요검체가 반응판의 끝부분에 확산될 때까지 기다린다. 약 3~5분 정도 걸린다.

④ 결과선을 확인한다.

실험절차

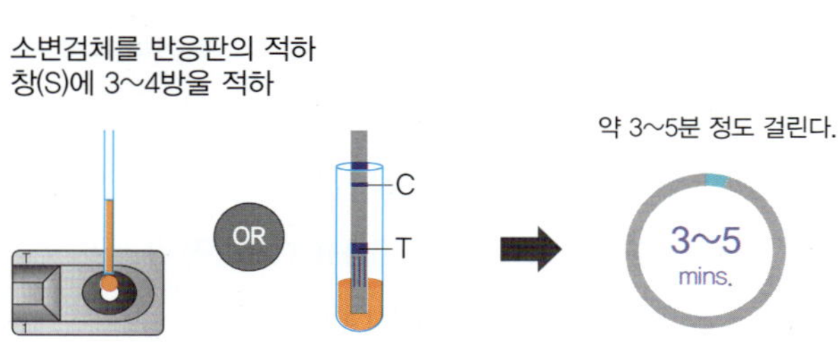

(4) 결과판독

① 음성: 대조선(C)에 한 개의 띠만 보이고, 검체선(T)에는 색 띠가 보이지 않는 경우

② 양성: 대조선(C)과 검체선(T)이 모두 색 띠를 보일 경우

③ 재검사: 대조선(C)과 검체선(T) 모두 나타나지 않았을 경우와 검체선(T)에만 띠가 나타났을 경우

검사 결과

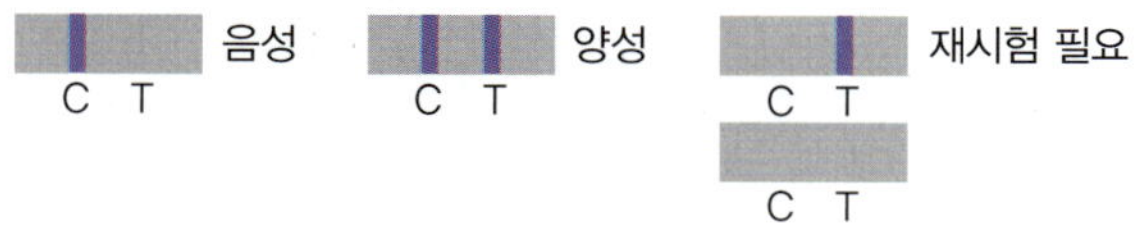

참고문헌

1. 대한진단검사의학회편. 진단검사의학.
2. 대한임상병리사협회 면역혈청학검사지침서.
3. 면역혈청학. 청구문화사. 2015.
4. 임상혈청학 및 각론. 2판. 고려의학. 2015.
5. Immunology & Serology in Laboratory Medicine. 5th edition. mary louise turgeon.
6. SD BIOLINE RAPID DIAGNOSTIC TEST.

Chapter 33

원발성 면역결핍증

Primary Immunodeficiency, PID

학습목표

1. 원발성 면역결핍증(PID)에 대해 이해한다.
2. 원발성 면역결핍증(PID)의 분류에 대해 학습한다.
3. 원발성 면역결핍증(PID)의 증상과 선별 검사에 대해 이해한다.
4. 원발성 면역결핍증(PID)의 예인 X-SCID에 대해 학습한다.
5. 원발성 면역결핍증(PID)를 일으키는 IL-2RG 유전자의 변이에 대해 알아본다.

1 서론

1) 원발성 면역결핍증 (1차 면역 결핍증) 개요

면역 결핍증이란 면역 계통 구성 요성의 기능 장애에 의해 발생하는 질환을 통틀어 일컫는 말로, 1차 면역 결핍증(primary immunodeficiency, PID, 원발성 면역결핍증)과 2차 면역 결핍증(secondary immunedeficiency, SID)로 나뉜다. 이 중 1차 면역 결핍증은 체내 면역계의 일부가 존재하지 않거나 기능의 저하 등올 인하여 유발되는 질환을 이야기하고, 2차 면역 결핍증은 면역 기능이 정상인 사람에게 특정 질환이나 약물 치료, 독성 환경 노출 등과 같은 후천적인 요인으로 인한 면역 결핍을 말한다.

원발성 면역결핍증은 유전적으로 이질적(heterogenous)인 질환으로, 세계 면역 학회에서는 PIDs를 9개의 범주로 분류한다(표 33-1).

원발성 면역결핍증은 다양한 증상을 동반하게 되는데, 다음 10가지는 원발성 면역결핍증을 의심해 볼 수 있는 증상으로, 2가지 이상 해당되면 전문 의료진과의 상담을 권장한다(표 33-2).

표 33-1. PIDs의 9개 분류

원발성 면역결핍증 (Primary Immunodeficiency Diseases, PIDs)	관련 질환 및 증후군
1. 복합성 T 및 B 림프구 면역 결핍 (combined T and B – cell immunodeficiencies)	Severe combined immune deficiency (SCID), combined immune deficiency (CID)
2. 증후군의 특성을 동반한 복합 면역 결핍증 (combined immunodeficiency with associated or syndromic features)	Digeorge syndrome, Hyper-IgE syndrome
3. 주된 항체 결핍증 (predominantly antibody deficiencies)	Common variable immune deficiency (CVID), X-linked agammaglobulinaemia (XLA)
4. 면역 조절장애 질병 (diseases of immune dysregulation)	Haemophagocytic lymphohistiocytosis (HLH), autoimmune lymphoproliferative syndrome (ALPS)
5. 대식 세포 수, 기능의 손상 (defects of phagocytic number, function or both)	chronic granulomatous disorder (CGD), leukocyte adhesion deficiency (LAD), GATA2 deficiency
6. 선천성 면역 손상(defects in innate immunity)	chronic mucocutaneous candidiasis (CMC)
7. 자가염증성 질환(autoinflammatory disorders)	Muckle-Wells syndrome, Familial Mediterranean Fever
8. 보체 결핍(complement deficiencies)	C8 deficiency, angioedema (C1 esterase deficiency, HAE)
9. 원발성 면역 결핍의 표현형 모사 (phenocopies of PIDs)	RAS-associated autoimmune leukoproliferative disease (RALD), Recurrent skin infections

표 33-2. 원발성 면역결핍증의 10가지 대표적인 증상 및 신호

1. 만 1년동안 발열과 이통, 혹은 이루를 동반한 심한 중이염이나 외이도염을 5번이상 진단 받은 적이 있다.
2. 만 1년 동안 발열과 압통을 동반한 심한 급성 부비동염을 2번 이상 진단 받은 적이 있다.
3. 항생제를 2개월 이상 꾸준히 복용해도 호전이 없었다.
4. 만 1년동안, 1주 이상 입원치료가 필요했던 심한 폐렴을 2번 이상 앓았다.
5. 아기가 체중이 증가하지 못하고 발달이 느린 것으로 생각된다.
6. 심한 피부 감염이나 간 등의 장기에 농양이 반복적으로 발생하였다.
7. 입 안의 아구창이나 피부의 진균 감염이 반복적으로 오래 지속되었다.
8. 경구 항생제만으로는 부족하고 정맥주사를 주입해야 염증이 치료되었다.
9. 패혈증을 포함하여 만성 염증 질환이 2번 이상이었다.
10. 원발성 면역결핍증(일차성 면역 결핍증)을 가진 환자가 가족 중에 있다.

유전적 결함으로 인해 중증복합면역결핍질환(severe combined immunodeficiency, SCID), 선택적 IgA 결함(selective IgA deficiency), 브루톤 선천성 무감마글로불린증과 같은 질환을 야기하는 것으로 알려져있다(그림 33-1).

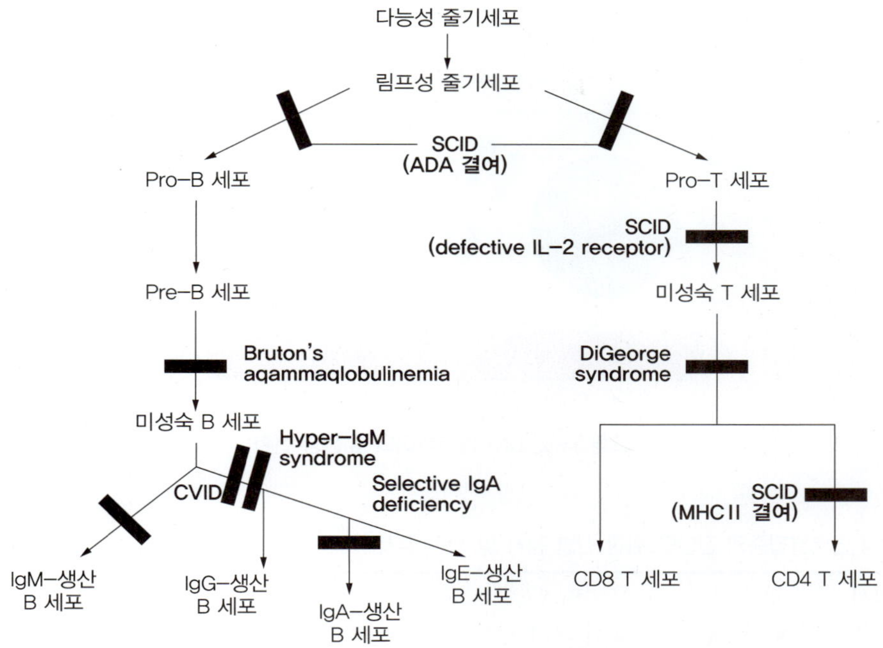

그림 33-1. 유전적 면역 결핍과 관련 질환

현재까지 300여종 이상의 원발성 면역결핍증이 알려져 있으며, 발생 빈도의 측면에서는 B림프구 면역 기능 장애인 체액성 면역 결핍이 70%정도로 대부분을 차지하며, T 림프구 면역 기능인 세포성 면역 결핍이 20%, 대식세포 기능 장애가 9%, 보체 기능 장애가 1% 미만을 차지하고 있다고 알려져 있다. 유전적 결함 등으로 인해 발생할 수 있는 원발성 면역결핍증은 대부분 20세 미만의 소아에서 많이 발생하며, 이러한 면역 결핍증의 가능성을 지닌 소아를 조기에 진단할 수 있다면, PIDs로 인한 소아의 사망감소와 삶의 질을 높일 수 있다.

2) 원발성 면역결핍증의 증상 및 선별검사

유전적 결함 등으로 인하여 발생한 원발성 면역결핍증은 결국 체내 면역 시스템의 기능 저하를 유발하기 때문에 건강한 사람에 비해 감염의 빈도가 높게 나타난다는 특징을 가지고 있다. 빈번하고 심한 감염으로 인해 면역 결핍증을 앓고 있는 소아들은 발육장애를 겪을 수 있으며, 연령 증가에 따른 성장 및 발달이 지연될 수 있다(그림 33-2).

면역 결핍증이 의심되는 소아에 대해서는 1차 선별검사 및 2차 확진검사를 진행할 수 있는데 1차 선별 검사로는 림프구, 과립구, 단핵구, 및 혈소판의 수를 확인할 수 있는 일반혈액검사(complete blood count, CBC)와 면역글로불린 농도를 측정한다(표 33-3).

또한, 세포성 면역의 기능을 파악하기 위해 지연성 피부 반응을 통해 T림프구가 정상적인 기능을 하는 지 확인할 수 있다.

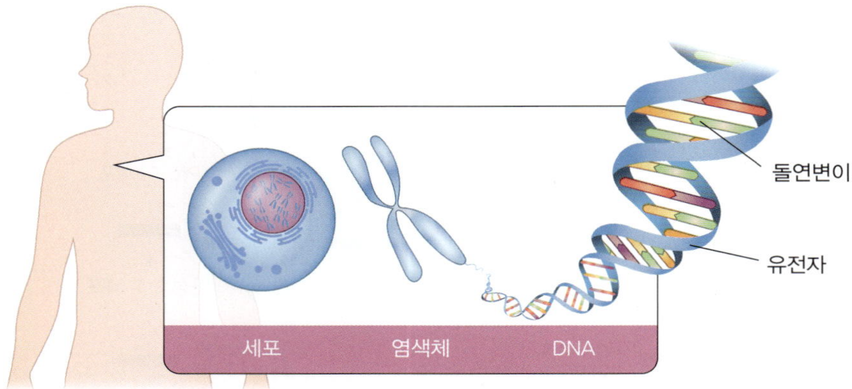

그림 33-2. DNA돌연변이와 유전성 질환

표 33-3. 원발성 면역결핍증의 진단을 위한 선별 검사 및 확진 검사

1차 선별검사
- 흉부 영상의학적 촬영을 통한 흉선 크기 관찰
- 말초혈액 내 백혈구 수 확인
- 면역글로불린 농도 확인
- 특정 항원 (PPD, mumps, trichophyton 등)에 대한 지연형 피부 반응 검사

2차 확진검사
- B 림프구 검사
- T 림프구 검사
- 항원에 대한 형태학적 반응
- 예방접종 후 특정 항체 농도 측정

특정 원발성 면역결핍증이 의심되는 환자에서는 주로 T 림프구 검사, B 림프구 검사, 항체 농도, 대식세포 및 보체와 관련한 항목들에 대한 검사를 진행한다(표 33-4).

표 33-4. 원발성 면역결핍증이 의심되는 환자의 징후, 증상 및 평가 방법

검사분류	징후와 증상	평가 방법
T 림프구	기회감염, 발달 지연 및 체중 감소, 피부염, 선증(adenopathy), 림프조직 결손(absence of lymphoid tissue)	CBC, PBMC의 모양 관찰, 지연성 피부 과민 반응, HIV 면역학적 검사 등
항체	부비동과 폐 세균 감염, 폐 염증성 질환, 위장관계 감염, 염증성 질환, 자가면역 질환	면역글로불린 정량검사 (IgG, IgA, IgM), 예방 접종 후 항체 형성 반응 확인 등
포식세포	피부 농양, 세망내피계 농양	호중구 수 평가, nitroblue tetrazolium (NBT) dye test, 유세포 분석(CD11, CD18)등
보체	*Neisseria* 감염, 화농성 감염, 자가면역질환	용혈성 보체 검사(CH50 또는 total hemolytic complement)

3) 원발성 면역결핍증의 예(X-linked severe combined immunodeficiency, X-SCID)

복합성 T 림프구 및 B 림프구 면역 결핍에 따른 대표적인 질환으로는 중증 복합성 면역 결핍증(severe combined immunodeficiency, SCID)을 이야기 할 수 있다. 이 질환은 원발성 면역 결핍 질환으로 항체(면역글로불린)의 혈 중 농도가 상당히 낮고, T-림프구가 적거나 없는 상태로 중증 복합성 면역 결핍증이 의심되는 대부분의 영아 및 소아에서는 폐렴, 아구창, 설사 등이 지속적으로 발생한다. 진단을 위해서는 혈액학적 검사로 B-림프구와 T-림프구의 수 및 혈 중 면역글로불린의 수치를 측정하는 방법이 동반된다. 이 질환은 성 염색체인 X-염색체에 존재하는 유전자 중 일부가 돌연변이를 나타내기 때문에 X염색체 연관(X-linked) 질환이라하고, 이러한 이유로 대부분은 남자 아이에게서 발생한다.

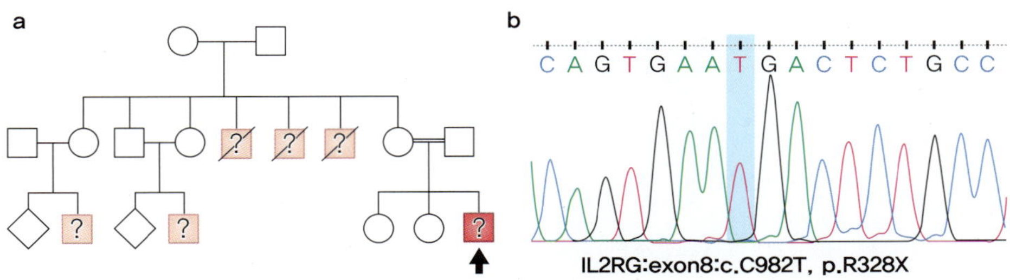

그림 33-3. X-SCID의 가족가계도와 DNA 서열분석을 통한 유전자 분석 검사

X-SCID의 진단을 위한 분자유전학적 검사로는 IL-2RG유전자에 대한 DNA 서열분석(DNA sequencing)이 수행된다. IL-2RG는 interleukin 2 receptor, gamma (X-linked)로서 해당 유전자의 exon 1-8번의 5' UTR (untranslated region)과 coding region 및 그 flanking region의 염기서열을 분석함으로서 환자와 가족의 유전자 검사를 통해서 가족력을 확인할 수 있다.

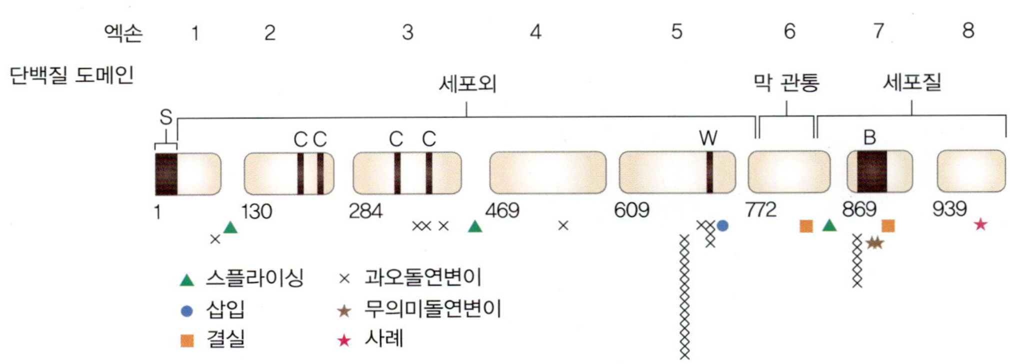

그림 33-4. 39명의 환자에서 발견된 IL-2RG유전자의 병원성 저형 돌연변이 (pathogenic hypomorphic mutation)

참고문헌

1. Eley B and Esser M. Investigation and management of primary immunodeficiency in South African children. S Afr Med J 2014; Sep 26;104(11):7304
2. 한윤수. 1차성 면역 결핍증의 인지 및 진단. Korean J Pediatr 2004; 47(5): 475-479
3. Bousfiha A, Jeddane L, Picard C et al., The 2017 IUIS phenotypic classification for primary immunodeficiencies. J Clin Immuno 2018; 38: 129-143
4. Lim CK, Abolhassani H, Appelberg SK et al., IL2RG hypomorphic mutation: identification of a novel pathogenic mutation in exon 8 and a review of the literature. Allergy Asthma Clin Immunol 2019; 15(2): 1-8
5. Shendure J, Ji H. Next-generation DNA sequencing. Nat Biote

찾아보기

Index

국문색인

ㄱ

ㄴ

영문색인

A

N

O

P

⊂X⊃

⊂Z⊃

기타

임상면역검사학

2022년 9월 5일 1판 발행
2023년 8월 10일 1판 2쇄 발행
2025년 2월 25일 수정판 발행

저 자 : 면역혈청학교수회 소속 정경태 외 11인
발 행 자 : 남학순
발 행 처 : 도서출판 고려의학
(02880) 서울특별시 성북구 성북로9길 1 보문빌딩 3층
Tel. (02) 765-0333, 0337
Fax. (02) 743-2288
이메일: kmedbook@daum.net
홈페이지: www.komb.co.kr

신고번호 : 제 2022-000006호

※ 검인은 저자와의 합의하에 생략합니다.
※ 낙장 및 파본은 교환해 드립니다.

ISBN 979-11-92422-04-6
정가: 38,000원